FOOD & COOKING DATA

いつも食べる量のエネルギーがひと目でわかる

第3版

エネルギー早わかり

監修・データ作成 ● 牧野直子（管理栄養士）

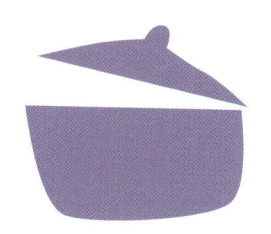

女子栄養大学出版部

目次

この本の使い方 …… 4
データの見方 …… 6
食事管理には欠かせません　計量カップ・スプーン …… 8

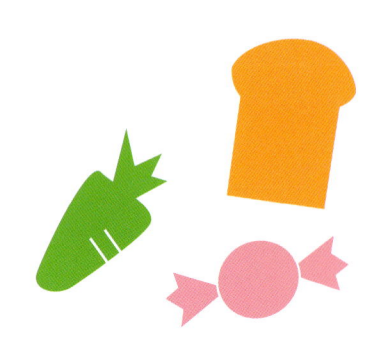

食品のエネルギー早わかり

ごはん、パン、めん …… 9
ごはん、パン、シリアル、めん、インスタントラーメン、カップ焼きそばなど

調理加工品 …… 29
レトルト食品（カレー、丼、おかゆ、パスタソース）、冷凍食品（ごはんもの、軽食、おかず）

油脂、砂糖 …… 41
バター、マーガリン、油、マヨネーズ、ドレッシング、ジャム、砂糖、甘味料など

菓子、ナッツ、珍味 …… 53
洋菓子、和菓子、デザート菓子、スナック菓子、チョコレート、米菓子、ナッツ、珍味など

嗜好飲料 …… 73
炭酸飲料、果汁飲料、コーヒー、ビール、サワー、ワイン、日本酒、カクテル、焼酎など

乳・乳製品 …… 93
牛乳、乳飲料、ヨーグルト、クリーム、練乳、チーズ

卵、肉、魚、豆製品 …… 101
卵、卵加工品、肉、肉加工品、魚、魚加工品、豆腐、豆製品、煮豆

野菜、芋、きのこ、海藻、果物 …… 133
緑黄色野菜、淡色野菜、芋、こんにゃく、きのこ、海藻、ドライフルーツ、果物

外食のエネルギー早わかり

- そば・うどん …… 148
- ラーメン …… 150
- 和食 …… 152
- 洋食 …… 154
- 中国料理 …… 156
- 居酒屋 …… 158
- コンビニ弁当 …… 162
- ファストフード …… 164
- デザート …… 166

調理で変わるエネルギー早わかり

- 揚げる …… 168
- いためる …… 172
- あえる …… 174
- ゆでる …… 176

食品のエネルギー早わかり　索引 …… 177
外食のエネルギー早わかり　料理＆栄養価一覧 …… 186

正しく計量しましょう　計量カップ・スプーンの使い方 …… 190
計量カップ・スプーンによる食品の重量とエネルギー …… 191

この本の使い方

　ダイエットや生活習慣病で体重コントロールを考えている人には、食品のエネルギーが気になるもの。どんな食品にどのくらいのエネルギーがあるか知りたいところです。本来は『日本食品標準成分表』（文部科学省）でチェックするのがよいのですが、慣れないうちは手間と時間がかかってむずかしいものです。

　この本ではだれが見てもわかるように、日常的によく食べる食品約700品についてエネルギー量を写真とともに紹介しています（10〜146ページ）。どれも1回使用量（目安量）を基準としているので、めんどうな計算は不要です。

　またいろいろな場面で利用できるように、外食で食べる料理のエネルギー（148〜166ページ）や調理したときに食品のエネルギーがどう変化するか（168〜176ページ）を紹介しています。食品の選び方だけでなく、賢い食べ方も学ぶことができます。

　食べ物の"エネルギー"は生きていくためには欠かせないもの。しかし食べすぎればエネルギーは過剰となり、健康を害します。食べすぎず、少なすぎず、食べる適量を守って健康を維持することがたいせつです。おいしく健康に食生活を送るために、この本をお役立てください。

食品のエネルギー早わかり

　日ごろよく食べる食品の中で、エネルギーが気になるもの約800点を選び、各食品について塩分など栄養データを示しました。
　データ作成にあたっては、文部科学省『日本食品標準成分表2010』（以下、『食品成分表』）に記載のあるものはその資料から、ないものについてはその他の資料や撮影で使用した食品のパッケージ記載データ、さらにはそれに近いと考えられるデータを参考にして算出してあります。
　メーカー名を記載した食品は、各メーカーに協力を依頼し、提供された栄養データ（2014年3月現在のもの）をもとに計算し、掲載してあります。
　いずれの食品も産地や季節、あるいはメーカーによって栄養データは多少異なります。傾向を知る手がかりとしてご利用ください。

外食のエネルギー早わかり

　「外食＝高エネルギー」というイメージどおり、外食のメニューは一般にエネルギーが高めです。
　148～166ページでは、エネルギーが多いと考えられているメニューを中心に、約40品選び、栄養データを紹介しています。エネルギーコントロールしながら外食を楽しめるように、材料や料理ごとに重量とエネルギーや塩分を紹介し、量を加減しながら食べるくふうをアドバイスします。
　外食のデータ作成にあたっては、『食品成分表』をもとに、一般的な外食メニューを参考にして材料表から栄養データを算出しました。本書の巻末（186～189ページ）には詳細な栄養価一覧も収載しましたのであわせて活用してください。
　なお、同じ料理でも店や商品によってエネルギーは違うので、データは目安としてください。

調理で変わるエネルギー早わかり

　家庭で調理するときに役立つデータを集めました。エネルギーの増減が気になる調理法、「揚げる」「いためる」「あえる（サラダ）」「ゆでる」について、調理によって変化する油や脂質の量を紹介してあります。
　また、調理で使用した油の量だけでなく、実際に口に入る油の量やエネルギーについても考えてあります。
　調理で使う油の適量を知り、エネルギーを適度に抑えるコツがわかります。

おことわり

　紹介しているメーカー名のある食品以外は、一般的な食品のデータです。加工品は商品によって製造方法が異なりますので、掲載のデータは傾向をつかむための参考値としてとらえてください。
　メーカー名入りの市販食品は、メーカーの協力を得て掲載しています。リニューアル等でパッケージや内容が変わる場合があります。

＊参考資料
『日本食品標準成分表2010』文部科学省
『調理のためのベーシックデータ　第4版』
月刊『栄養と料理』（女子栄養大学出版部）
『食品成分表2014』（女子栄養大学出版部）
『実用ミート・マニュアル』（財団法人日本食肉消費総合センター）

＊実験協力（168～176ページ）
女子栄養大学調理学研究室

データの見方

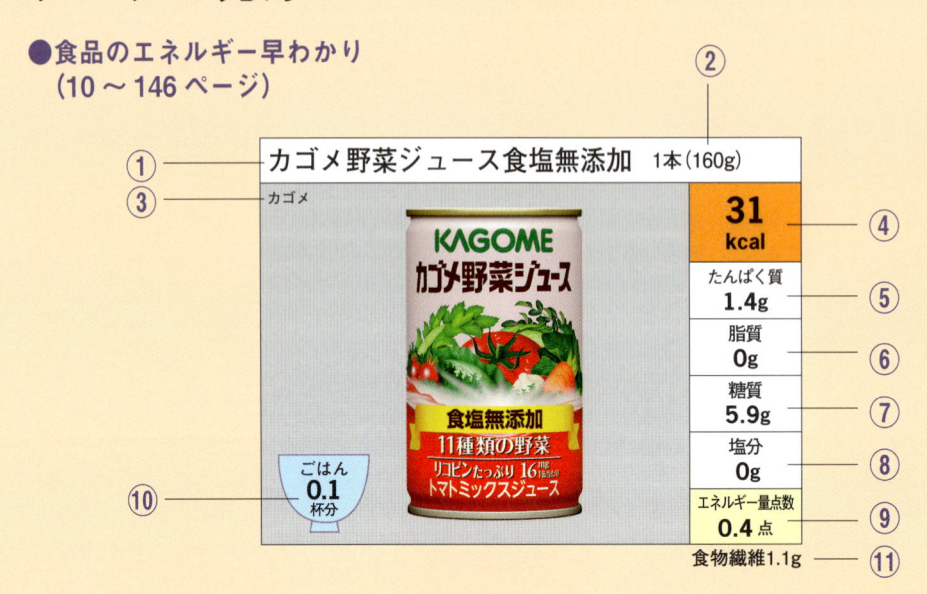

●食品のエネルギー早わかり（10〜146ページ）

- ① カゴメ野菜ジュース食塩無添加　1本（160g）
- ② 1本（160g）
- ③ カゴメ
- ④ 31kcal
- ⑤ たんぱく質 1.4g
- ⑥ 脂質 0g
- ⑦ 糖質 5.9g
- ⑧ 塩分 0g
- ⑨ エネルギー量点数 0.4点
- ⑩ ごはん 0.1杯分
- ⑪ 食物繊維1.1g

●外食のエネルギー早わかり（148〜166ページ）

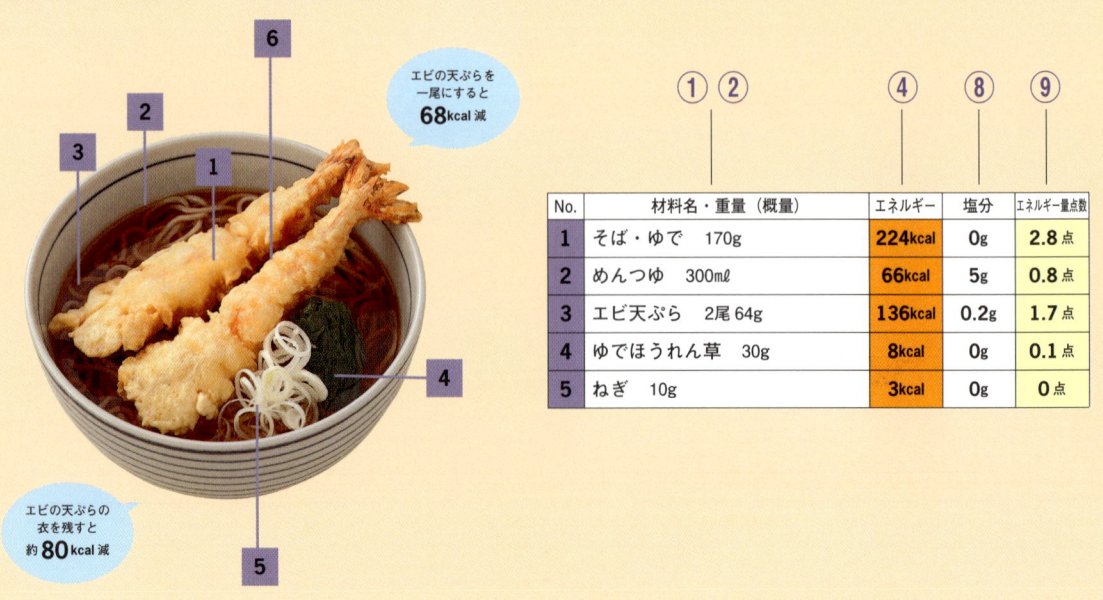

エビの天ぷらを一尾にすると **68kcal減**

エビの天ぷらの衣を残すと 約**80kcal減**

No.	材料名・重量（概量）	エネルギー	塩分	エネルギー量点数
1	そば・ゆで　170g	224kcal	0g	2.8点
2	めんつゆ　300ml	66kcal	5g	0.8点
3	エビ天ぷら　2尾64g	136kcal	0.2g	1.7点
4	ゆでほうれん草　30g	8kcal	0g	0.1点
5	ねぎ　10g	3kcal	0g	0点

① ② ④ ⑧ ⑨

①**食品名または商品名、材料名**
　食品名は一般的と思われる名称を採用しました。メーカーから提供のあった商品は、その商品名を記載してあります。

②**データの基準量（重量、概量）**
　一部の食品を除き、写真で紹介した量で、エネルギーなど栄養データの基準量です。食品によっては大きさや量の目安をつけやすいように、概量を併記してあります。一尾魚のように骨や内臓など廃棄部分を含んだ写真の場合には、廃棄部分を除いた正味重量も記しました。
　液体調味料の小さじ1、大さじ1あたりの重量は、実際に計量した値のものと、比重から算出したものがあります。

③**メーカー名、ブランド名**
　メーカーからデータ提供された商品についてはそのメーカー名やブランド名を記載しました。

④**エネルギー**
　生命、体温の維持、体を動かすことなどに欠かすことのできないものです。生きていくために最低限必要なエネルギー量（基礎代謝量）は成人男子で約1500kcal、成人女子で約1200kcalです。ダイエットする場合もこれ以下にするのは危険です。

⑤**たんぱく質**
　筋肉や血液などを作るたいせつな栄養素です。魚介や肉、卵、豆、牛乳・乳製品がおもな供給源ですが、穀物や野菜、調味料、菓子にも含まれています。

⑥**脂質**
　1g＝9kcalとエネルギーが高い栄養素です。健康を考えると動物性脂肪を控え、総摂取エネルギーの20～25％にするのが理想的です。油脂類をはじめ、種実類、クリーム類、肉、魚介がおもな供給源です。

⑦**炭水化物（または糖質）**
　エネルギー源として速やかに利用できる栄養素です。ごはんやパン、めん、菓子、果物、芋類、砂糖に多く含まれます。1日の総エネルギーの60％を炭水化物からとるのが理想です。

⑧**塩分（食塩相当量）**
　製造時に添加される食塩由来の塩分と、食品そのものに含まれているナトリウムなどに由来する食塩相当量を合わせた数値です。
　通常、「食塩相当量（g）＝ナトリウム量（mg）×2.54÷1000」として算出されます。

⑨**エネルギー量点数**
　女子栄養大学が考案した食事法「四群点数法」で活用するエネルギー量点数の合計の値です。1点＝80kcalとして算出しています。

⑩**ごはん茶わん**
　食品のエネルギー量をごはん茶わんの量に換算した値です。ごはん茶わん1杯150g＝252kcal、エネルギー量点数で3.2点に相当します。野菜やきのこなど、低エネルギーのものには省略している場合もあります。エネルギー量を考えるさいの参考にしてください。

⑪**欄外備考**
　一部の食品について、重量や栄養データの詳細、廃棄率※と廃棄箇所など、あると便利なデータを記載しました。
※廃棄率
　魚介や卵、野菜などを実際に調理するさいに除く部分、骨や皮などの重量比率（％）のことです。

◆数値の表記法

　数値の表示桁は『食品成分表』にならって、表示桁に満たないものは四捨五入して記載しました。ただし、一部の食品において、メーカーから提供されたデータの表示桁で記載したものもあります。なお、「0」「微量」「-」の表記は、以下の基準によります。

「0」　まったく含まれていないか、『食品成分表』の表示基準の最小記載量の1/10に満たなかったもの。
「微量」　『食品成分表』の表示基準の最小記載量の1/10以上は含まれているが、5/10未満であるもの。
「-」　数値不明。根拠となる資料がないため数値を算出できないもの、あるいはメーカー提供の食品では公表されていないもの。

◆換算による数値の誤差

　食品の成分値を算出するさい、表示桁に満たないものは四捨五入を行なうため、換算を重ねると誤差が生じます。特にエネルギーとエネルギー量点数、ごはん茶わんの値については、換算の回数が多いため、計算の方法によってお互いの数値が合わないことがあります。本書ではエネルギーの値を基本に、エネルギー量点数とごはんの値を算出し、収載しています。

食事管理には欠かせません
計量カップ・スプーン

　エネルギーや塩分などの制限をきちんと守るには、計量は欠かせません。なかでも調味料は少量でもきちんと計量することで、調味の失敗もなく、おいしく安心して食べられます。
　おすすめは、1mlまで計量できる「ミニスプーン」。食塩ならミニスプーン1で1.2gに相当します。大さじや小さじ、すり切り用へら、計量カップとともに、数本そろえておくと便利です

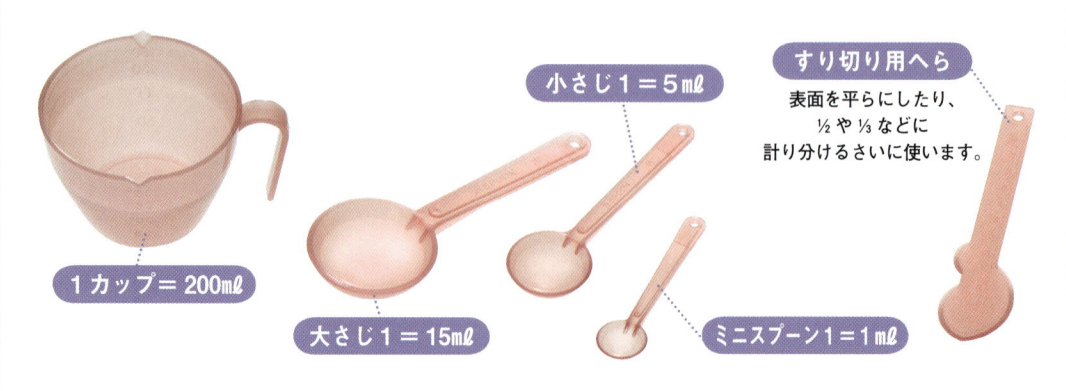

- 1カップ＝200ml
- 大さじ1＝15ml
- 小さじ1＝5ml
- ミニスプーン1＝1ml
- **すり切り用へら** 表面を平らにしたり、1/2や1/3などに計り分けるさいに使います。

※上記の計量カップ・スプーンは、女子栄養大学代理部・サムシング（TEL03-3949-9371）でとり扱っています。

**食品の
エネルギー
早わかり**

ごはん、パン、めん

炭水化物中心で、エネルギー源となる食品です。
主食として食べるものなので、食べる量を把握しましょう。
ふだん使う茶わんで、自分が食べるごはんの量を計っておくと安心です。

ごはん・おにぎり

普通盛り1杯がごはんマークの基準量です。

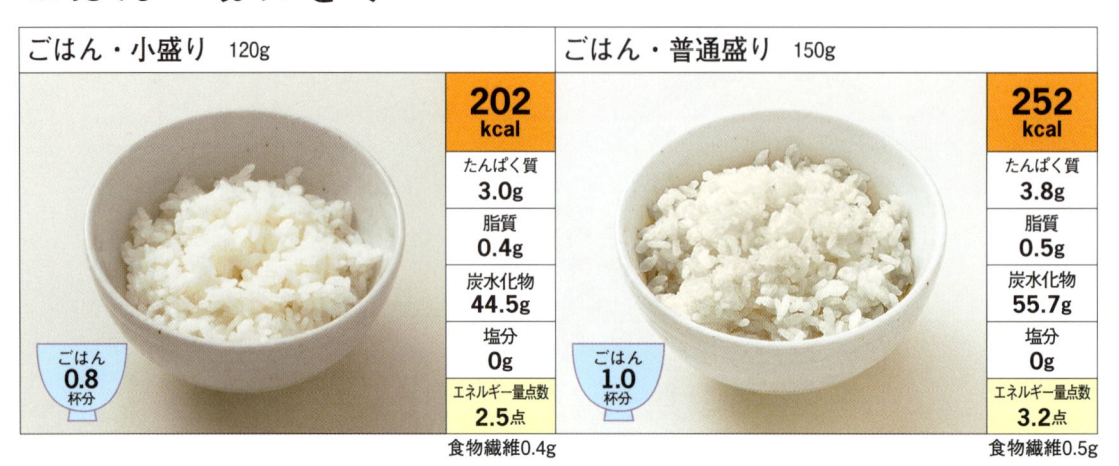

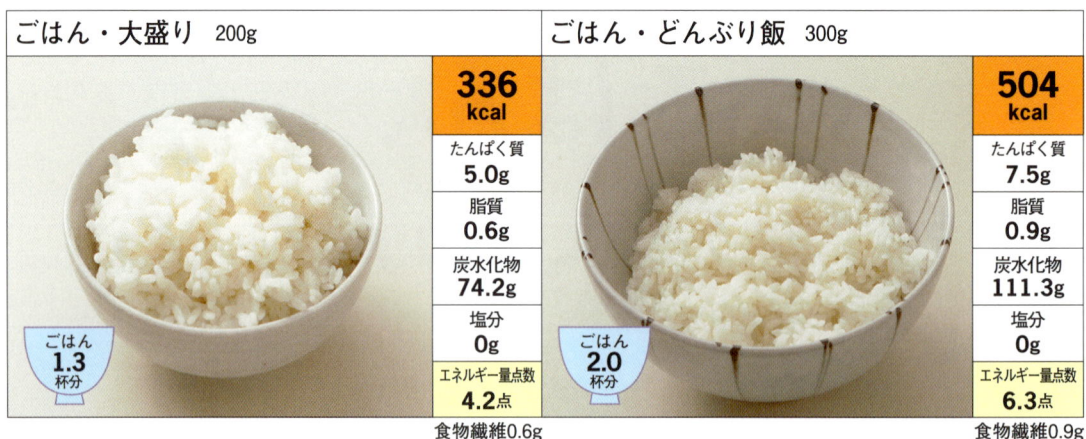

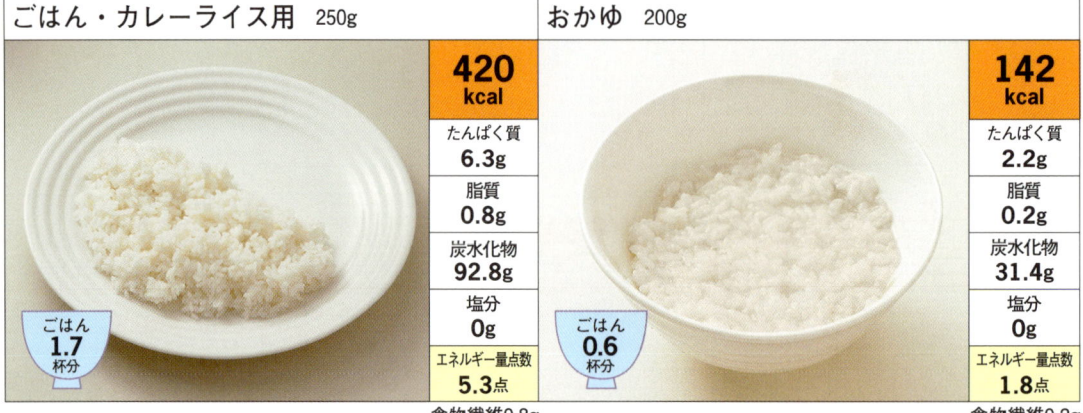

ごはん・小盛り 120g

202 kcal
たんぱく質 3.0g
脂質 0.4g
炭水化物 44.5g
塩分 0g
エネルギー量点数 2.5点
ごはん 0.8杯分
食物繊維0.4g

ごはん・普通盛り 150g

252 kcal
たんぱく質 3.8g
脂質 0.5g
炭水化物 55.7g
塩分 0g
エネルギー量点数 3.2点
ごはん 1.0杯分
食物繊維0.5g

ごはん・大盛り 200g

336 kcal
たんぱく質 5.0g
脂質 0.6g
炭水化物 74.2g
塩分 0g
エネルギー量点数 4.2点
ごはん 1.3杯分
食物繊維0.6g

ごはん・どんぶり飯 300g

504 kcal
たんぱく質 7.5g
脂質 0.9g
炭水化物 111.3g
塩分 0g
エネルギー量点数 6.3点
ごはん 2.0杯分
食物繊維0.9g

ごはん・カレーライス用 250g

420 kcal
たんぱく質 6.3g
脂質 0.8g
炭水化物 92.8g
塩分 0g
エネルギー量点数 5.3点
ごはん 1.7杯分
食物繊維0.8g

おかゆ 200g

142 kcal
たんぱく質 2.2g
脂質 0.2g
炭水化物 31.4g
塩分 0g
エネルギー量点数 1.8点
ごはん 0.6杯分
食物繊維0.2g

ごはん、パン、めん◎ごはん・おにぎり

ごはんは茶わん、丼や皿の大きさ、盛り方や料理で量が違います。自分がふだん食べている量を把握しておきましょう。

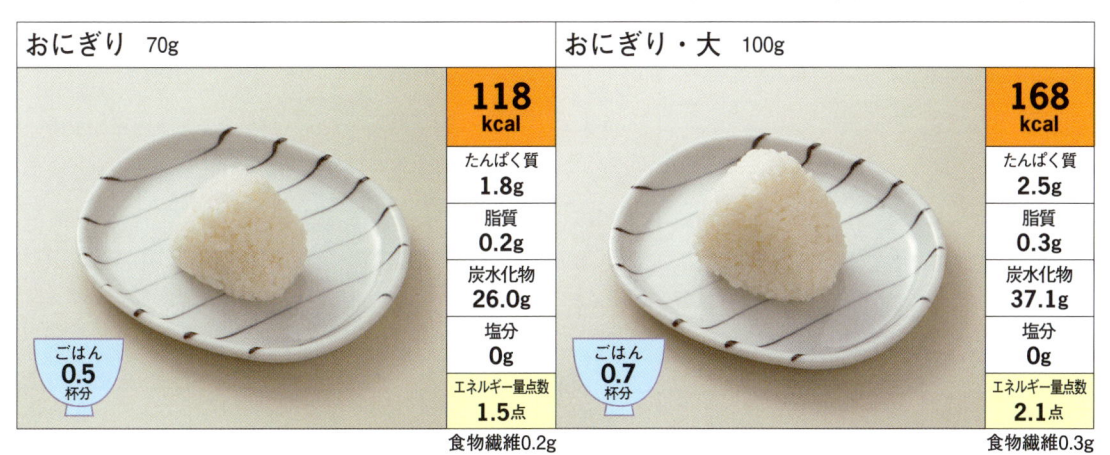

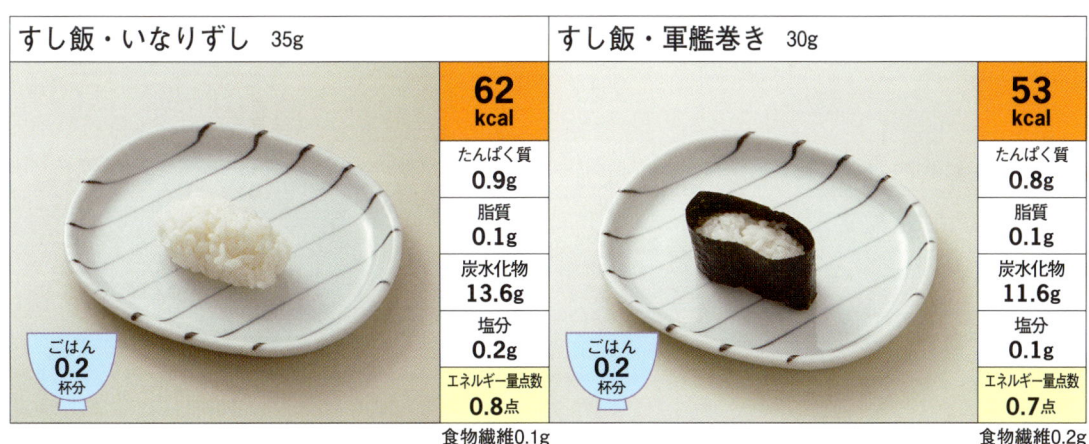

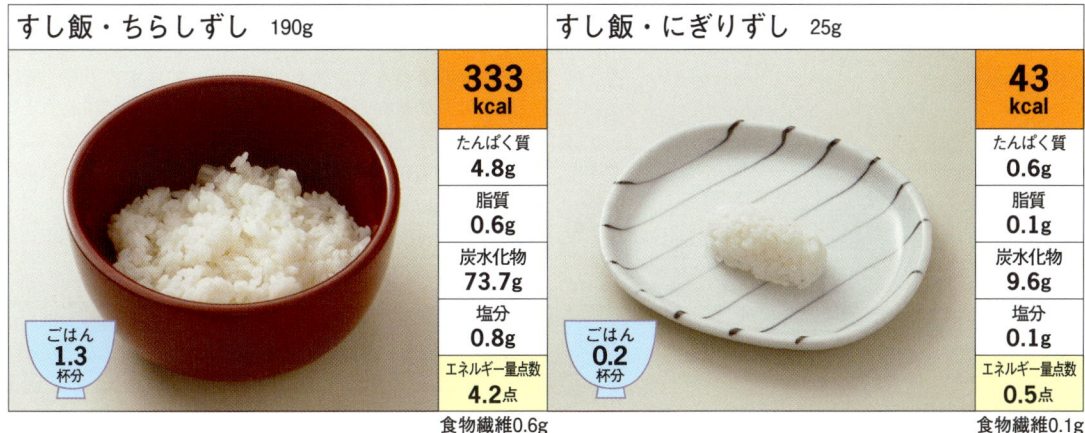

おにぎり 70g

- **118 kcal**
- たんぱく質 1.8g
- 脂質 0.2g
- 炭水化物 26.0g
- 塩分 0g
- エネルギー量点数 1.5点
- ごはん 0.5杯分
- 食物繊維 0.2g

おにぎり・大 100g

- **168 kcal**
- たんぱく質 2.5g
- 脂質 0.3g
- 炭水化物 37.1g
- 塩分 0g
- エネルギー量点数 2.1点
- ごはん 0.7杯分
- 食物繊維 0.3g

すし飯・いなりずし 35g

- **62 kcal**
- たんぱく質 0.9g
- 脂質 0.1g
- 炭水化物 13.6g
- 塩分 0.2g
- エネルギー量点数 0.8点
- ごはん 0.2杯分
- 食物繊維 0.1g

すし飯・軍艦巻き 30g

- **53 kcal**
- たんぱく質 0.8g
- 脂質 0.1g
- 炭水化物 11.6g
- 塩分 0.1g
- エネルギー量点数 0.7点
- ごはん 0.2杯分
- 食物繊維 0.2g

すし飯・ちらしずし 190g

- **333 kcal**
- たんぱく質 4.8g
- 脂質 0.6g
- 炭水化物 73.7g
- 塩分 0.8g
- エネルギー量点数 4.2点
- ごはん 1.3杯分
- 食物繊維 0.6g

すし飯・にぎりずし 25g

- **43 kcal**
- たんぱく質 0.6g
- 脂質 0.1g
- 炭水化物 9.6g
- 塩分 0.1g
- エネルギー量点数 0.5点
- ごはん 0.2杯分
- 食物繊維 0.1g

ごはん、パン、めん◎ごはん・おにぎり

味つけごはん・もち

味つけごはんにはうす味の料理を合わせて。

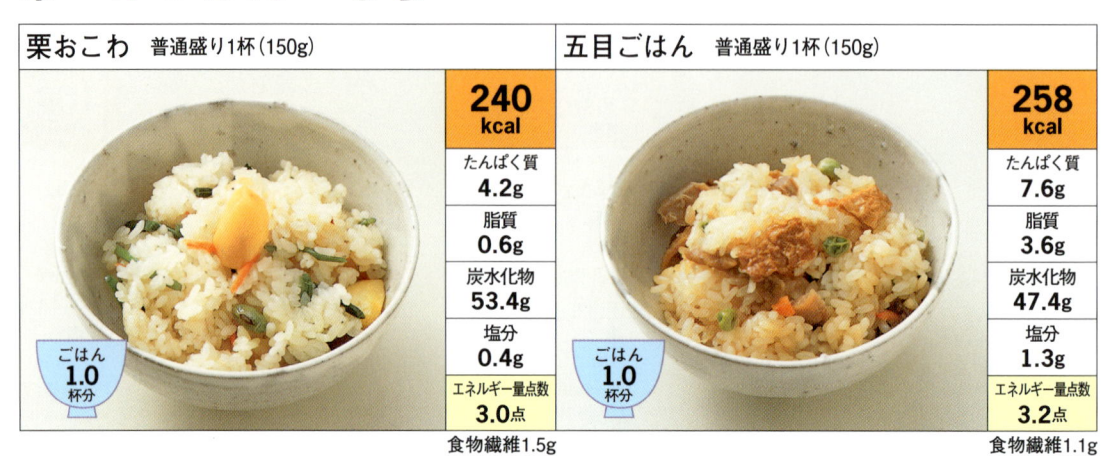

栗おこわ　普通盛り1杯(150g)
- 240 kcal
- たんぱく質 4.2g
- 脂質 0.6g
- 炭水化物 53.4g
- 塩分 0.4g
- エネルギー量点数 3.0点
- ごはん 1.0杯分
- 食物繊維 1.5g

五目ごはん　普通盛り1杯(150g)
- 258 kcal
- たんぱく質 7.6g
- 脂質 3.6g
- 炭水化物 47.4g
- 塩分 1.3g
- エネルギー量点数 3.2点
- ごはん 1.0杯分
- 食物繊維 1.1g

五目ちらしずし　普通盛り1杯(150g)
- 237 kcal
- たんぱく質 4.3g
- 脂質 0.6g
- 炭水化物 53.1g
- 塩分 1.1g
- エネルギー量点数 3.0点
- ごはん 0.9杯分
- 食物繊維 1.5g

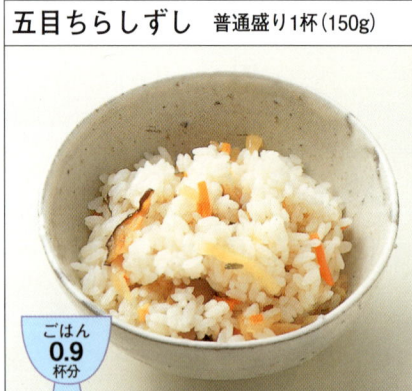

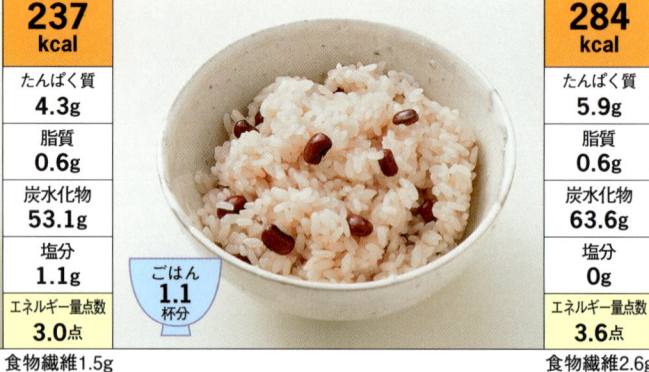

赤飯　普通盛り1杯(150g)
- 284 kcal
- たんぱく質 5.9g
- 脂質 0.6g
- 炭水化物 63.6g
- 塩分 0g
- エネルギー量点数 3.6点
- ごはん 1.1杯分
- 食物繊維 2.6g

バターライス　200g（バター5g）
- 373 kcal
- たんぱく質 5.0g
- 脂質 4.7g
- 炭水化物 74.2g
- 塩分 0.1g
- エネルギー量点数 4.7点
- ごはん 1.5杯分
- 食物繊維 0.6g

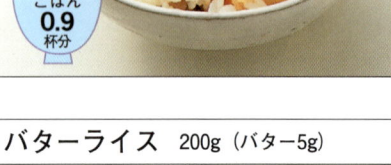

ごはんの量の目安

自分の茶わんでごはんの量を計ってみましょう。分量の目安が考えやすくなります。写真以外のごはんデータは下表のとおりです。

概量		重量	エネルギー	エネルギー量点数
ごはん	箸1口	7 g	12 kcal	0.2 点
ごはん	スプーン1口	10 g	17 kcal	0.2 点
太巻きずし	1本分	150 g	252 kcal	3.2 点
細巻きずし	1本分	80 g	134 kcal	1.7 点
チャーハン	1皿分	300 g	504 kcal	6.3 点
ピラフ	1皿分	300 g	504 kcal	6.3 点

出所　『日本食品標準成分表2010』（文部科学省）から算出

味つけごはんは具や調味料の量で栄養価が違います。切りもち1個はごはん茶わん½杯弱のエネルギーに相当します。

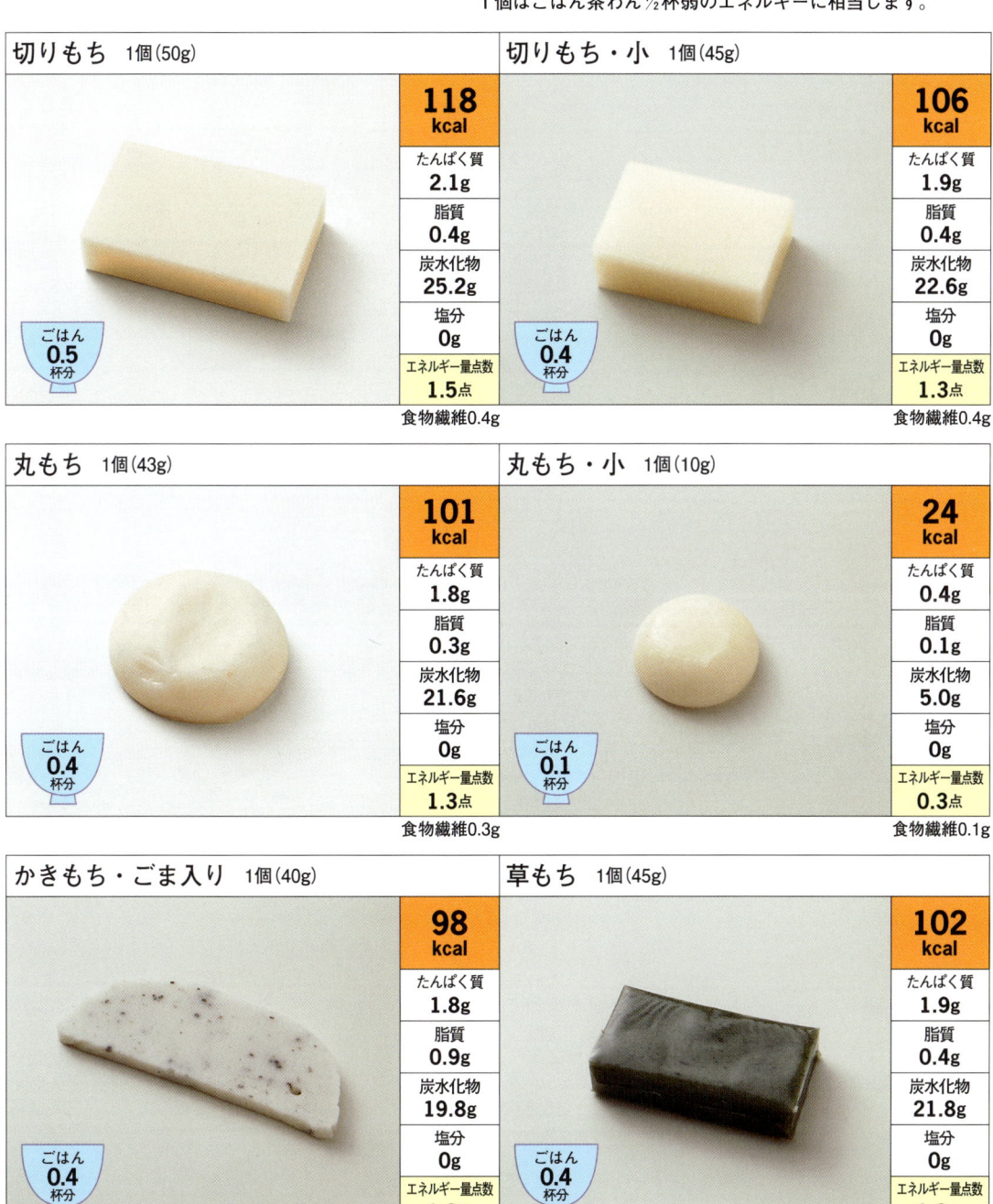

ごはん、パン、めん ◎ 味つけごはん・もち

切りもち 1個(50g)

- 118 kcal
- たんぱく質 2.1g
- 脂質 0.4g
- 炭水化物 25.2g
- 塩分 0g
- エネルギー量点数 1.5点
- ごはん 0.5杯分
- 食物繊維 0.4g

切りもち・小 1個(45g)

- 106 kcal
- たんぱく質 1.9g
- 脂質 0.4g
- 炭水化物 22.6g
- 塩分 0g
- エネルギー量点数 1.3点
- ごはん 0.4杯分
- 食物繊維 0.4g

丸もち 1個(43g)

- 101 kcal
- たんぱく質 1.8g
- 脂質 0.3g
- 炭水化物 21.6g
- 塩分 0g
- エネルギー量点数 1.3点
- ごはん 0.4杯分
- 食物繊維 0.3g

丸もち・小 1個(10g)

- 24 kcal
- たんぱく質 0.4g
- 脂質 0.1g
- 炭水化物 5.0g
- 塩分 0g
- エネルギー量点数 0.3点
- ごはん 0.1杯分
- 食物繊維 0.1g

かきもち・ごま入り 1個(40g)

- 98 kcal
- たんぱく質 1.8g
- 脂質 0.9g
- 炭水化物 19.8g
- 塩分 0g
- エネルギー量点数 1.2点
- ごはん 0.4杯分
- 食物繊維 0.4g

草もち 1個(45g)

- 102 kcal
- たんぱく質 1.9g
- 脂質 0.4g
- 炭水化物 21.8g
- 塩分 0g
- エネルギー量点数 1.3点
- ごはん 0.4杯分
- 食物繊維 0.5g

ごはん、パン、めん ◎ 食事パン

食事パン

食パン6枚切り1枚がごはん茶わん0.6杯分。

食パン4枚切り　1枚(90g)

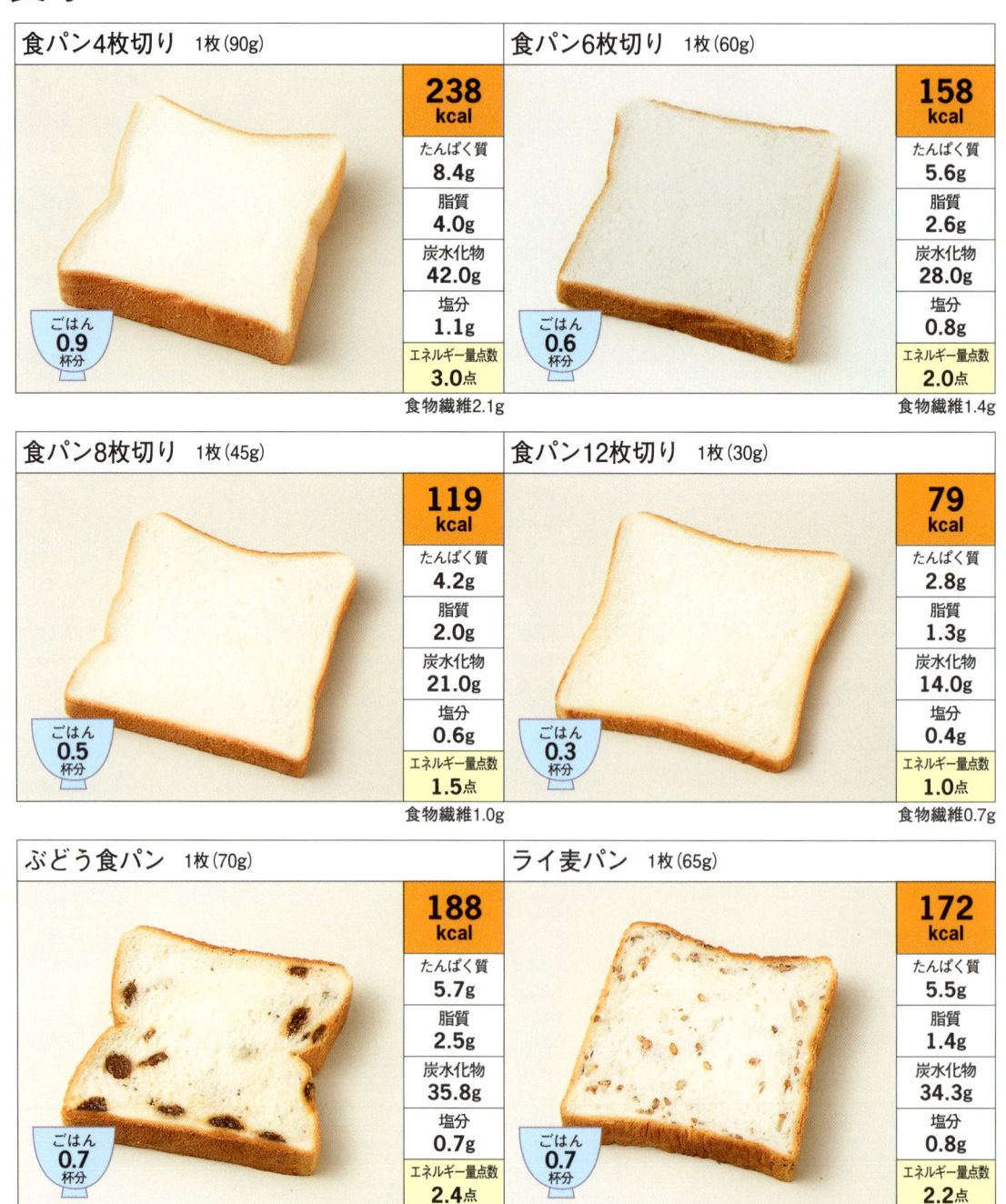

- 238 kcal
- たんぱく質 8.4g
- 脂質 4.0g
- 炭水化物 42.0g
- 塩分 1.1g
- エネルギー量点数 3.0点
- ごはん 0.9杯分

食物繊維2.1g

食パン6枚切り　1枚(60g)

- 158 kcal
- たんぱく質 5.6g
- 脂質 2.6g
- 炭水化物 28.0g
- 塩分 0.8g
- エネルギー量点数 2.0点
- ごはん 0.6杯分

食物繊維1.4g

食パン8枚切り　1枚(45g)

- 119 kcal
- たんぱく質 4.2g
- 脂質 2.0g
- 炭水化物 21.0g
- 塩分 0.6g
- エネルギー量点数 1.5点
- ごはん 0.5杯分

食物繊維1.0g

食パン12枚切り　1枚(30g)

- 79 kcal
- たんぱく質 2.8g
- 脂質 1.3g
- 炭水化物 14.0g
- 塩分 0.4g
- エネルギー量点数 1.0点
- ごはん 0.3杯分

食物繊維0.7g

ぶどう食パン　1枚(70g)

- 188 kcal
- たんぱく質 5.7g
- 脂質 2.5g
- 炭水化物 35.8g
- 塩分 0.7g
- エネルギー量点数 2.4点
- ごはん 0.7杯分

食物繊維1.5g

ライ麦パン　1枚(65g)

- 172 kcal
- たんぱく質 5.5g
- 脂質 1.4g
- 炭水化物 34.3g
- 塩分 0.8g
- エネルギー量点数 2.2点
- ごはん 0.7杯分

食物繊維3.6g

バターを多く使っているクロワッサンは重量のわりに高エネルギーです。ライ麦パンはビタミンB_1、食物繊維が豊富です。

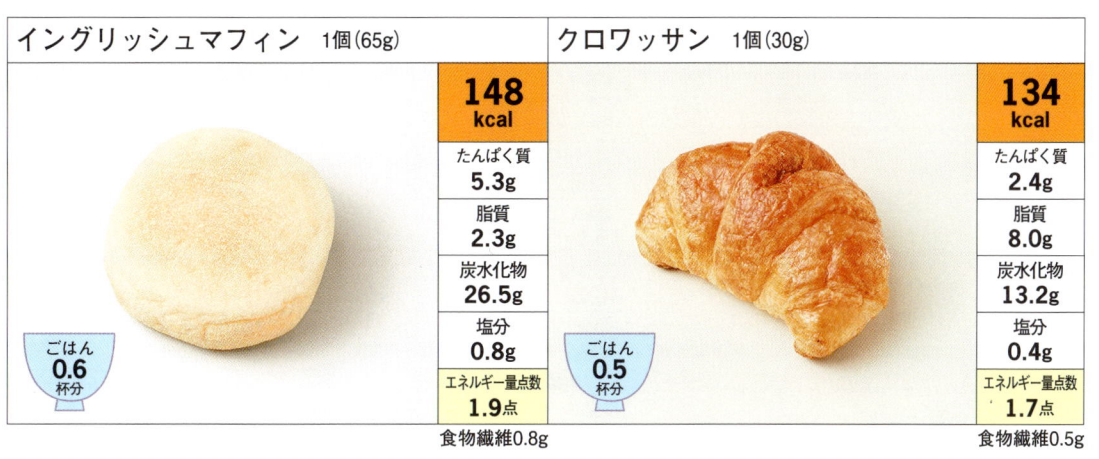

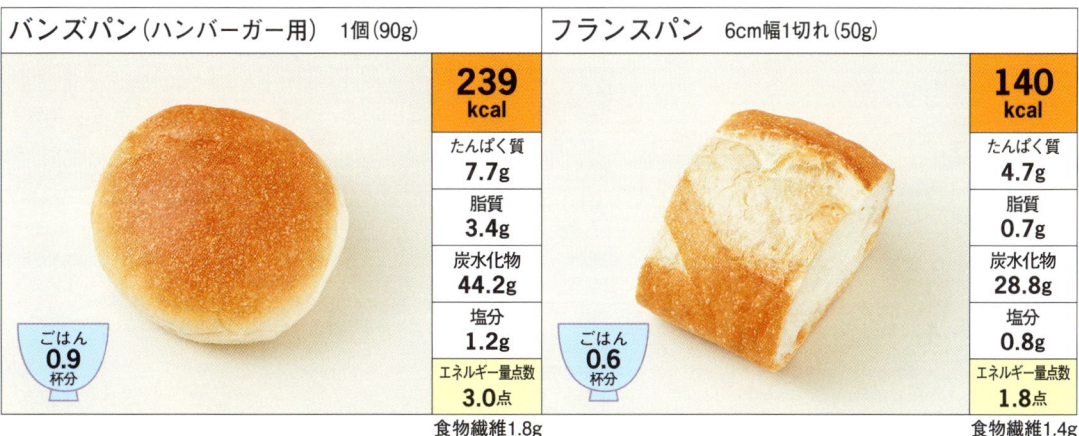

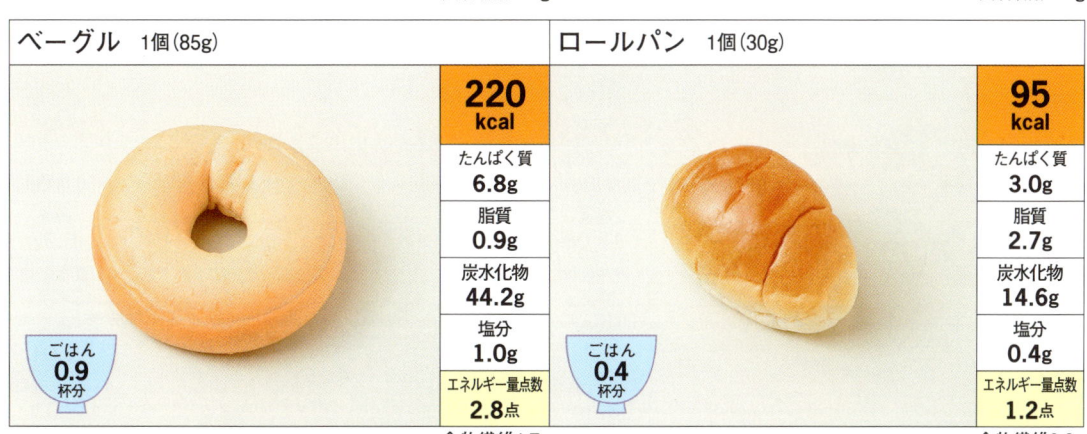

ごはん、パン、めん ◎ 食事パン

イングリッシュマフィン　1個(65g)

148 kcal
- たんぱく質 5.3g
- 脂質 2.3g
- 炭水化物 26.5g
- 塩分 0.8g
- エネルギー量点数 1.9点

ごはん 0.6杯分

食物繊維0.8g

クロワッサン　1個(30g)

134 kcal
- たんぱく質 2.4g
- 脂質 8.0g
- 炭水化物 13.2g
- 塩分 0.4g
- エネルギー量点数 1.7点

ごはん 0.5杯分

食物繊維0.5g

バンズパン(ハンバーガー用)　1個(90g)

239 kcal
- たんぱく質 7.7g
- 脂質 3.4g
- 炭水化物 44.2g
- 塩分 1.2g
- エネルギー量点数 3.0点

ごはん 0.9杯分

食物繊維1.8g

フランスパン　6cm幅1切れ(50g)

140 kcal
- たんぱく質 4.7g
- 脂質 0.7g
- 炭水化物 28.8g
- 塩分 0.8g
- エネルギー量点数 1.8点

ごはん 0.6杯分

食物繊維1.4g

ベーグル　1個(85g)

220 kcal
- たんぱく質 6.8g
- 脂質 0.9g
- 炭水化物 44.2g
- 塩分 1.0g
- エネルギー量点数 2.8点

ごはん 0.9杯分

食物繊維1.7g

ロールパン　1個(30g)

95 kcal
- たんぱく質 3.0g
- 脂質 2.7g
- 炭水化物 14.6g
- 塩分 0.4g
- エネルギー量点数 1.2点

ごはん 0.4杯分

食物繊維0.6g

総菜パン

具の材料によってエネルギーの差が大きい。

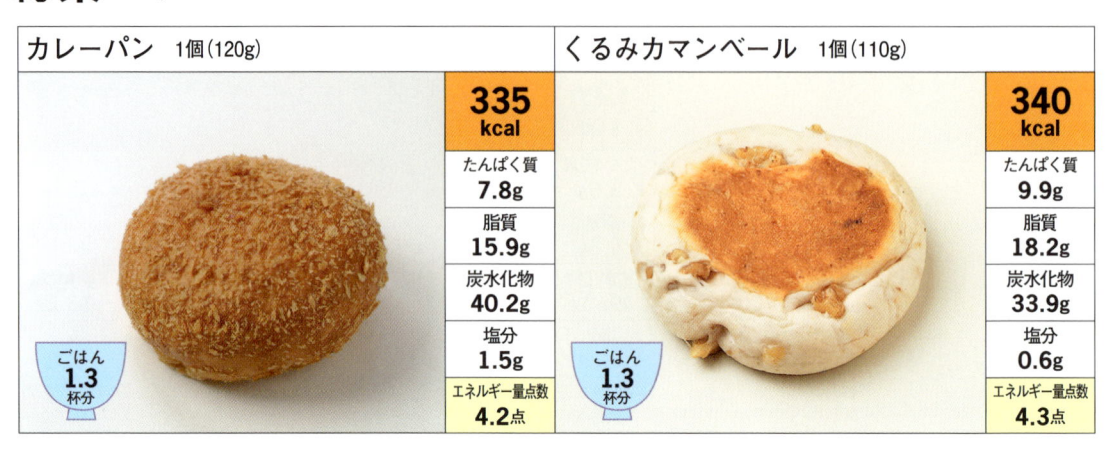

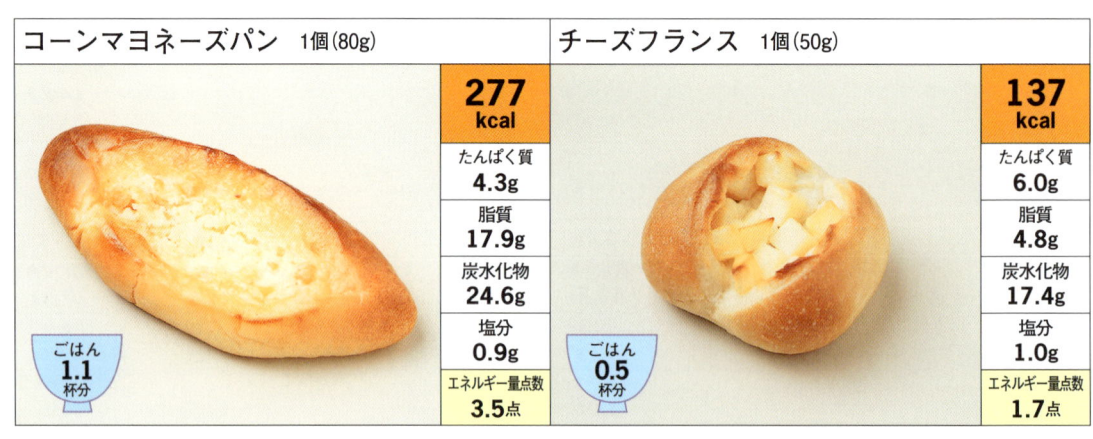

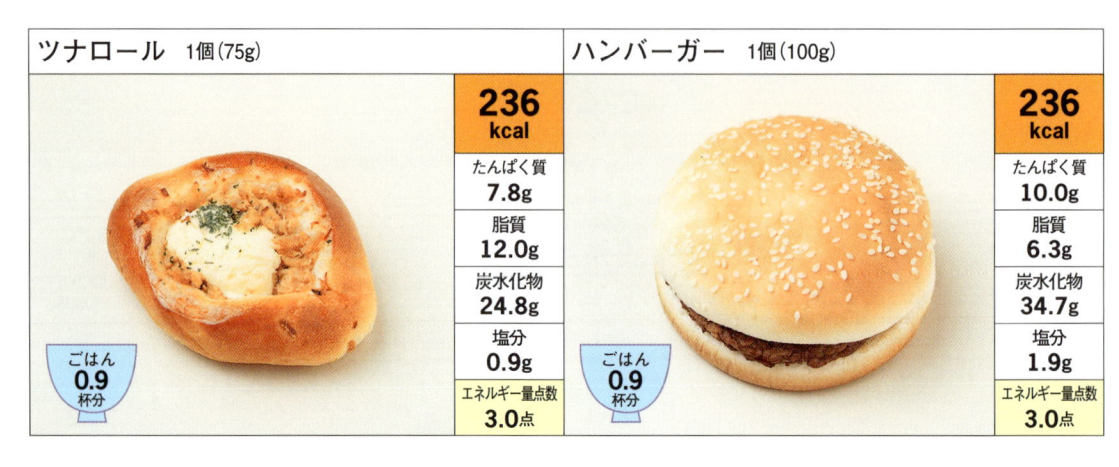

カレーパン　1個(120g)
- 335 kcal
- たんぱく質 7.8g
- 脂質 15.9g
- 炭水化物 40.2g
- 塩分 1.5g
- ごはん 1.3杯分
- エネルギー量点数 4.2点

くるみカマンベール　1個(110g)
- 340 kcal
- たんぱく質 9.9g
- 脂質 18.2g
- 炭水化物 33.9g
- 塩分 0.6g
- ごはん 1.3杯分
- エネルギー量点数 4.3点

コーンマヨネーズパン　1個(80g)
- 277 kcal
- たんぱく質 4.3g
- 脂質 17.9g
- 炭水化物 24.6g
- 塩分 0.9g
- ごはん 1.1杯分
- エネルギー量点数 3.5点

チーズフランス　1個(50g)
- 137 kcal
- たんぱく質 6.0g
- 脂質 4.8g
- 炭水化物 17.4g
- 塩分 1.0g
- ごはん 0.5杯分
- エネルギー量点数 1.7点

ツナロール　1個(75g)
- 236 kcal
- たんぱく質 7.8g
- 脂質 12.0g
- 炭水化物 24.8g
- 塩分 0.9g
- ごはん 0.9杯分
- エネルギー量点数 3.0点

ハンバーガー　1個(100g)
- 236 kcal
- たんぱく質 10.0g
- 脂質 6.3g
- 炭水化物 34.7g
- 塩分 1.9g
- ごはん 0.9杯分
- エネルギー量点数 3.0点

マヨネーズが使われているもの、カツやフライがサンドされているものは脂質が多く、その分エネルギーも高くなります。

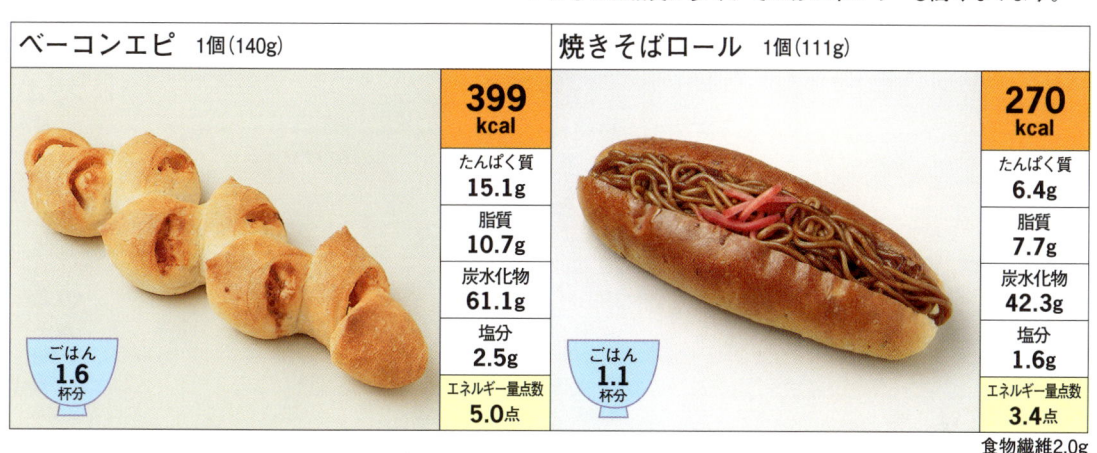

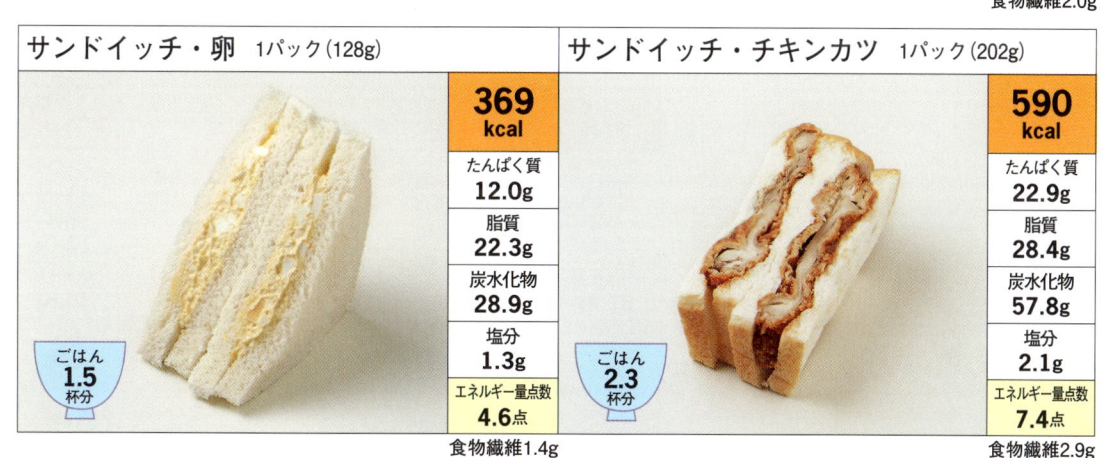

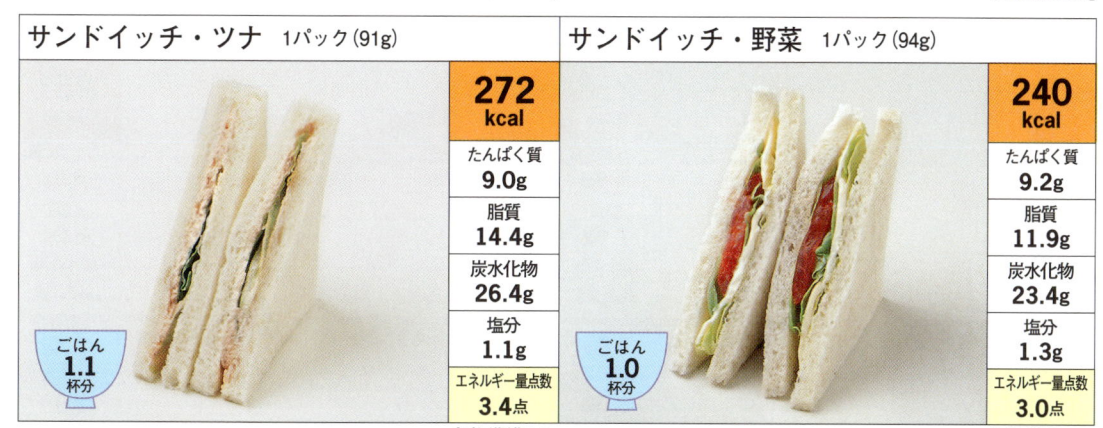

ごはん、パン、めん ◎ 総菜パン

ベーコンエピ 1個（140g）

399 kcal	
たんぱく質	15.1g
脂質	10.7g
炭水化物	61.1g
塩分	2.5g
エネルギー量点数	5.0点

ごはん 1.6 杯分

焼きそばロール 1個（111g）

270 kcal	
たんぱく質	6.4g
脂質	7.7g
炭水化物	42.3g
塩分	1.6g
エネルギー量点数	3.4点

ごはん 1.1 杯分

食物繊維2.0g

サンドイッチ・卵 1パック（128g）

369 kcal	
たんぱく質	12.0g
脂質	22.3g
炭水化物	28.9g
塩分	1.3g
エネルギー量点数	4.6点

ごはん 1.5 杯分

食物繊維1.4g

サンドイッチ・チキンカツ 1パック（202g）

590 kcal	
たんぱく質	22.9g
脂質	28.4g
炭水化物	57.8g
塩分	2.1g
エネルギー量点数	7.4点

ごはん 2.3 杯分

食物繊維2.9g

サンドイッチ・ツナ 1パック（91g）

272 kcal	
たんぱく質	9.0g
脂質	14.4g
炭水化物	26.4g
塩分	1.1g
エネルギー量点数	3.4点

ごはん 1.1 杯分

食物繊維1.3g

サンドイッチ・野菜 1パック（94g）

240 kcal	
たんぱく質	9.2g
脂質	11.9g
炭水化物	23.4g
塩分	1.3g
エネルギー量点数	3.0点

ごはん 1.0 杯分

食物繊維1.3g

菓子パン

菓子パンはおやつ。食事にはなりません。

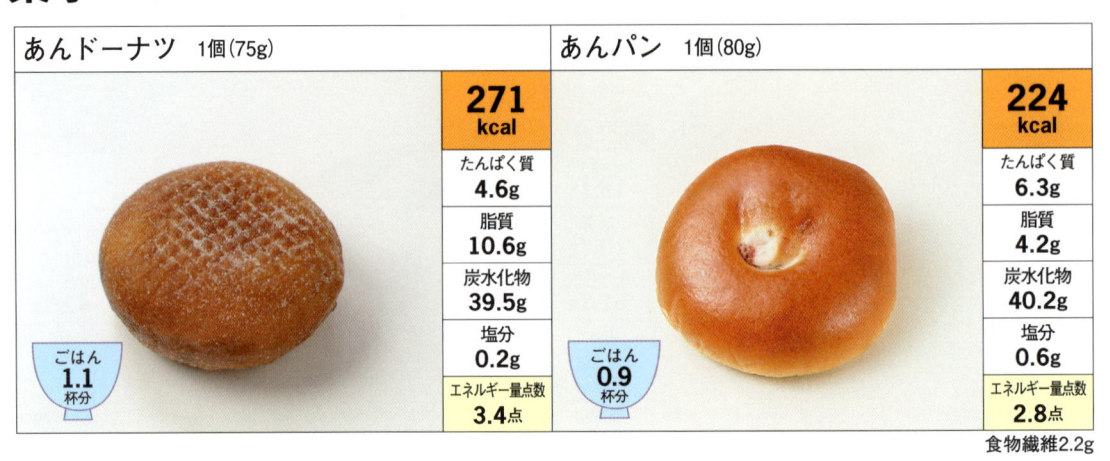

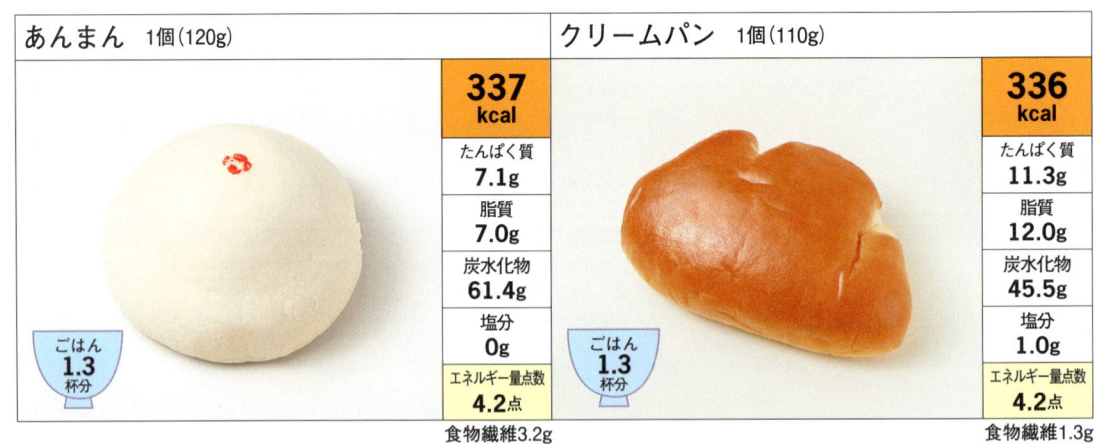

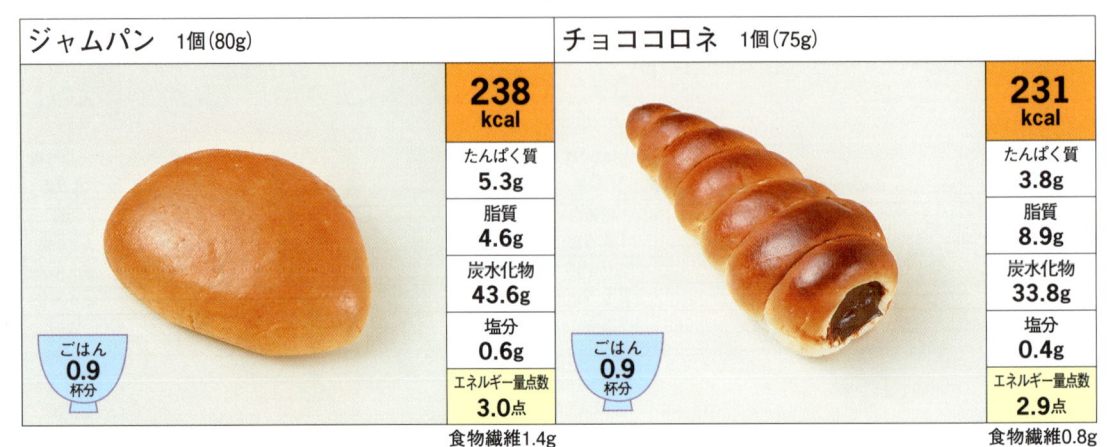

あんドーナツ 1個(75g)
- 271 kcal
- たんぱく質 4.6g
- 脂質 10.6g
- 炭水化物 39.5g
- 塩分 0.2g
- エネルギー量点数 3.4点
- ごはん 1.1杯分

あんパン 1個(80g)
- 224 kcal
- たんぱく質 6.3g
- 脂質 4.2g
- 炭水化物 40.2g
- 塩分 0.6g
- エネルギー量点数 2.8点
- ごはん 0.9杯分

食物繊維2.2g

あんまん 1個(120g)
- 337 kcal
- たんぱく質 7.1g
- 脂質 7.0g
- 炭水化物 61.4g
- 塩分 0g
- エネルギー量点数 4.2点
- ごはん 1.3杯分

食物繊維3.2g

クリームパン 1個(110g)
- 336 kcal
- たんぱく質 11.3g
- 脂質 12.0g
- 炭水化物 45.5g
- 塩分 1.0g
- エネルギー量点数 4.2点
- ごはん 1.3杯分

食物繊維1.3g

ジャムパン 1個(80g)
- 238 kcal
- たんぱく質 5.3g
- 脂質 4.6g
- 炭水化物 43.6g
- 塩分 0.6g
- エネルギー量点数 3.0点
- ごはん 0.9杯分

食物繊維1.4g

チョココロネ 1個(75g)
- 231 kcal
- たんぱく質 3.8g
- 脂質 8.9g
- 炭水化物 33.8g
- 塩分 0.4g
- エネルギー量点数 2.9点
- ごはん 0.9杯分

食物繊維0.8g

ごはん、パン、めん ◎ 菓子パン

クリームやチョコレートなどが入っている甘い菓子パンは、ケーキと同じくらいのエネルギーがあります。

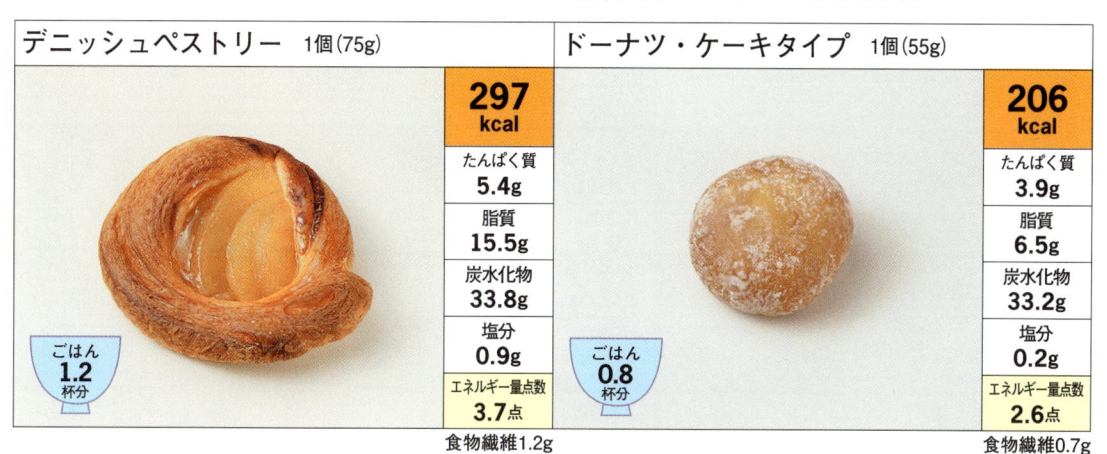

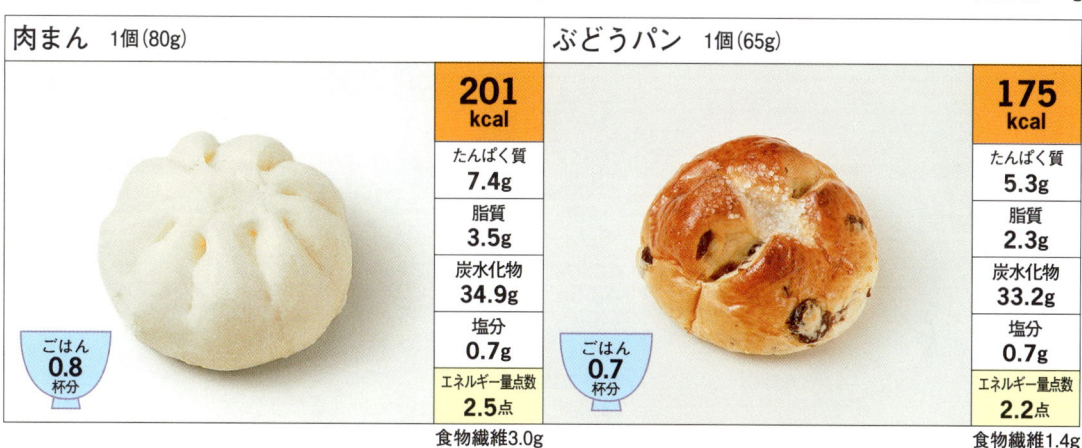

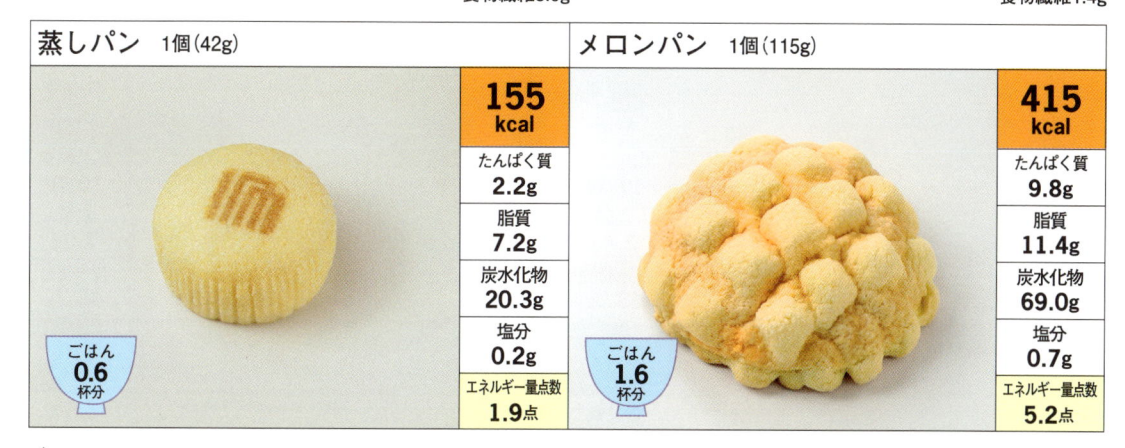

ごはん、パン、めん ○ 菓子パン

デニッシュペストリー 1個（75g）
- 297 kcal
- たんぱく質 5.4g
- 脂質 15.5g
- 炭水化物 33.8g
- 塩分 0.9g
- エネルギー量点数 3.7点
- ごはん 1.2杯分
- 食物繊維1.2g

ドーナツ・ケーキタイプ 1個（55g）
- 206 kcal
- たんぱく質 3.9g
- 脂質 6.5g
- 炭水化物 33.2g
- 塩分 0.2g
- エネルギー量点数 2.6点
- ごはん 0.8杯分
- 食物繊維0.7g

肉まん 1個（80g）
- 201 kcal
- たんぱく質 7.4g
- 脂質 3.5g
- 炭水化物 34.9g
- 塩分 0.7g
- エネルギー量点数 2.5点
- ごはん 0.8杯分
- 食物繊維3.0g

ぶどうパン 1個（65g）
- 175 kcal
- たんぱく質 5.3g
- 脂質 2.3g
- 炭水化物 33.2g
- 塩分 0.7g
- エネルギー量点数 2.2点
- ごはん 0.7杯分
- 食物繊維1.4g

蒸しパン 1個（42g）
- 155 kcal
- たんぱく質 2.2g
- 脂質 7.2g
- 炭水化物 20.3g
- 塩分 0.2g
- エネルギー量点数 1.9点
- ごはん 0.6杯分

メロンパン 1個（115g）
- 415 kcal
- たんぱく質 9.8g
- 脂質 11.4g
- 炭水化物 69.0g
- 塩分 0.7g
- エネルギー量点数 5.2点
- ごはん 1.6杯分

シリアル

乳製品や果物を加えると栄養価がアップします。

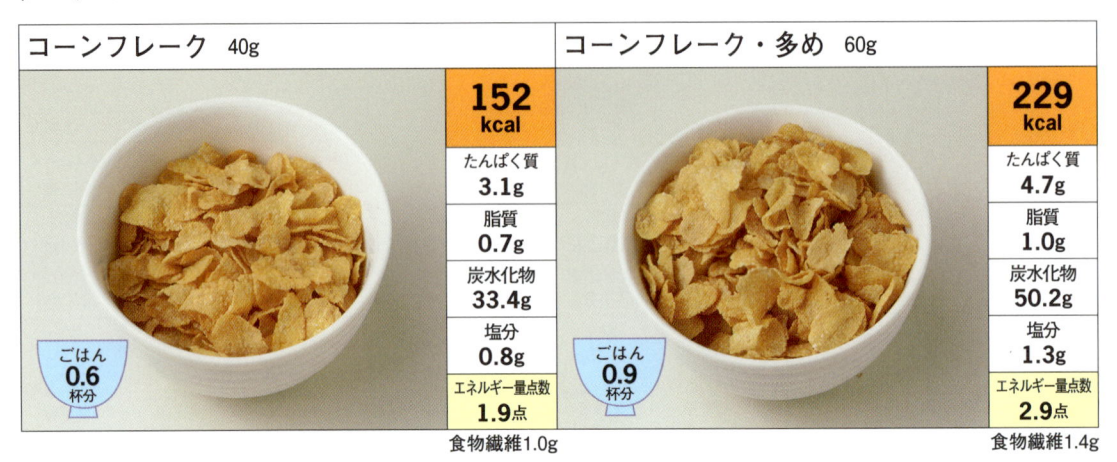

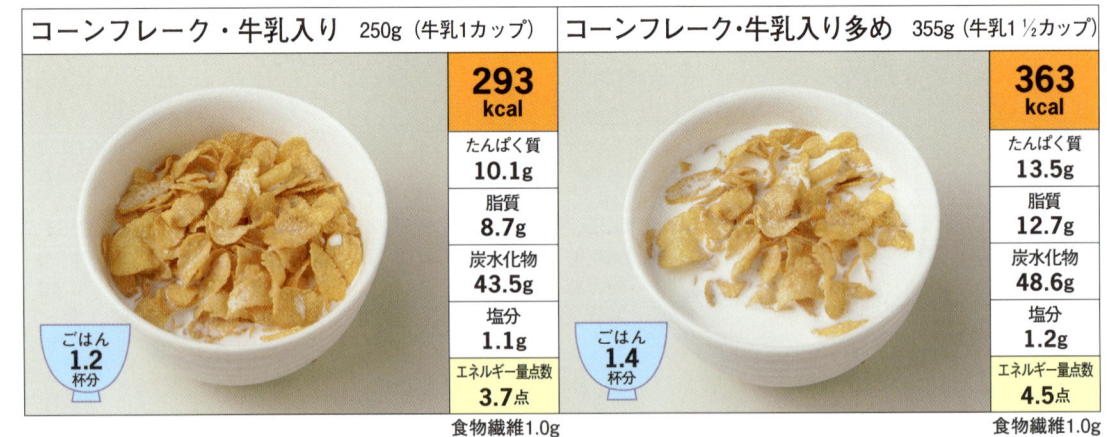

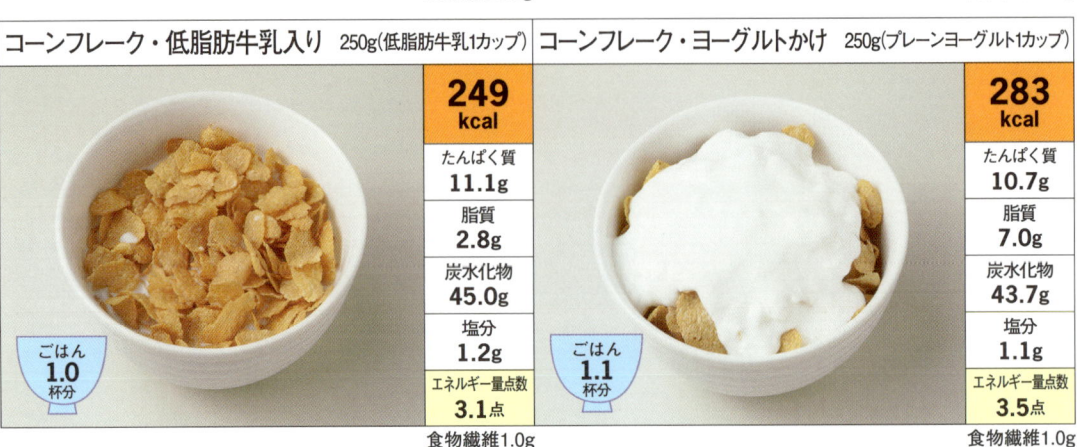

コーンフレーク　40g

- 152 kcal
- たんぱく質 3.1g
- 脂質 0.7g
- 炭水化物 33.4g
- 塩分 0.8g
- エネルギー量点数 1.9点
- ごはん 0.6杯分
- 食物繊維 1.0g

コーンフレーク・多め　60g

- 229 kcal
- たんぱく質 4.7g
- 脂質 1.0g
- 炭水化物 50.2g
- 塩分 1.3g
- エネルギー量点数 2.9点
- ごはん 0.9杯分
- 食物繊維 1.4g

コーンフレーク・牛乳入り　250g（牛乳1カップ）

- 293 kcal
- たんぱく質 10.1g
- 脂質 8.7g
- 炭水化物 43.5g
- 塩分 1.1g
- エネルギー量点数 3.7点
- ごはん 1.2杯分
- 食物繊維 1.0g

コーンフレーク・牛乳入り多め　355g（牛乳1½カップ）

- 363 kcal
- たんぱく質 13.5g
- 脂質 12.7g
- 炭水化物 48.6g
- 塩分 1.2g
- エネルギー量点数 4.5点
- ごはん 1.4杯分
- 食物繊維 1.0g

コーンフレーク・低脂肪牛乳入り　250g（低脂肪牛乳1カップ）

- 249 kcal
- たんぱく質 11.1g
- 脂質 2.8g
- 炭水化物 45.0g
- 塩分 1.2g
- エネルギー量点数 3.1点
- ごはん 1.0杯分
- 食物繊維 1.0g

コーンフレーク・ヨーグルトかけ　250g（プレーンヨーグルト1カップ）

- 283 kcal
- たんぱく質 10.7g
- 脂質 7.0g
- 炭水化物 43.7g
- 塩分 1.1g
- エネルギー量点数 3.5点
- ごはん 1.1杯分
- 食物繊維 1.0g

牛乳をプラスするだけで栄養のバランスがよくなる手軽な食品。オールブランは1日目安量の½量の食物繊維がとれます。

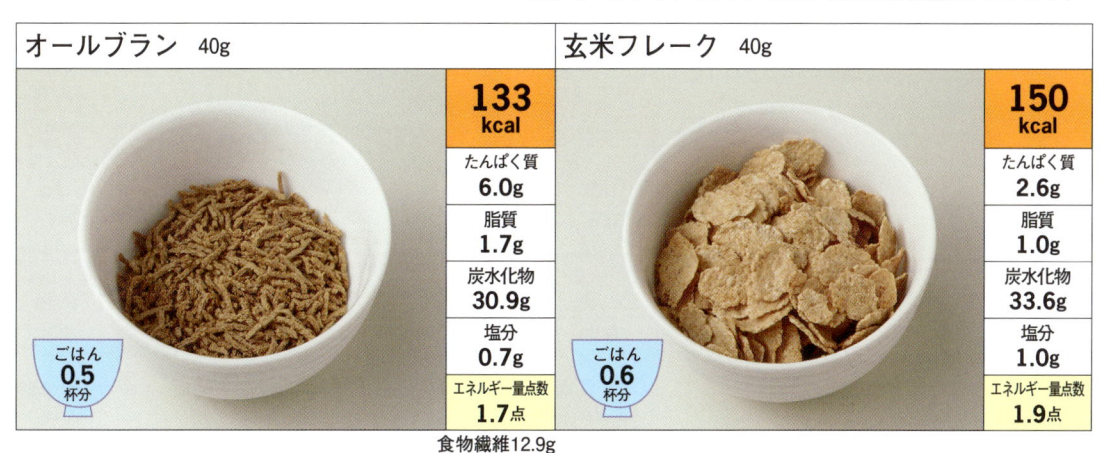

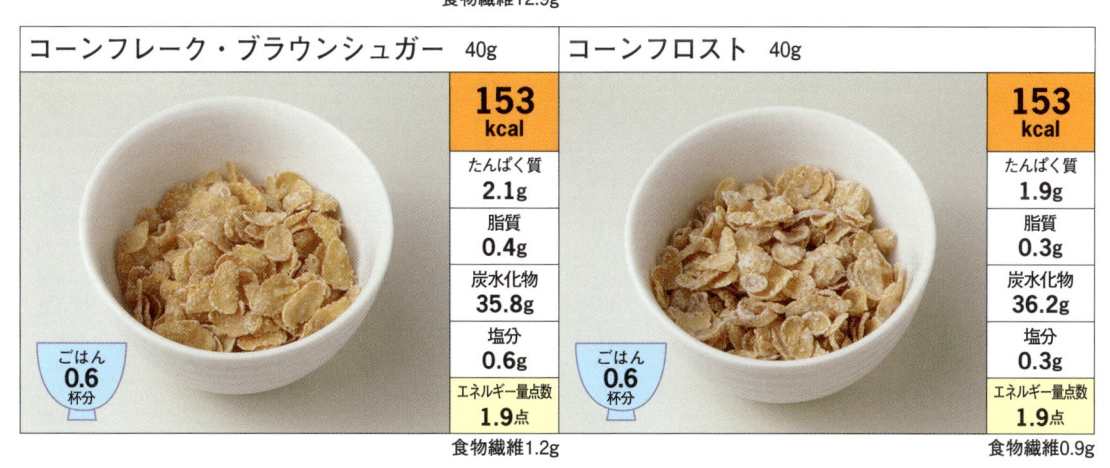

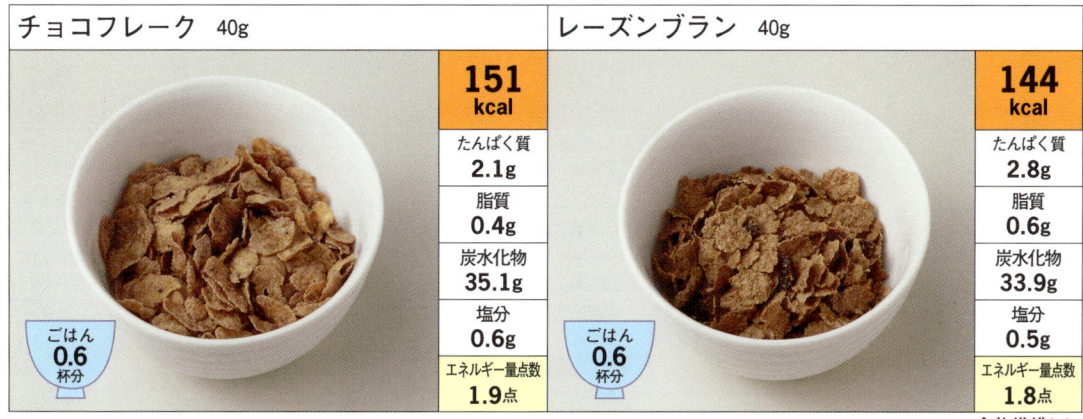

オールブラン 40g
- 133 kcal
- たんぱく質 6.0g
- 脂質 1.7g
- 炭水化物 30.9g
- 塩分 0.7g
- エネルギー量点数 1.7点
- ごはん 0.5杯分
- 食物繊維 12.9g

玄米フレーク 40g
- 150 kcal
- たんぱく質 2.6g
- 脂質 1.0g
- 炭水化物 33.6g
- 塩分 1.0g
- エネルギー量点数 1.9点
- ごはん 0.6杯分

コーンフレーク・ブラウンシュガー 40g
- 153 kcal
- たんぱく質 2.1g
- 脂質 0.4g
- 炭水化物 35.8g
- 塩分 0.6g
- エネルギー量点数 1.9点
- ごはん 0.6杯分
- 食物繊維 1.2g

コーンフロスト 40g
- 153 kcal
- たんぱく質 1.9g
- 脂質 0.3g
- 炭水化物 36.2g
- 塩分 0.3g
- エネルギー量点数 1.9点
- ごはん 0.6杯分
- 食物繊維 0.9g

チョコフレーク 40g
- 151 kcal
- たんぱく質 2.1g
- 脂質 0.4g
- 炭水化物 35.1g
- 塩分 0.6g
- エネルギー量点数 1.9点
- ごはん 0.6杯分

レーズンブラン 40g
- 144 kcal
- たんぱく質 2.8g
- 脂質 0.6g
- 炭水化物 33.9g
- 塩分 0.5g
- エネルギー量点数 1.8点
- ごはん 0.6杯分
- 食物繊維 3.8g

ごはん、パン、めん◎シリアル

めん

データはゆで上がりの値。計量する習慣を。

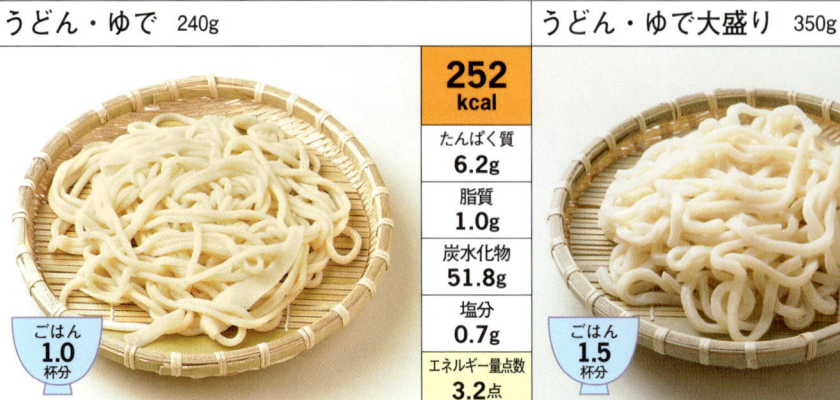

ごはん、パン、めん ○めん

うどん・ゆで 240g

エネルギー	252 kcal
たんぱく質	6.2g
脂質	1.0g
炭水化物	51.8g
塩分	0.7g
エネルギー量点数	3.2点

ごはん1.0杯分

乾めんで80g(ゆでると乾めんの3倍)。食物繊維1.9g

うどん・ゆで大盛り 350g

エネルギー	368 kcal
たんぱく質	9.1g
脂質	1.4g
炭水化物	75.6g
塩分	1.1g
エネルギー量点数	4.6点

ごはん1.5杯分

乾めんで117g(ゆでると乾めんの3倍)。食物繊維2.8g

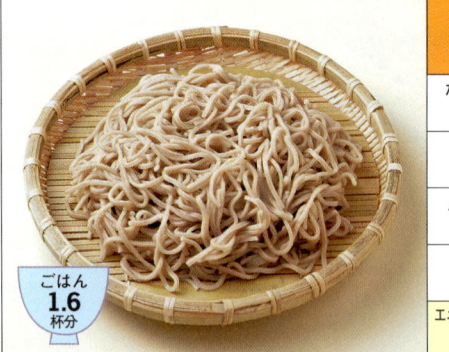

そば・ゆで 300g

エネルギー	396 kcal
たんぱく質	14.4g
脂質	3.0g
炭水化物	78.0g
塩分	0g
エネルギー量点数	5.0点

ごはん1.6杯分

乾めんで120g(ゆでると乾めんの2.5倍)。食物繊維6.0g

そば・ゆで大盛り 350g

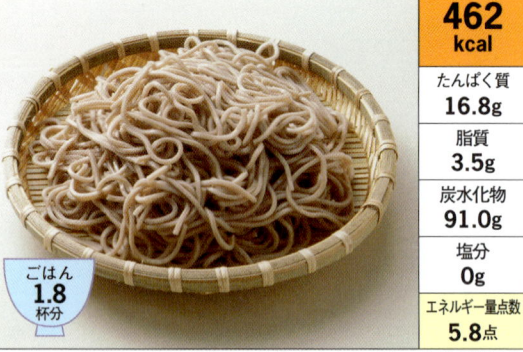

エネルギー	462 kcal
たんぱく質	16.8g
脂質	3.5g
炭水化物	91.0g
塩分	0g
エネルギー量点数	5.8点

ごはん1.8杯分

乾めんで140g(ゆでると乾めんの2.5倍)。食物繊維7.0g

そうめん・ゆで 200g

エネルギー	254 kcal
たんぱく質	7.0g
脂質	0.8g
炭水化物	51.6g
塩分	0.4g
エネルギー量点数	3.2点

ごはん1.0杯分

乾めんで66g(ゆでると乾めんの3倍)。食物繊維1.8g

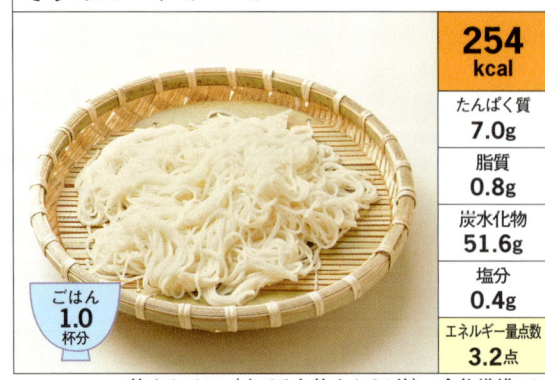

冷や麦・ゆで 200g

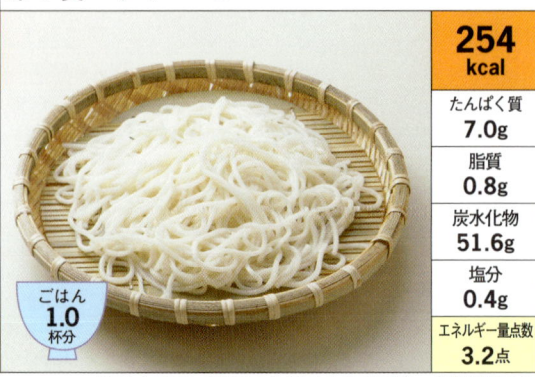

エネルギー	254 kcal
たんぱく質	7.0g
脂質	0.8g
炭水化物	51.6g
塩分	0.4g
エネルギー量点数	3.2点

ごはん1.0杯分

乾めんで80g(ゆでると乾めんの2.5倍)。食物繊維1.8g

めん普通盛り1食分のエネルギーはごはん茶わん1～1.5杯分に相当します。のど越しがよいので、食べすぎに注意。

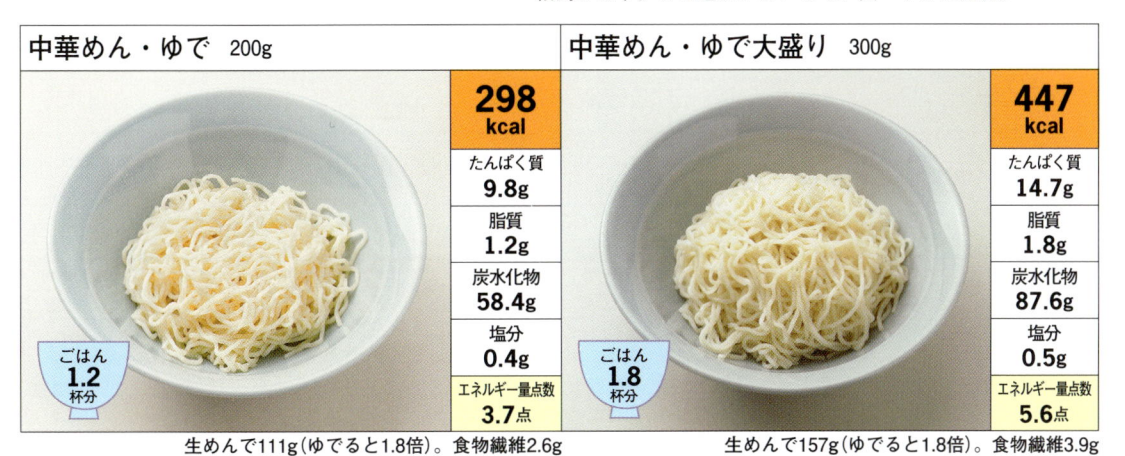

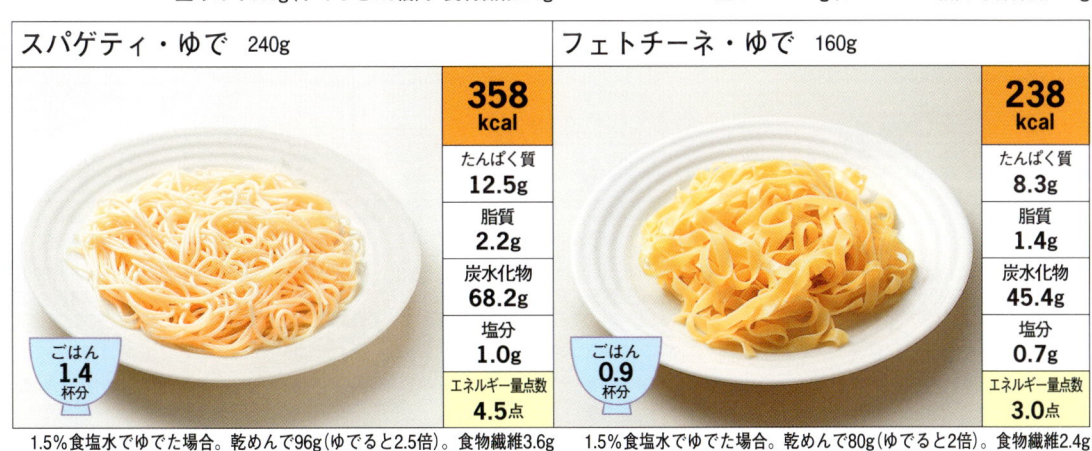

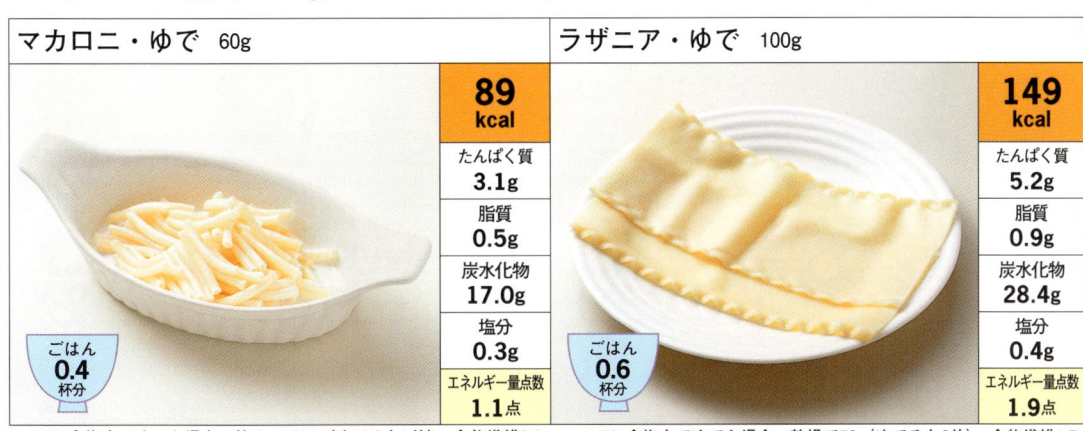

ごはん、パン、めん ○めん

中華めん・ゆで 200g
- 298 kcal
- たんぱく質 9.8g
- 脂質 1.2g
- 炭水化物 58.4g
- 塩分 0.4g
- ごはん 1.2杯分
- エネルギー量点数 3.7点

生めんで111g（ゆでると1.8倍）。食物繊維2.6g

中華めん・ゆで大盛り 300g
- 447 kcal
- たんぱく質 14.7g
- 脂質 1.8g
- 炭水化物 87.6g
- 塩分 0.5g
- ごはん 1.8杯分
- エネルギー量点数 5.6点

生めんで157g（ゆでると1.8倍）。食物繊維3.9g

スパゲティ・ゆで 240g
- 358 kcal
- たんぱく質 12.5g
- 脂質 2.2g
- 炭水化物 68.2g
- 塩分 1.0g
- ごはん 1.4杯分
- エネルギー量点数 4.5点

1.5%食塩水でゆでた場合。乾めんで96g（ゆでると2.5倍）。食物繊維3.6g

フェトチーネ・ゆで 160g
- 238 kcal
- たんぱく質 8.3g
- 脂質 1.4g
- 炭水化物 45.4g
- 塩分 0.7g
- ごはん 0.9杯分
- エネルギー量点数 3.0点

1.5%食塩水でゆでた場合。乾めんで80g（ゆでると2倍）。食物繊維2.4g

マカロニ・ゆで 60g
- 89 kcal
- たんぱく質 3.1g
- 脂質 0.5g
- 炭水化物 17.0g
- 塩分 0.3g
- ごはん 0.4杯分
- エネルギー量点数 1.1点

1.5%食塩水でゆでた場合。乾めんで30g（ゆでると2倍）。食物繊維0.9g

ラザニア・ゆで 100g
- 149 kcal
- たんぱく質 5.2g
- 脂質 0.9g
- 炭水化物 28.4g
- 塩分 0.4g
- ごはん 0.6杯分
- エネルギー量点数 1.9点

1.5%食塩水でゆでた場合。乾燥で50g（ゆでると2倍）。食物繊維1.5g

インスタントラーメン

普通サイズのカップめんは350kcal前後。

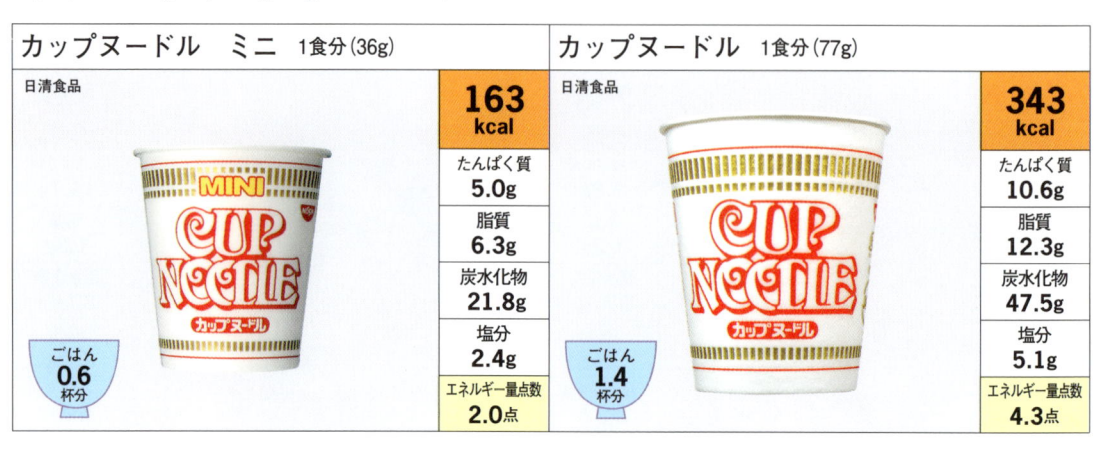

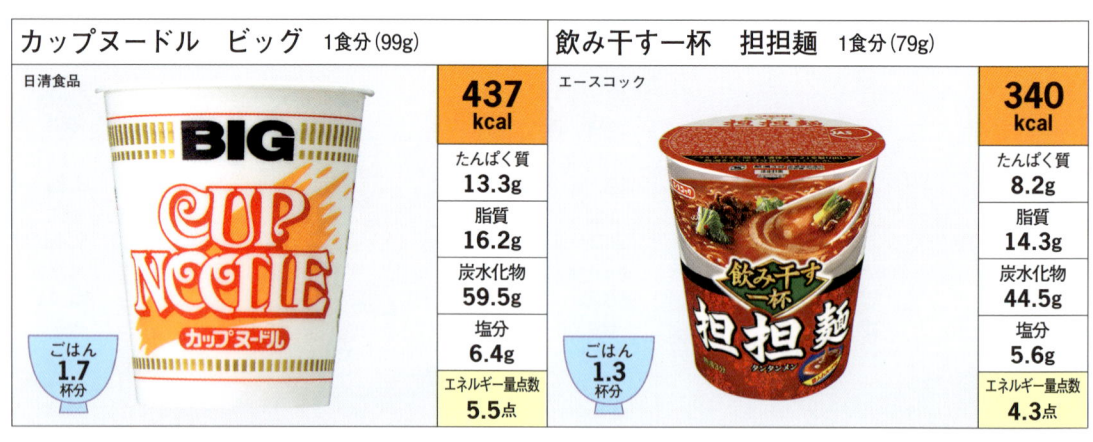

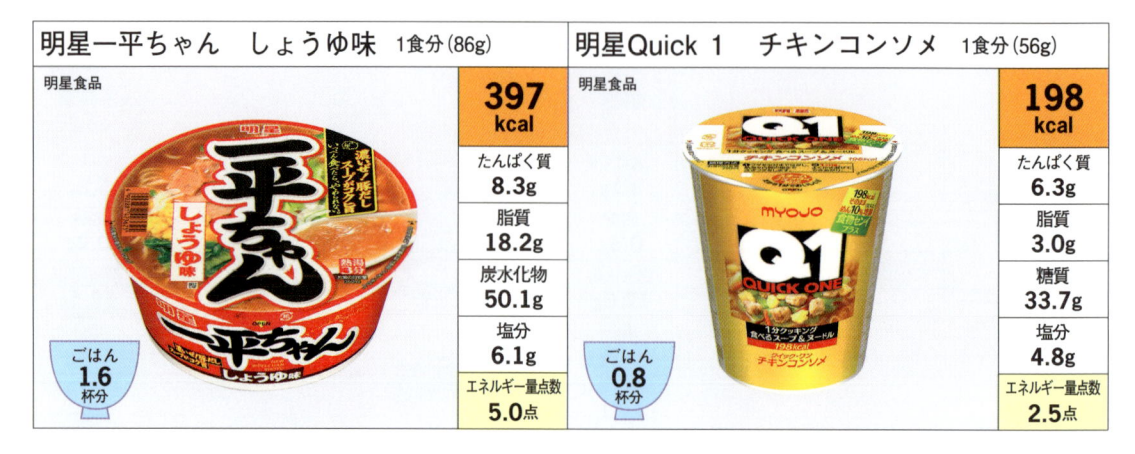

カップヌードル ミニ 1食分(36g)
日清食品

- 163 kcal
- たんぱく質 5.0g
- 脂質 6.3g
- 炭水化物 21.8g
- 塩分 2.4g
- エネルギー量点数 2.0点
- ごはん 0.6杯分

カップヌードル 1食分(77g)
日清食品

- 343 kcal
- たんぱく質 10.6g
- 脂質 12.3g
- 炭水化物 47.5g
- 塩分 5.1g
- エネルギー量点数 4.3点
- ごはん 1.4杯分

カップヌードル ビッグ 1食分(99g)
日清食品

- 437 kcal
- たんぱく質 13.3g
- 脂質 16.2g
- 炭水化物 59.5g
- 塩分 6.4g
- エネルギー量点数 5.5点
- ごはん 1.7杯分

飲み干す一杯 担担麺 1食分(79g)
エースコック

- 340 kcal
- たんぱく質 8.2g
- 脂質 14.3g
- 炭水化物 44.5g
- 塩分 5.6g
- エネルギー量点数 4.3点
- ごはん 1.3杯分

明星一平ちゃん しょうゆ味 1食分(86g)
明星食品

- 397 kcal
- たんぱく質 8.3g
- 脂質 18.2g
- 炭水化物 50.1g
- 塩分 6.1g
- エネルギー量点数 5.0点
- ごはん 1.6杯分

明星Quick 1 チキンコンソメ 1食分(56g)
明星食品

- 198 kcal
- たんぱく質 6.3g
- 脂質 3.0g
- 糖質 33.7g
- 塩分 4.8g
- エネルギー量点数 2.5点
- ごはん 0.8杯分

野菜いためやゆで卵、焼き豚、ねぎ、コーンなどを加えて、たんぱく質や野菜を補うよう心がけましょう。

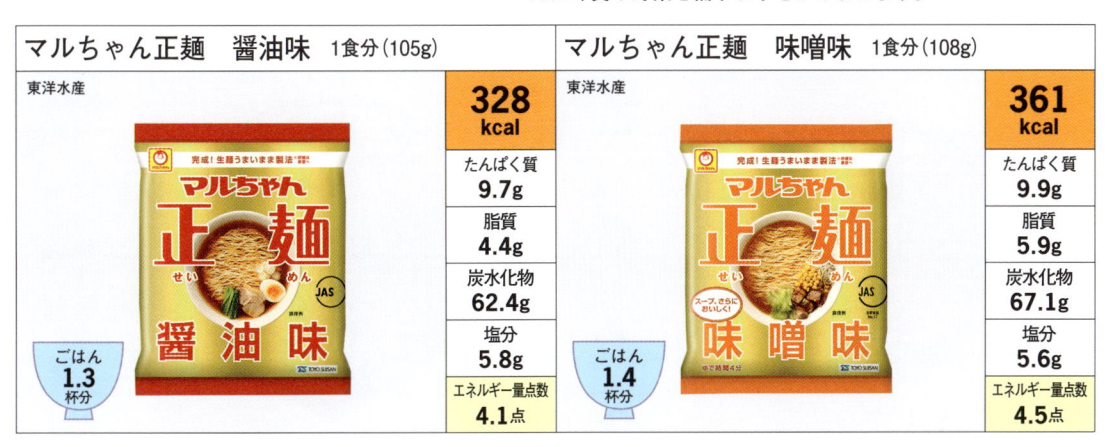

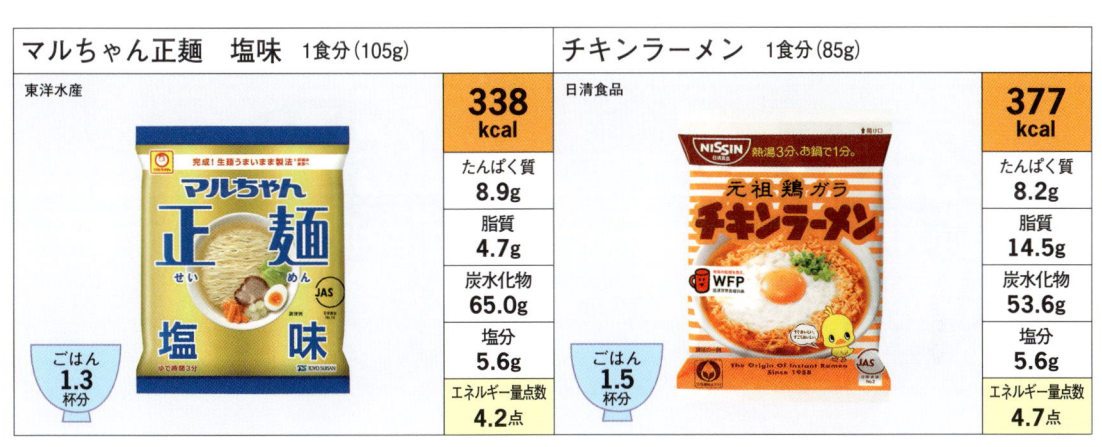

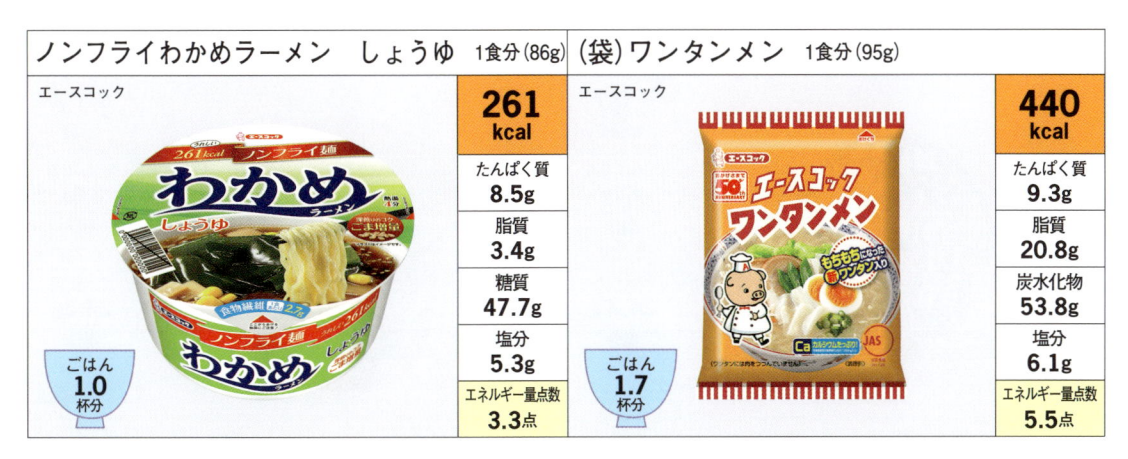

ごはん、パン、めん ○ インスタントラーメン

マルちゃん正麺　醤油味　1食分(105g)
東洋水産
- 328 kcal
- たんぱく質 9.7g
- 脂質 4.4g
- 炭水化物 62.4g
- 塩分 5.8g
- エネルギー量点数 4.1点
- ごはん 1.3杯分

マルちゃん正麺　味噌味　1食分(108g)
東洋水産
- 361 kcal
- たんぱく質 9.9g
- 脂質 5.9g
- 炭水化物 67.1g
- 塩分 5.6g
- エネルギー量点数 4.5点
- ごはん 1.4杯分

マルちゃん正麺　塩味　1食分(105g)
東洋水産
- 338 kcal
- たんぱく質 8.9g
- 脂質 4.7g
- 炭水化物 65.0g
- 塩分 5.6g
- エネルギー量点数 4.2点
- ごはん 1.3杯分

チキンラーメン　1食分(85g)
日清食品
- 377 kcal
- たんぱく質 8.2g
- 脂質 14.5g
- 炭水化物 53.6g
- 塩分 5.6g
- エネルギー量点数 4.7点
- ごはん 1.5杯分

ノンフライわかめラーメン　しょうゆ　1食分(86g)
エースコック
- 261 kcal
- たんぱく質 8.5g
- 脂質 3.4g
- 糖質 47.7g
- 塩分 5.3g
- エネルギー量点数 3.3点
- ごはん 1.0杯分

(袋)ワンタンメン　1食分(95g)
エースコック
- 440 kcal
- たんぱく質 9.3g
- 脂質 20.8g
- 炭水化物 53.8g
- 塩分 6.1g
- エネルギー量点数 5.5点
- ごはん 1.7杯分

インスタントうどん・そば

具によってエネルギーに差が出ます。

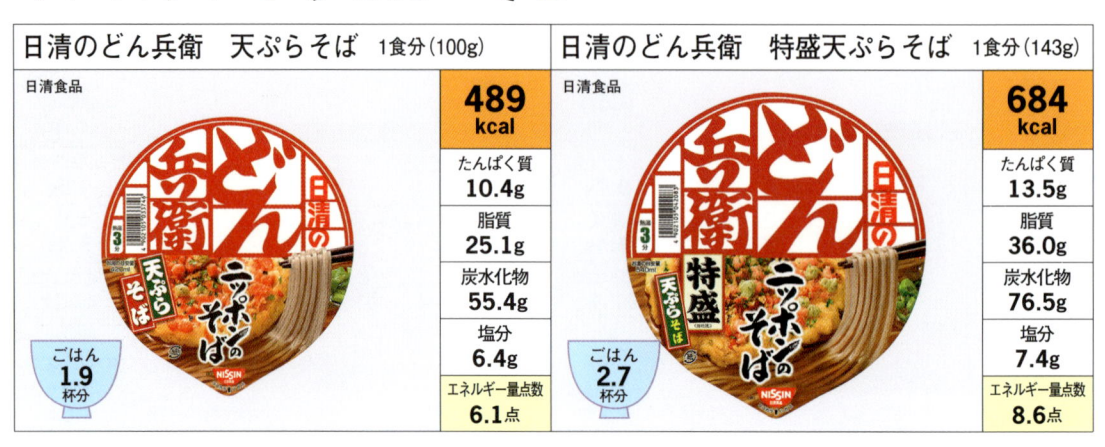

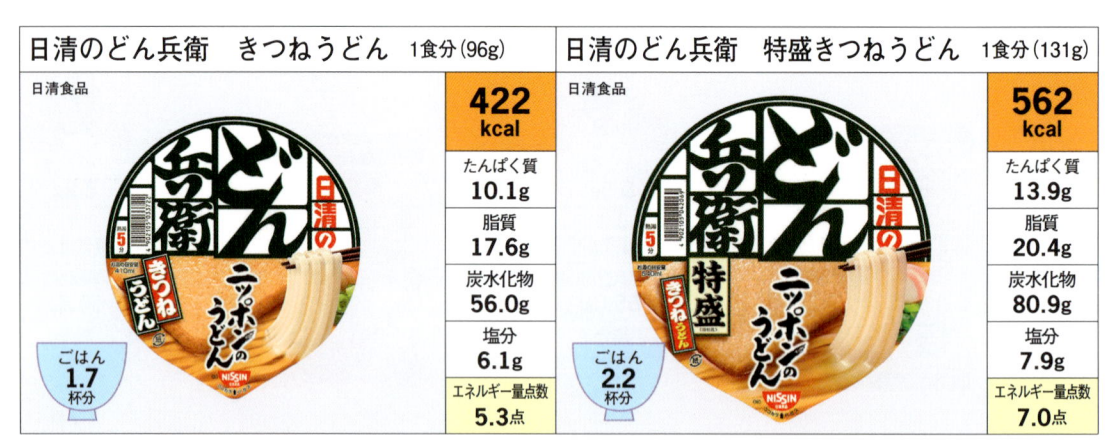

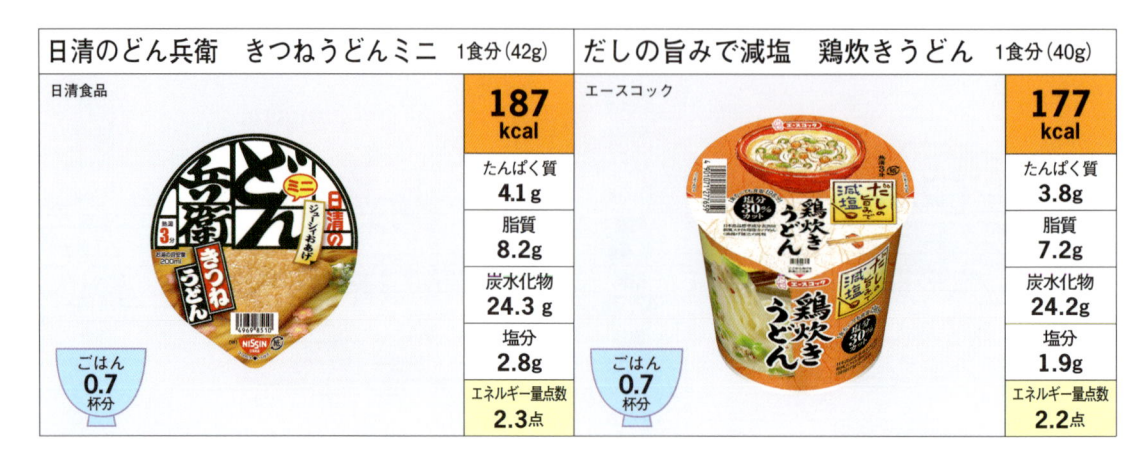

日清のどん兵衛　天ぷらそば　1食分(100g)
日清食品
- 489 kcal
- たんぱく質 10.4g
- 脂質 25.1g
- 炭水化物 55.4g
- 塩分 6.4g
- ごはん 1.9杯分
- エネルギー量点数 6.1点

日清のどん兵衛　特盛天ぷらそば　1食分(143g)
日清食品
- 684 kcal
- たんぱく質 13.5g
- 脂質 36.0g
- 炭水化物 76.5g
- 塩分 7.4g
- ごはん 2.7杯分
- エネルギー量点数 8.6点

日清のどん兵衛　きつねうどん　1食分(96g)
日清食品
- 422 kcal
- たんぱく質 10.1g
- 脂質 17.6g
- 炭水化物 56.0g
- 塩分 6.1g
- ごはん 1.7杯分
- エネルギー量点数 5.3点

日清のどん兵衛　特盛きつねうどん　1食分(131g)
日清食品
- 562 kcal
- たんぱく質 13.9g
- 脂質 20.4g
- 炭水化物 80.9g
- 塩分 7.9g
- ごはん 2.2杯分
- エネルギー量点数 7.0点

日清のどん兵衛　きつねうどんミニ　1食分(42g)
日清食品
- 187 kcal
- たんぱく質 4.1g
- 脂質 8.2g
- 炭水化物 24.3g
- 塩分 2.8g
- ごはん 0.7杯分
- エネルギー量点数 2.3点

だしの旨みで減塩　鶏炊きうどん　1食分(40g)
エースコック
- 177 kcal
- たんぱく質 3.8g
- 脂質 7.2g
- 炭水化物 24.2g
- 塩分 1.9g
- ごはん 0.7杯分
- エネルギー量点数 2.2点

普通サイズで塩分5g以上。そのうち約2/3量がつゆに含まれます。エネルギーだけでなく、塩分にも注目しましょう。

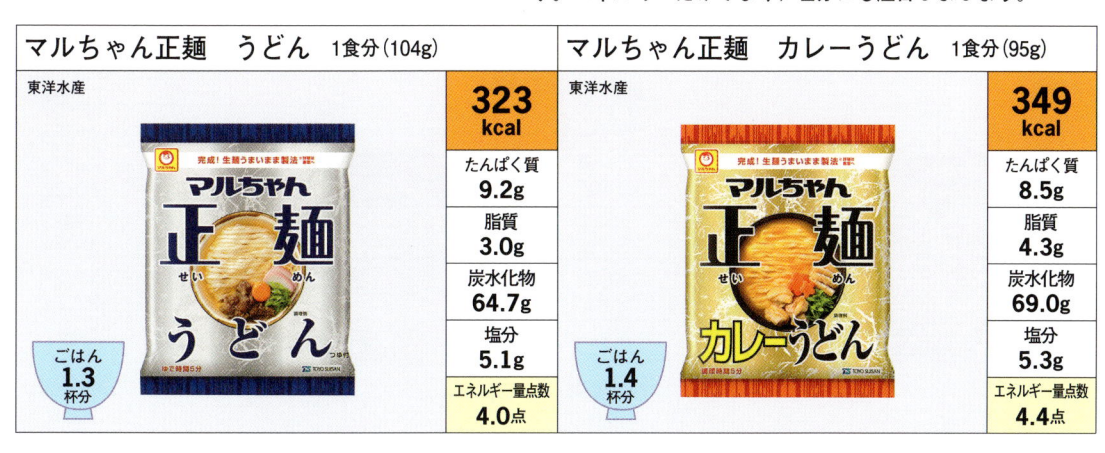

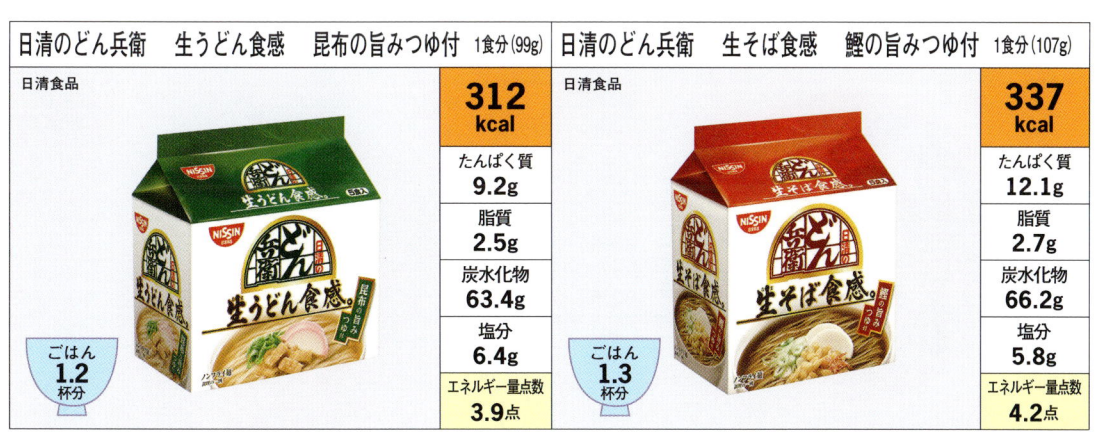

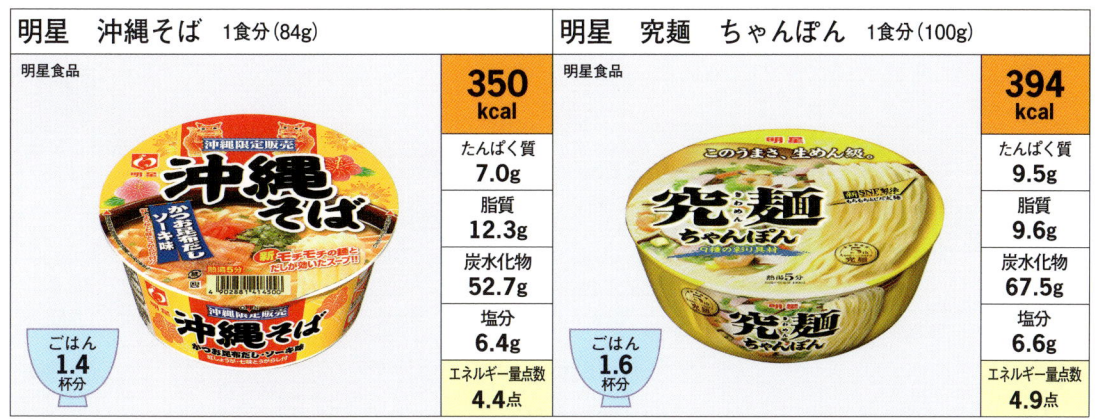

ごはん、パン、めん◎インスタントうどん・そば

マルちゃん正麺　うどん　1食分(104g)
東洋水産

- 323 kcal
- たんぱく質 9.2g
- 脂質 3.0g
- 炭水化物 64.7g
- 塩分 5.1g
- エネルギー量点数 4.0点
- ごはん 1.3杯分

マルちゃん正麺　カレーうどん　1食分(95g)
東洋水産

- 349 kcal
- たんぱく質 8.5g
- 脂質 4.3g
- 炭水化物 69.0g
- 塩分 5.3g
- エネルギー量点数 4.4点
- ごはん 1.4杯分

日清のどん兵衛　生うどん食感　昆布の旨みつゆ付　1食分(99g)
日清食品

- 312 kcal
- たんぱく質 9.2g
- 脂質 2.5g
- 炭水化物 63.4g
- 塩分 6.4g
- エネルギー量点数 3.9点
- ごはん 1.2杯分

日清のどん兵衛　生そば食感　鰹の旨みつゆ付　1食分(107g)
日清食品

- 337 kcal
- たんぱく質 12.1g
- 脂質 2.7g
- 炭水化物 66.2g
- 塩分 5.8g
- エネルギー量点数 4.2点
- ごはん 1.3杯分

明星　沖縄そば　1食分(84g)
明星食品

- 350 kcal
- たんぱく質 7.0g
- 脂質 12.3g
- 炭水化物 52.7g
- 塩分 6.4g
- エネルギー量点数 4.4点
- ごはん 1.4杯分

地域限定商品

明星　究麺　ちゃんぽん　1食分(100g)
明星食品

- 394 kcal
- たんぱく質 9.5g
- 脂質 9.6g
- 炭水化物 67.5g
- 塩分 6.6g
- エネルギー量点数 4.9点
- ごはん 1.6杯分

カップ焼きそば・パスタ

普通サイズでもごはん2杯分以上あります。

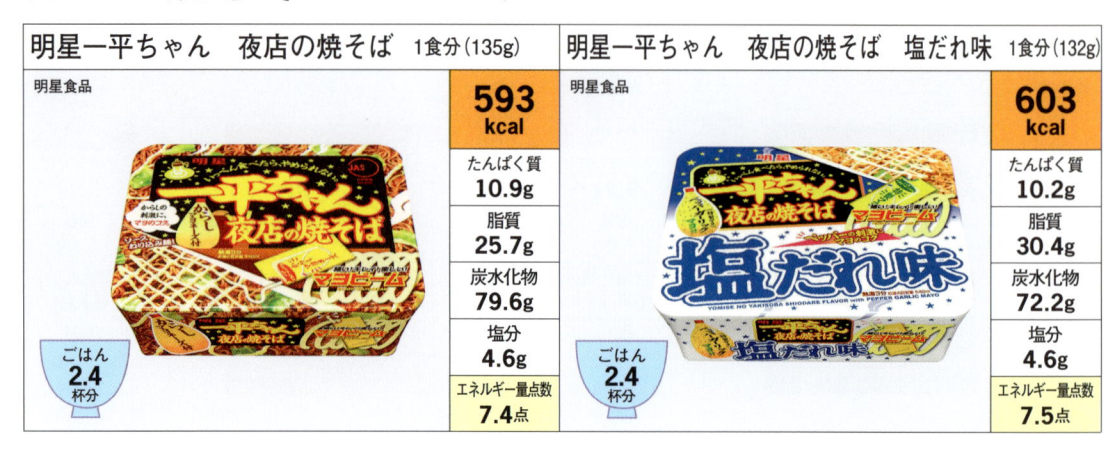

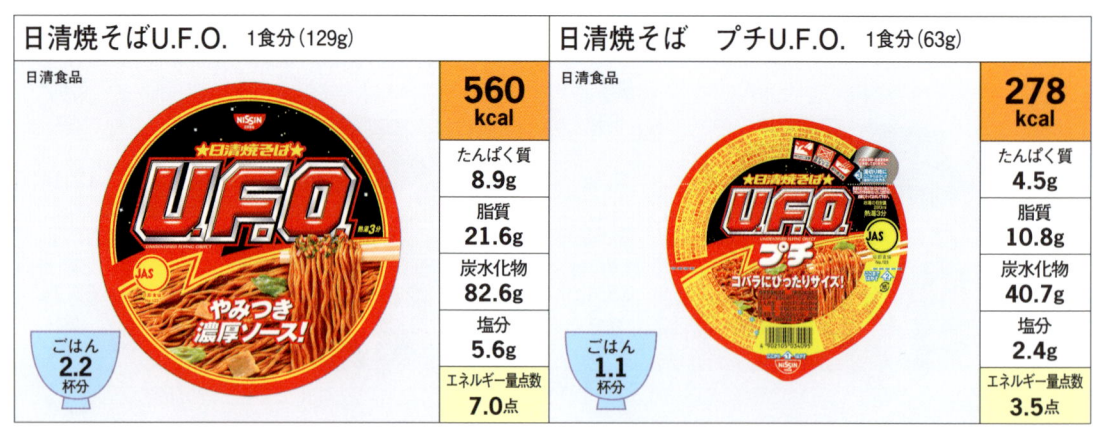

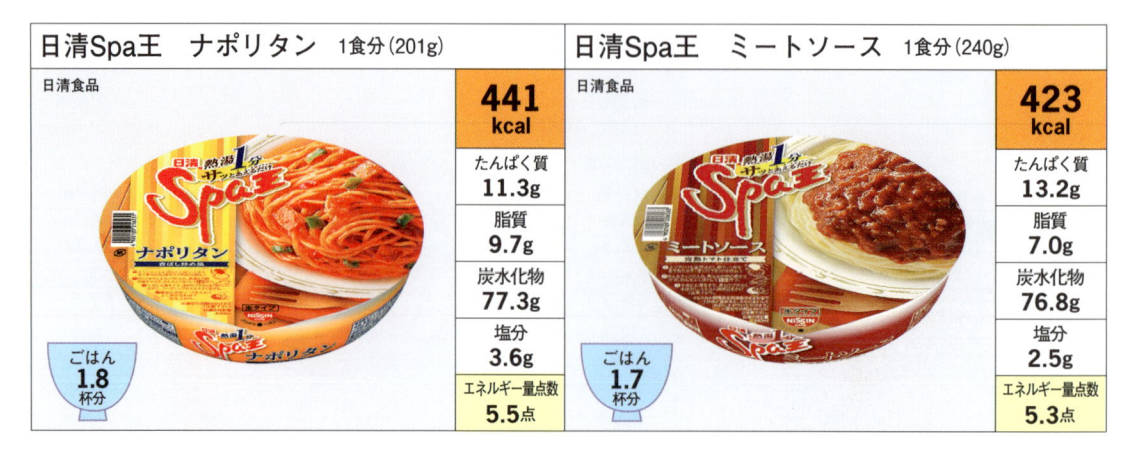

明星一平ちゃん　夜店の焼そば　1食分(135g)
明星食品

- 593 kcal
- たんぱく質 10.9g
- 脂質 25.7g
- 炭水化物 79.6g
- 塩分 4.6g
- エネルギー量点数 7.4点
- ごはん 2.4杯分

明星一平ちゃん　夜店の焼そば　塩だれ味　1食分(132g)
明星食品

- 603 kcal
- たんぱく質 10.2g
- 脂質 30.4g
- 炭水化物 72.2g
- 塩分 4.6g
- エネルギー量点数 7.5点
- ごはん 2.4杯分

日清焼そばU.F.O.　1食分(129g)
日清食品

- 560 kcal
- たんぱく質 8.9g
- 脂質 21.6g
- 炭水化物 82.6g
- 塩分 5.6g
- エネルギー量点数 7.0点
- ごはん 2.2杯分

日清焼そば　プチU.F.O.　1食分(63g)
日清食品

- 278 kcal
- たんぱく質 4.5g
- 脂質 10.8g
- 炭水化物 40.7g
- 塩分 2.4g
- エネルギー量点数 3.5点
- ごはん 1.1杯分

日清Spa王　ナポリタン　1食分(201g)
日清食品

- 441 kcal
- たんぱく質 11.3g
- 脂質 9.7g
- 炭水化物 77.3g
- 塩分 3.6g
- エネルギー量点数 5.5点
- ごはん 1.8杯分

日清Spa王　ミートソース　1食分(240g)
日清食品

- 423 kcal
- たんぱく質 13.2g
- 脂質 7.0g
- 炭水化物 76.8g
- 塩分 2.5g
- エネルギー量点数 5.3点
- ごはん 1.7杯分

ごはん、パン、めん◎カップ焼きそば・パスタ

**食品の
エネルギー
早わかり**

調理加工品

カップめんやレトルトカレー、冷凍食品など、
手軽に食べられて便利な食品です。
最近はダイエットを意識した低エネルギーの商品もあるので、
賢く利用しましょう。

レトルト食品（カレーほか）

ごはん250gにかけると420kcalプラス。

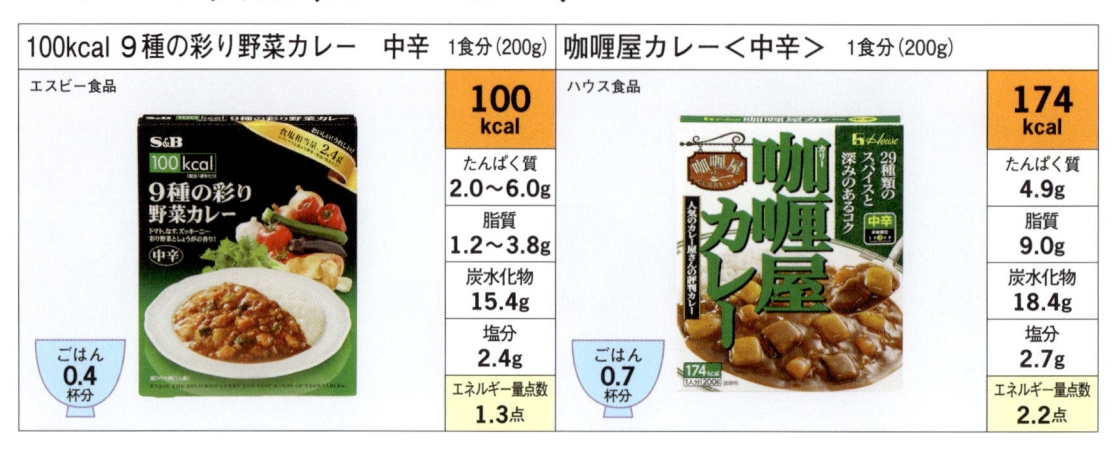

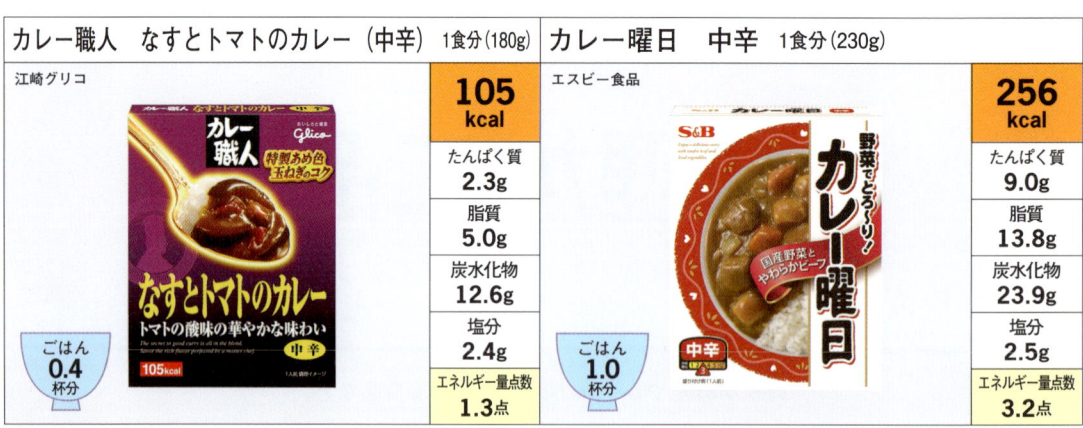

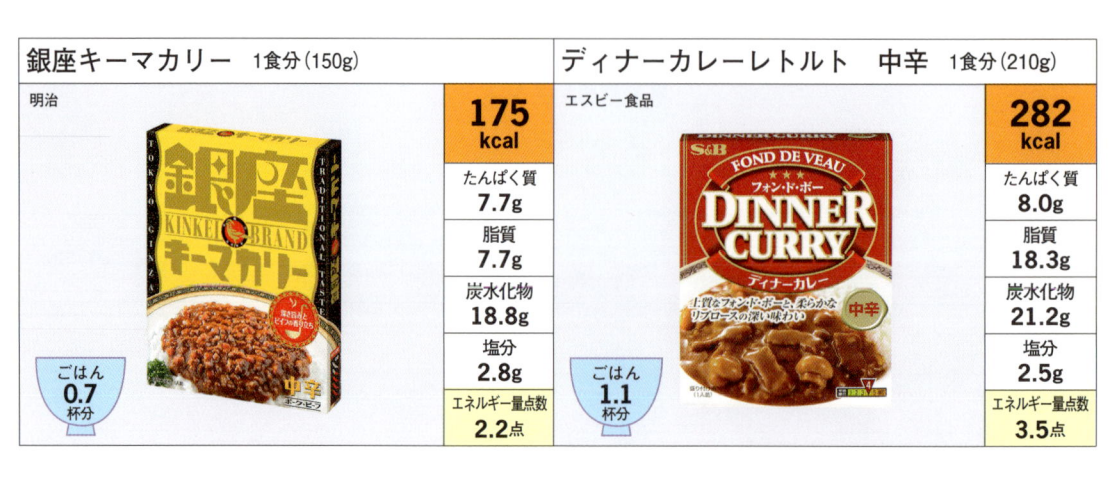

100kcal 9種の彩り野菜カレー　中辛　1食分(200g)

エスビー食品

100 kcal	
たんぱく質	2.0〜6.0g
脂質	1.2〜3.8g
炭水化物	15.4g
塩分	2.4g
エネルギー量点数	1.3点

ごはん 0.4 杯分

咖喱屋カレー＜中辛＞　1食分(200g)

ハウス食品

174 kcal	
たんぱく質	4.9g
脂質	9.0g
炭水化物	18.4g
塩分	2.7g
エネルギー量点数	2.2点

ごはん 0.7 杯分

カレー職人　なすとトマトのカレー（中辛）　1食分(180g)

江崎グリコ

105 kcal	
たんぱく質	2.3g
脂質	5.0g
炭水化物	12.6g
塩分	2.4g
エネルギー量点数	1.3点

ごはん 0.4 杯分

カレー曜日　中辛　1食分(230g)

エスビー食品

256 kcal	
たんぱく質	9.0g
脂質	13.8g
炭水化物	23.9g
塩分	2.5g
エネルギー量点数	3.2点

ごはん 1.0 杯分

銀座キーマカリー　1食分(150g)

明治

175 kcal	
たんぱく質	7.7g
脂質	7.7g
炭水化物	18.8g
塩分	2.8g
エネルギー量点数	2.2点

ごはん 0.7 杯分

ディナーカレーレトルト　中辛　1食分(210g)

エスビー食品

282 kcal	
たんぱく質	8.0g
脂質	18.3g
炭水化物	21.2g
塩分	2.5g
エネルギー量点数	3.5点

ごはん 1.1 杯分

調理加工品 ◎ レトルト食品（カレーほか）

具だくさんのものを選ぶようにしましょう。野菜だけのカレーには卵などを加えてたんぱく質をプラス。

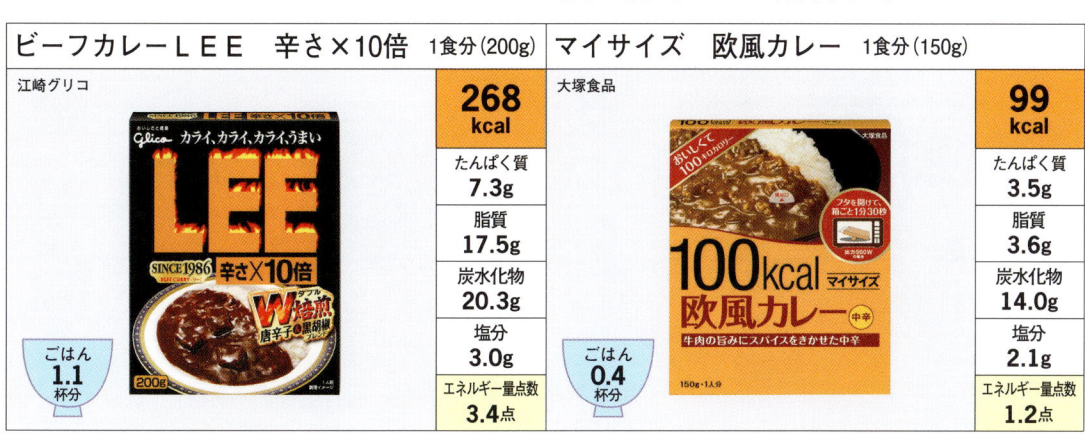

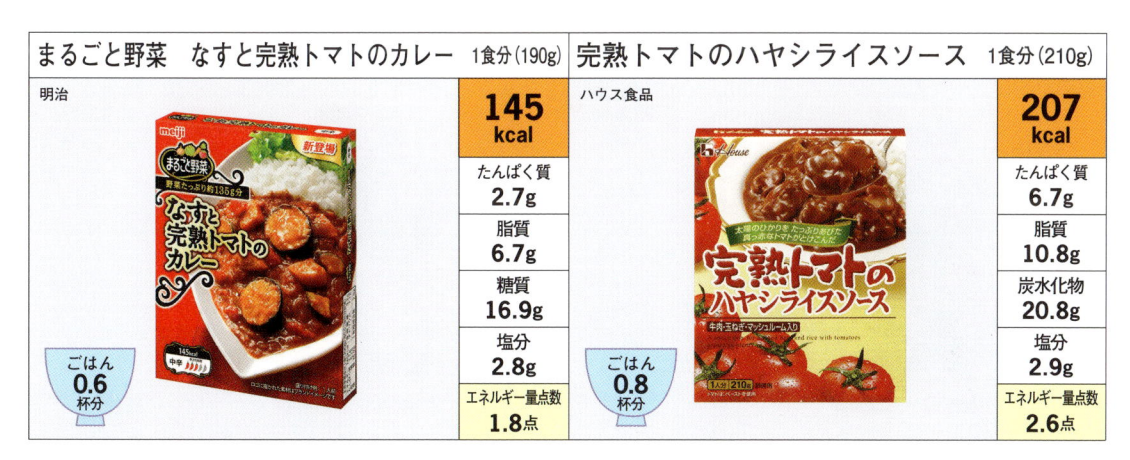

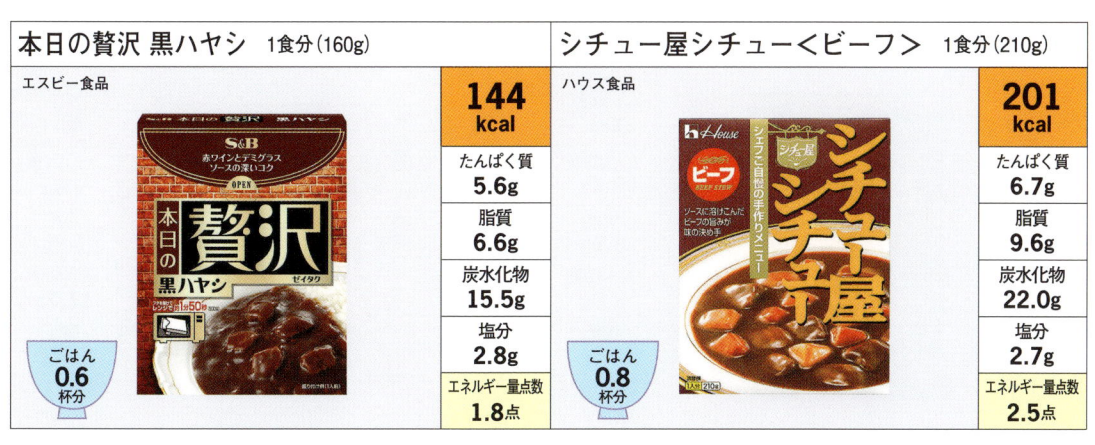

調理加工品 ◎ レトルト食品（カレーほか）

ビーフカレーＬＥＥ　辛さ×10倍　1食分(200g)
江崎グリコ

- 268 kcal
- たんぱく質 7.3g
- 脂質 17.5g
- 炭水化物 20.3g
- 塩分 3.0g
- エネルギー量点数 3.4点
- ごはん 1.1杯分

マイサイズ　欧風カレー　1食分(150g)
大塚食品

- 99 kcal
- たんぱく質 3.5g
- 脂質 3.6g
- 炭水化物 14.0g
- 塩分 2.1g
- エネルギー量点数 1.2点
- ごはん 0.4杯分

まるごと野菜　なすと完熟トマトのカレー　1食分(190g)
明治

- 145 kcal
- たんぱく質 2.7g
- 脂質 6.7g
- 糖質 16.9g
- 塩分 2.8g
- エネルギー量点数 1.8点
- ごはん 0.6杯分

完熟トマトのハヤシライスソース　1食分(210g)
ハウス食品

- 207 kcal
- たんぱく質 6.7g
- 脂質 10.8g
- 炭水化物 20.8g
- 塩分 2.9g
- エネルギー量点数 2.6点
- ごはん 0.8杯分

本日の贅沢　黒ハヤシ　1食分(160g)
エスビー食品

- 144 kcal
- たんぱく質 5.6g
- 脂質 6.6g
- 炭水化物 15.5g
- 塩分 2.8g
- エネルギー量点数 1.8点
- ごはん 0.6杯分

シチュー屋シチュー＜ビーフ＞　1食分(210g)
ハウス食品

- 201 kcal
- たんぱく質 6.7g
- 脂質 9.6g
- 炭水化物 22.0g
- 塩分 2.7g
- エネルギー量点数 2.5点
- ごはん 0.8杯分

レトルト食品（丼・おかゆ）

丼ものはごはん250g、420kcalプラスして1食分です。

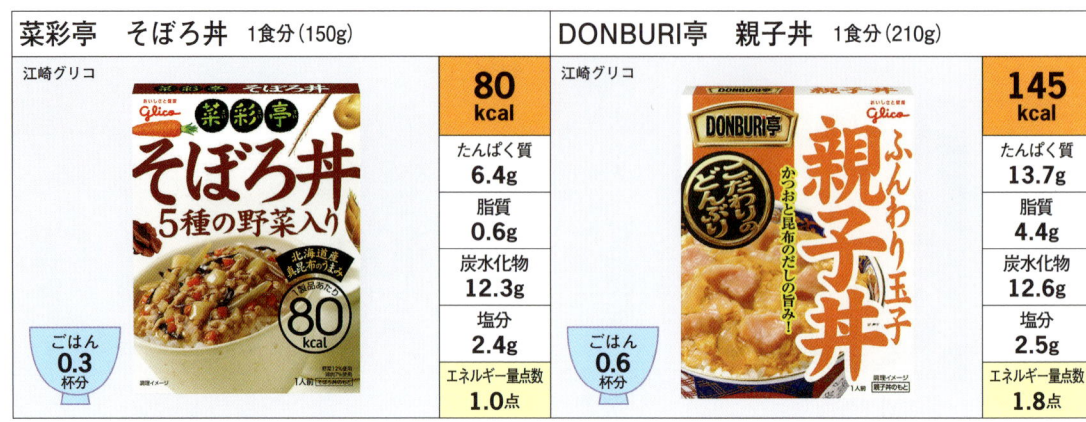

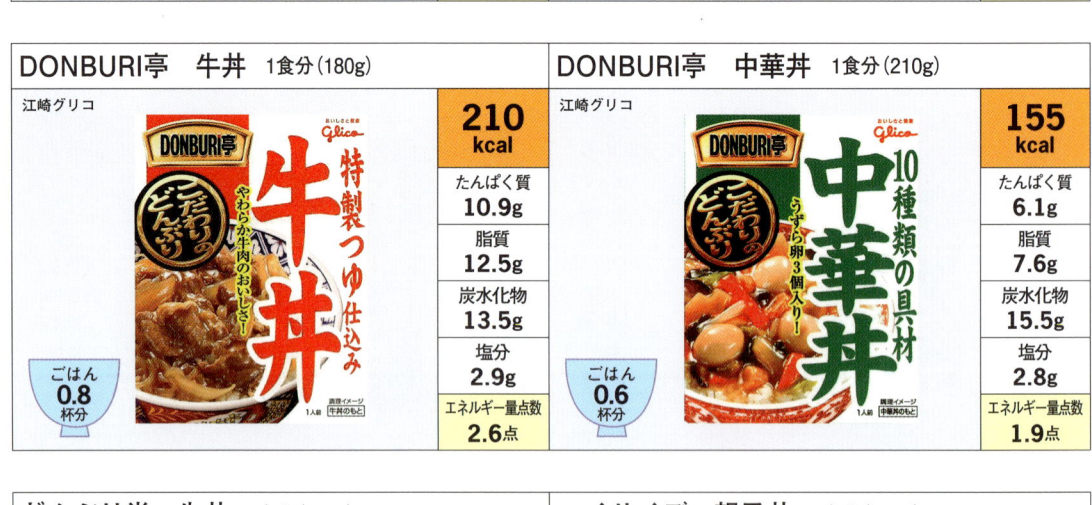

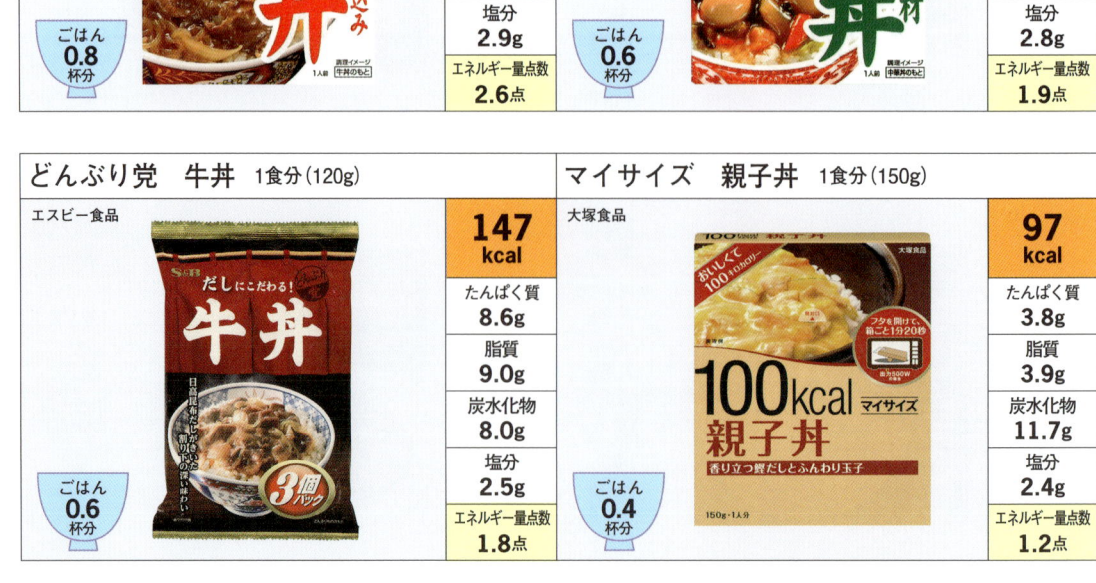

菜彩亭　そぼろ丼　1食分(150g)
江崎グリコ
- 80 kcal
- たんぱく質 6.4g
- 脂質 0.6g
- 炭水化物 12.3g
- 塩分 2.4g
- エネルギー量点数 1.0点
- ごはん 0.3杯分

DONBURI亭　親子丼　1食分(210g)
江崎グリコ
- 145 kcal
- たんぱく質 13.7g
- 脂質 4.4g
- 炭水化物 12.6g
- 塩分 2.5g
- エネルギー量点数 1.8点
- ごはん 0.6杯分

DONBURI亭　牛丼　1食分(180g)
江崎グリコ
- 210 kcal
- たんぱく質 10.9g
- 脂質 12.5g
- 炭水化物 13.5g
- 塩分 2.9g
- エネルギー量点数 2.6点
- ごはん 0.8杯分

DONBURI亭　中華丼　1食分(210g)
江崎グリコ
- 155 kcal
- たんぱく質 6.1g
- 脂質 7.6g
- 炭水化物 15.5g
- 塩分 2.8g
- エネルギー量点数 1.9点
- ごはん 0.6杯分

どんぶり党　牛丼　1食分(120g)
エスビー食品
- 147 kcal
- たんぱく質 8.6g
- 脂質 9.0g
- 炭水化物 8.0g
- 塩分 2.5g
- エネルギー量点数 1.8点
- ごはん 0.6杯分

マイサイズ　親子丼　1食分(150g)
大塚食品
- 97 kcal
- たんぱく質 3.8g
- 脂質 3.9g
- 炭水化物 11.7g
- 塩分 2.4g
- エネルギー量点数 1.2点
- ごはん 0.4杯分

丼ものはエネルギー控えめの商品もあります。おかゆはエネルギー、脂質とも少ないので、夜遅い食事に活用しても。

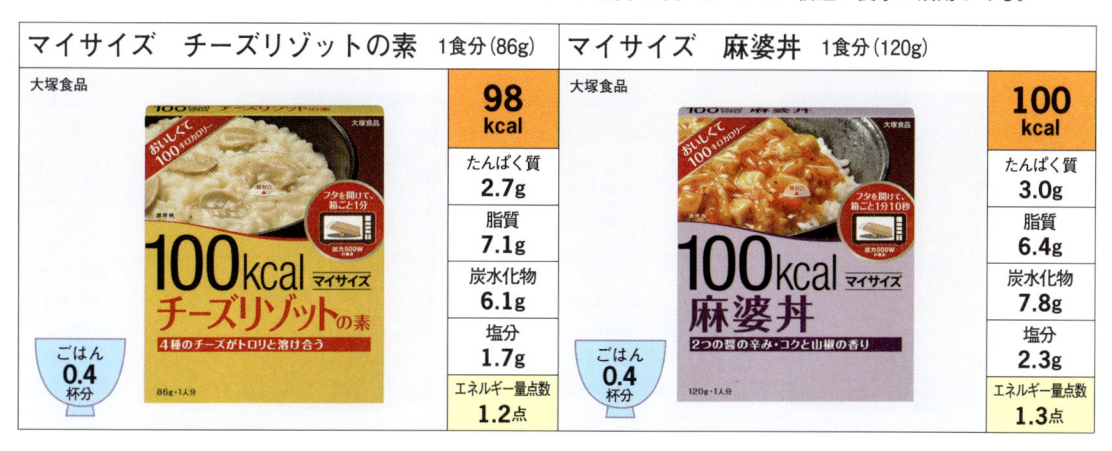

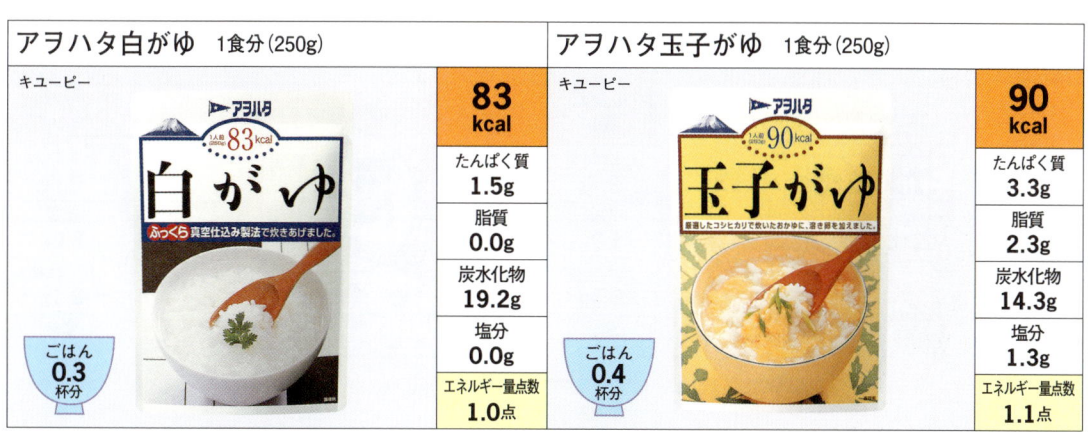

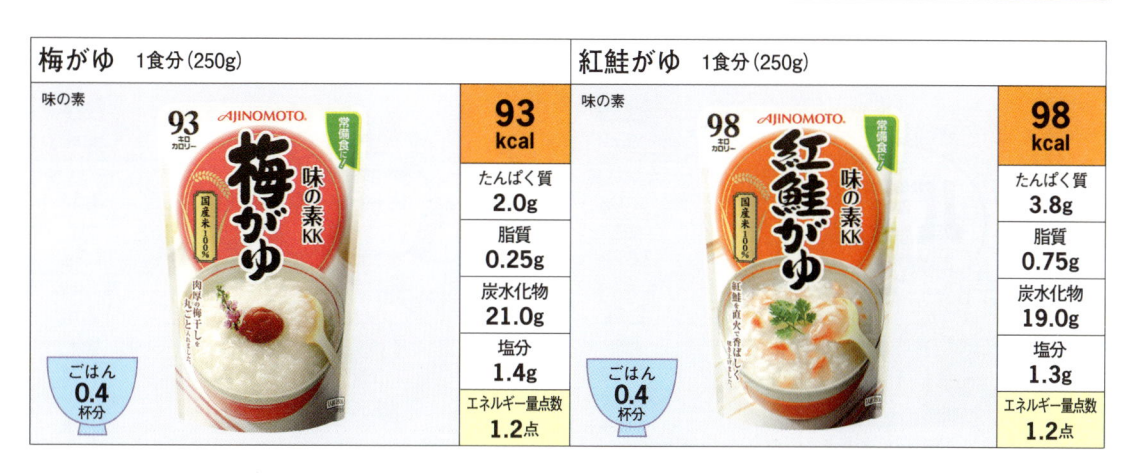

調理加工品 ◎ レトルト食品（丼・おかゆ）

マイサイズ チーズリゾットの素　1食分(86g)
大塚食品
- 98 kcal
- たんぱく質 2.7g
- 脂質 7.1g
- 炭水化物 6.1g
- 塩分 1.7g
- エネルギー量点数 1.2点
- ごはん 0.4杯分

マイサイズ 麻婆丼　1食分(120g)
大塚食品
- 100 kcal
- たんぱく質 3.0g
- 脂質 6.4g
- 炭水化物 7.8g
- 塩分 2.3g
- エネルギー量点数 1.3点
- ごはん 0.4杯分

アヲハタ白がゆ　1食分(250g)
キユーピー
- 83 kcal
- たんぱく質 1.5g
- 脂質 0.0g
- 炭水化物 19.2g
- 塩分 0.0g
- エネルギー量点数 1.0点
- ごはん 0.3杯分

アヲハタ玉子がゆ　1食分(250g)
キユーピー
- 90 kcal
- たんぱく質 3.3g
- 脂質 2.3g
- 炭水化物 14.3g
- 塩分 1.3g
- エネルギー量点数 1.1点
- ごはん 0.4杯分

梅がゆ　1食分(250g)
味の素
- 93 kcal
- たんぱく質 2.0g
- 脂質 0.25g
- 炭水化物 21.0g
- 塩分 1.4g
- エネルギー量点数 1.2点
- ごはん 0.4杯分

紅鮭がゆ　1食分(250g)
味の素
- 98 kcal
- たんぱく質 3.8g
- 脂質 0.75g
- 炭水化物 19.0g
- 塩分 1.3g
- エネルギー量点数 1.2点
- ごはん 0.4杯分

レトルト食品（パスタソース）

スパゲティ100g（ゆで250g）にかけると378kcalプラス。

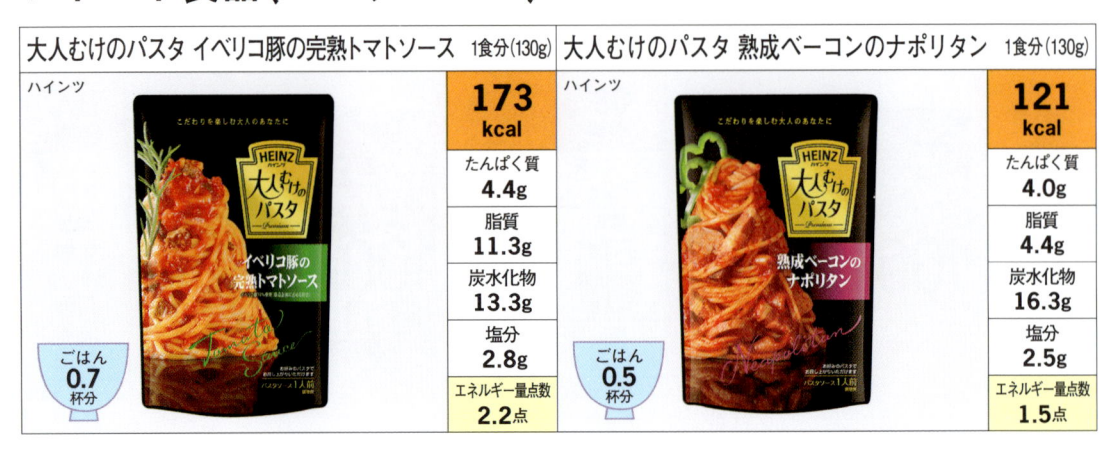

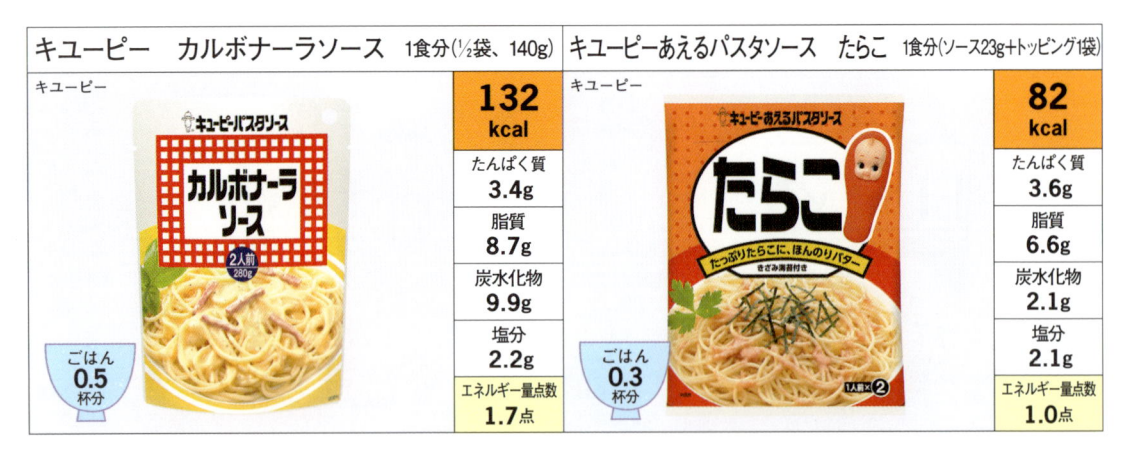

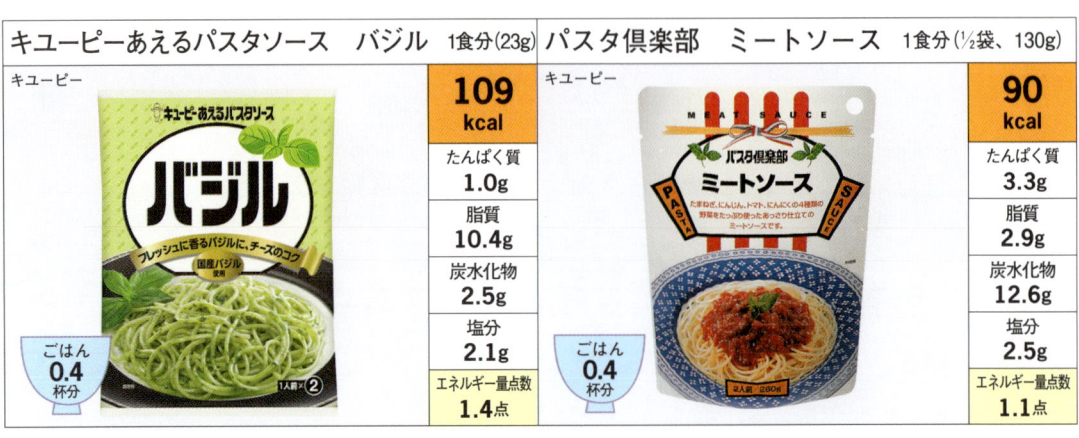

大人むけのパスタ イベリコ豚の完熟トマトソース　1食分(130g)
ハインツ

エネルギー	173 kcal
たんぱく質	4.4g
脂質	11.3g
炭水化物	13.3g
塩分	2.8g
エネルギー量点数	2.2点

ごはん0.7杯分

大人むけのパスタ 熟成ベーコンのナポリタン　1食分(130g)
ハインツ

エネルギー	121 kcal
たんぱく質	4.0g
脂質	4.4g
炭水化物	16.3g
塩分	2.5g
エネルギー量点数	1.5点

ごはん0.5杯分

キユーピー　カルボナーラソース　1食分(½袋、140g)
キユーピー

エネルギー	132 kcal
たんぱく質	3.4g
脂質	8.7g
炭水化物	9.9g
塩分	2.2g
エネルギー量点数	1.7点

ごはん0.5杯分

キユーピーあえるパスタソース　たらこ　1食分(ソース23g+トッピング1袋)
キユーピー

エネルギー	82 kcal
たんぱく質	3.6g
脂質	6.6g
炭水化物	2.1g
塩分	2.1g
エネルギー量点数	1.0点

ごはん0.3杯分

キユーピーあえるパスタソース　バジル　1食分(23g)
キユーピー

エネルギー	109 kcal
たんぱく質	1.0g
脂質	10.4g
炭水化物	2.5g
塩分	2.1g
エネルギー量点数	1.4点

ごはん0.4杯分

パスタ倶楽部　ミートソース　1食分(½袋、130g)
キユーピー

エネルギー	90 kcal
たんぱく質	3.3g
脂質	2.9g
炭水化物	12.6g
塩分	2.5g
エネルギー量点数	1.1点

ごはん0.4杯分

パスタソースは脂質が多いと高エネルギー。塩分はソースに約2〜3g、ゆでスパゲティ250gに約1gで1食分3〜4g含まれます。

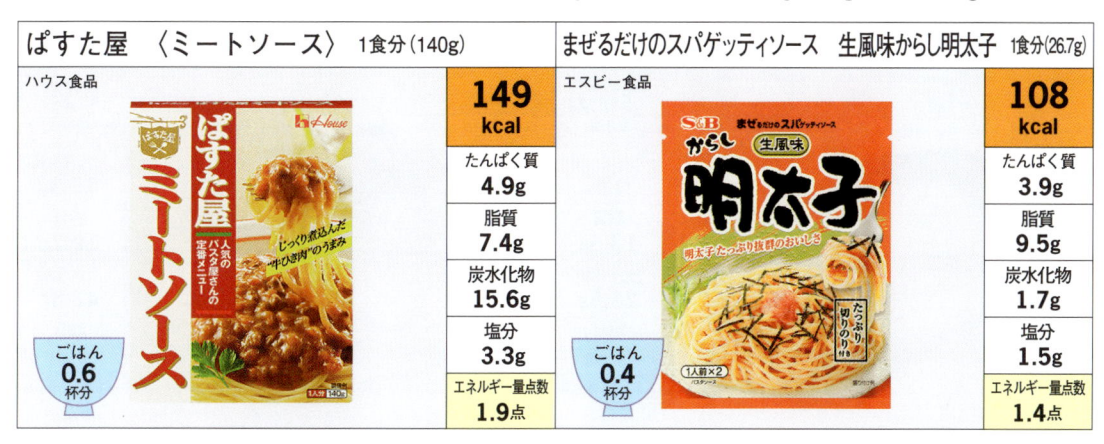

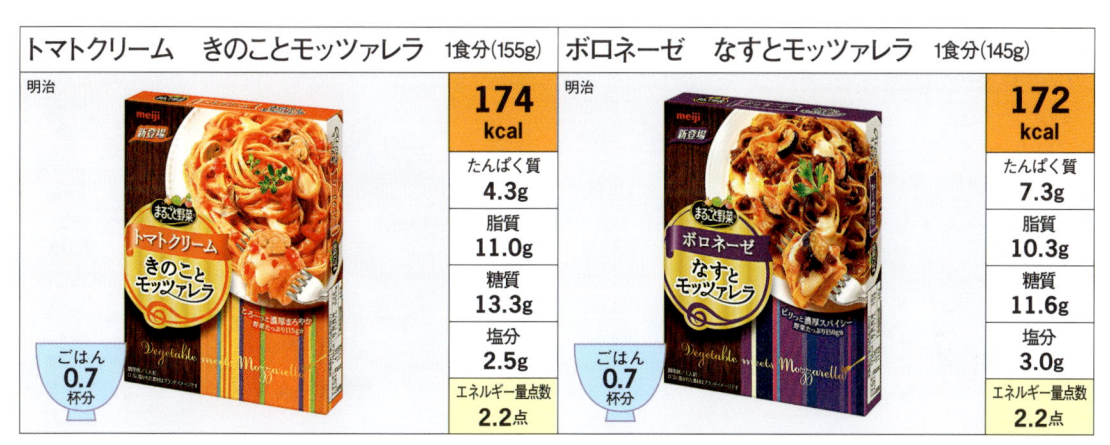

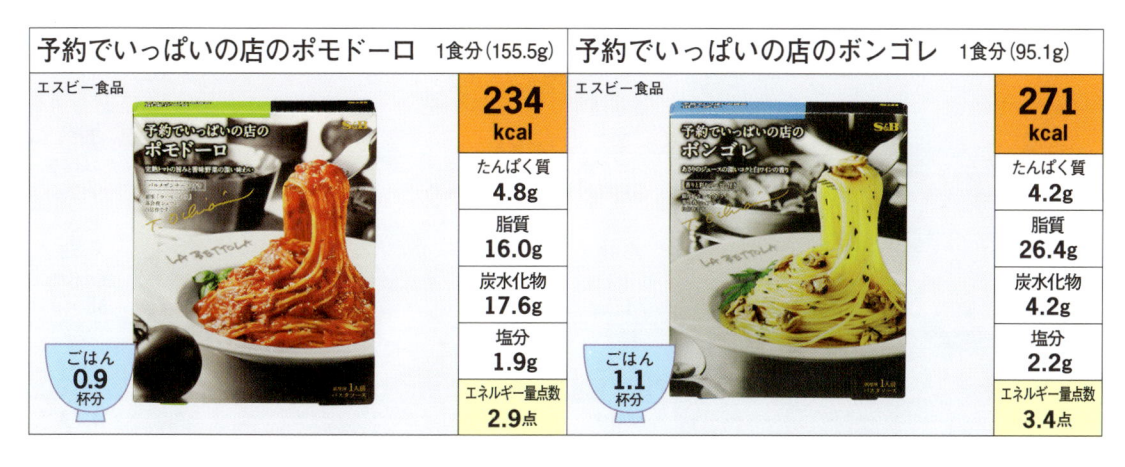

調理加工品 ◎ レトルト食品（パスタソース）

ぱすた屋 〈ミートソース〉 1食分(140g)

ハウス食品

	149 kcal
たんぱく質	4.9g
脂質	7.4g
炭水化物	15.6g
塩分	3.3g
エネルギー量点数	1.9点

ごはん 0.6杯分

まぜるだけのスパゲッティソース 生風味からし明太子 1食分(26.7g)

エスビー食品

	108 kcal
たんぱく質	3.9g
脂質	9.5g
炭水化物	1.7g
塩分	1.5g
エネルギー量点数	1.4点

ごはん 0.4杯分

トマトクリーム きのことモッツァレラ 1食分(155g)

明治

	174 kcal
たんぱく質	4.3g
脂質	11.0g
糖質	13.3g
塩分	2.5g
エネルギー量点数	2.2点

ごはん 0.7杯分

ボロネーゼ なすとモッツァレラ 1食分(145g)

明治

	172 kcal
たんぱく質	7.3g
脂質	10.3g
糖質	11.6g
塩分	3.0g
エネルギー量点数	2.2点

ごはん 0.7杯分

予約でいっぱいの店のポモドーロ 1食分(155.5g)

エスビー食品

	234 kcal
たんぱく質	4.8g
脂質	16.0g
炭水化物	17.6g
塩分	1.9g
エネルギー量点数	2.9点

ごはん 0.9杯分

予約でいっぱいの店のボンゴレ 1食分(95.1g)

エスビー食品

	271 kcal
たんぱく質	4.2g
脂質	26.4g
炭水化物	4.2g
塩分	2.2g
エネルギー量点数	3.4点

ごはん 1.1杯分

冷凍食品（ごはんもの・軽食）

忙しいときには便利。サラダなどを添えて。

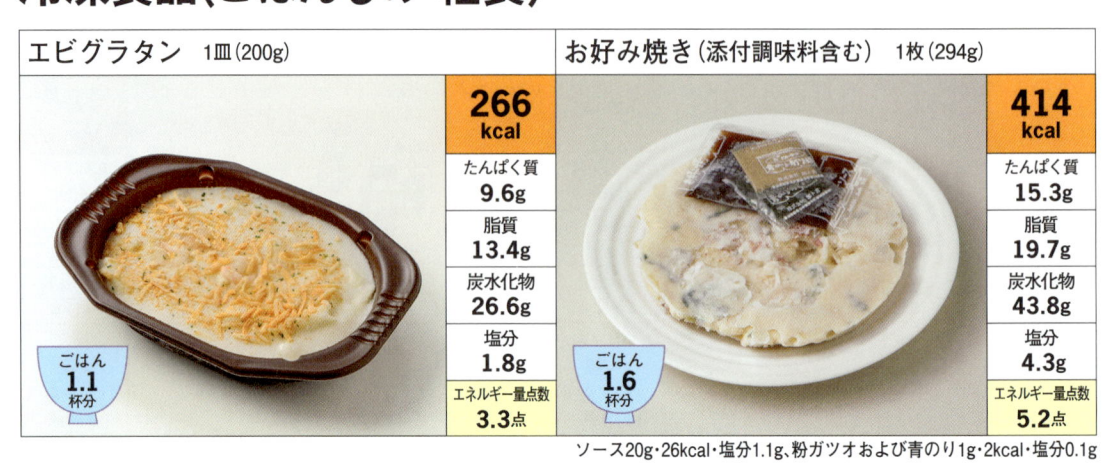

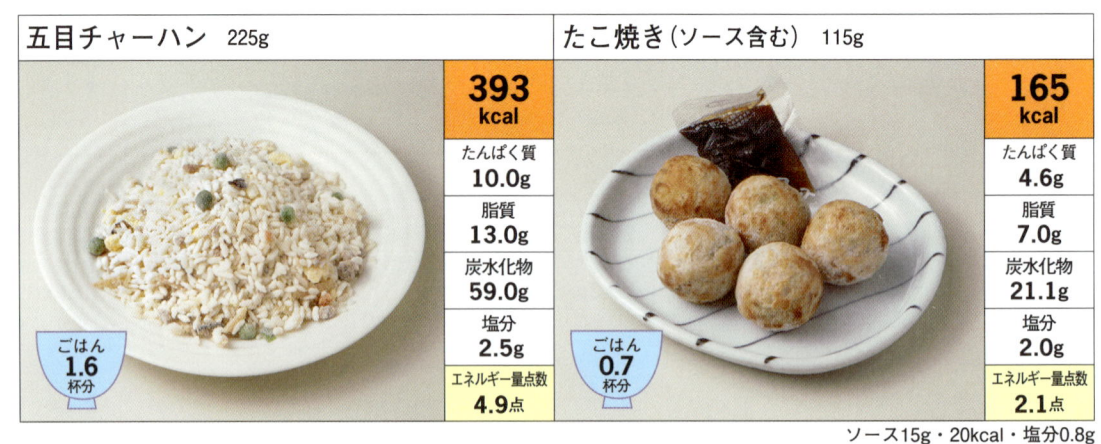

エビグラタン　1皿(200g)

- 266 kcal
- たんぱく質 9.6g
- 脂質 13.4g
- 炭水化物 26.6g
- 塩分 1.8g
- エネルギー量点数 3.3点
- ごはん 1.1杯分

お好み焼き（添付調味料含む）　1枚(294g)

- 414 kcal
- たんぱく質 15.3g
- 脂質 19.7g
- 炭水化物 43.8g
- 塩分 4.3g
- エネルギー量点数 5.2点
- ごはん 1.6杯分

ソース20g・26kcal・塩分1.1g、粉ガツオおよび青のり1g・2kcal・塩分0.1g

五目チャーハン　225g

- 393 kcal
- たんぱく質 10.0g
- 脂質 13.0g
- 炭水化物 59.0g
- 塩分 2.5g
- エネルギー量点数 4.9点
- ごはん 1.6杯分

たこ焼き（ソース含む）　115g

- 165 kcal
- たんぱく質 4.6g
- 脂質 7.0g
- 炭水化物 21.1g
- 塩分 2.0g
- エネルギー量点数 2.1点
- ごはん 0.7杯分

ソース15g・20kcal・塩分0.8g

チキンライス　225g

- 398 kcal
- たんぱく質 11.9g
- 脂質 7.4g
- 炭水化物 71.1g
- 塩分 2.3g
- エネルギー量点数 5.0点
- ごはん 1.6杯分

中華ちまき　1個(135g)

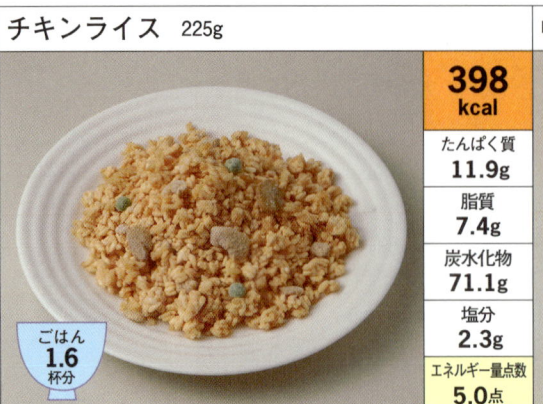

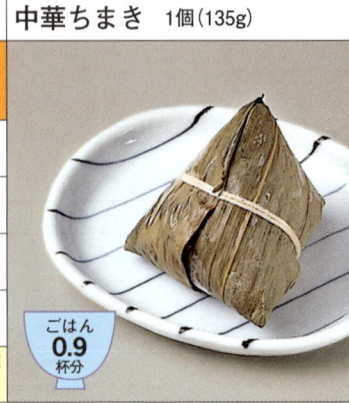

- 217 kcal
- たんぱく質 7.2g
- 脂質 4.9g
- 炭水化物 35.4g
- 塩分 1.4g
- エネルギー量点数 2.7点
- ごはん 0.9杯分

食物繊維1.5g

ごはんものの1人前の目安は200〜250g。市販品は一般に味つけが濃いので（塩分2g以上）、組み合わせるおかずはうす味に。

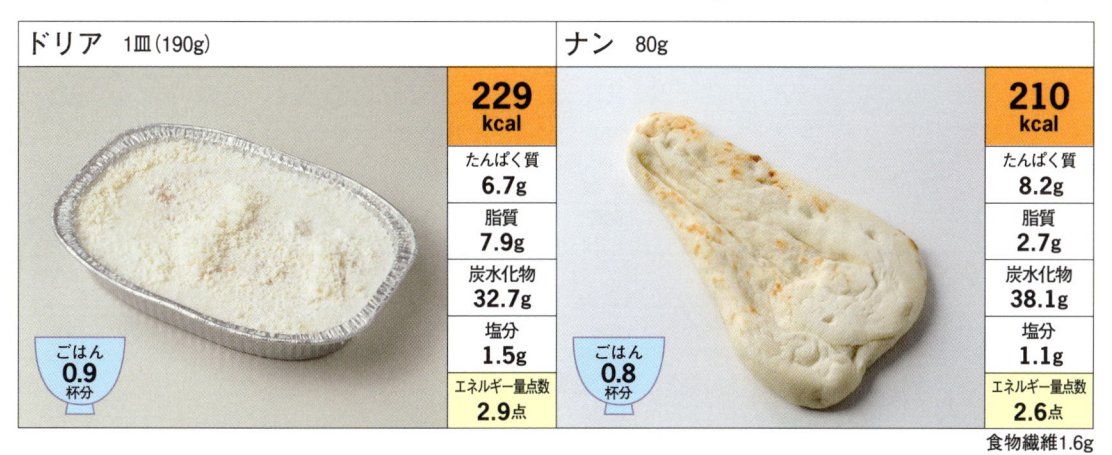

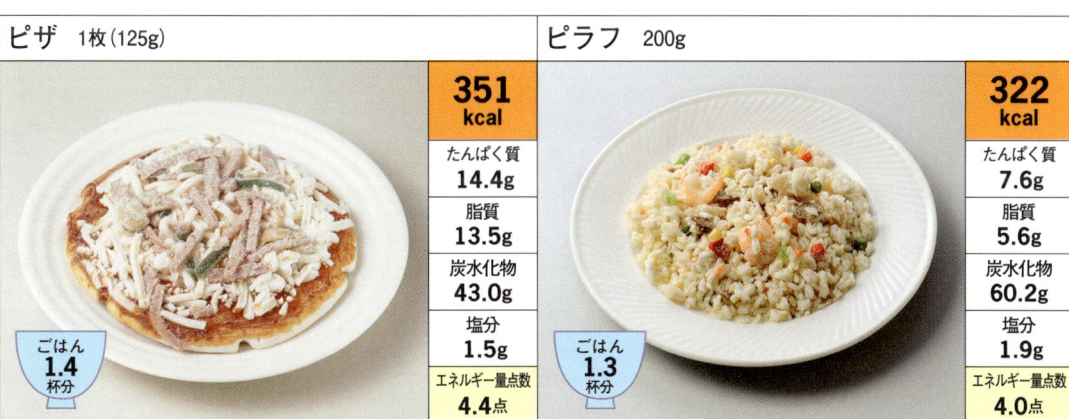

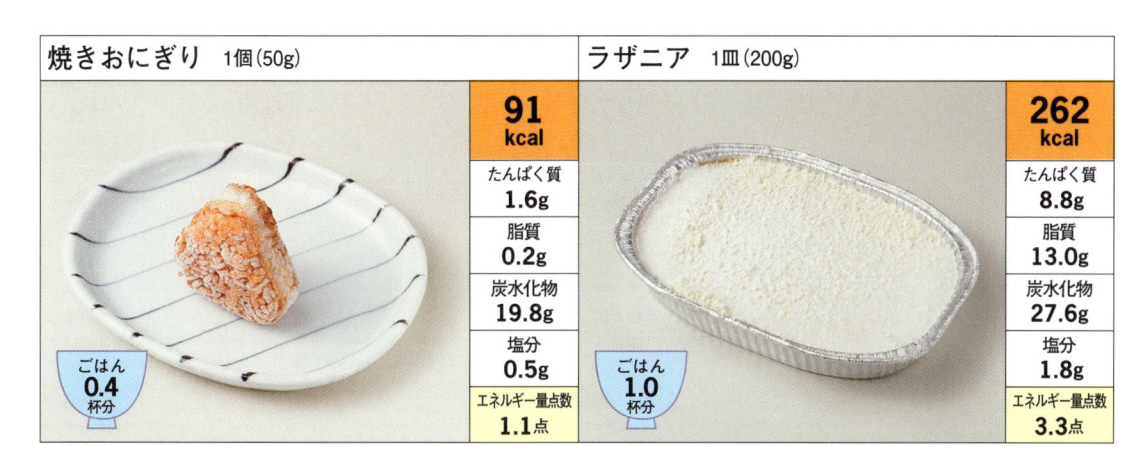

調理加工品 ◎ 冷凍食品（ごはんもの・軽食）

ドリア　1皿(190g)
- 229 kcal
- たんぱく質 6.7g
- 脂質 7.9g
- 炭水化物 32.7g
- 塩分 1.5g
- ごはん 0.9杯分
- エネルギー量点数 2.9点

ナン　80g
- 210 kcal
- たんぱく質 8.2g
- 脂質 2.7g
- 炭水化物 38.1g
- 塩分 1.1g
- ごはん 0.8杯分
- エネルギー量点数 2.6点
- 食物繊維1.6g

ピザ　1枚(125g)
- 351 kcal
- たんぱく質 14.4g
- 脂質 13.5g
- 炭水化物 43.0g
- 塩分 1.5g
- ごはん 1.4杯分
- エネルギー量点数 4.4点

ピラフ　200g
- 322 kcal
- たんぱく質 7.6g
- 脂質 5.6g
- 炭水化物 60.2g
- 塩分 1.9g
- ごはん 1.3杯分
- エネルギー量点数 4.0点

焼きおにぎり　1個(50g)
- 91 kcal
- たんぱく質 1.6g
- 脂質 0.2g
- 炭水化物 19.8g
- 塩分 0.5g
- ごはん 0.4杯分
- エネルギー量点数 1.1点

ラザニア　1皿(200g)
- 262 kcal
- たんぱく質 8.8g
- 脂質 13.0g
- 炭水化物 27.6g
- 塩分 1.8g
- ごはん 1.0杯分
- エネルギー量点数 3.3点

冷凍食品（おかず①）

吸油量を含めてエネルギーを考えましょう。

イカフライ　1個(60g)

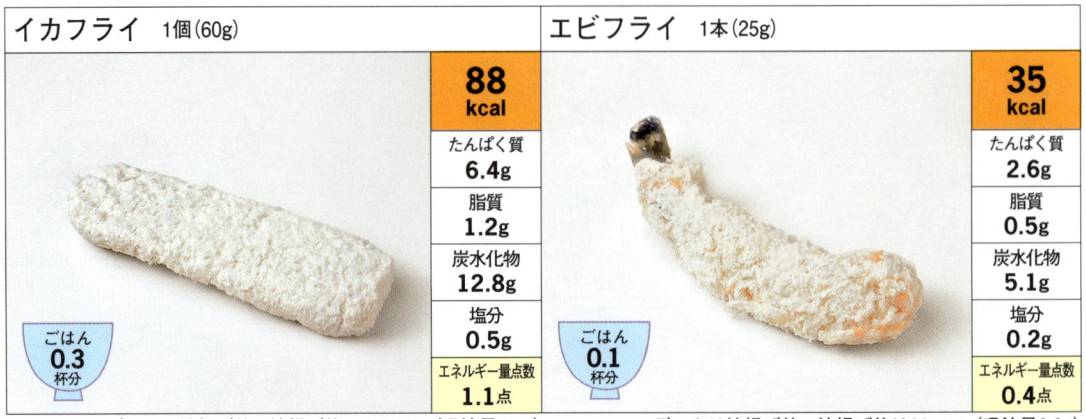

88 kcal
- たんぱく質 6.4g
- 脂質 1.2g
- 炭水化物 12.8g
- 塩分 0.5g
- エネルギー量点数 1.1点
- ごはん 0.3杯分

データは油揚げ前。油揚げ後は132kcal（吸油量4.8g）

エビフライ　1本(25g)

35 kcal
- たんぱく質 2.6g
- 脂質 0.5g
- 炭水化物 5.1g
- 塩分 0.2g
- エネルギー量点数 0.4点
- ごはん 0.1杯分

データは油揚げ前。油揚げ後は93kcal（吸油量6.3g）

カキフライ　1個(25g)

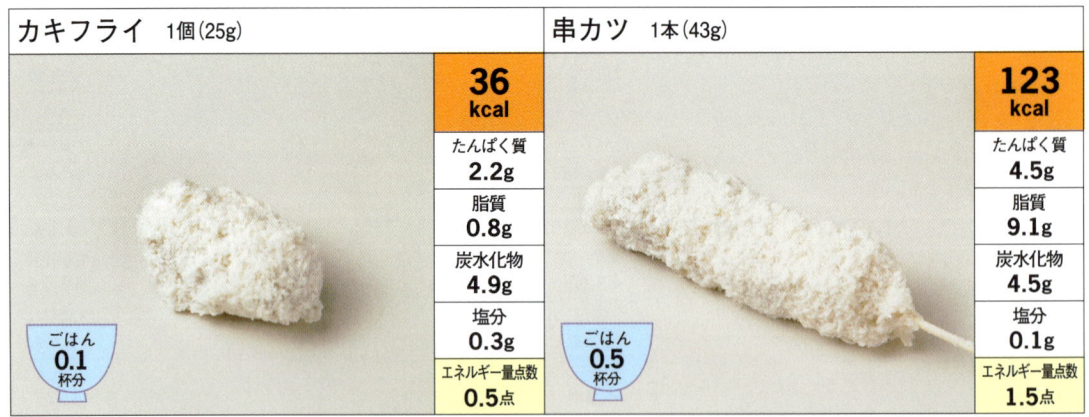

36 kcal
- たんぱく質 2.2g
- 脂質 0.8g
- 炭水化物 4.9g
- 塩分 0.3g
- エネルギー量点数 0.5点
- ごはん 0.1杯分

データは油揚げ前。油揚げ後は90kcal（吸油量5.9g）

串カツ　1本(43g)

123 kcal
- たんぱく質 4.5g
- 脂質 9.1g
- 炭水化物 4.5g
- 塩分 0.1g
- エネルギー量点数 1.5点
- ごはん 0.5杯分

データは油揚げ前。油揚げ後は159kcal（吸油量3.9g）

クリームコロッケ　1個(80g)

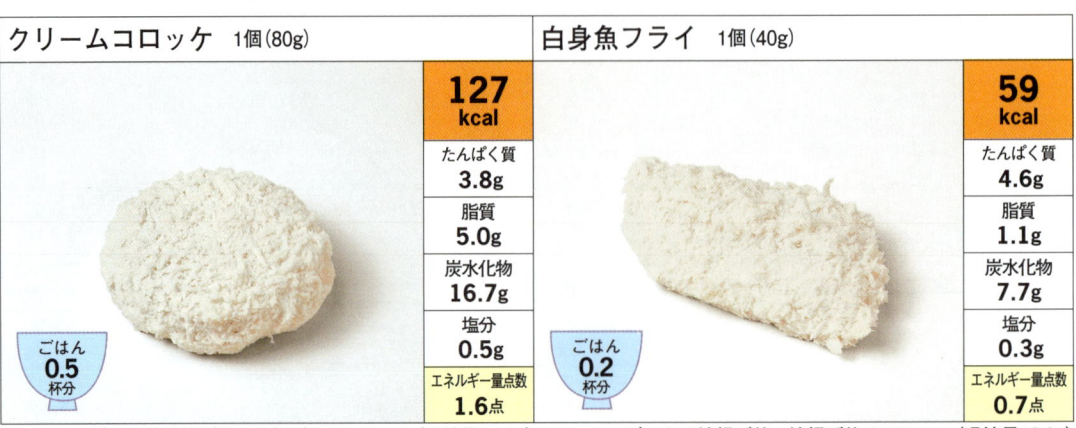

127 kcal
- たんぱく質 3.8g
- 脂質 5.0g
- 炭水化物 16.7g
- 塩分 0.5g
- エネルギー量点数 1.6点
- ごはん 0.5杯分

データは油揚げ前。油揚げ後は245kcal（吸油量12.8g）

白身魚フライ　1個(40g)

59 kcal
- たんぱく質 4.6g
- 脂質 1.1g
- 炭水化物 7.7g
- 塩分 0.3g
- エネルギー量点数 0.7点
- ごはん 0.2杯分

データは油揚げ前。油揚げ後は159kcal（吸油量10.8g）

市販のフライの衣は厚く、全重量の約50％を占めます。油で揚げると、エネルギーは揚げる前の2〜3倍になります。

調理加工品 ◎ 冷凍食品（おかず①）

チキンナゲット 1個(20g)

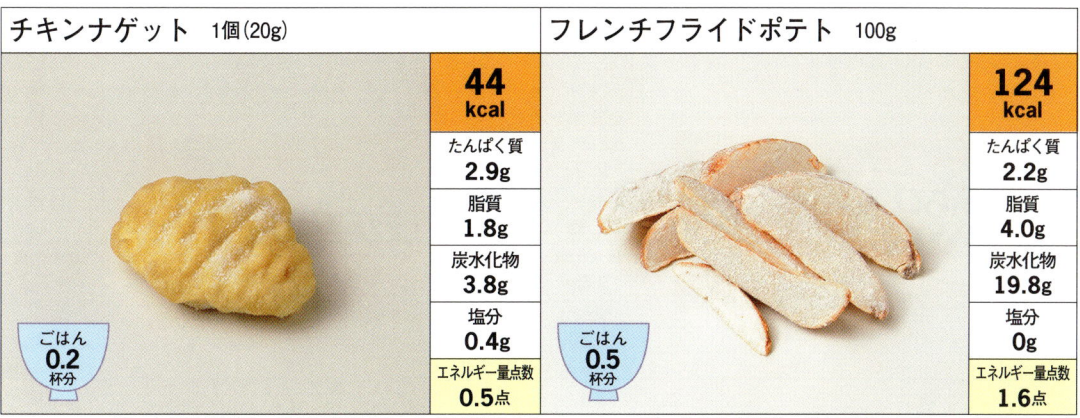

- 44 kcal
- たんぱく質 2.9g
- 脂質 1.8g
- 炭水化物 3.8g
- 塩分 0.4g
- エネルギー量点数 0.5点
- ごはん 0.2杯分

データは油揚げ前。油揚げ後は47kcal（吸油量0.4g）

フレンチフライドポテト 100g

- 124 kcal
- たんぱく質 2.2g
- 脂質 4.0g
- 炭水化物 19.8g
- 塩分 0g
- エネルギー量点数 1.6点
- ごはん 0.5杯分

データは油揚げ前。油揚げ後は179kcal（吸油量6.0g）

ポテトコロッケ 1個(60g)

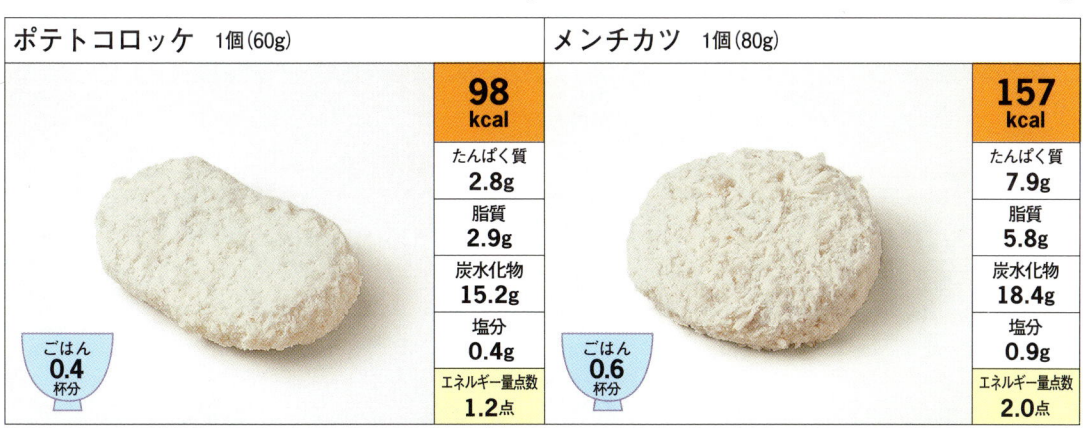

- 98 kcal
- たんぱく質 2.8g
- 脂質 2.9g
- 炭水化物 15.2g
- 塩分 0.4g
- エネルギー量点数 1.2点
- ごはん 0.4杯分

データは油揚げ前。油揚げ後は187kcal（吸油量9.6g）

メンチカツ 1個(80g)

- 157 kcal
- たんぱく質 7.9g
- 脂質 5.8g
- 炭水化物 18.4g
- 塩分 0.9g
- エネルギー量点数 2.0点
- ごはん 0.6杯分

データは油揚げ前。油揚げ後は245kcal（吸油量9.6g）

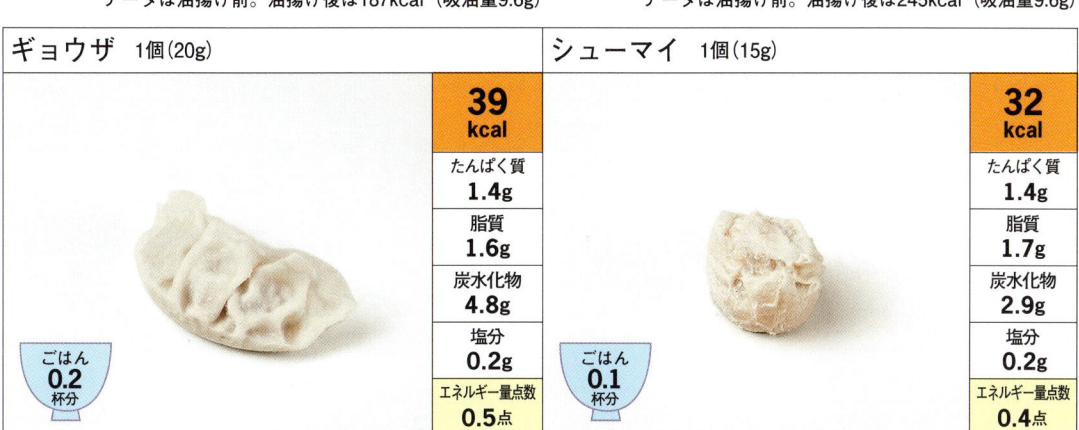

ギョウザ 1個(20g)

- 39 kcal
- たんぱく質 1.4g
- 脂質 1.6g
- 炭水化物 4.8g
- 塩分 0.2g
- エネルギー量点数 0.5点
- ごはん 0.2杯分

シューマイ 1個(15g)

- 32 kcal
- たんぱく質 1.4g
- 脂質 1.7g
- 炭水化物 2.9g
- 塩分 0.2g
- エネルギー量点数 0.4点
- ごはん 0.1杯分

冷凍食品（おかず②）

市販品は手作りのものよりも塩分多め。

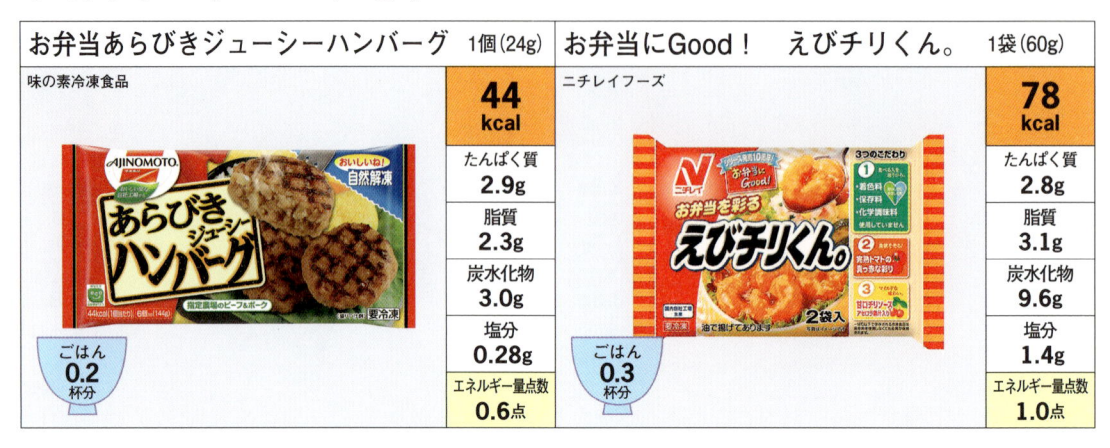

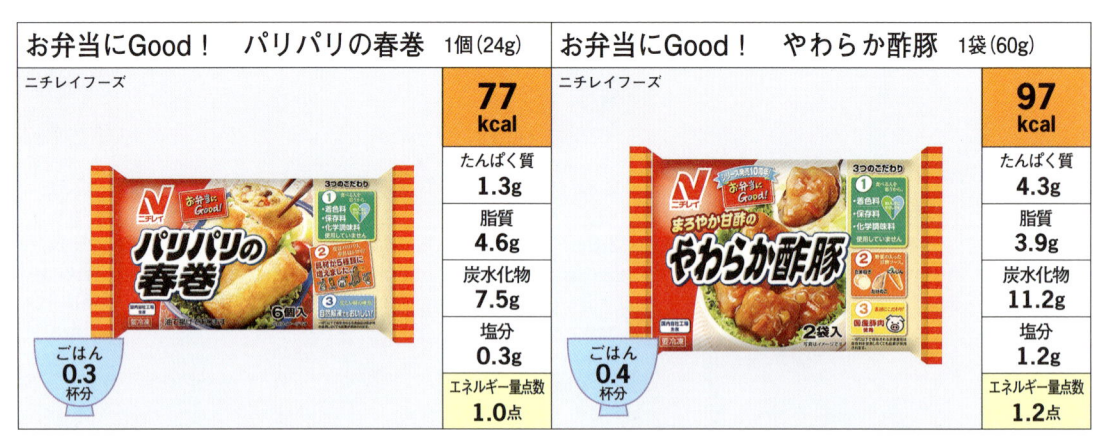

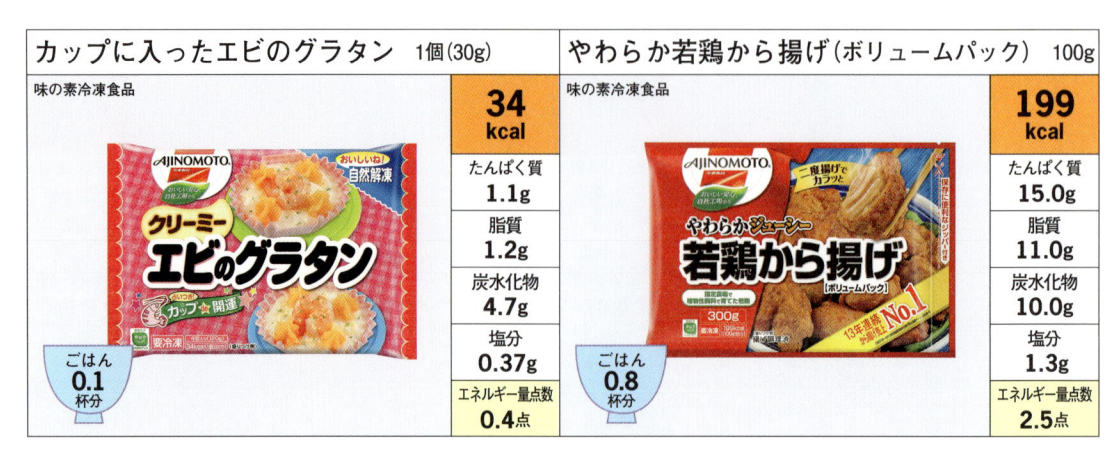

お弁当あらびきジューシーハンバーグ　1個(24g)
味の素冷凍食品

- 44 kcal
- たんぱく質 2.9g
- 脂質 2.3g
- 炭水化物 3.0g
- 塩分 0.28g
- ごはん 0.2杯分
- エネルギー量点数 0.6点

お弁当にGood！　えびチリくん。　1袋(60g)
ニチレイフーズ

- 78 kcal
- たんぱく質 2.8g
- 脂質 3.1g
- 炭水化物 9.6g
- 塩分 1.4g
- ごはん 0.3杯分
- エネルギー量点数 1.0点

お弁当にGood！　パリパリの春巻　1個(24g)
ニチレイフーズ

- 77 kcal
- たんぱく質 1.3g
- 脂質 4.6g
- 炭水化物 7.5g
- 塩分 0.3g
- ごはん 0.3杯分
- エネルギー量点数 1.0点

お弁当にGood！　やわらか酢豚　1袋(60g)
ニチレイフーズ

- 97 kcal
- たんぱく質 4.3g
- 脂質 3.9g
- 炭水化物 11.2g
- 塩分 1.2g
- ごはん 0.4杯分
- エネルギー量点数 1.2点

カップに入ったエビのグラタン　1個(30g)
味の素冷凍食品

- 34 kcal
- たんぱく質 1.1g
- 脂質 1.2g
- 炭水化物 4.7g
- 塩分 0.37g
- ごはん 0.1杯分
- エネルギー量点数 0.4点

やわらか若鶏から揚げ（ボリュームパック）　100g
味の素冷凍食品

- 199 kcal
- たんぱく質 15.0g
- 脂質 11.0g
- 炭水化物 10.0g
- 塩分 1.3g
- ごはん 0.8杯分
- エネルギー量点数 2.5点

調理加工品 ◎ 冷凍食品（おかず②）

○食品の
エネルギー
早わかり

油脂、砂糖

油は1gあたり約9kcalと高エネルギーの食品。
目分量ではなく必ず計量して使いましょう。
砂糖やジャムも少量で高エネルギーの食品ですが、
甘さはそのままで、エネルギーを抑えた商品も増えています。

バター・マーガリン

油脂はコレステロールの量にも注目しましょう。

バター 4g
- 30 kcal
- たんぱく質 0g
- 脂質 3.2g
- 炭水化物 0g
- 塩分 0.1g
- エネルギー量点数 0.4点
- ごはん 0.1杯分
- コレステロール 8mg

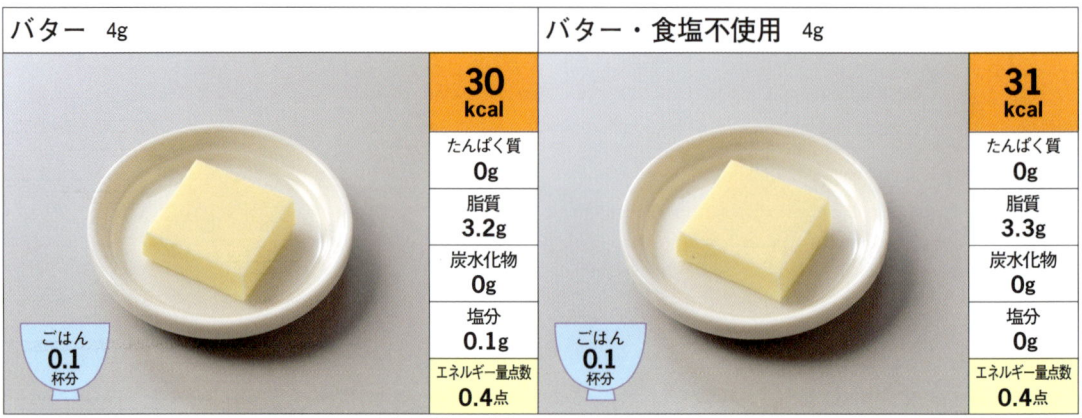

バター・食塩不使用 4g
- 31 kcal
- たんぱく質 0g
- 脂質 3.3g
- 炭水化物 0g
- 塩分 0g
- エネルギー量点数 0.4点
- ごはん 0.1杯分
- コレステロール 9mg

発酵バター 4g
- 30 kcal
- たんぱく質 0g
- 脂質 3.2g
- 炭水化物 0.2g
- 塩分 0.1g
- エネルギー量点数 0.4点
- ごはん 0.1杯分
- コレステロール 9mg

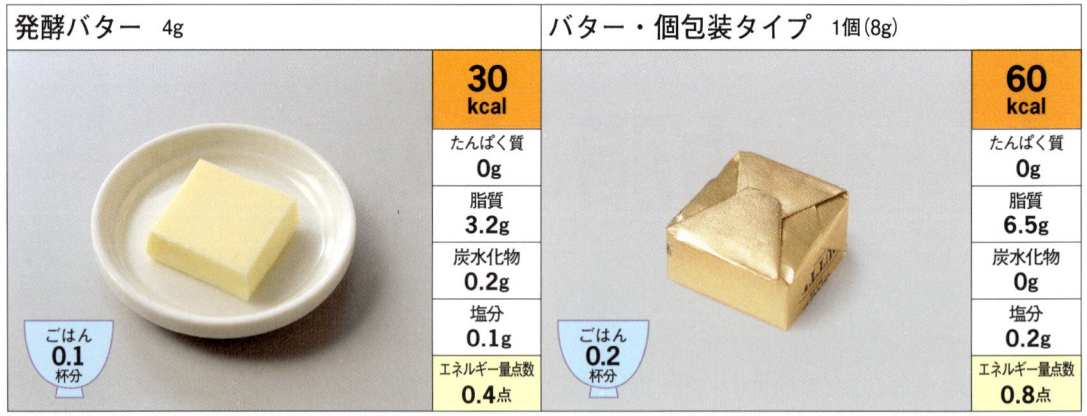

バター・個包装タイプ 1個(8g)
- 60 kcal
- たんぱく質 0g
- 脂質 6.5g
- 炭水化物 0g
- 塩分 0.2g
- エネルギー量点数 0.8点
- ごはん 0.2杯分
- コレステロール 17mg

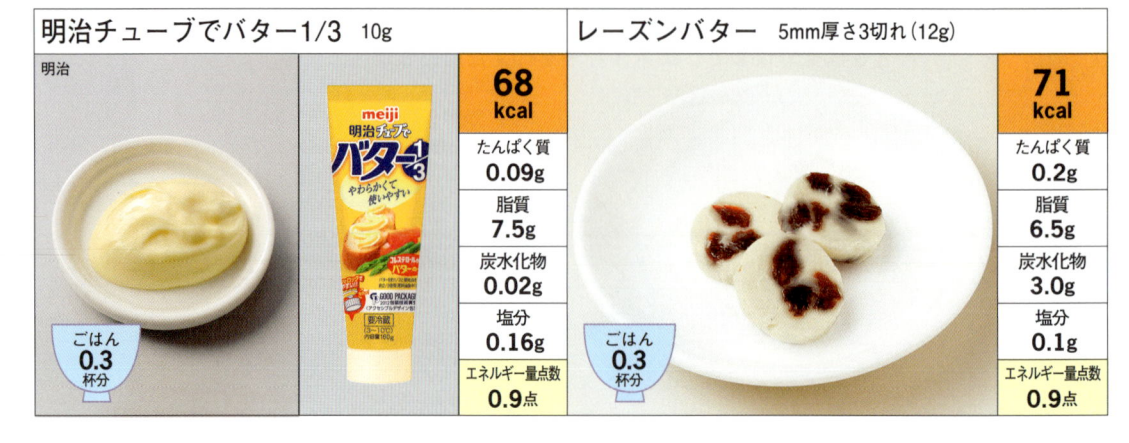

明治チューブでバター1/3 10g
明治
- 68 kcal
- たんぱく質 0.09g
- 脂質 7.5g
- 炭水化物 0.02g
- 塩分 0.16g
- エネルギー量点数 0.9点
- ごはん 0.3杯分

レーズンバター 5mm厚さ3切れ(12g)
- 71 kcal
- たんぱく質 0.2g
- 脂質 6.5g
- 炭水化物 3.0g
- 塩分 0.1g
- エネルギー量点数 0.9点
- ごはん 0.3杯分

油脂、砂糖◎バター・マーガリン

油脂、砂糖 ◎ バター・マーガリン

低エネルギータイプのマーガリン、ファットスプレッドは脂質が従来の製品の半分以下に抑えられています。

マーガリン　小さじ1(4g)

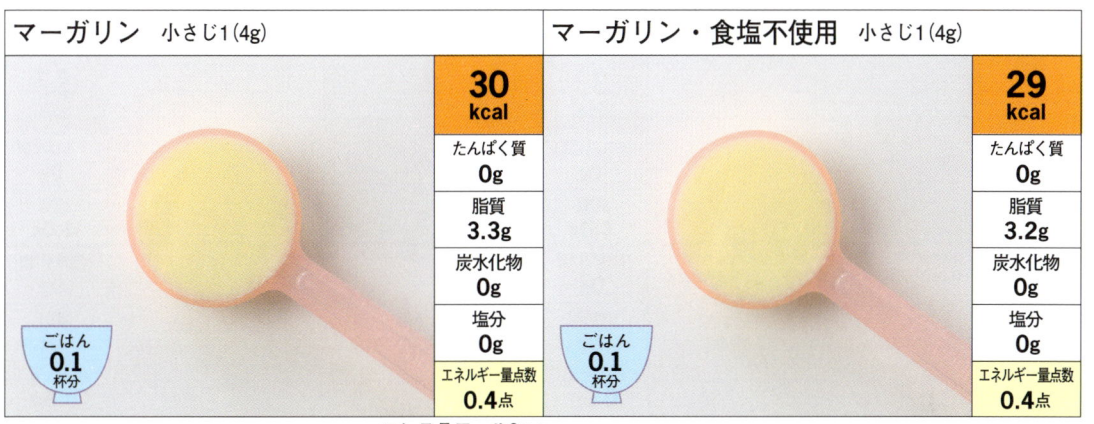

- 30 kcal
- たんぱく質 0g
- 脂質 3.3g
- 炭水化物 0g
- 塩分 0g
- エネルギー量点数 0.4点
- ごはん 0.1杯分
- コレステロール0mg

マーガリン・食塩不使用　小さじ1(4g)

- 29 kcal
- たんぱく質 0g
- 脂質 3.2g
- 炭水化物 0g
- 塩分 0g
- エネルギー量点数 0.4点
- ごはん 0.1杯分

ショートニング　小さじ1(4g)

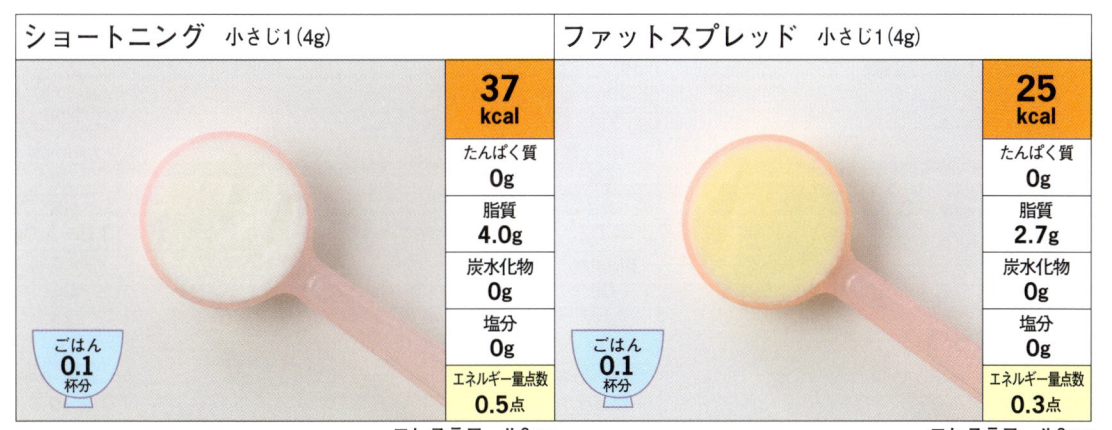

- 37 kcal
- たんぱく質 0g
- 脂質 4.0g
- 炭水化物 0g
- 塩分 0g
- エネルギー量点数 0.5点
- ごはん 0.1杯分
- コレステロール0mg

ファットスプレッド　小さじ1(4g)

- 25 kcal
- たんぱく質 0g
- 脂質 2.7g
- 炭水化物 0g
- 塩分 0g
- エネルギー量点数 0.3点
- ごはん 0.1杯分
- コレステロール0mg

ネオソフト ハーフ　小さじ1(5g)

雪印メグミルク

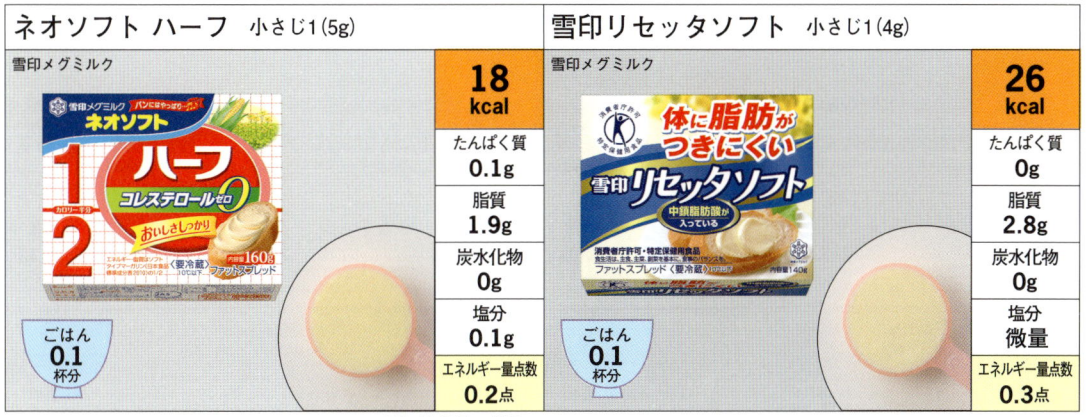

- 18 kcal
- たんぱく質 0.1g
- 脂質 1.9g
- 炭水化物 0g
- 塩分 0.1g
- エネルギー量点数 0.2点
- ごはん 0.1杯分
- コレステロール0mg

雪印リセッタソフト　小さじ1(4g)

雪印メグミルク

- 26 kcal
- たんぱく質 0g
- 脂質 2.8g
- 炭水化物 0g
- 塩分 微量
- エネルギー量点数 0.3点
- ごはん 0.1杯分

油・マヨネーズ

高エネルギーの代表。計量して使いましょう。

オリーブ油　小さじ1(4g)

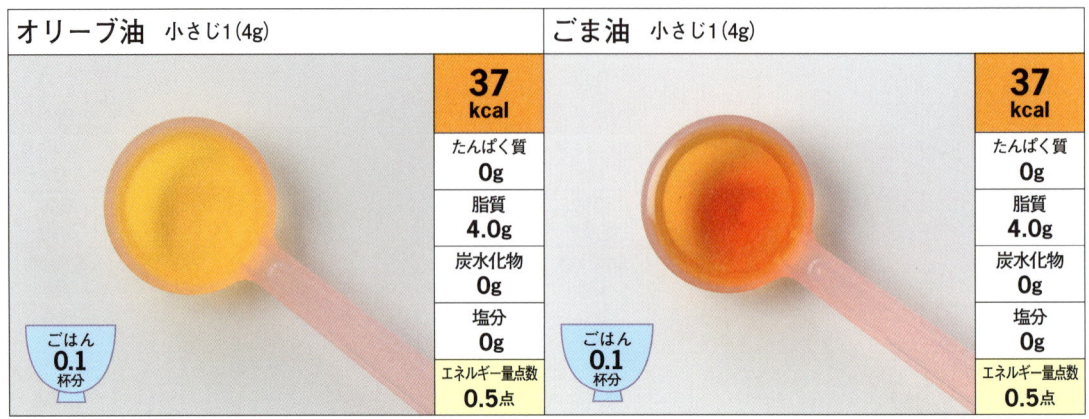

- 37 kcal
- たんぱく質 0g
- 脂質 4.0g
- 炭水化物 0g
- 塩分 0g
- エネルギー量点数 0.5点
- ごはん 0.1杯分
- コレステロール0mg

ごま油　小さじ1(4g)

- 37 kcal
- たんぱく質 0g
- 脂質 4.0g
- 炭水化物 0g
- 塩分 0g
- エネルギー量点数 0.5点
- ごはん 0.1杯分
- コレステロール0mg

調合油　小さじ1(4g)

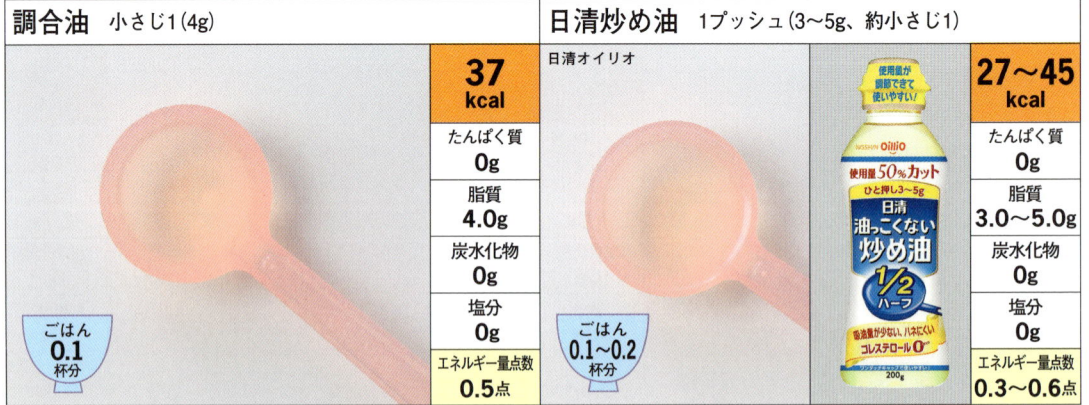

- 37 kcal
- たんぱく質 0g
- 脂質 4.0g
- 炭水化物 0g
- 塩分 0g
- エネルギー量点数 0.5点
- ごはん 0.1杯分
- コレステロール0mg

日清炒め油　1プッシュ(3〜5g、約小さじ1)

日清オイリオ

- 27〜45 kcal
- たんぱく質 0g
- 脂質 3.0〜5.0g
- 炭水化物 0g
- 塩分 0g
- エネルギー量点数 0.3〜0.6点
- ごはん 0.1〜0.2杯分
- コレステロール0mg

ヘルシーリセッタ　大さじ1(14g)

日清オイリオ

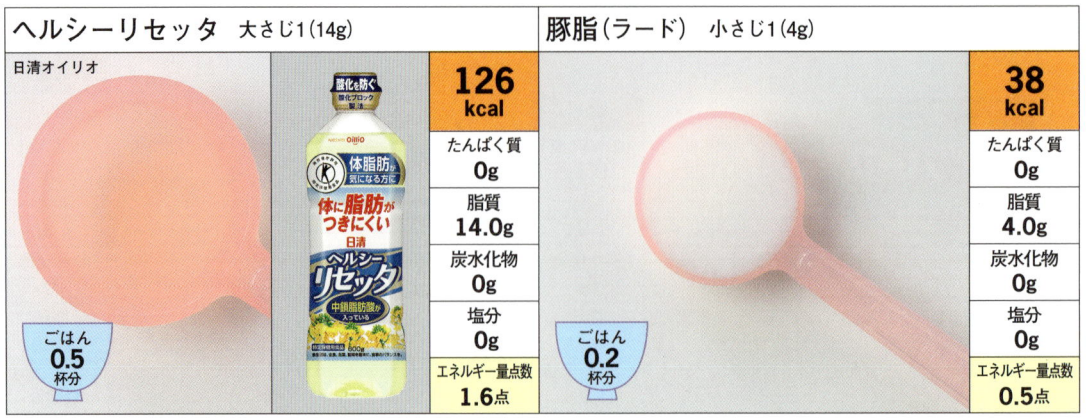

- 126 kcal
- たんぱく質 0g
- 脂質 14.0g
- 炭水化物 0g
- 塩分 0g
- エネルギー量点数 1.6点
- ごはん 0.5杯分

豚脂(ラード)　小さじ1(4g)

- 38 kcal
- たんぱく質 0g
- 脂質 4.0g
- 炭水化物 0g
- 塩分 0g
- エネルギー量点数 0.5点
- ごはん 0.2杯分
- コレステロール4mg

各植物油のエネルギーは皆同じで、違うのは脂肪酸組成です。
オリーブ油はオレイン酸、ごま油はリノール酸が豊富です。

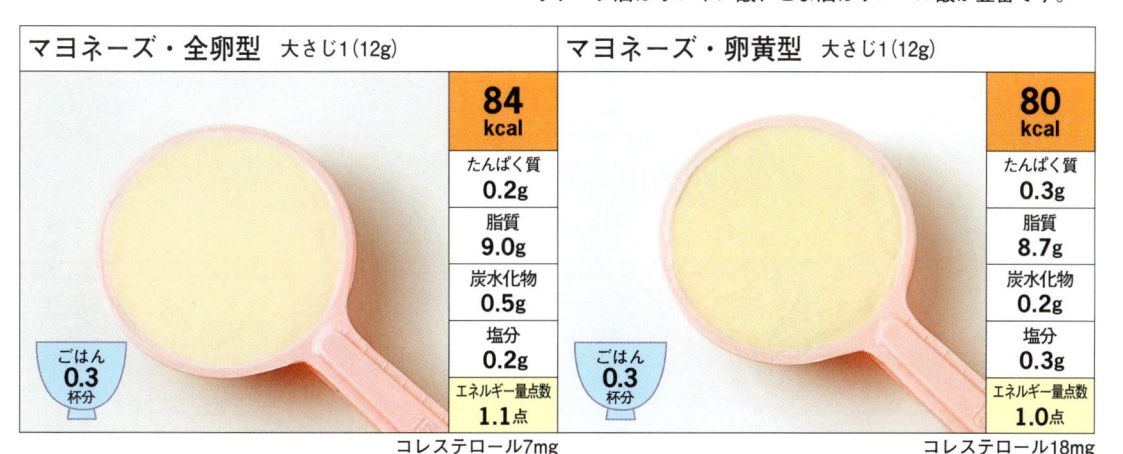

油脂、砂糖◎油・マヨネーズ

マヨネーズ・全卵型　大さじ1 (12g)

- 84 kcal
- たんぱく質 0.2g
- 脂質 9.0g
- 炭水化物 0.5g
- 塩分 0.2g
- エネルギー量点数 1.1点
- ごはん 0.3杯分

コレステロール7mg

マヨネーズ・卵黄型　大さじ1 (12g)

- 80 kcal
- たんぱく質 0.3g
- 脂質 8.7g
- 炭水化物 0.2g
- 塩分 0.3g
- エネルギー量点数 1.0点
- ごはん 0.3杯分

コレステロール18mg

キユーピーハーフ　大さじ1 (15g)

キユーピー

- 50 kcal
- たんぱく質 0.4g
- 脂質 5.1g
- 炭水化物 0.5g
- 塩分 0.4g
- エネルギー量点数 0.6点
- ごはん 0.2杯分

ピュアセレクト®コクうま®65パーセントカロリーカット　大さじ1 (15g)

味の素

- 36 kcal
- たんぱく質 0.48g
- 脂質 3.6g
- 炭水化物 0.47g
- 塩分 0.69g
- エネルギー量点数 0.5点
- ごはん 0.1杯分

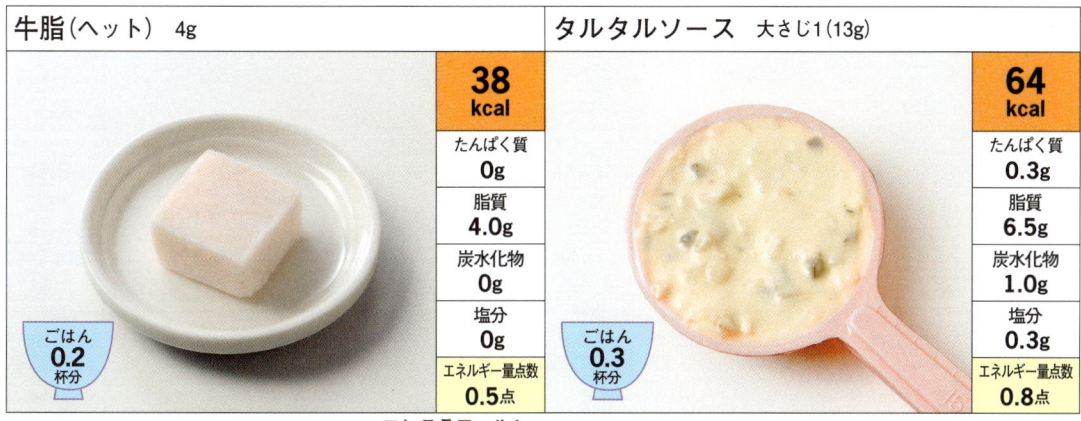

牛脂（ヘット）　4g

- 38 kcal
- たんぱく質 0g
- 脂質 4.0g
- 炭水化物 0g
- 塩分 0g
- エネルギー量点数 0.5点
- ごはん 0.2杯分

コレステロール4mg

タルタルソース　大さじ1 (13g)

- 64 kcal
- たんぱく質 0.3g
- 脂質 6.5g
- 炭水化物 1.0g
- 塩分 0.3g
- エネルギー量点数 0.8点
- ごはん 0.3杯分

ドレッシング

サラダにかけるときは材料の重量の15％が目安。

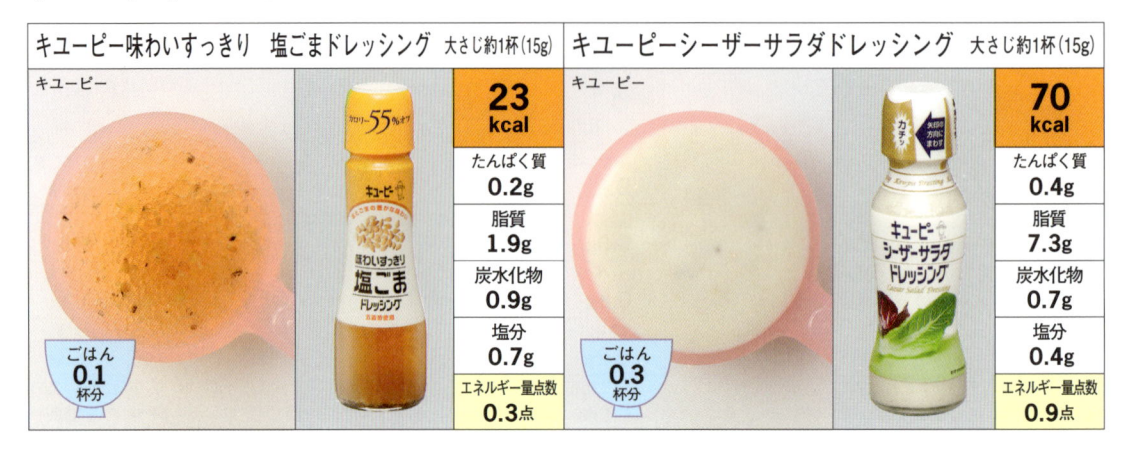

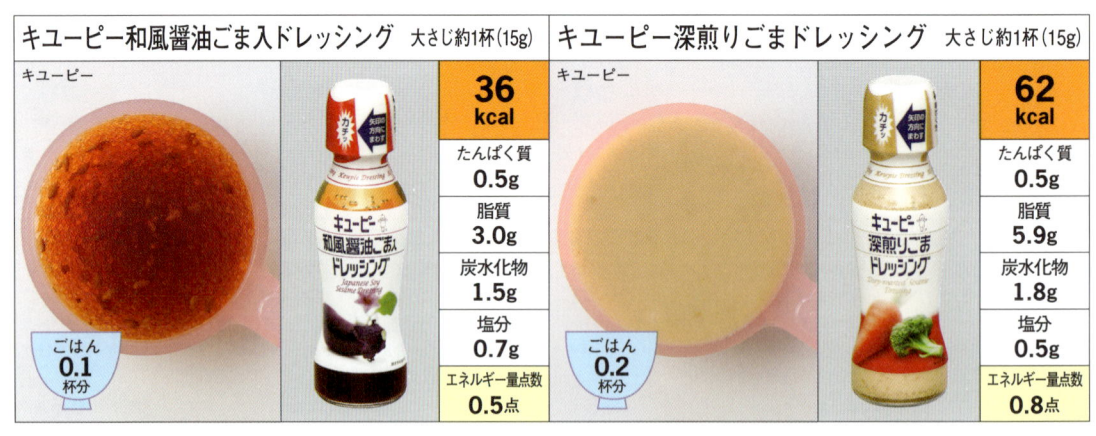

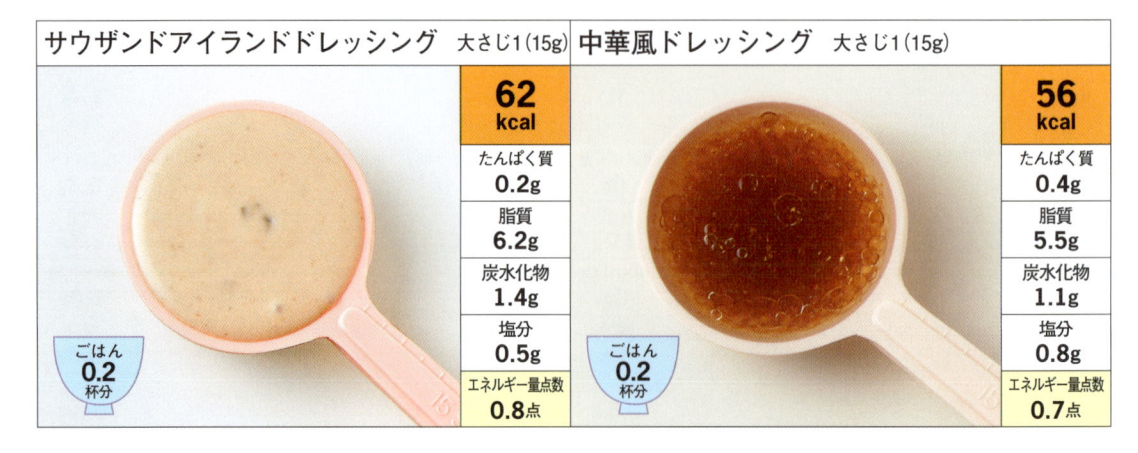

油脂、砂糖◎ドレッシング

キユーピー味わいすっきり 塩ごまドレッシング　大さじ約1杯(15g)
キユーピー
- 23 kcal
- たんぱく質 0.2g
- 脂質 1.9g
- 炭水化物 0.9g
- 塩分 0.7g
- エネルギー量点数 0.3点
- ごはん 0.1杯分

キユーピーシーザーサラダドレッシング　大さじ約1杯(15g)
キユーピー
- 70 kcal
- たんぱく質 0.4g
- 脂質 7.3g
- 炭水化物 0.7g
- 塩分 0.4g
- エネルギー量点数 0.9点
- ごはん 0.3杯分

キユーピー和風醤油ごま入ドレッシング　大さじ約1杯(15g)
キユーピー
- 36 kcal
- たんぱく質 0.5g
- 脂質 3.0g
- 炭水化物 1.5g
- 塩分 0.7g
- エネルギー量点数 0.5点
- ごはん 0.1杯分

キユーピー深煎りごまドレッシング　大さじ約1杯(15g)
キユーピー
- 62 kcal
- たんぱく質 0.5g
- 脂質 5.9g
- 炭水化物 1.8g
- 塩分 0.5g
- エネルギー量点数 0.8点
- ごはん 0.2杯分

サウザンドアイランドドレッシング　大さじ1(15g)
- 62 kcal
- たんぱく質 0.2g
- 脂質 6.2g
- 炭水化物 1.4g
- 塩分 0.5g
- エネルギー量点数 0.8点
- ごはん 0.2杯分

中華風ドレッシング　大さじ1(15g)
- 56 kcal
- たんぱく質 0.4g
- 脂質 5.5g
- 炭水化物 1.1g
- 塩分 0.8g
- エネルギー量点数 0.7点
- ごはん 0.2杯分

市販のノンオイルドレッシングのエネルギーは普通のドレッシングの約1/5〜1/3に抑えられています。

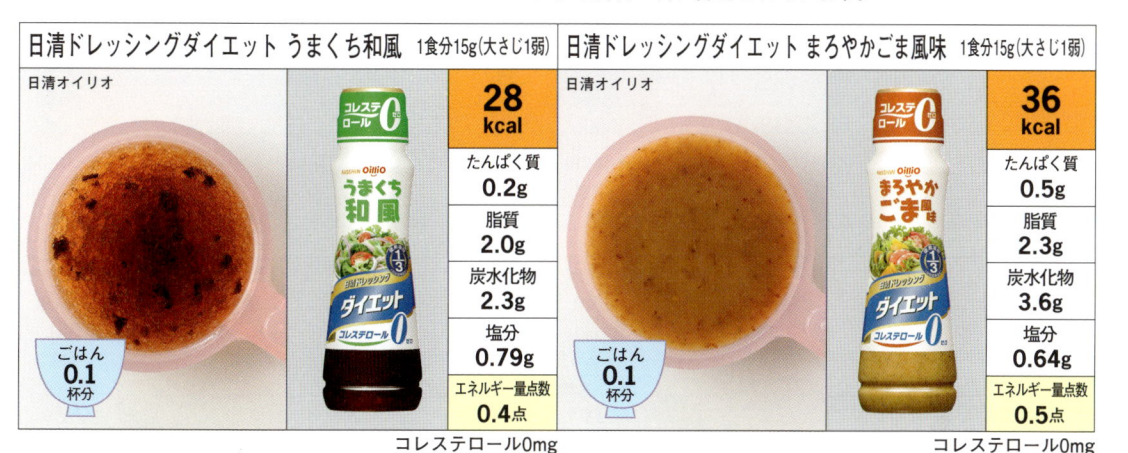

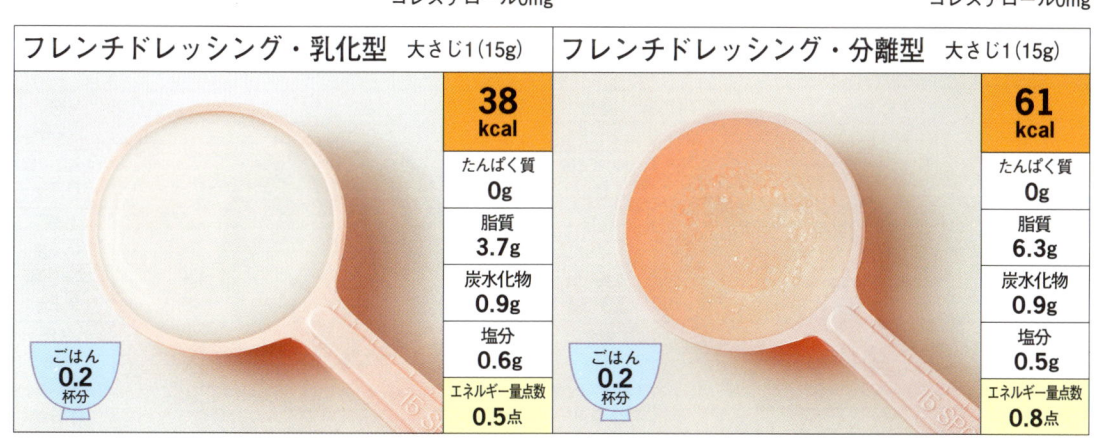

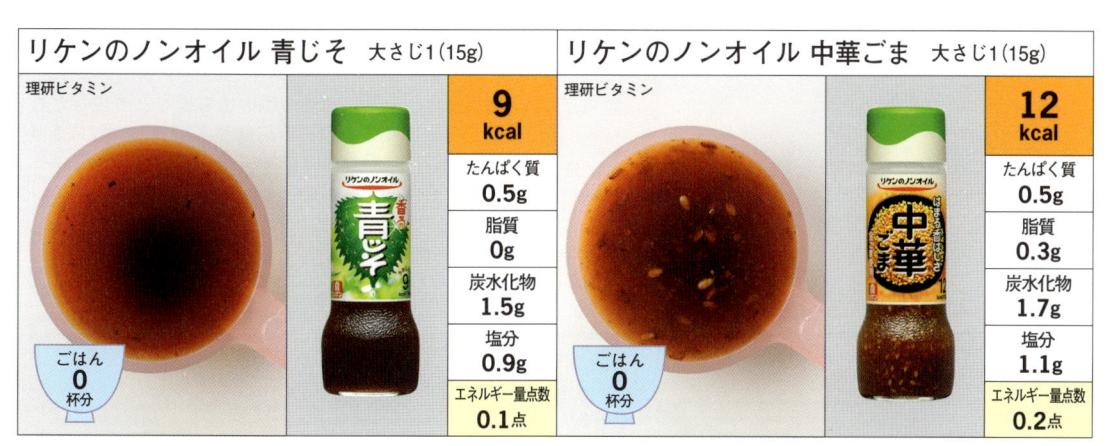

油脂、砂糖◎ドレッシング

日清ドレッシングダイエット うまくち和風　1食分15g(大さじ1弱)
日清オイリオ

- 28kcal
- たんぱく質 0.2g
- 脂質 2.0g
- 炭水化物 2.3g
- 塩分 0.79g
- エネルギー量点数 0.4点
- ごはん 0.1杯分
- コレステロール0mg

日清ドレッシングダイエット まろやかごま風味　1食分15g(大さじ1弱)
日清オイリオ

- 36kcal
- たんぱく質 0.5g
- 脂質 2.3g
- 炭水化物 3.6g
- 塩分 0.64g
- エネルギー量点数 0.5点
- ごはん 0.1杯分
- コレステロール0mg

フレンチドレッシング・乳化型　大さじ1(15g)

- 38kcal
- たんぱく質 0g
- 脂質 3.7g
- 炭水化物 0.9g
- 塩分 0.6g
- エネルギー量点数 0.5点
- ごはん 0.2杯分

フレンチドレッシング・分離型　大さじ1(15g)

- 61kcal
- たんぱく質 0g
- 脂質 6.3g
- 炭水化物 0.9g
- 塩分 0.5g
- エネルギー量点数 0.8点
- ごはん 0.2杯分

リケンのノンオイル 青じそ　大さじ1(15g)
理研ビタミン

- 9kcal
- たんぱく質 0.5g
- 脂質 0g
- 炭水化物 1.5g
- 塩分 0.9g
- エネルギー量点数 0.1点
- ごはん 0杯分

リケンのノンオイル 中華ごま　大さじ1(15g)
理研ビタミン

- 12kcal
- たんぱく質 0.5g
- 脂質 0.3g
- 炭水化物 1.7g
- 塩分 1.1g
- エネルギー量点数 0.2点
- ごはん 0杯分

ジャム・クリーム

糖度はしょ糖の割合。高いほど甘味は強い。

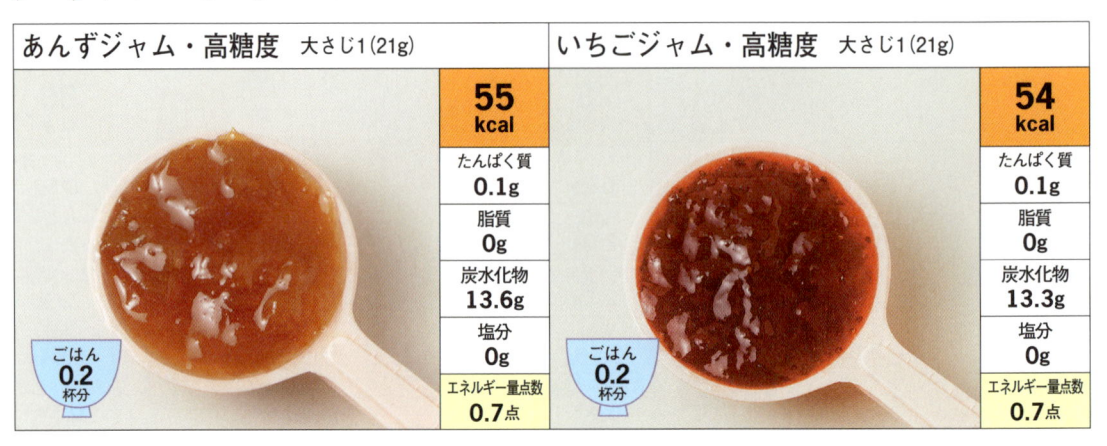

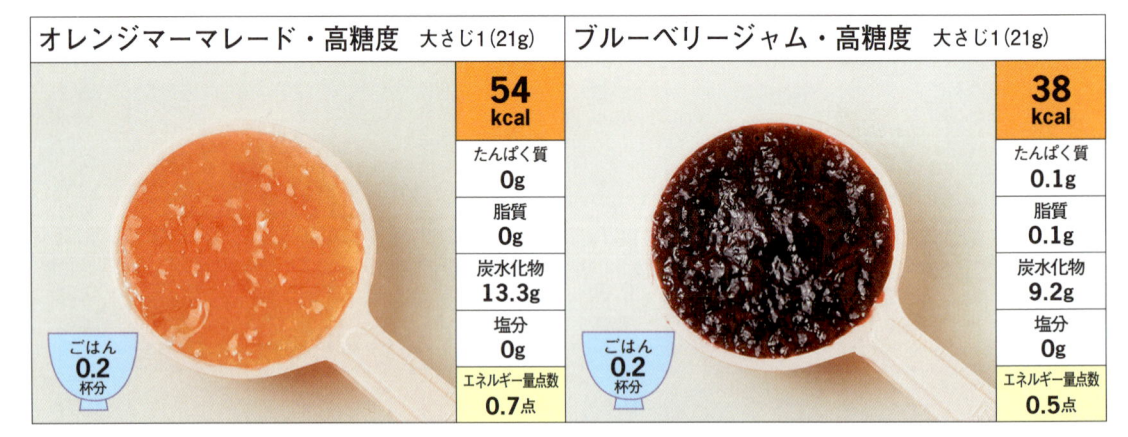

あんずジャム・高糖度　大さじ1 (21g)
- 55 kcal
- たんぱく質 0.1g
- 脂質 0g
- 炭水化物 13.6g
- 塩分 0g
- エネルギー量点数 0.7点
- ごはん 0.2杯分

いちごジャム・高糖度　大さじ1 (21g)
- 54 kcal
- たんぱく質 0.1g
- 脂質 0g
- 炭水化物 13.3g
- 塩分 0g
- エネルギー量点数 0.7点
- ごはん 0.2杯分

オレンジマーマレード・高糖度　大さじ1 (21g)
- 54 kcal
- たんぱく質 0g
- 脂質 0g
- 炭水化物 13.3g
- 塩分 0g
- エネルギー量点数 0.7点
- ごはん 0.2杯分

ブルーベリージャム・高糖度　大さじ1 (21g)
- 38 kcal
- たんぱく質 0.1g
- 脂質 0.1g
- 炭水化物 9.2g
- 塩分 0g
- エネルギー量点数 0.5点
- ごはん 0.2杯分

りんごジャム・高糖度　大さじ1 (21g)
- 45 kcal
- たんぱく質 0g
- 脂質 0g
- 炭水化物 11.1g
- 塩分 0g
- エネルギー量点数 0.6点
- ごはん 0.2杯分

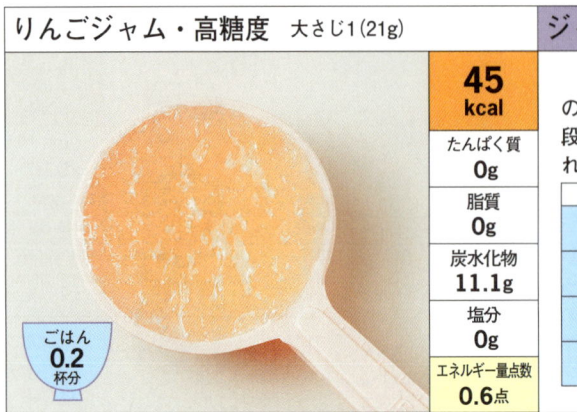

ジャムの糖度

糖度とは、全体に占める糖の含有度を％で表したもので、一般的に甘さの目安になっています。糖度を4段階に分け、そのうち3段階については呼称がつけられています。

糖度	呼称
糖度 65％以上	高糖度
糖度 55％以上 65％未満	中糖度
糖度 40％以上 55％未満	低糖度
糖度 40％未満	－

出所　日本ジャム工業組合

ジャムの原料は果物ですが、ビタミンCは期待できません。
エネルギーは果物や加える糖分の量により異なります。

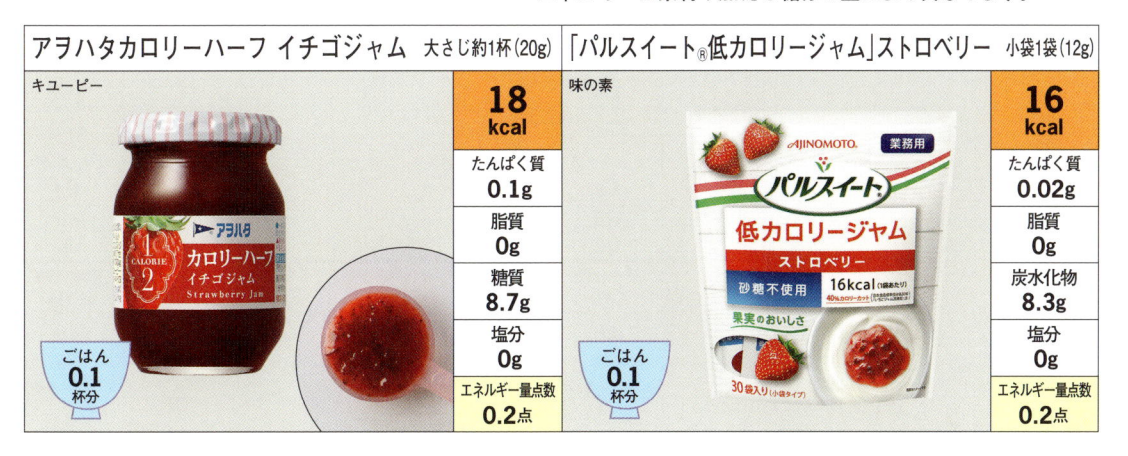

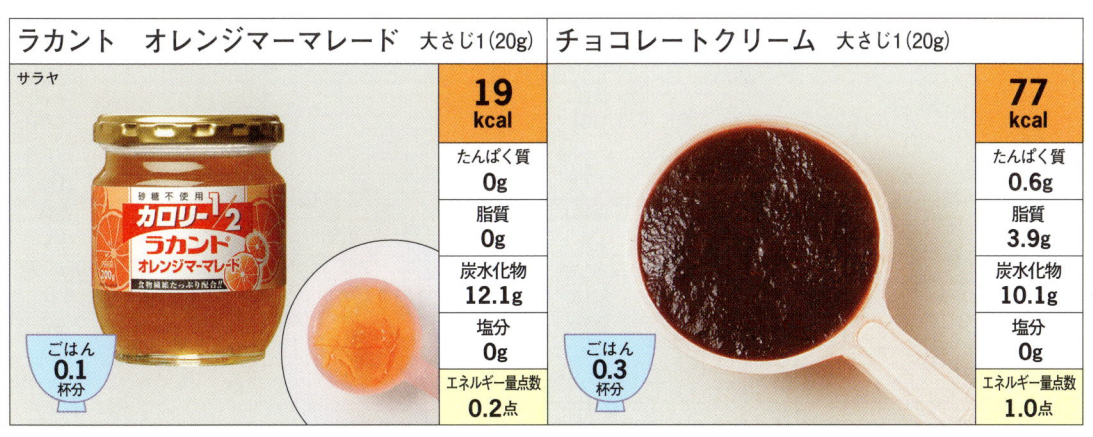

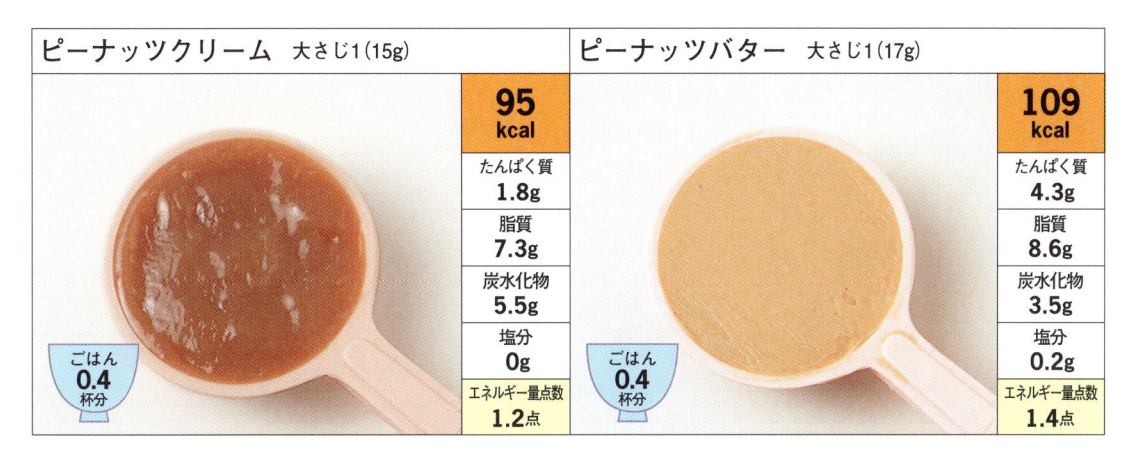

油脂、砂糖◎ジャム・クリーム

アヲハタカロリーハーフ イチゴジャム 大さじ約1杯(20g)

キユーピー

- 18 kcal
- たんぱく質 0.1g
- 脂質 0g
- 糖質 8.7g
- 塩分 0g
- エネルギー量点数 0.2点
- ごはん 0.1杯分

「パルスイート®低カロリージャム」ストロベリー 小袋1袋(12g)

味の素

- 16 kcal
- たんぱく質 0.02g
- 脂質 0g
- 炭水化物 8.3g
- 塩分 0g
- エネルギー量点数 0.2点
- ごはん 0.1杯分

ラカント オレンジマーマレード 大さじ1(20g)

サラヤ

- 19 kcal
- たんぱく質 0g
- 脂質 0g
- 炭水化物 12.1g
- 塩分 0g
- エネルギー量点数 0.2点
- ごはん 0.1杯分

チョコレートクリーム 大さじ1(20g)

- 77 kcal
- たんぱく質 0.6g
- 脂質 3.9g
- 炭水化物 10.1g
- 塩分 0g
- エネルギー量点数 1.0点
- ごはん 0.3杯分

ピーナッツクリーム 大さじ1(15g)

- 95 kcal
- たんぱく質 1.8g
- 脂質 7.3g
- 炭水化物 5.5g
- 塩分 0g
- エネルギー量点数 1.2点
- ごはん 0.4杯分

ピーナッツバター 大さじ1(17g)

- 109 kcal
- たんぱく質 4.3g
- 脂質 8.6g
- 炭水化物 3.5g
- 塩分 0.2g
- エネルギー量点数 1.4点
- ごはん 0.4杯分

砂糖・シロップ

糖分の割合が多いほど精製度は高い。

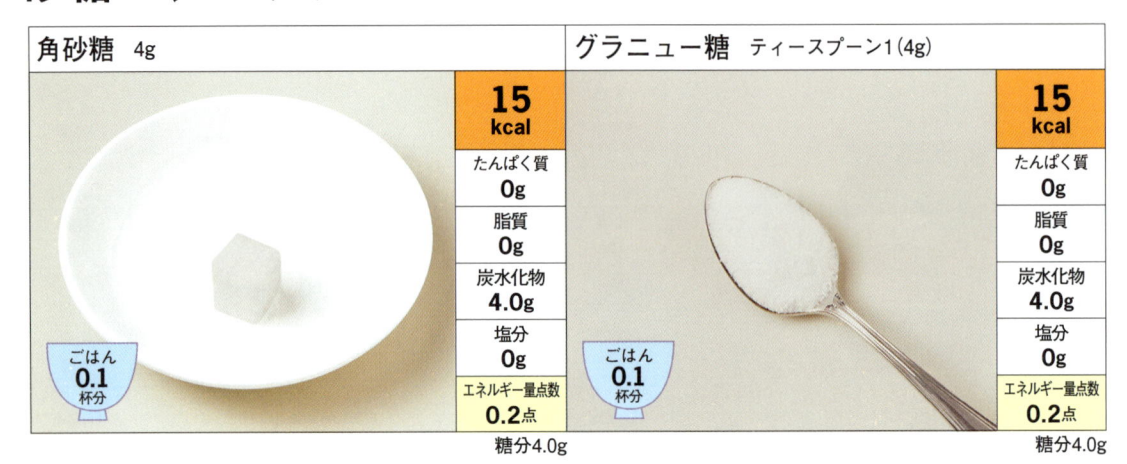

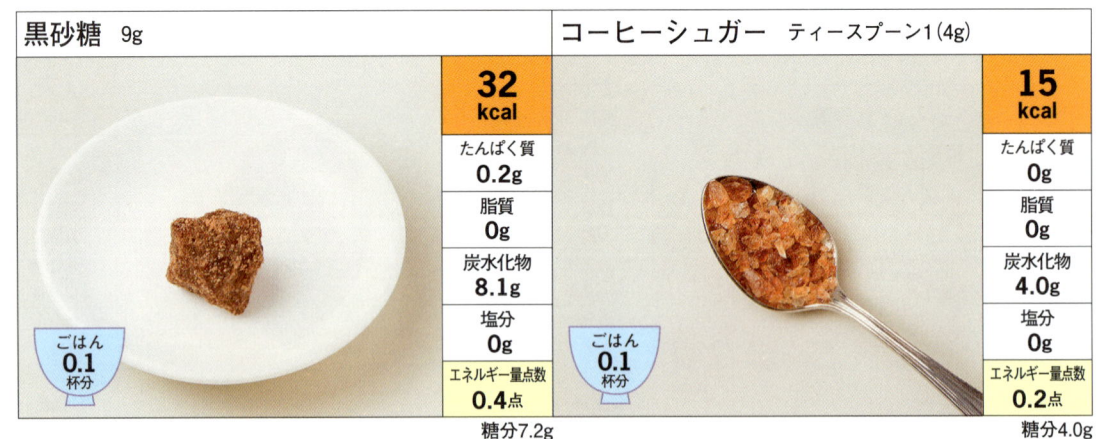

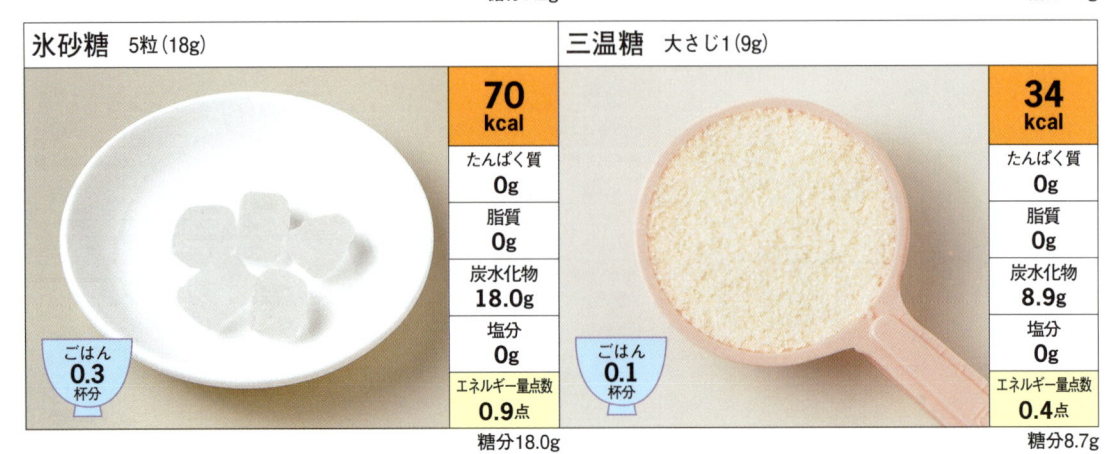

角砂糖 4g
- 15 kcal
- たんぱく質 0g
- 脂質 0g
- 炭水化物 4.0g
- 塩分 0g
- エネルギー量点数 0.2点
- ごはん 0.1杯分
- 糖分 4.0g

グラニュー糖 ティースプーン1（4g）
- 15 kcal
- たんぱく質 0g
- 脂質 0g
- 炭水化物 4.0g
- 塩分 0g
- エネルギー量点数 0.2点
- ごはん 0.1杯分
- 糖分 4.0g

黒砂糖 9g
- 32 kcal
- たんぱく質 0.2g
- 脂質 0g
- 炭水化物 8.1g
- 塩分 0g
- エネルギー量点数 0.4点
- ごはん 0.1杯分
- 糖分 7.2g

コーヒーシュガー ティースプーン1（4g）
- 15 kcal
- たんぱく質 0g
- 脂質 0g
- 炭水化物 4.0g
- 塩分 0g
- エネルギー量点数 0.2点
- ごはん 0.1杯分
- 糖分 4.0g

氷砂糖 5粒（18g）
- 70 kcal
- たんぱく質 0g
- 脂質 0g
- 炭水化物 18.0g
- 塩分 0g
- エネルギー量点数 0.9点
- ごはん 0.3杯分
- 糖分 18.0g

三温糖 大さじ1（9g）
- 34 kcal
- たんぱく質 0g
- 脂質 0g
- 炭水化物 8.9g
- 塩分 0g
- エネルギー量点数 0.4点
- ごはん 0.1杯分
- 糖分 8.7g

1回使用量が少量でも1日の総摂取量が問題。その目安量は上白糖で20g（約1点分）、大さじ2 1/4に相当する量です。

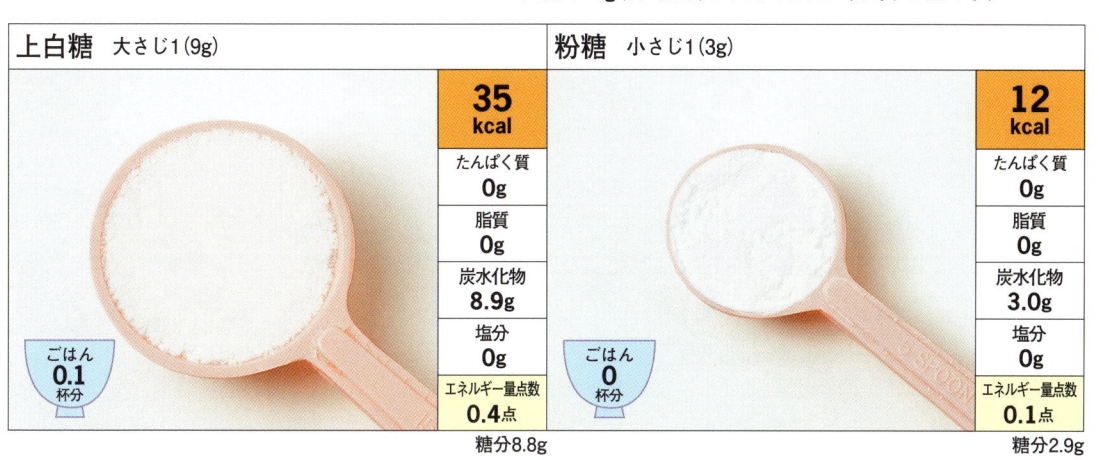

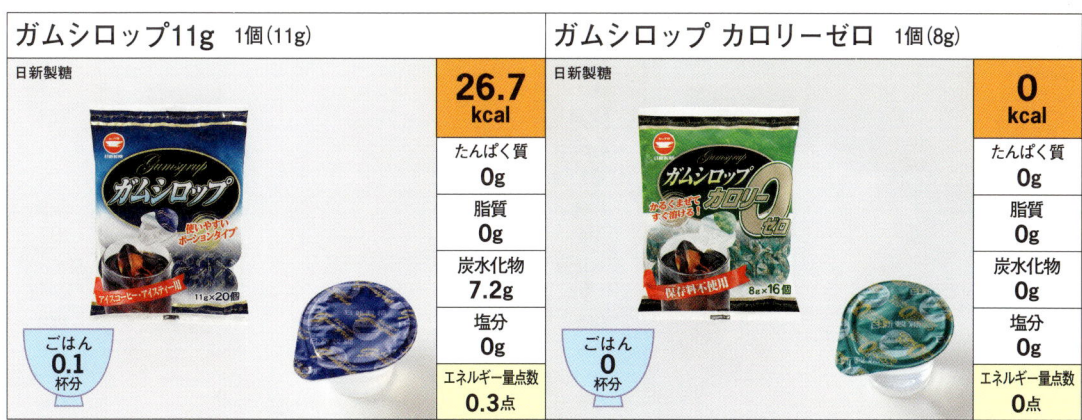

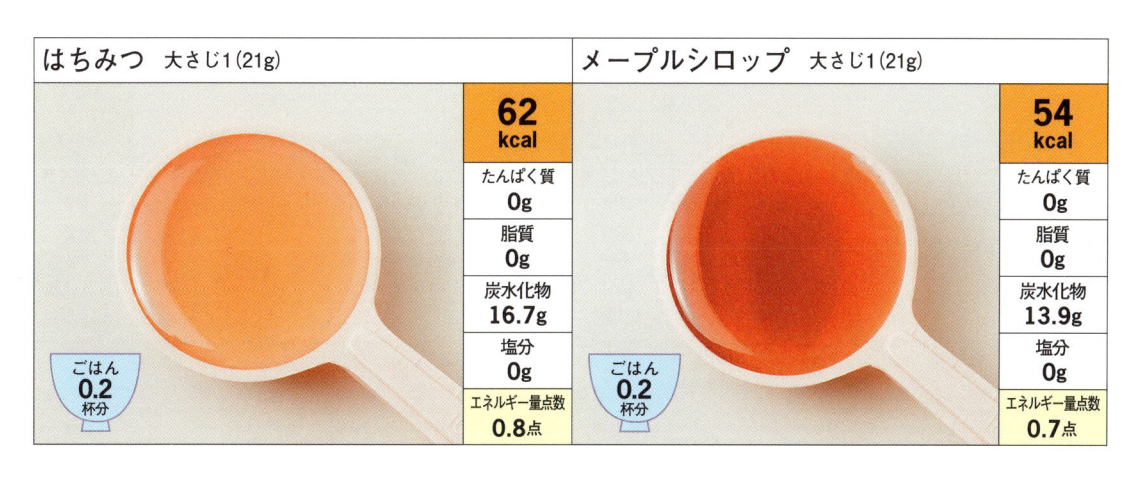

油脂、砂糖 ◎ 砂糖・シロップ

上白糖　大さじ1 (9g)
- 35 kcal
- たんぱく質 0g
- 脂質 0g
- 炭水化物 8.9g
- 塩分 0g
- エネルギー量点数 0.4点
- ごはん 0.1杯分
- 糖分8.8g

粉糖　小さじ1 (3g)
- 12 kcal
- たんぱく質 0g
- 脂質 0g
- 炭水化物 3.0g
- 塩分 0g
- エネルギー量点数 0.1点
- ごはん 0杯分
- 糖分2.9g

ガムシロップ11g　1個 (11g)
日新製糖
- 26.7 kcal
- たんぱく質 0g
- 脂質 0g
- 炭水化物 7.2g
- 塩分 0g
- エネルギー量点数 0.3点
- ごはん 0.1杯分

ガムシロップ カロリーゼロ　1個 (8g)
日新製糖
- 0 kcal
- たんぱく質 0g
- 脂質 0g
- 炭水化物 0g
- 塩分 0g
- エネルギー量点数 0点
- ごはん 0杯分

はちみつ　大さじ1 (21g)
- 62 kcal
- たんぱく質 0g
- 脂質 0g
- 炭水化物 16.7g
- 塩分 0g
- エネルギー量点数 0.8点
- ごはん 0.2杯分

メープルシロップ　大さじ1 (21g)
- 54 kcal
- たんぱく質 0g
- 脂質 0g
- 炭水化物 13.9g
- 塩分 0g
- エネルギー量点数 0.7点
- ごはん 0.2杯分

甘味料

データの基準量は砂糖大さじ1と同じ甘さに相当。

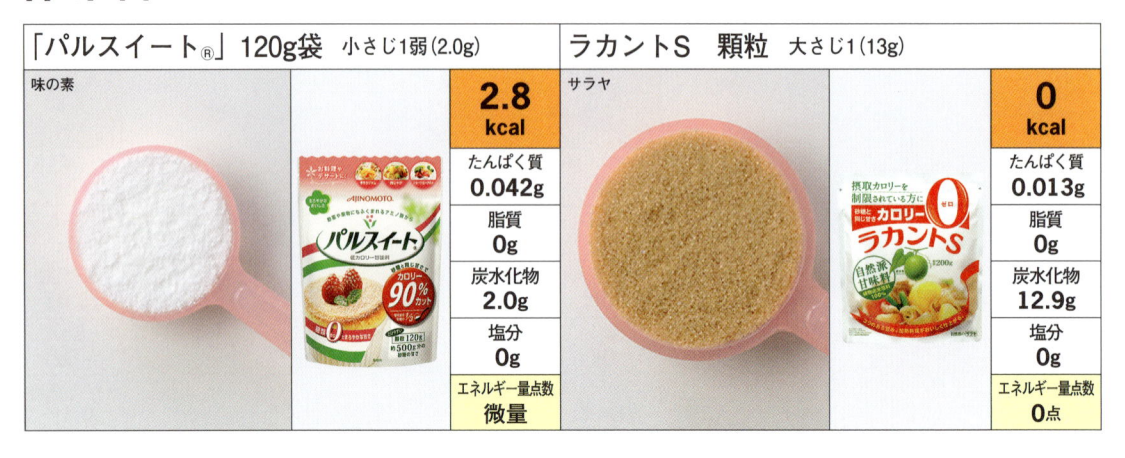

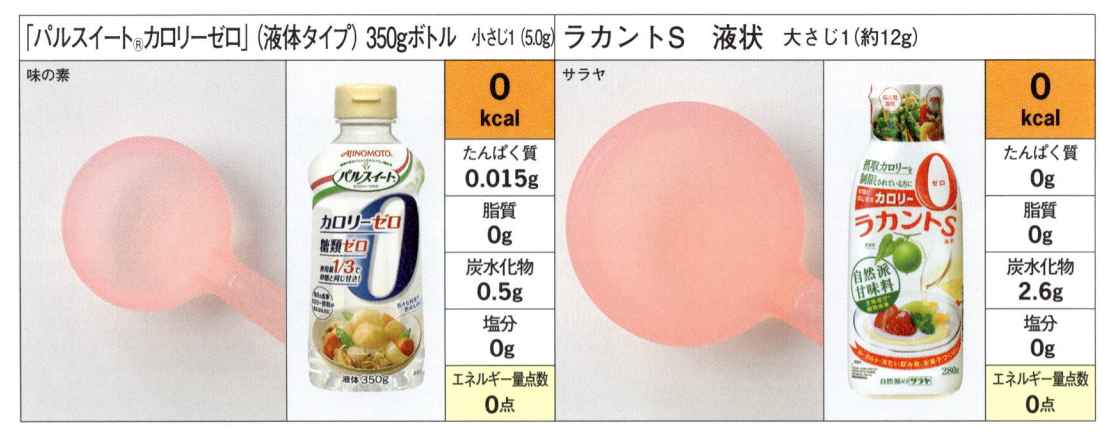

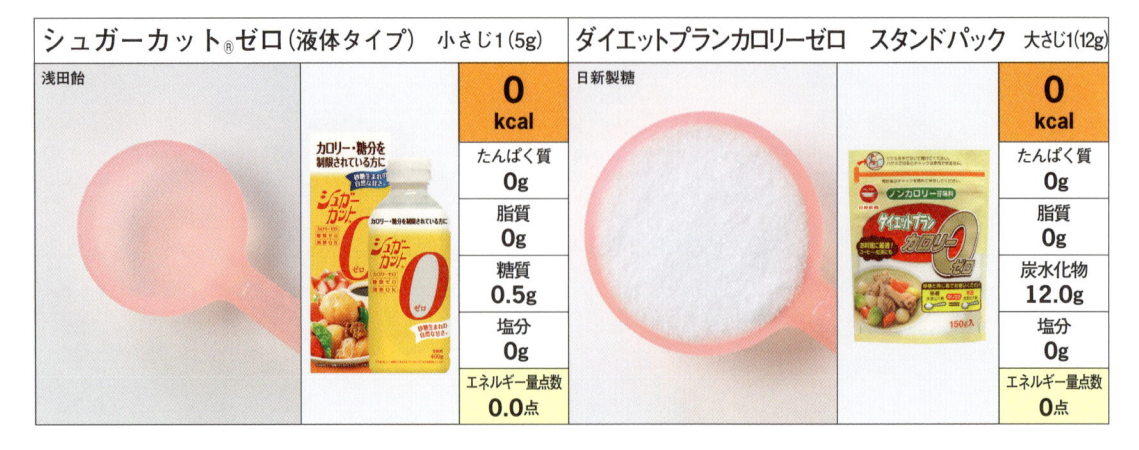

「パルスイート®」120g袋　小さじ1弱(2.0g)
味の素

- 2.8 kcal
- たんぱく質 0.042g
- 脂質 0g
- 炭水化物 2.0g
- 塩分 0g
- エネルギー量点数 微量

ラカントS 顆粒　大さじ1(13g)
サラヤ

- 0 kcal
- たんぱく質 0.013g
- 脂質 0g
- 炭水化物 12.9g
- 塩分 0g
- エネルギー量点数 0点

「パルスイート®カロリーゼロ」(液体タイプ) 350gボトル　小さじ1 (5.0g)
味の素

- 0 kcal
- たんぱく質 0.015g
- 脂質 0g
- 炭水化物 0.5g
- 塩分 0g
- エネルギー量点数 0点

ラカントS 液状　大さじ1(約12g)
サラヤ

- 0 kcal
- たんぱく質 0g
- 脂質 0g
- 炭水化物 2.6g
- 塩分 0g
- エネルギー量点数 0点

シュガーカット®ゼロ(液体タイプ)　小さじ1 (5g)
浅田飴

- 0 kcal
- たんぱく質 0g
- 脂質 0g
- 糖質 0.5g
- 塩分 0g
- エネルギー量点数 0.0点

ダイエットプランカロリーゼロ スタンドパック　大さじ1(12g)
日新製糖

- 0 kcal
- たんぱく質 0g
- 脂質 0g
- 炭水化物 12.0g
- 塩分 0g
- エネルギー量点数 0点

油脂、砂糖○甘味料

**食品の
エネルギー
早わかり**

菓子、ナッツ、珍味

エネルギー制限がある場合やダイエット中はなるべく控えたい。
食べるならエネルギーを把握して、適量楽しみましょう。
市販の菓子には、エネルギーや糖分、塩分を抑えた
健康志向の商品もあります。

洋菓子

生地やデコレーションの内容で栄養価が変わります。

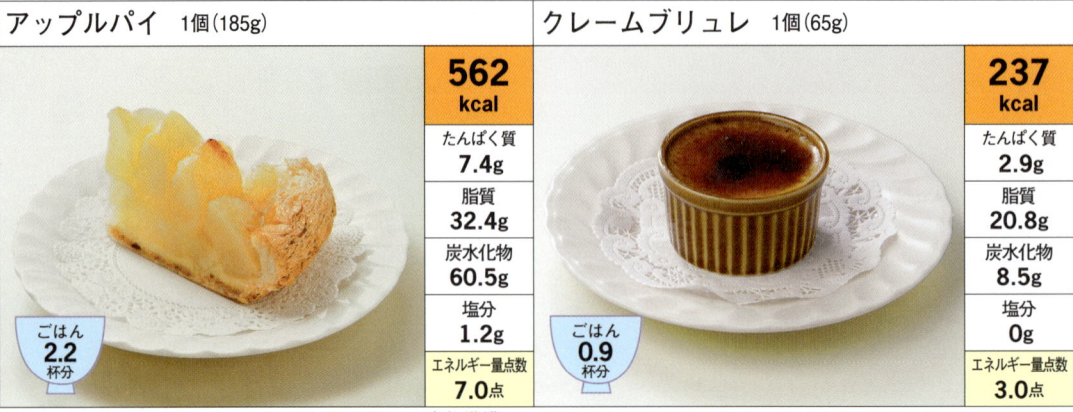

アップルパイ 1個(185g)

- 562 kcal
- たんぱく質 7.4g
- 脂質 32.4g
- 炭水化物 60.5g
- 塩分 1.2g
- エネルギー量点数 7.0点
- ごはん 2.2杯分

コレステロール2mg、食物繊維2.4g

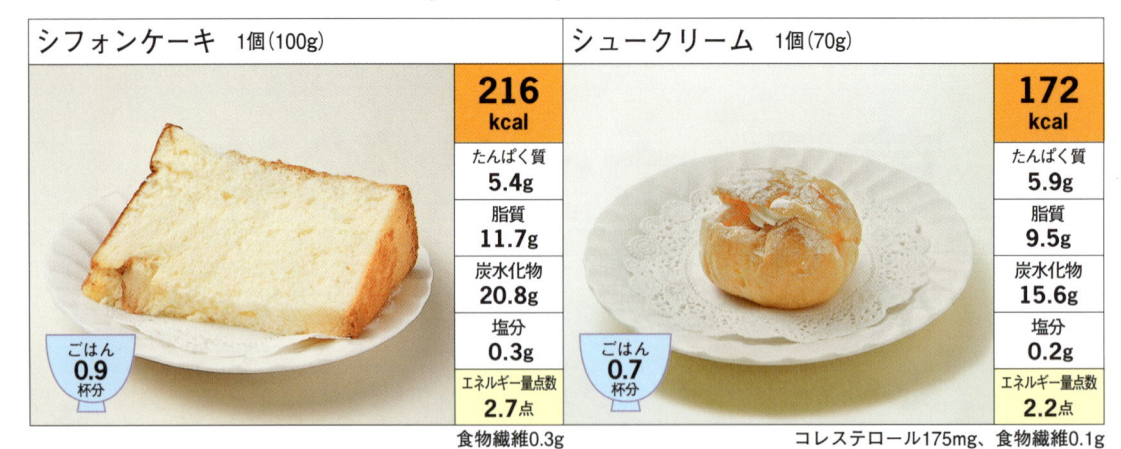

クレームブリュレ 1個(65g)

- 237 kcal
- たんぱく質 2.9g
- 脂質 20.8g
- 炭水化物 8.5g
- 塩分 0g
- エネルギー量点数 3.0点
- ごはん 0.9杯分

シフォンケーキ 1個(100g)

- 216 kcal
- たんぱく質 5.4g
- 脂質 11.7g
- 炭水化物 20.8g
- 塩分 0.3g
- エネルギー量点数 2.7点
- ごはん 0.9杯分

食物繊維0.3g

シュークリーム 1個(70g)

- 172 kcal
- たんぱく質 5.9g
- 脂質 9.5g
- 炭水化物 15.6g
- 塩分 0.2g
- エネルギー量点数 2.2点
- ごはん 0.7杯分

コレステロール175mg、食物繊維0.1g

ショートケーキ 1個(110g)

- 378 kcal
- たんぱく質 8.1g
- 脂質 15.4g
- 炭水化物 51.8g
- 塩分 0.2g
- エネルギー量点数 4.7点
- ごはん 1.5杯分

コレステロール165mg、食物繊維0.7g

チョコレートケーキ 1個(85g)

- 322 kcal
- たんぱく質 4.1g
- 脂質 22.2g
- 炭水化物 26.3g
- 塩分 0.1g
- エネルギー量点数 4.0点
- ごはん 1.3杯分

生地にバターが練り込まれているパイやデコレーションに生クリーム、バタークリームが使われているものは高エネルギー。

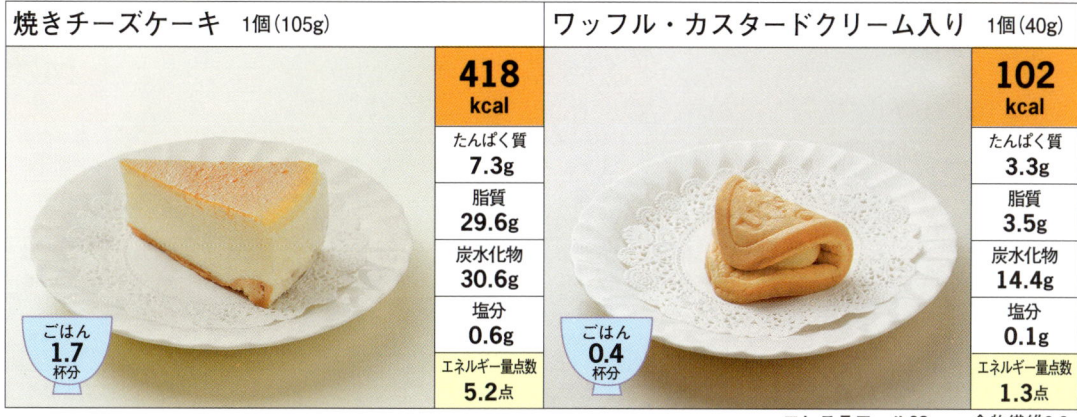

菓子、ナッツ、珍味○洋菓子

バームクーヘン 1/8切れ(35g)
- 164 kcal
- たんぱく質 2.1g
- 脂質 10.6g
- 炭水化物 15.0g
- 塩分 0.2g
- エネルギー量点数 2.1点
- ごはん 0.7杯分

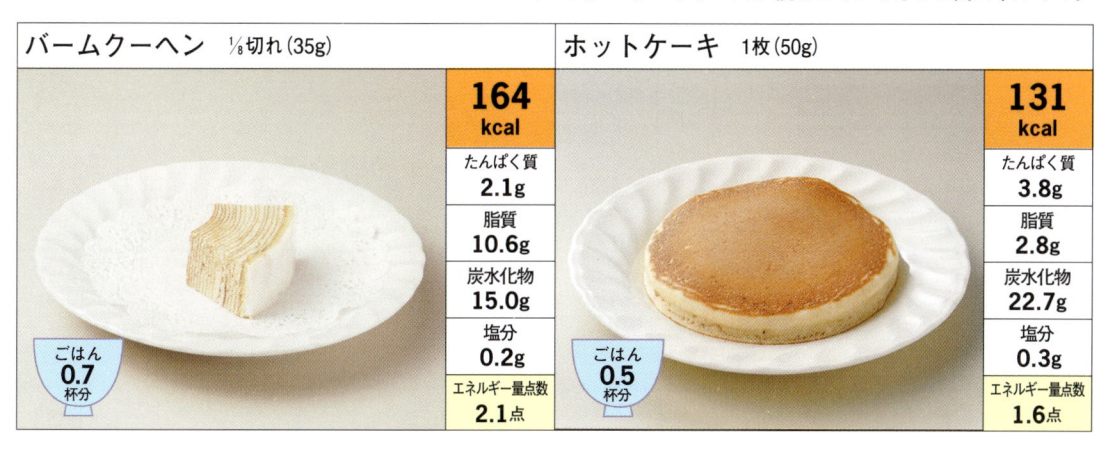

ホットケーキ 1枚(50g)
- 131 kcal
- たんぱく質 3.8g
- 脂質 2.8g
- 炭水化物 22.7g
- 塩分 0.3g
- エネルギー量点数 1.6点
- ごはん 0.5杯分

ミルフィーユ 1個(135g)
- 306 kcal
- たんぱく質 4.3g
- 脂質 20.3g
- 炭水化物 26.6g
- 塩分 0.3g
- エネルギー量点数 3.8点
- ごはん 1.2杯分

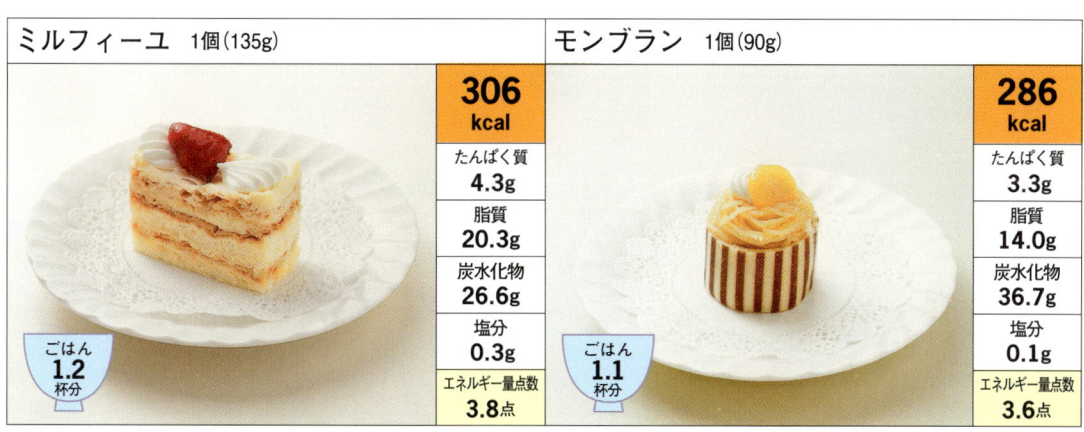

モンブラン 1個(90g)
- 286 kcal
- たんぱく質 3.3g
- 脂質 14.0g
- 炭水化物 36.7g
- 塩分 0.1g
- エネルギー量点数 3.6点
- ごはん 1.1杯分

焼きチーズケーキ 1個(105g)
- 418 kcal
- たんぱく質 7.3g
- 脂質 29.6g
- 炭水化物 30.6g
- 塩分 0.6g
- エネルギー量点数 5.2点
- ごはん 1.7杯分

ワッフル・カスタードクリーム入り 1個(40g)
- 102 kcal
- たんぱく質 3.3g
- 脂質 3.5g
- 炭水化物 14.4g
- 塩分 0.1g
- エネルギー量点数 1.3点
- ごはん 0.4杯分

コレステロール68mg、食物繊維0.3g

菓子、ナッツ、珍味 ◎ 和菓子

和菓子

エネルギーの多くは糖質が占めます。

おはぎ 1個(100g)

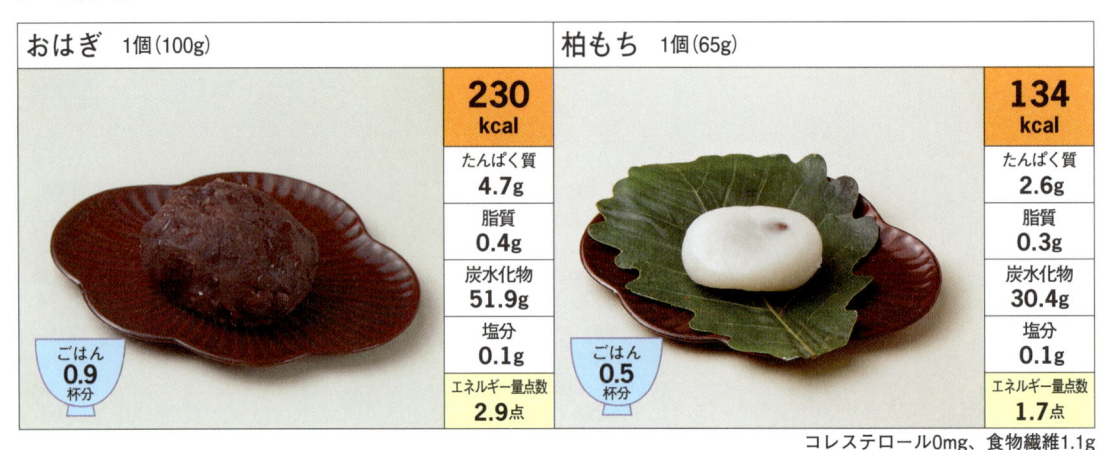

- **230 kcal**
- たんぱく質 4.7g
- 脂質 0.4g
- 炭水化物 51.9g
- 塩分 0.1g
- ごはん 0.9杯分
- エネルギー量点数 2.9点

柏もち 1個(65g)

- **134 kcal**
- たんぱく質 2.6g
- 脂質 0.3g
- 炭水化物 30.4g
- 塩分 0.1g
- ごはん 0.5杯分
- エネルギー量点数 1.7点

コレステロール0mg、食物繊維1.1g

カステラ 1切れ(50g)

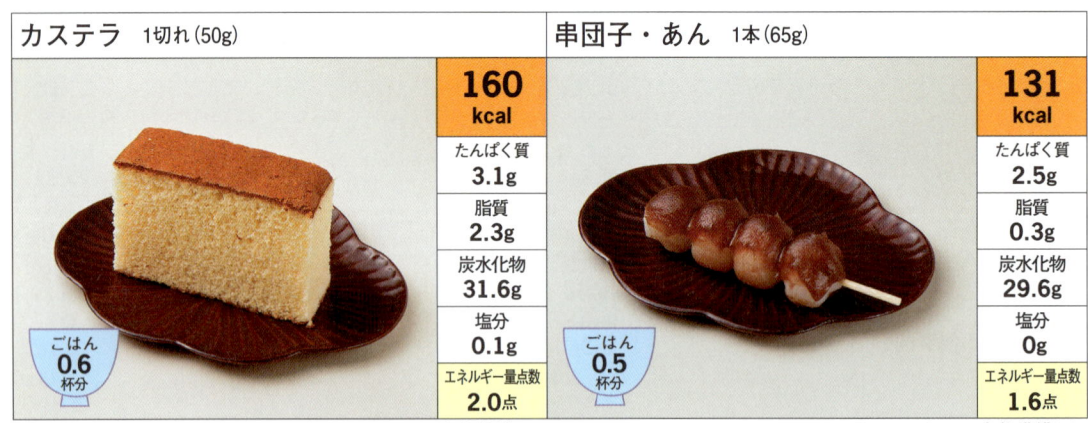

- **160 kcal**
- たんぱく質 3.1g
- 脂質 2.3g
- 炭水化物 31.6g
- 塩分 0.1g
- ごはん 0.6杯分
- エネルギー量点数 2.0点

コレステロール80mg、食物繊維0.3g

串団子・あん 1本(65g)

- **131 kcal**
- たんぱく質 2.5g
- 脂質 0.3g
- 炭水化物 29.6g
- 塩分 0g
- ごはん 0.5杯分
- エネルギー量点数 1.6点

コレステロール0mg、食物繊維0.8g

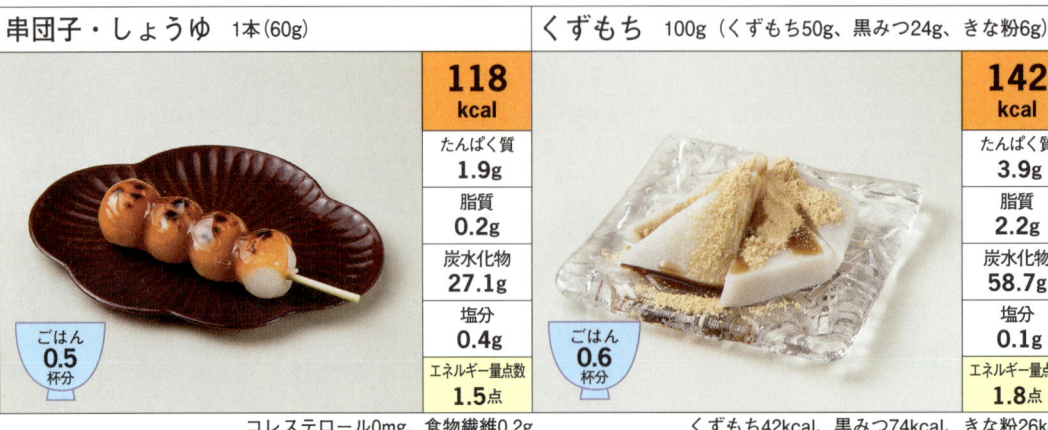

串団子・しょうゆ 1本(60g)

- **118 kcal**
- たんぱく質 1.9g
- 脂質 0.2g
- 炭水化物 27.1g
- 塩分 0.4g
- ごはん 0.5杯分
- エネルギー量点数 1.5点

コレステロール0mg、食物繊維0.2g

くずもち 100g(くずもち50g、黒みつ24g、きな粉6g)

- **142 kcal**
- たんぱく質 3.9g
- 脂質 2.2g
- 炭水化物 58.7g
- 塩分 0.1g
- ごはん 0.6杯分
- エネルギー量点数 1.8点

くずもち42kcal、黒みつ74kcal、きな粉26kcal

菓子、ナッツ、珍味 ◎ 和菓子

和菓子にはバターやクリームが使われていないので、一般に洋菓子に比べて脂質やエネルギーが少なくなっています。

どら焼き　1個（90g）

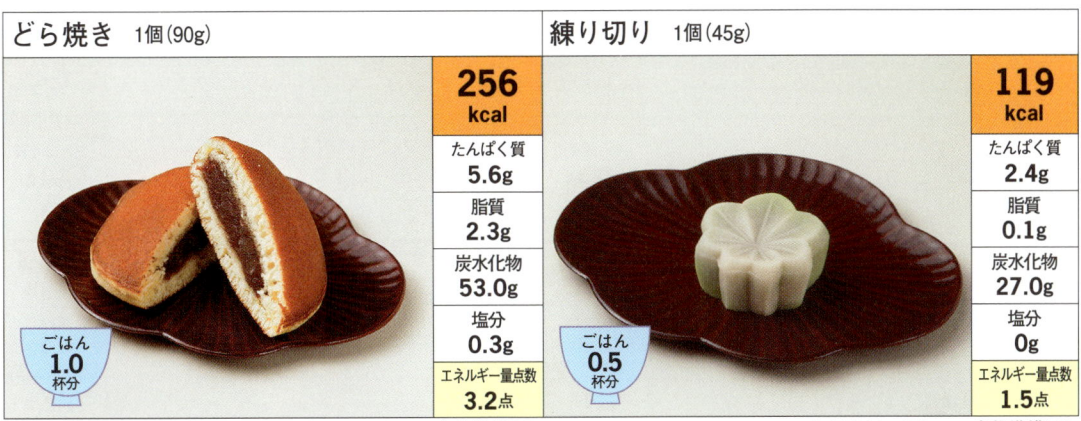

- 256 kcal
- たんぱく質 5.6g
- 脂質 2.3g
- 炭水化物 53.0g
- 塩分 0.3g
- エネルギー量点数 3.2点
- ごはん 1.0杯分

コレステロール72mg、食物繊維3.2g

練り切り　1個（45g）

- 119 kcal
- たんぱく質 2.4g
- 脂質 0.1g
- 炭水化物 27.0g
- 塩分 0g
- エネルギー量点数 1.5点
- ごはん 0.5杯分

コレステロール0mg、食物繊維1.6g

豆大福　1個（105g）

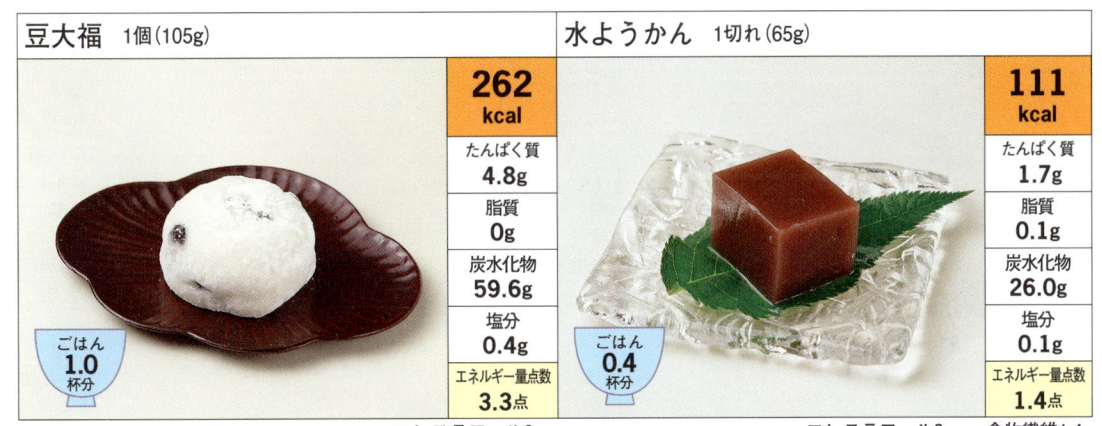

- 262 kcal
- たんぱく質 4.8g
- 脂質 0g
- 炭水化物 59.6g
- 塩分 0.4g
- エネルギー量点数 3.3点
- ごはん 1.0杯分

コレステロール0mg

水ようかん　1切れ（65g）

- 111 kcal
- たんぱく質 1.7g
- 脂質 0.1g
- 炭水化物 26.0g
- 塩分 0.1g
- エネルギー量点数 1.4点
- ごはん 0.4杯分

コレステロール0mg、食物繊維1.4g

蒸しまんじゅう　1個（35g）

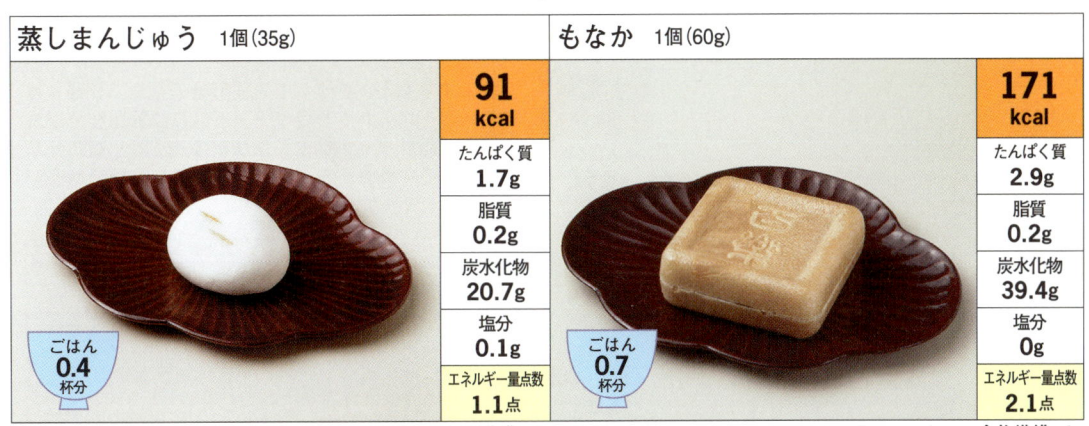

- 91 kcal
- たんぱく質 1.7g
- 脂質 0.2g
- 炭水化物 20.7g
- 塩分 0.1g
- エネルギー量点数 1.1点
- ごはん 0.4杯分

コレステロール0mg、食物繊維1.0g

もなか　1個（60g）

- 171 kcal
- たんぱく質 2.9g
- 脂質 0.2g
- 炭水化物 39.4g
- 塩分 0g
- エネルギー量点数 2.1点
- ごはん 0.7杯分

コレステロール0mg、食物繊維1.9g

デザート菓子・冷菓

アイスクリームはディッシャー1杯(75ml)あたり。

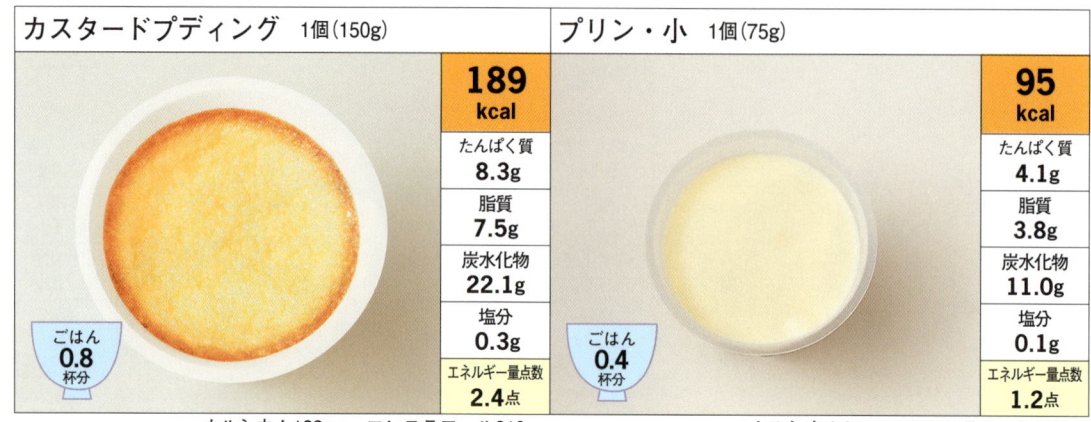

カスタードプディング　1個(150g)

189 kcal
- たんぱく質 8.3g
- 脂質 7.5g
- 炭水化物 22.1g
- 塩分 0.3g
- エネルギー量点数 2.4点
- ごはん 0.8杯分

カルシウム122mg、コレステロール210mg

プリン・小　1個(75g)

95 kcal
- たんぱく質 4.1g
- 脂質 3.8g
- 炭水化物 11.0g
- 塩分 0.1g
- エネルギー量点数 1.2点
- ごはん 0.4杯分

カルシウム61mg、コレステロール105mg

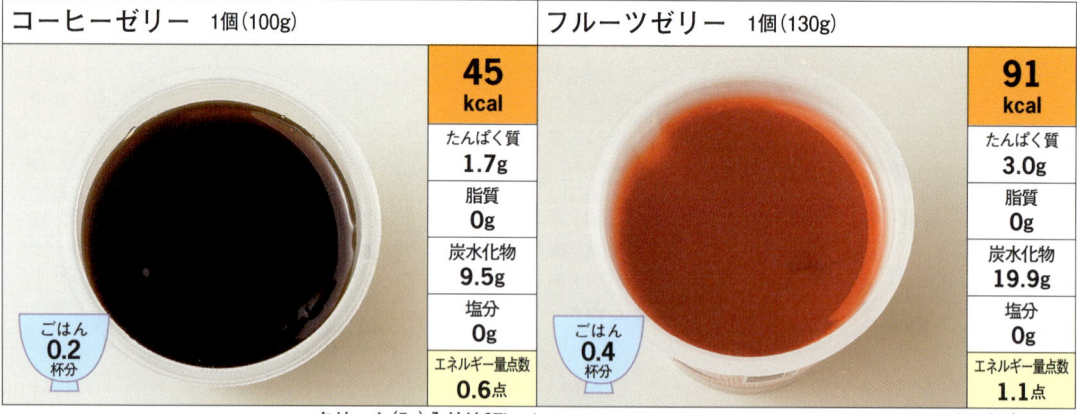

コーヒーゼリー　1個(100g)

45 kcal
- たんぱく質 1.7g
- 脂質 0g
- 炭水化物 9.5g
- 塩分 0g
- エネルギー量点数 0.6点
- ごはん 0.2杯分

クリーム(5g)入りは67kcal

フルーツゼリー　1個(130g)

91 kcal
- たんぱく質 3.0g
- 脂質 0g
- 炭水化物 19.9g
- 塩分 0g
- エネルギー量点数 1.1点
- ごはん 0.4杯分

カルシウム4mg

ミルクゼリー　1個(130g)

143 kcal
- たんぱく質 5.5g
- 脂質 3.8g
- 炭水化物 21.7g
- 塩分 0.1g
- エネルギー量点数 1.8点
- ごはん 0.6杯分

カルシウム109mg

アイスクリームの分類

乳脂肪分など、含まれる乳固形分の割合で分類されます。アイスミルクやラクトアイスには乳脂肪分以外に植物性脂肪などのほかの脂肪が添加され、脂肪分が多くなっているものもあります。一般に脂肪分が多いほどエネルギーは高くなります。

概要	乳固形分　(うち乳脂肪分)
アイスクリーム	15.0%以上　(8.0%以上)
アイスミルク	10.0%以上　(3.0%以上)
ラクトアイス	3.0%以上　(規格なし)

出所　「乳等省令」(厚生労働省)

アイスクリーム類は、含まれている乳脂肪分の量でアイスクリーム、アイスミルク、ラクトアイス、氷菓に分類されます。

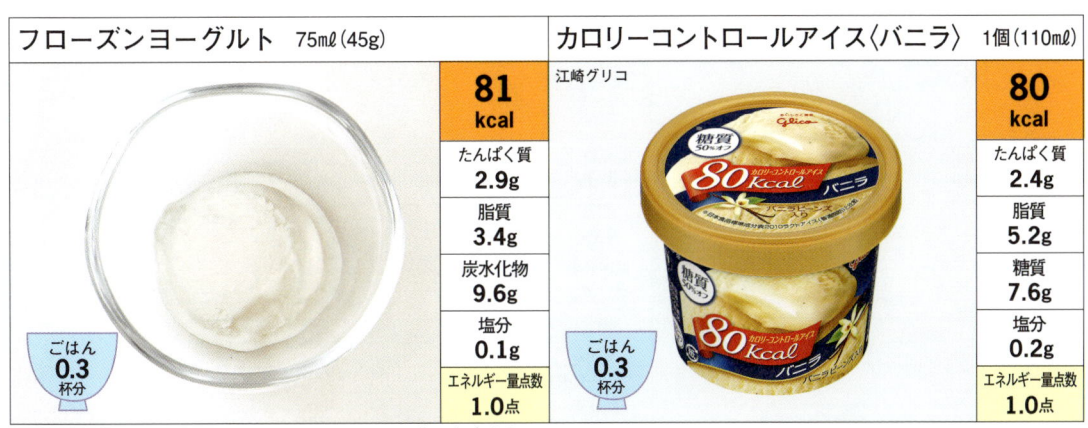

菓子、ナッツ、珍味・デザート菓子・冷菓

アイスクリーム・高脂肪　75㎖（40g）
- 85 kcal
- たんぱく質 1.4g
- 脂質 4.8g
- 炭水化物 9.0g
- 塩分 0.1g
- エネルギー量点数 1.1点
- ごはん 0.3杯分
- カルシウム52mg、コレステロール13mg

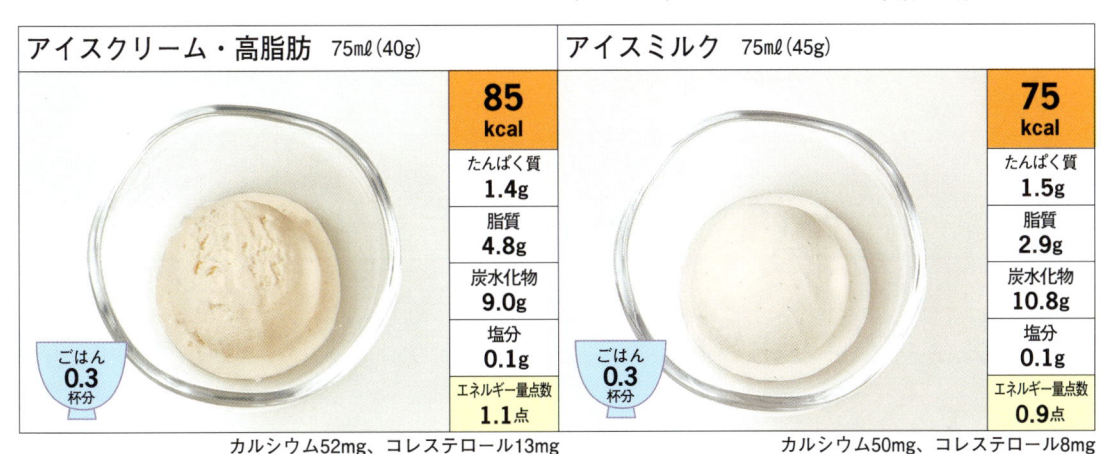

アイスミルク　75㎖（45g）
- 75 kcal
- たんぱく質 1.5g
- 脂質 2.9g
- 炭水化物 10.8g
- 塩分 0.1g
- エネルギー量点数 0.9点
- ごはん 0.3杯分
- カルシウム50mg、コレステロール8mg

ラクトアイス・普通脂肪　75㎖（40g）
- 90 kcal
- たんぱく質 1.2g
- 脂質 5.4g
- 炭水化物 8.9g
- 塩分 0.1g
- エネルギー量点数 1.1点
- ごはん 0.4杯分
- カルシウム38mg、コレステロール8mg

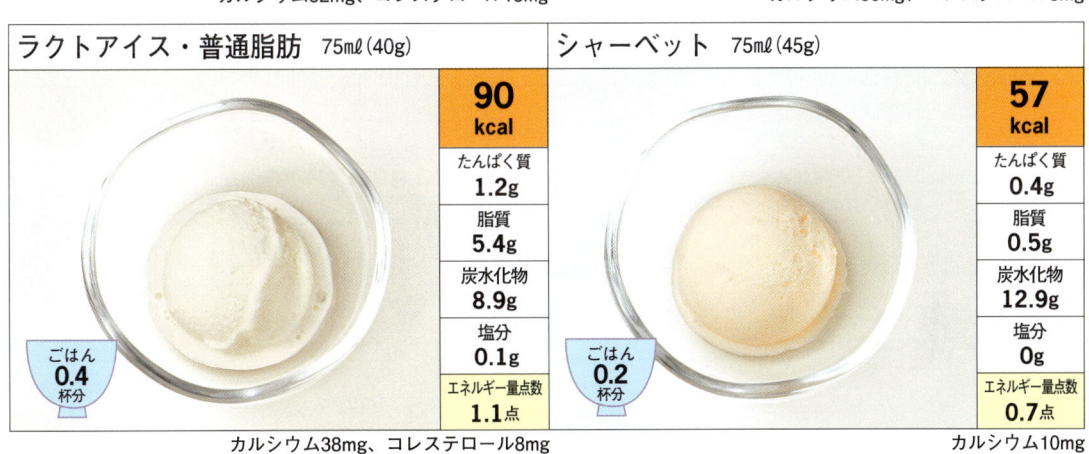

シャーベット　75㎖（45g）
- 57 kcal
- たんぱく質 0.4g
- 脂質 0.5g
- 炭水化物 12.9g
- 塩分 0g
- エネルギー量点数 0.7点
- ごはん 0.2杯分
- カルシウム10mg

フローズンヨーグルト　75㎖（45g）
- 81 kcal
- たんぱく質 2.9g
- 脂質 3.4g
- 炭水化物 9.6g
- 塩分 0.1g
- エネルギー量点数 1.0点
- ごはん 0.3杯分
- カルシウム91mg

カロリーコントロールアイス〈バニラ〉　1個（110㎖）
江崎グリコ
- 80 kcal
- たんぱく質 2.4g
- 脂質 5.2g
- 糖質 7.6g
- 塩分 0.2g
- エネルギー量点数 1.0点
- ごはん 0.3杯分

クッキー・ビスケット

材料の配合によりエネルギーが変わります。

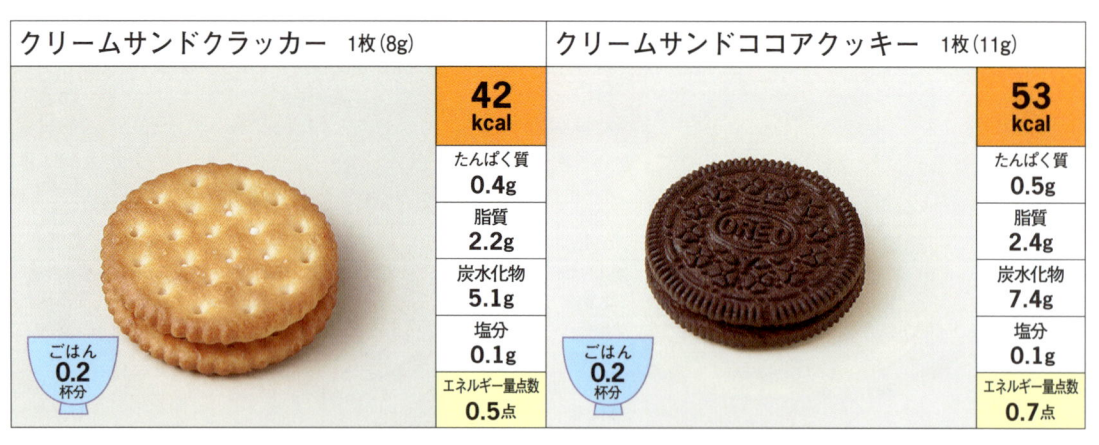

ウエハース 1枚(3g)

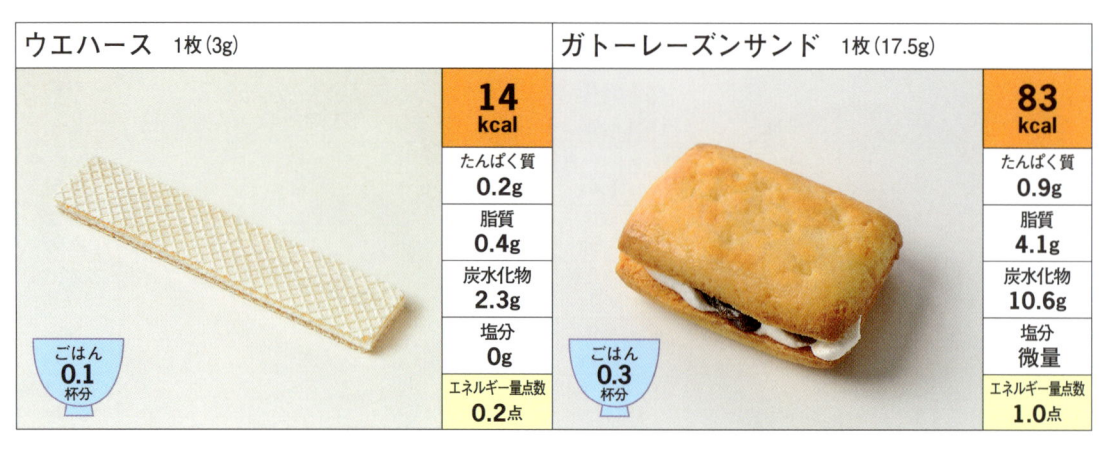

- 14 kcal
- たんぱく質 0.2g
- 脂質 0.4g
- 炭水化物 2.3g
- 塩分 0g
- ごはん 0.1杯分
- エネルギー量点数 0.2点

ガトーレーズンサンド 1枚(17.5g)

- 83 kcal
- たんぱく質 0.9g
- 脂質 4.1g
- 炭水化物 10.6g
- 塩分 微量
- ごはん 0.3杯分
- エネルギー量点数 1.0点

クリームサンドクラッカー 1枚(8g)

- 42 kcal
- たんぱく質 0.4g
- 脂質 2.2g
- 炭水化物 5.1g
- 塩分 0.1g
- ごはん 0.2杯分
- エネルギー量点数 0.5点

クリームサンドココアクッキー 1枚(11g)

- 53 kcal
- たんぱく質 0.5g
- 脂質 2.4g
- 炭水化物 7.4g
- 塩分 0.1g
- ごはん 0.2杯分
- エネルギー量点数 0.7点

サブレ 1枚(28g)

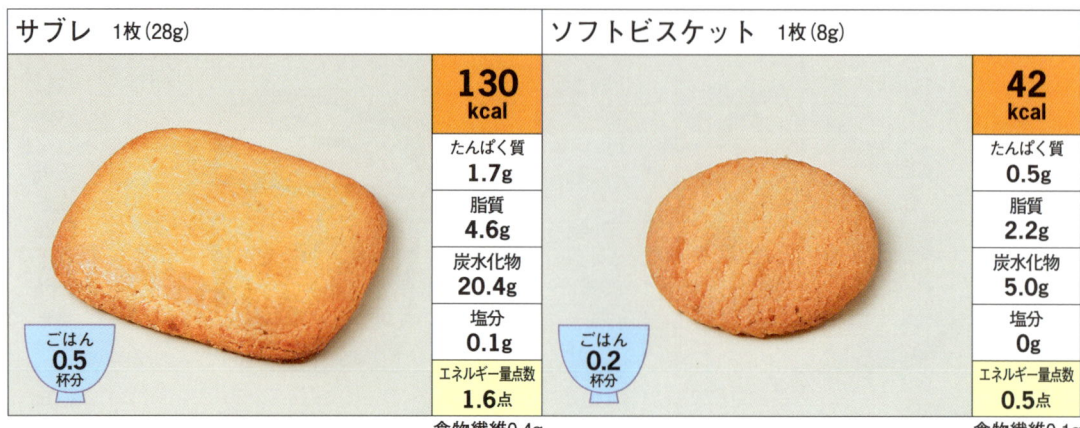

- 130 kcal
- たんぱく質 1.7g
- 脂質 4.6g
- 炭水化物 20.4g
- 塩分 0.1g
- ごはん 0.5杯分
- エネルギー量点数 1.6点

食物繊維0.4g

ソフトビスケット 1枚(8g)

- 42 kcal
- たんぱく質 0.5g
- 脂質 2.2g
- 炭水化物 5.0g
- 塩分 0g
- ごはん 0.2杯分
- エネルギー量点数 0.5点

食物繊維0.1g

小麦粉とバターが主材料。3枚、4枚と食べ続けるとたちまちごはん1杯分のエネルギーになります。

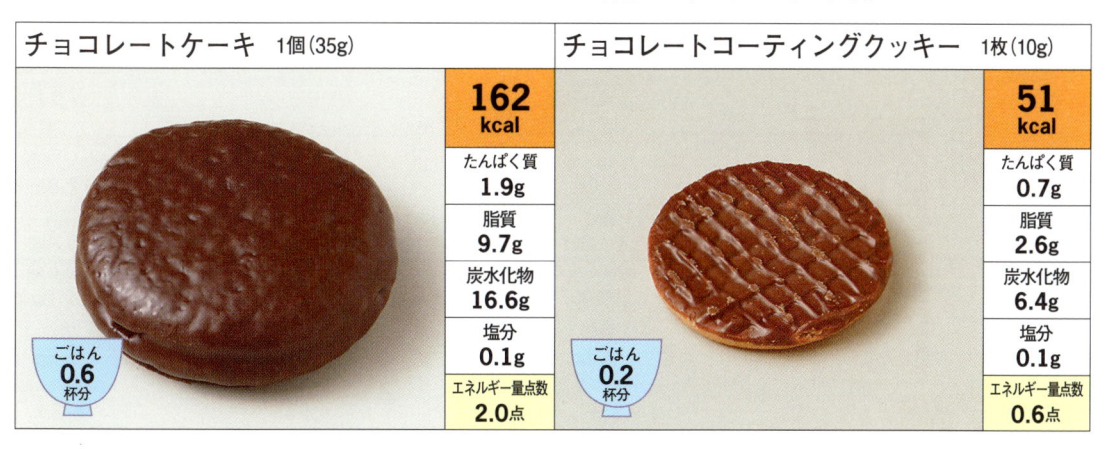

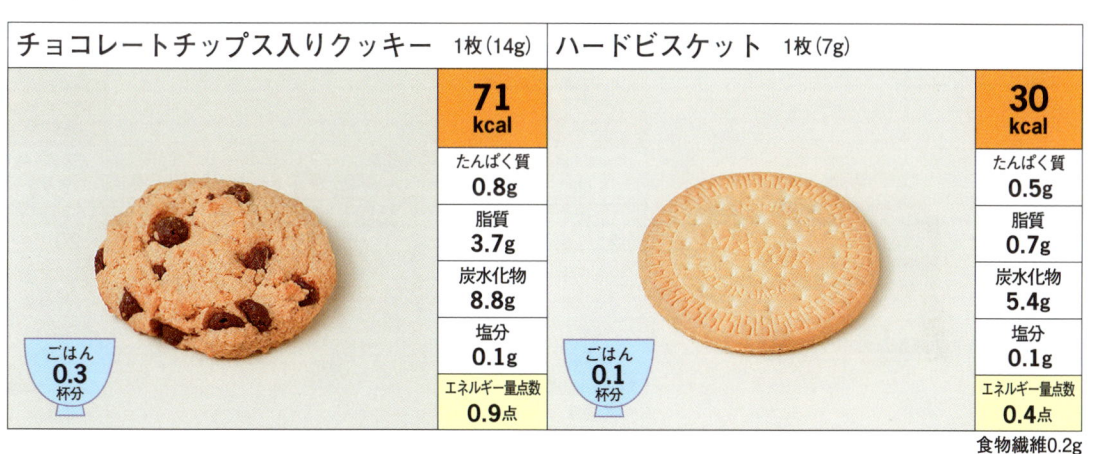

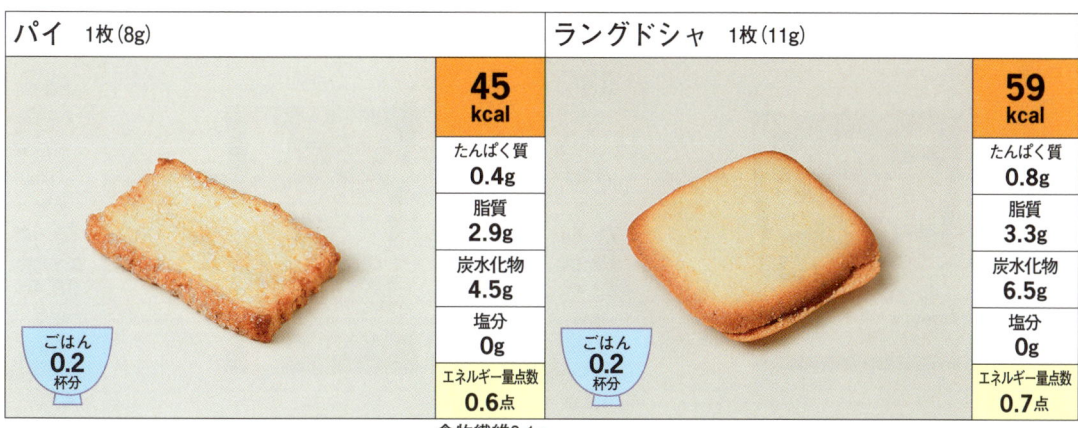

菓子、ナッツ、珍味◎クッキー・ビスケット

チョコレートケーキ 1個(35g)
- 162 kcal
- たんぱく質 1.9g
- 脂質 9.7g
- 炭水化物 16.6g
- 塩分 0.1g
- ごはん 0.6杯分
- エネルギー量点数 2.0点

チョコレートコーティングクッキー 1枚(10g)
- 51 kcal
- たんぱく質 0.7g
- 脂質 2.6g
- 炭水化物 6.4g
- 塩分 0.1g
- ごはん 0.2杯分
- エネルギー量点数 0.6点

チョコレートチップス入りクッキー 1枚(14g)
- 71 kcal
- たんぱく質 0.8g
- 脂質 3.7g
- 炭水化物 8.8g
- 塩分 0.1g
- ごはん 0.3杯分
- エネルギー量点数 0.9点

ハードビスケット 1枚(7g)
- 30 kcal
- たんぱく質 0.5g
- 脂質 0.7g
- 炭水化物 5.4g
- 塩分 0.1g
- ごはん 0.1杯分
- エネルギー量点数 0.4点

食物繊維0.2g

パイ 1枚(8g)
- 45 kcal
- たんぱく質 0.4g
- 脂質 2.9g
- 炭水化物 4.5g
- 塩分 0g
- ごはん 0.2杯分
- エネルギー量点数 0.6点

ラングドシャ 1枚(11g)
- 59 kcal
- たんぱく質 0.8g
- 脂質 3.3g
- 炭水化物 6.5g
- 塩分 0g
- ごはん 0.2杯分
- エネルギー量点数 0.7点

食物繊維0.1g

スナック菓子(ポテトチップス)

量を決めて食べましょう。

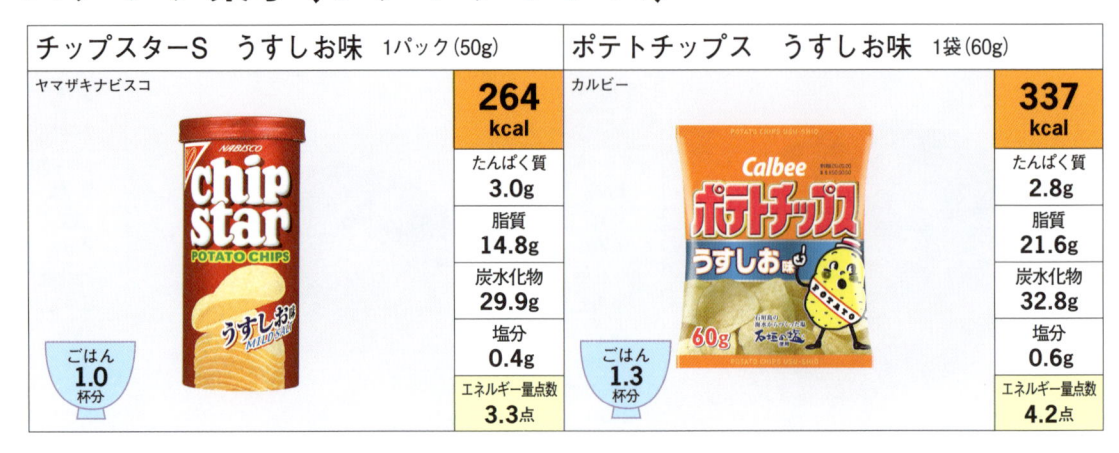

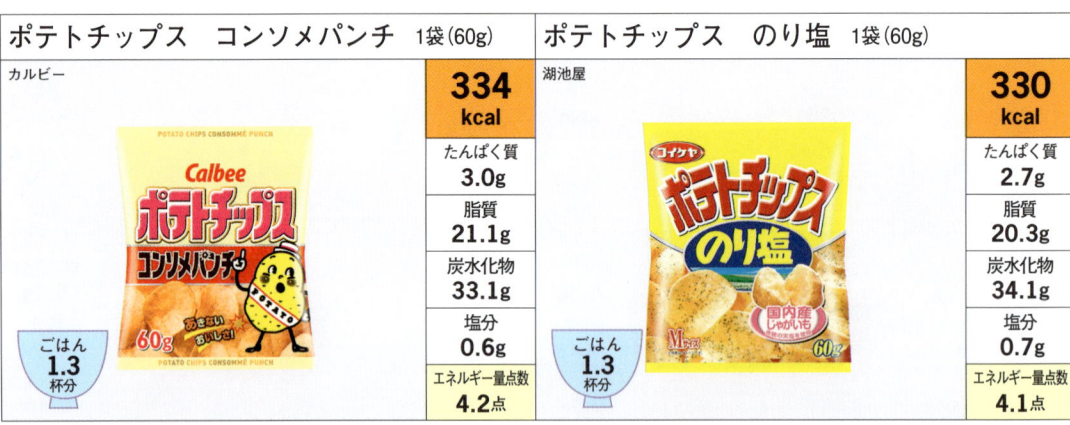

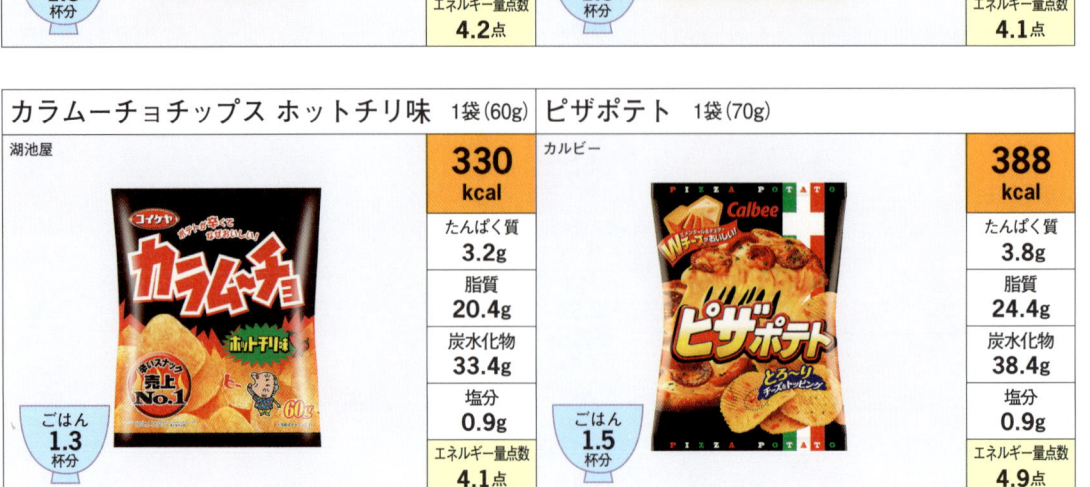

チップスターS うすしお味　1パック(50g)
ヤマザキナビスコ

- 264 kcal
- たんぱく質 3.0g
- 脂質 14.8g
- 炭水化物 29.9g
- 塩分 0.4g
- エネルギー量点数 3.3点
- ごはん 1.0杯分

ポテトチップス うすしお味　1袋(60g)
カルビー

- 337 kcal
- たんぱく質 2.8g
- 脂質 21.6g
- 炭水化物 32.8g
- 塩分 0.6g
- エネルギー量点数 4.2点
- ごはん 1.3杯分

ポテトチップス コンソメパンチ　1袋(60g)
カルビー

- 334 kcal
- たんぱく質 3.0g
- 脂質 21.1g
- 炭水化物 33.1g
- 塩分 0.6g
- エネルギー量点数 4.2点
- ごはん 1.3杯分

ポテトチップス のり塩　1袋(60g)
湖池屋

- 330 kcal
- たんぱく質 2.7g
- 脂質 20.3g
- 炭水化物 34.1g
- 塩分 0.7g
- エネルギー量点数 4.1点
- ごはん 1.3杯分

カラムーチョチップス ホットチリ味　1袋(60g)
湖池屋

- 330 kcal
- たんぱく質 3.2g
- 脂質 20.4g
- 炭水化物 33.4g
- 塩分 0.9g
- エネルギー量点数 4.1点
- ごはん 1.3杯分

ピザポテト　1袋(70g)
カルビー

- 388 kcal
- たんぱく質 3.8g
- 脂質 24.4g
- 炭水化物 38.4g
- 塩分 0.9g
- エネルギー量点数 4.9点
- ごはん 1.5杯分

菓子、ナッツ、珍味 ○スナック菓子(ポテトチップス)

ポテトチップスは1袋あたり約350kcal、ごはん茶わん1.4杯分になります。脂質の割合が多いものほど高エネルギーです。

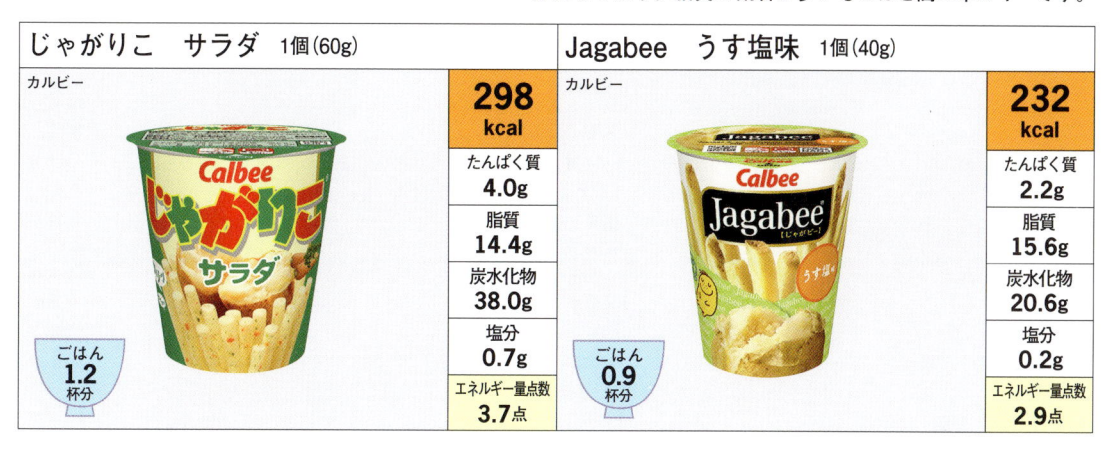

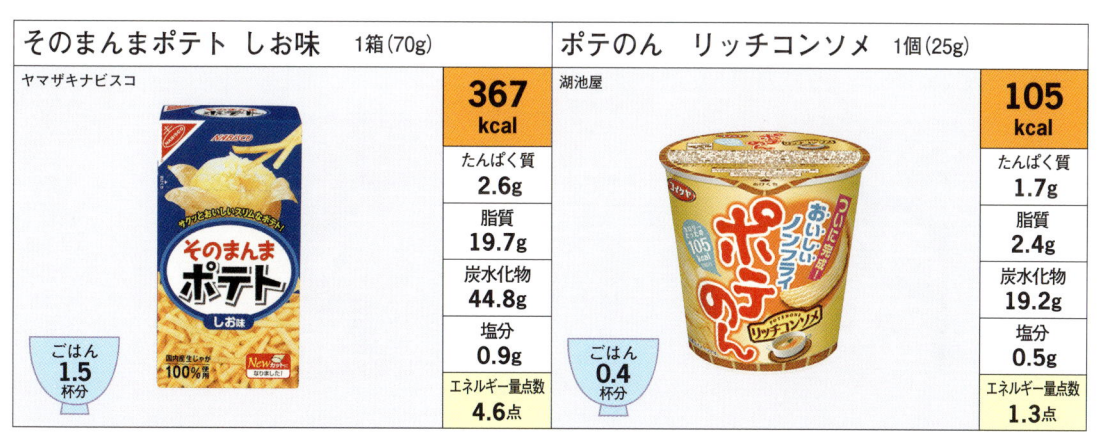

菓子、ナッツ、珍味◉スナック菓子(ポテトチップス)

じゃがりこ サラダ 1個(60g)	Jagabee うす塩味 1個(40g)
カルビー	カルビー
298 kcal	232 kcal
たんぱく質 4.0g	たんぱく質 2.2g
脂質 14.4g	脂質 15.6g
炭水化物 38.0g	炭水化物 20.6g
塩分 0.7g	塩分 0.2g
エネルギー量点数 3.7点	エネルギー量点数 2.9点
ごはん 1.2杯分	ごはん 0.9杯分

そのまんまポテト しお味 1箱(70g)	ポテのん リッチコンソメ 1個(25g)
ヤマザキナビスコ	湖池屋
367 kcal	105 kcal
たんぱく質 2.6g	たんぱく質 1.7g
脂質 19.7g	脂質 2.4g
炭水化物 44.8g	炭水化物 19.2g
塩分 0.9g	塩分 0.5g
エネルギー量点数 4.6点	エネルギー量点数 1.3点
ごはん 1.5杯分	ごはん 0.4杯分

スナック菓子の1回量はこのくらいに

スナック菓子は袋ごと食べずに、器に出して食べる量を決めましょう。
適量は写真にあるように1回分20gくらい、約100kcalが目安です。

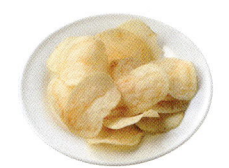

ポテトチップス 20g 111kcal	ポテトチップス成形 12枚 20g 108kcal	ポテトスティック 13本 20g 99kcal	ポップコーン 20g 97kcal

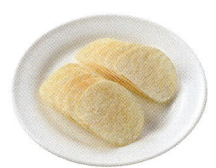

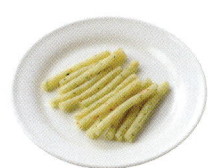

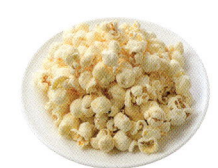

スナック菓子（その他）

ポテトチップスと同様、1回量の目安は100kcal分。

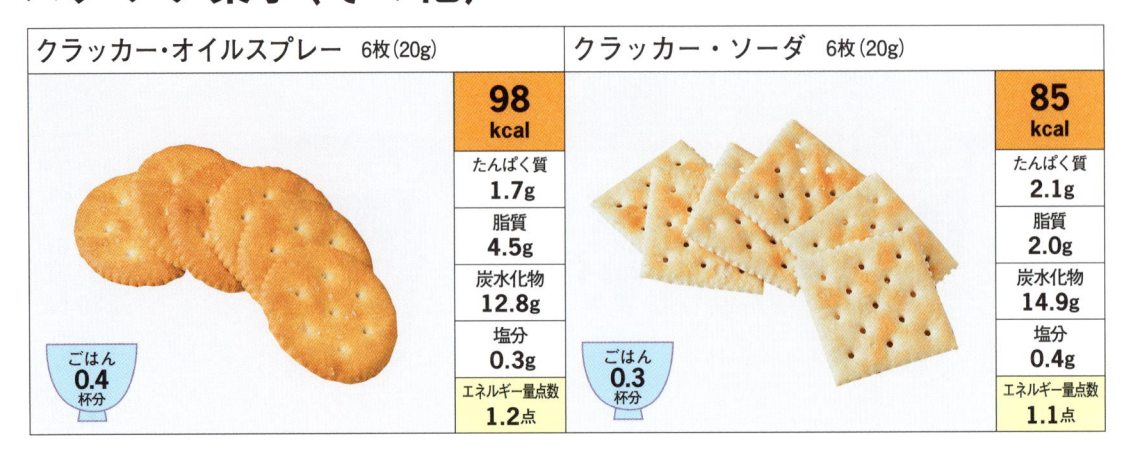

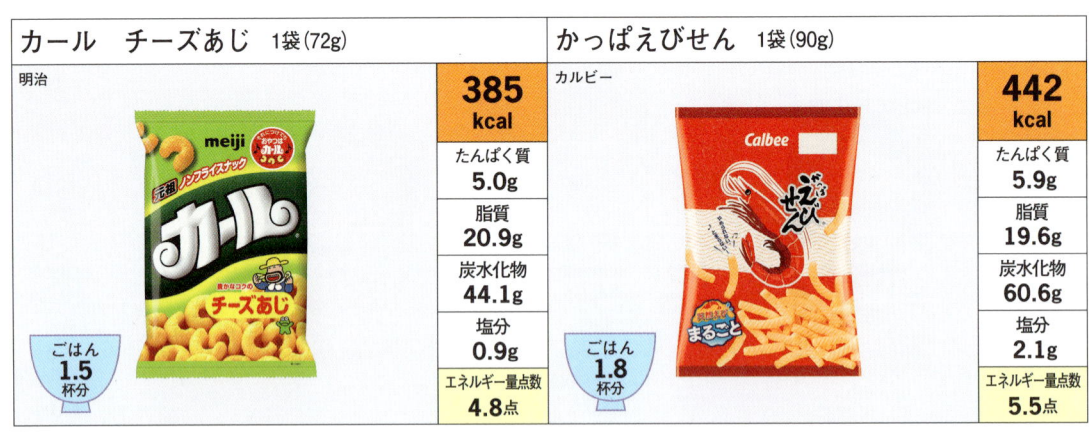

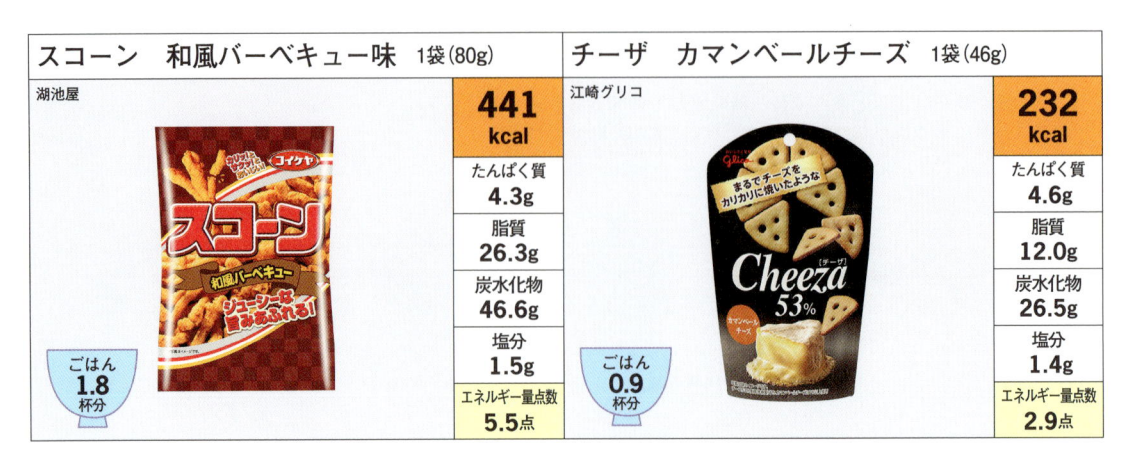

クラッカー・オイルスプレー　6枚(20g)

- 98kcal
- たんぱく質 1.7g
- 脂質 4.5g
- 炭水化物 12.8g
- 塩分 0.3g
- エネルギー量点数 1.2点
- ごはん 0.4杯分

クラッカー・ソーダ　6枚(20g)

- 85kcal
- たんぱく質 2.1g
- 脂質 2.0g
- 炭水化物 14.9g
- 塩分 0.4g
- エネルギー量点数 1.1点
- ごはん 0.3杯分

カール　チーズあじ　1袋(72g)

明治

- 385kcal
- たんぱく質 5.0g
- 脂質 20.9g
- 炭水化物 44.1g
- 塩分 0.9g
- エネルギー量点数 4.8点
- ごはん 1.5杯分

かっぱえびせん　1袋(90g)

カルビー

- 442kcal
- たんぱく質 5.9g
- 脂質 19.6g
- 炭水化物 60.6g
- 塩分 2.1g
- エネルギー量点数 5.5点
- ごはん 1.8杯分

スコーン　和風バーベキュー味　1袋(80g)

湖池屋

- 441kcal
- たんぱく質 4.3g
- 脂質 26.3g
- 炭水化物 46.6g
- 塩分 1.5g
- エネルギー量点数 5.5点
- ごはん 1.8杯分

チーザ　カマンベールチーズ　1袋(46g)

江崎グリコ

- 232kcal
- たんぱく質 4.6g
- 脂質 12.0g
- 炭水化物 26.5g
- 塩分 1.4g
- エネルギー量点数 2.9点
- ごはん 0.9杯分

菓子、ナッツ、珍味 ◎ スナック菓子（その他）

野菜チップス以外のコーン系、ポテト系、小麦粉系のスナック菓子は、エネルギーや栄養価に大差ありません。

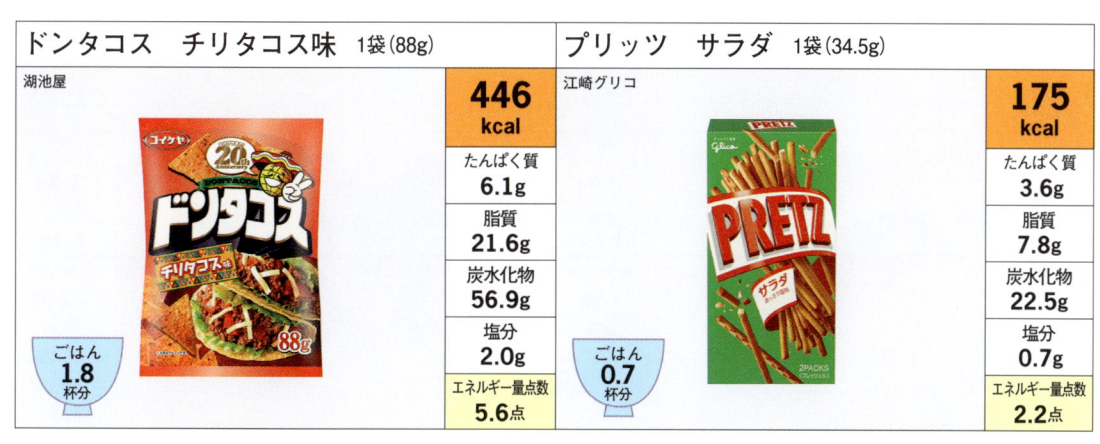

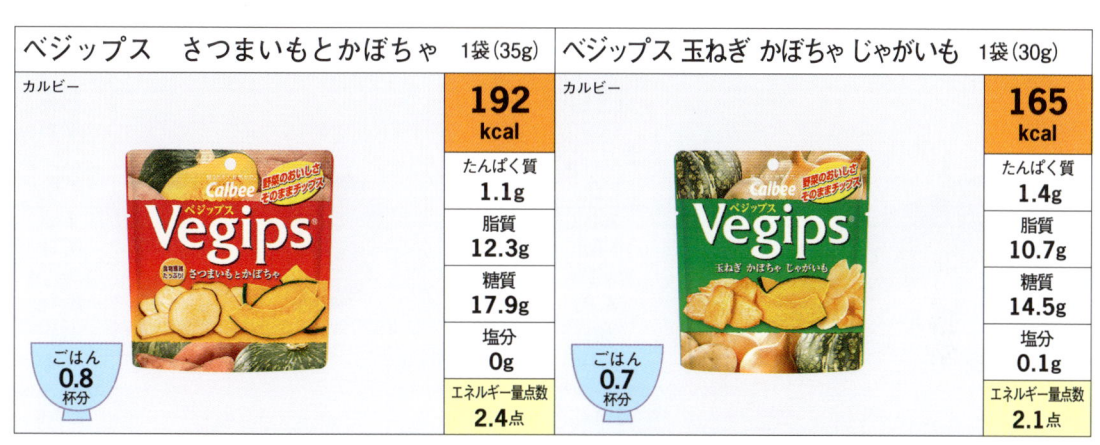

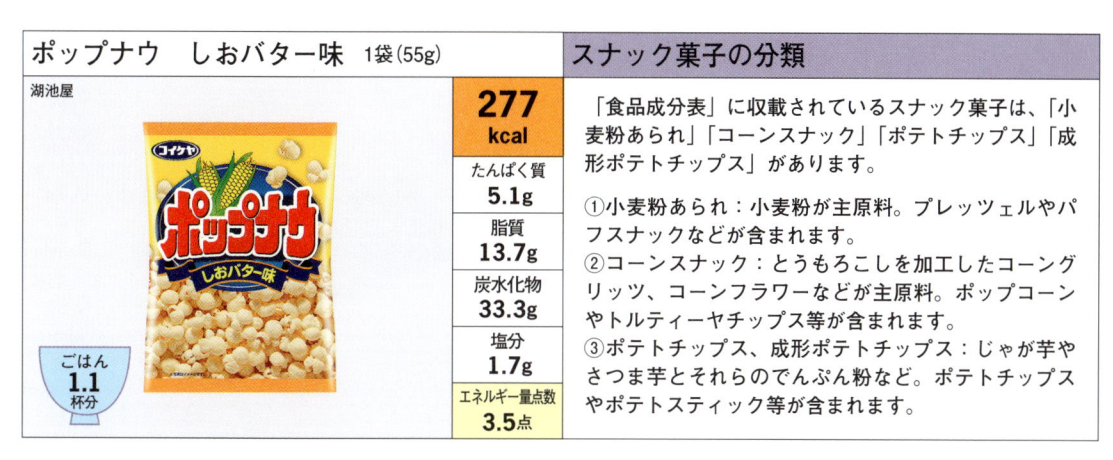

ドンタコス　チリタコス味　1袋(88g)
湖池屋

- 446 kcal
- たんぱく質 6.1g
- 脂質 21.6g
- 炭水化物 56.9g
- 塩分 2.0g
- エネルギー量点数 5.6点
- ごはん 1.8杯分

プリッツ　サラダ　1袋(34.5g)
江崎グリコ

- 175 kcal
- たんぱく質 3.6g
- 脂質 7.8g
- 炭水化物 22.5g
- 塩分 0.7g
- エネルギー量点数 2.2点
- ごはん 0.7杯分

ベジップス　さつまいもとかぼちゃ　1袋(35g)
カルビー

- 192 kcal
- たんぱく質 1.1g
- 脂質 12.3g
- 糖質 17.9g
- 塩分 0g
- エネルギー量点数 2.4点
- ごはん 0.8杯分

ベジップス 玉ねぎ かぼちゃ じゃがいも　1袋(30g)
カルビー

- 165 kcal
- たんぱく質 1.4g
- 脂質 10.7g
- 糖質 14.5g
- 塩分 0.1g
- エネルギー量点数 2.1点
- ごはん 0.7杯分

ポップナウ　しおバター味　1袋(55g)
湖池屋

- 277 kcal
- たんぱく質 5.1g
- 脂質 13.7g
- 炭水化物 33.3g
- 塩分 1.7g
- エネルギー量点数 3.5点
- ごはん 1.1杯分

スナック菓子の分類

「食品成分表」に収載されているスナック菓子は、「小麦粉あられ」「コーンスナック」「ポテトチップス」「成形ポテトチップス」があります。

①小麦粉あられ：小麦粉が主原料。プレッツェルやパフスナックなどが含まれます。
②コーンスナック：とうもろこしを加工したコーングリッツ、コーンフラワーなどが主原料。ポップコーンやトルティーヤチップス等が含まれます。
③ポテトチップス、成形ポテトチップス：じゃが芋やさつま芋とそれらのでんぷん粉など。ポテトチップスやポテトスティック等が含まれます。

チョコレート・キャラメル・あめ

エネルギーの中心は砂糖です。

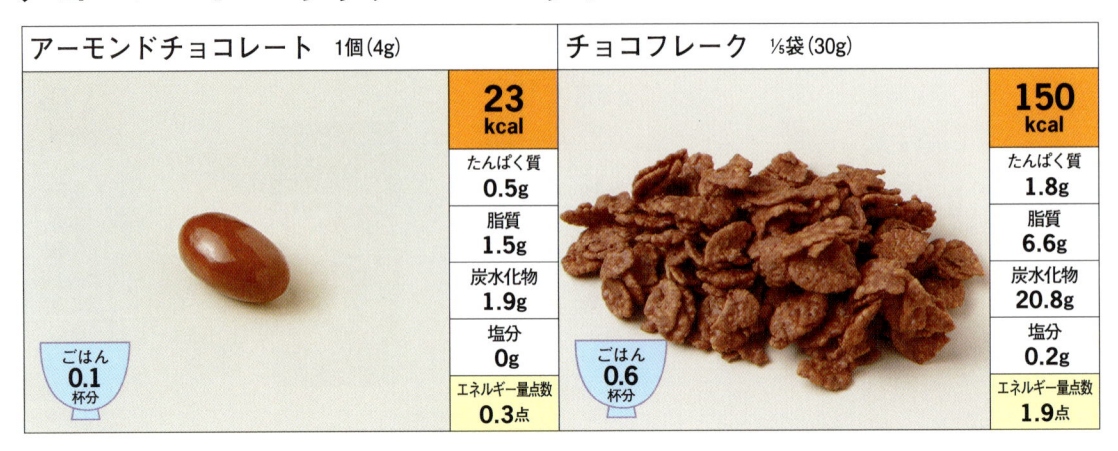

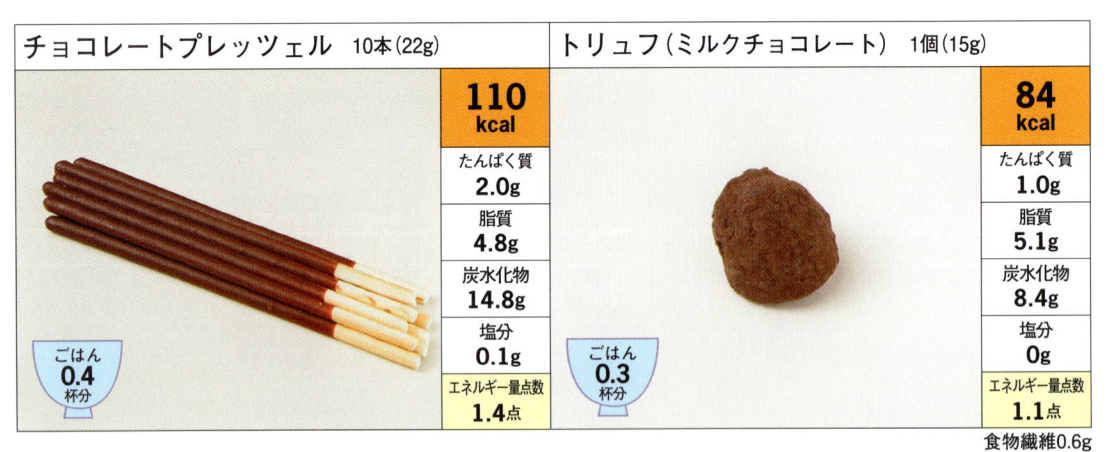

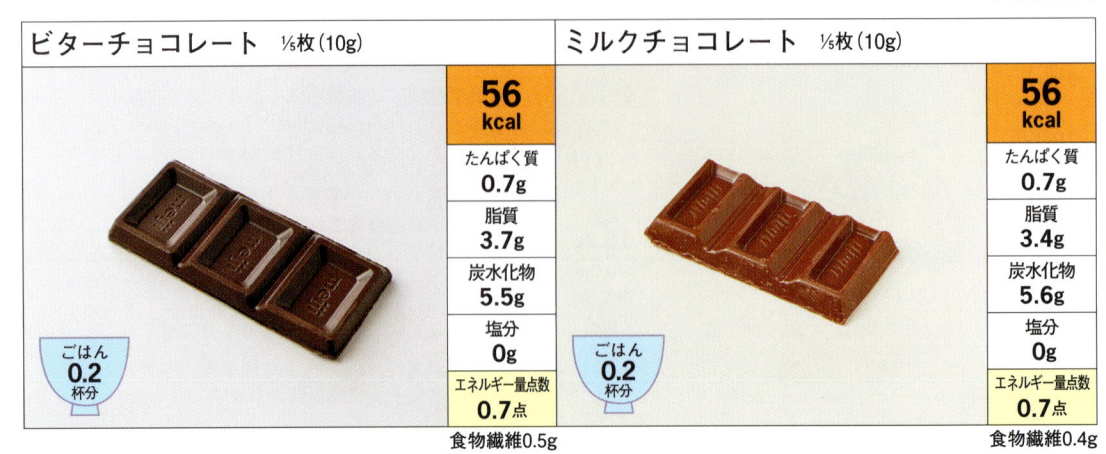

アーモンドチョコレート　1個(4g)

- 23 kcal
- たんぱく質 0.5g
- 脂質 1.5g
- 炭水化物 1.9g
- 塩分 0g
- ごはん 0.1杯分
- エネルギー量点数 0.3点

チョコフレーク　1/5袋(30g)

- 150 kcal
- たんぱく質 1.8g
- 脂質 6.6g
- 炭水化物 20.8g
- 塩分 0.2g
- ごはん 0.6杯分
- エネルギー量点数 1.9点

チョコレートプレッツェル　10本(22g)

- 110 kcal
- たんぱく質 2.0g
- 脂質 4.8g
- 炭水化物 14.8g
- 塩分 0.1g
- ごはん 0.4杯分
- エネルギー量点数 1.4点

トリュフ(ミルクチョコレート)　1個(15g)

- 84 kcal
- たんぱく質 1.0g
- 脂質 5.1g
- 炭水化物 8.4g
- 塩分 0g
- ごはん 0.3杯分
- エネルギー量点数 1.1点

食物繊維0.6g

ビターチョコレート　1/5枚(10g)

- 56 kcal
- たんぱく質 0.7g
- 脂質 3.7g
- 炭水化物 5.5g
- 塩分 0g
- ごはん 0.2杯分
- エネルギー量点数 0.7点

食物繊維0.5g

ミルクチョコレート　1/5枚(10g)

- 56 kcal
- たんぱく質 0.7g
- 脂質 3.4g
- 炭水化物 5.6g
- 塩分 0g
- ごはん 0.2杯分
- エネルギー量点数 0.7点

食物繊維0.4g

菓子、ナッツ、珍味◎チョコレート・キャラメル・あめ

板チョコ1枚はごはん1杯分、チョコレートプレッツェル11本、マシュマロ10個はごはん½杯分のエネルギーに相当。

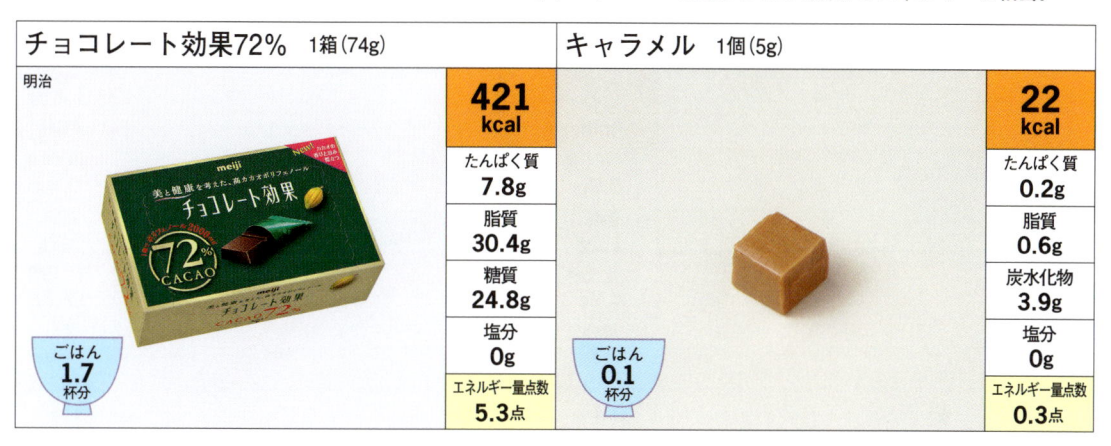

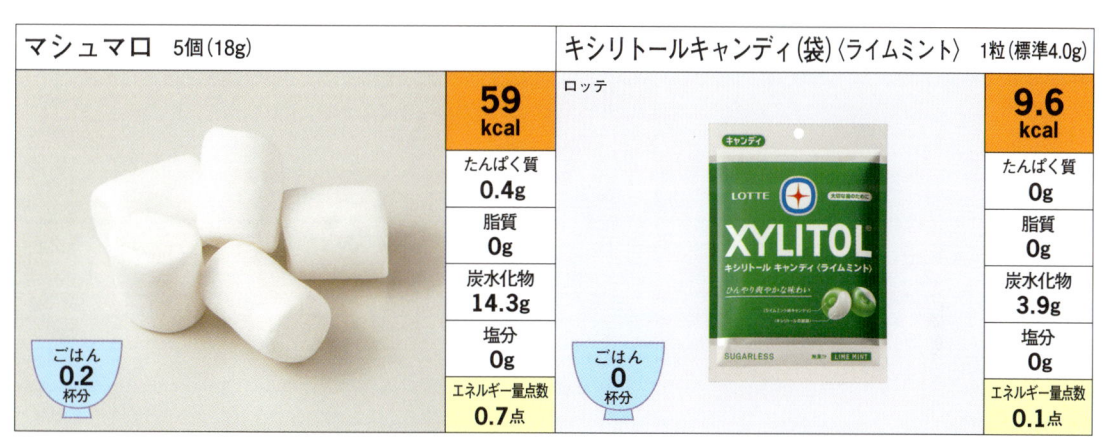

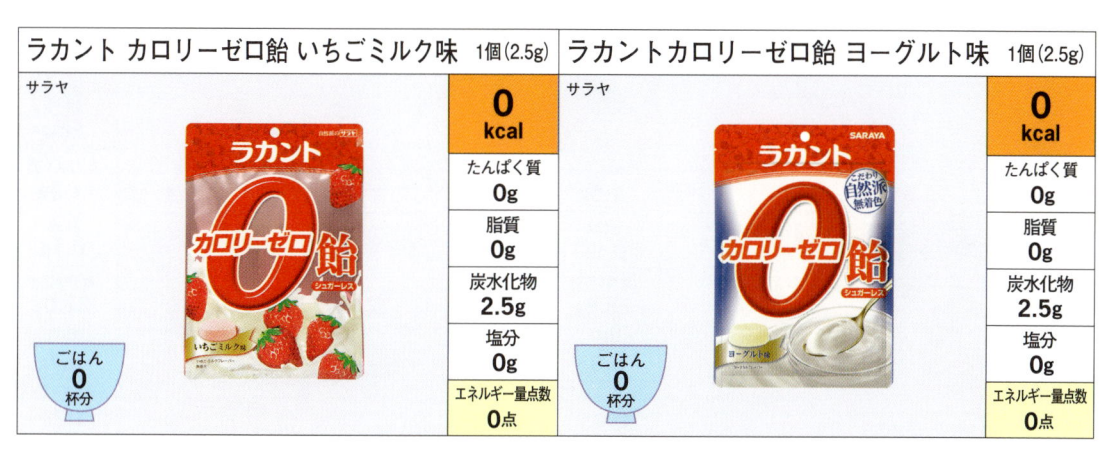

菓子、ナッツ、珍味◯チョコレート・キャラメル・あめ

チョコレート効果72%　1箱(74g)
明治
- 421 kcal
- たんぱく質 7.8g
- 脂質 30.4g
- 糖質 24.8g
- 塩分 0g
- ごはん 1.7杯分
- エネルギー量点数 5.3点

キャラメル　1個(5g)
- 22 kcal
- たんぱく質 0.2g
- 脂質 0.6g
- 炭水化物 3.9g
- 塩分 0g
- ごはん 0.1杯分
- エネルギー量点数 0.3点

マシュマロ　5個(18g)
- 59 kcal
- たんぱく質 0.4g
- 脂質 0g
- 炭水化物 14.3g
- 塩分 0g
- ごはん 0.2杯分
- エネルギー量点数 0.7点

キシリトールキャンディ(袋)〈ライムミント〉　1粒(標準4.0g)
ロッテ
- 9.6 kcal
- たんぱく質 0g
- 脂質 0g
- 炭水化物 3.9g
- 塩分 0g
- ごはん 0杯分
- エネルギー量点数 0.1点

ラカント カロリーゼロ飴 いちごミルク味　1個(2.5g)
サラヤ
- 0 kcal
- たんぱく質 0g
- 脂質 0g
- 炭水化物 2.5g
- 塩分 0g
- ごはん 0杯分
- エネルギー量点数 0点

ラカントカロリーゼロ飴 ヨーグルト味　1個(2.5g)
サラヤ
- 0 kcal
- たんぱく質 0g
- 脂質 0g
- 炭水化物 2.5g
- 塩分 0g
- ごはん 0杯分
- エネルギー量点数 0点

菓子、ナッツ、珍味 ◎ 米菓子・かりんとう

米菓子・かりんとう

砂糖がついたり、揚げたものは高エネルギー。

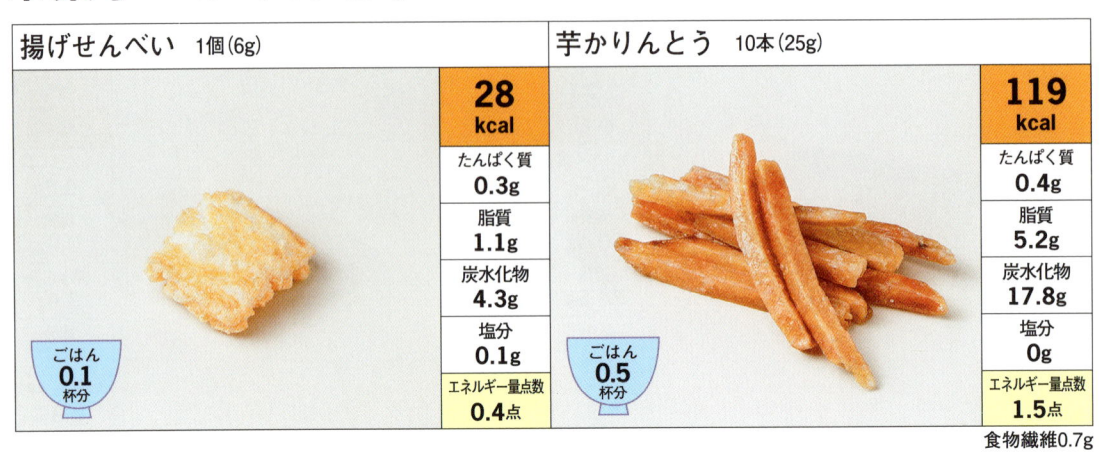

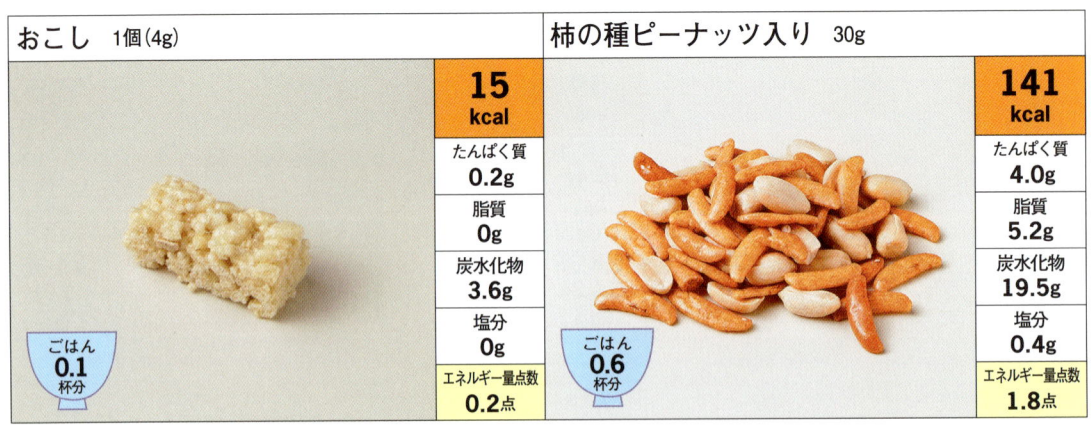

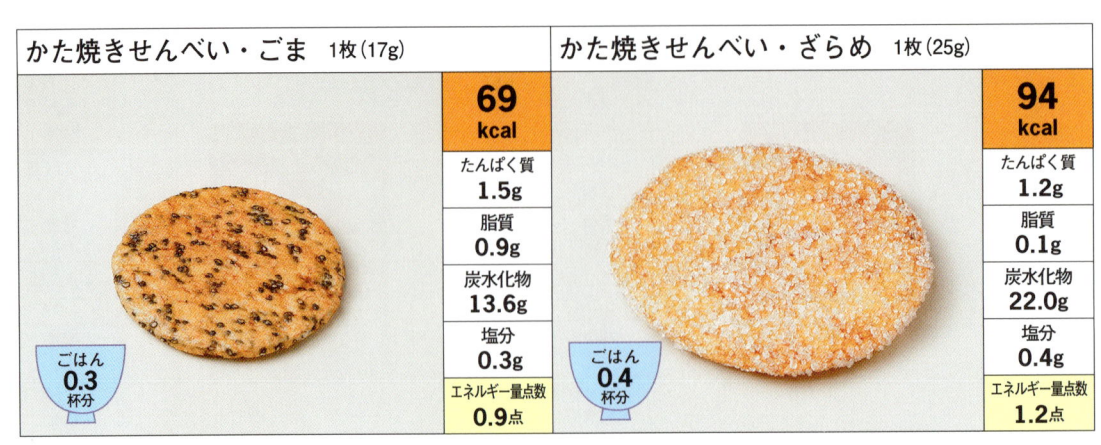

揚げせんべい 1個(6g)
- 28 kcal
- たんぱく質 0.3g
- 脂質 1.1g
- 炭水化物 4.3g
- 塩分 0.1g
- エネルギー量点数 0.4点
- ごはん 0.1杯分

芋かりんとう 10本(25g)
- 119 kcal
- たんぱく質 0.4g
- 脂質 5.2g
- 炭水化物 17.8g
- 塩分 0g
- エネルギー量点数 1.5点
- ごはん 0.5杯分
- 食物繊維 0.7g

おこし 1個(4g)
- 15 kcal
- たんぱく質 0.2g
- 脂質 0g
- 炭水化物 3.6g
- 塩分 0g
- エネルギー量点数 0.2点
- ごはん 0.1杯分

柿の種ピーナッツ入り 30g
- 141 kcal
- たんぱく質 4.0g
- 脂質 5.2g
- 炭水化物 19.5g
- 塩分 0.4g
- エネルギー量点数 1.8点
- ごはん 0.6杯分

かた焼きせんべい・ごま 1枚(17g)
- 69 kcal
- たんぱく質 1.5g
- 脂質 0.9g
- 炭水化物 13.6g
- 塩分 0.3g
- エネルギー量点数 0.9点
- ごはん 0.3杯分

かた焼きせんべい・ざらめ 1枚(25g)
- 94 kcal
- たんぱく質 1.2g
- 脂質 0.1g
- 炭水化物 22.0g
- 塩分 0.4g
- エネルギー量点数 1.2点
- ごはん 0.4杯分

せんべい自体には砂糖や油脂はほとんど含まれません。米（穀物）が原料のため、糖質中心でエネルギー源になります。

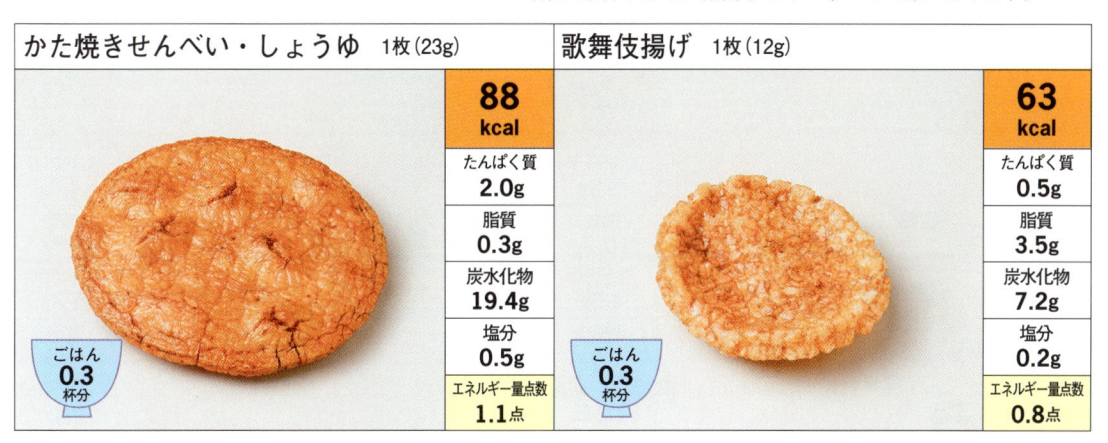

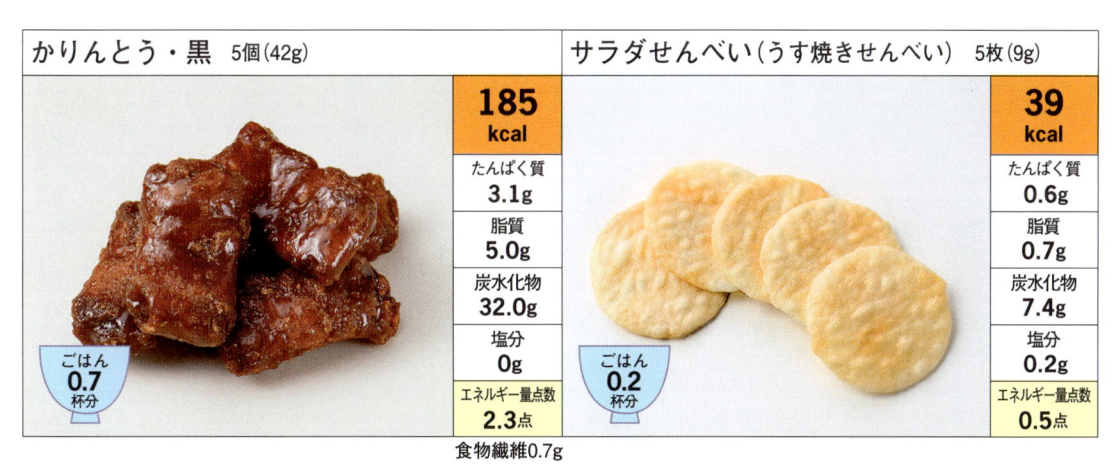

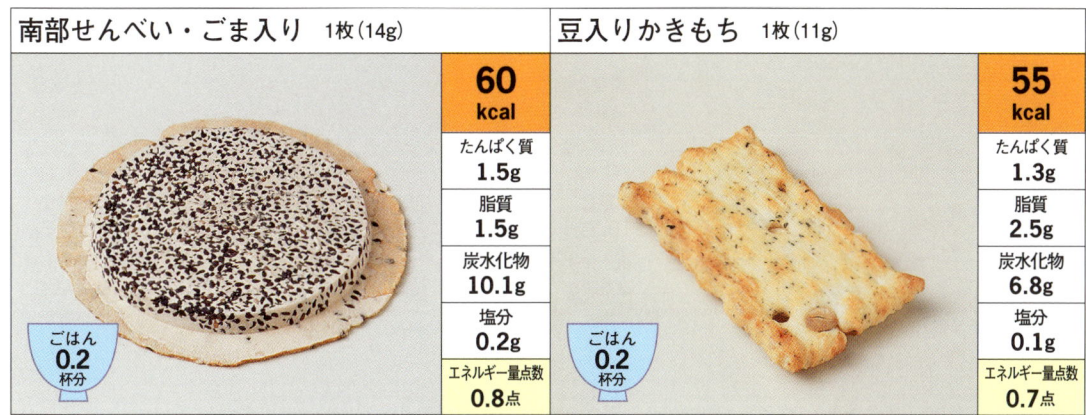

菓子、ナッツ、珍味 ◎ 米菓子・かりんとう

かた焼きせんべい・しょうゆ 1枚(23g)

エネルギー	88 kcal
たんぱく質	2.0g
脂質	0.3g
炭水化物	19.4g
塩分	0.5g
エネルギー量点数	1.1点

ごはん 0.3杯分

歌舞伎揚げ 1枚(12g)

エネルギー	63 kcal
たんぱく質	0.5g
脂質	3.5g
炭水化物	7.2g
塩分	0.2g
エネルギー量点数	0.8点

ごはん 0.3杯分

かりんとう・黒 5個(42g)

エネルギー	185 kcal
たんぱく質	3.1g
脂質	5.0g
炭水化物	32.0g
塩分	0g
エネルギー量点数	2.3点

ごはん 0.7杯分
食物繊維0.7g

サラダせんべい（うす焼きせんべい） 5枚(9g)

エネルギー	39 kcal
たんぱく質	0.6g
脂質	0.7g
炭水化物	7.4g
塩分	0.2g
エネルギー量点数	0.5点

ごはん 0.2杯分

南部せんべい・ごま入り 1枚(14g)

エネルギー	60 kcal
たんぱく質	1.5g
脂質	1.5g
炭水化物	10.1g
塩分	0.2g
エネルギー量点数	0.8点

ごはん 0.2杯分
食物繊維0.6g

豆入りかきもち 1枚(11g)

エネルギー	55 kcal
たんぱく質	1.3g
脂質	2.5g
炭水化物	6.8g
塩分	0.1g
エネルギー量点数	0.7点

ごはん 0.2杯分

ナッツ

油の原料にもなるナッツ類は高エネルギーです。

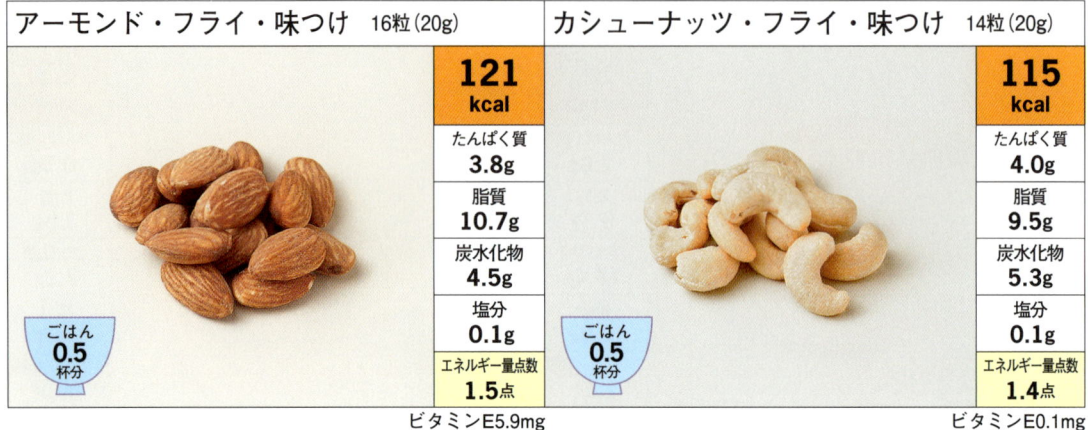

アーモンド・フライ・味つけ　16粒(20g)
- 121 kcal
- たんぱく質 3.8g
- 脂質 10.7g
- 炭水化物 4.5g
- 塩分 0.1g
- エネルギー量点数 1.5点
- ごはん 0.5杯分

ビタミンE 5.9mg

カシューナッツ・フライ・味つけ　14粒(20g)
- 115 kcal
- たんぱく質 4.0g
- 脂質 9.5g
- 炭水化物 5.3g
- 塩分 0.1g
- エネルギー量点数 1.4点
- ごはん 0.5杯分

ビタミンE 0.1mg

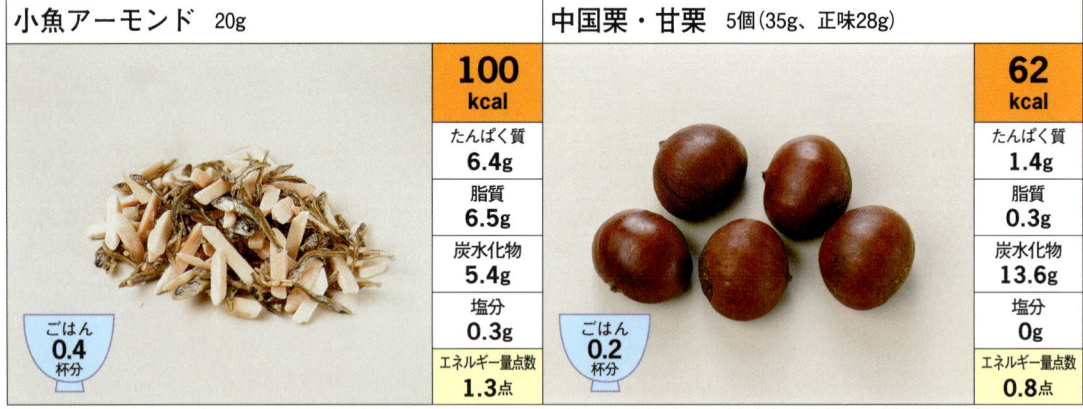

小魚アーモンド　20g
- 100 kcal
- たんぱく質 6.4g
- 脂質 6.5g
- 炭水化物 5.4g
- 塩分 0.3g
- エネルギー量点数 1.3点
- ごはん 0.4杯分

中国栗・甘栗　5個(35g、正味28g)
- 62 kcal
- たんぱく質 1.4g
- 脂質 0.3g
- 炭水化物 13.6g
- 塩分 0g
- エネルギー量点数 0.8点
- ごはん 0.2杯分

廃棄率20%（廃棄部分は殻および渋皮）。ビタミンE 0mg

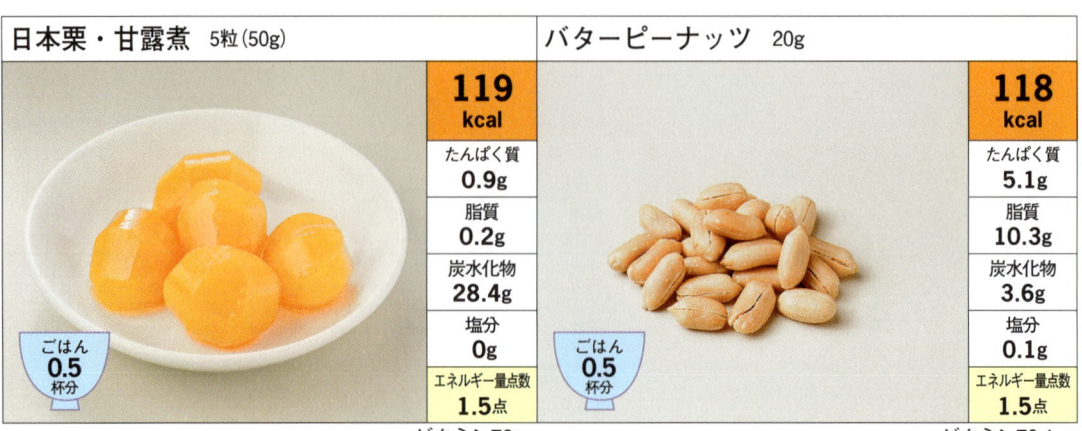

日本栗・甘露煮　5粒(50g)
- 119 kcal
- たんぱく質 0.9g
- 脂質 0.2g
- 炭水化物 28.4g
- 塩分 0g
- エネルギー量点数 1.5点
- ごはん 0.5杯分

ビタミンE 0mg

バターピーナッツ　20g
- 118 kcal
- たんぱく質 5.1g
- 脂質 10.3g
- 炭水化物 3.6g
- 塩分 0.1g
- エネルギー量点数 1.5点
- ごはん 0.5杯分

ビタミンE 0.4mg

ナッツ類はビタミンEが豊富。少量でも高エネルギーなのは脂質を多く含むからです。1人分20gくらいが適量です。

菓子、ナッツ、珍味 ◎ ナッツ

ピスタチオ・いり・味つけ 40g(正味22g)

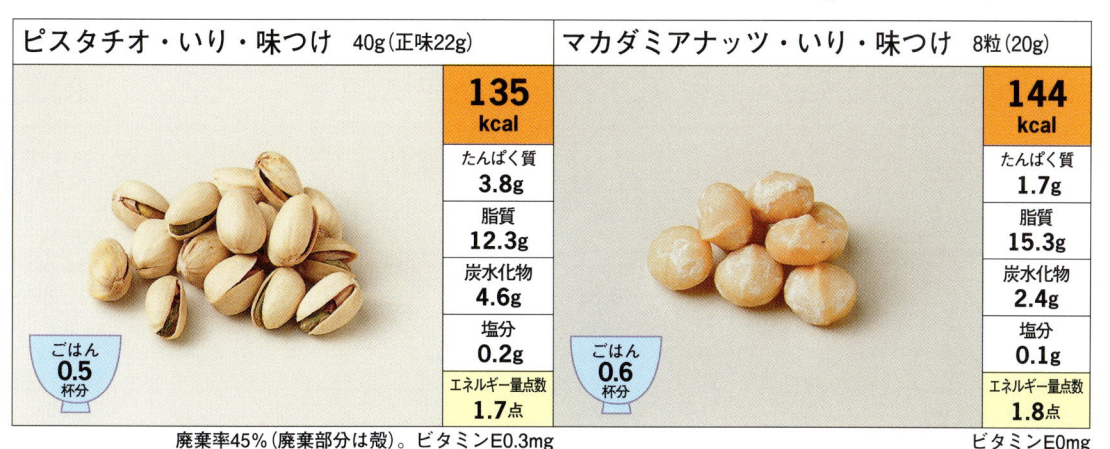

- 135 kcal
- たんぱく質 3.8g
- 脂質 12.3g
- 炭水化物 4.6g
- 塩分 0.2g
- エネルギー量点数 1.7点
- ごはん 0.5杯分

廃棄率45%(廃棄部分は殻)。ビタミンE0.3mg

マカダミアナッツ・いり・味つけ 8粒(20g)

- 144 kcal
- たんぱく質 1.7g
- 脂質 15.3g
- 炭水化物 2.4g
- 塩分 0.1g
- エネルギー量点数 1.8点
- ごはん 0.6杯分

ビタミンE0mg

まつ・いり 20g

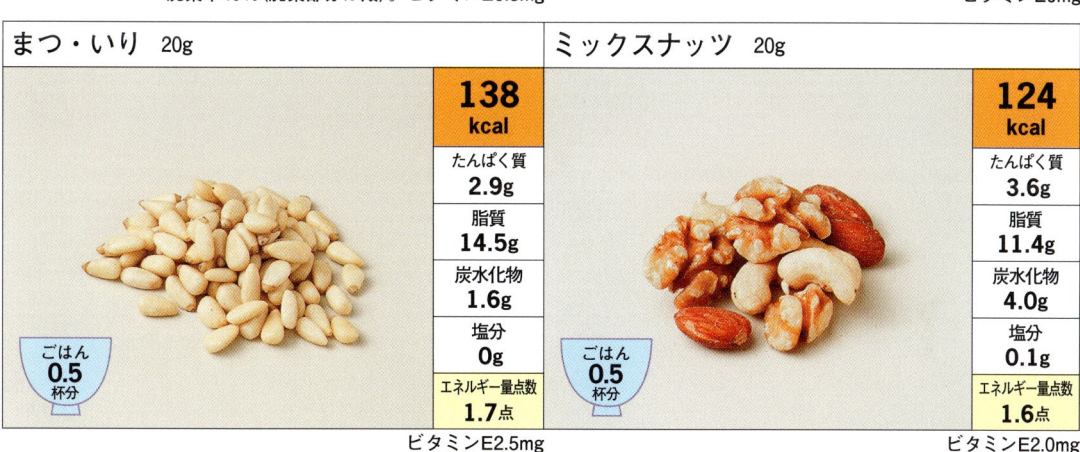

- 138 kcal
- たんぱく質 2.9g
- 脂質 14.5g
- 炭水化物 1.6g
- 塩分 0g
- エネルギー量点数 1.7点
- ごはん 0.5杯分

ビタミンE2.5mg

ミックスナッツ 20g

- 124 kcal
- たんぱく質 3.6g
- 脂質 11.4g
- 炭水化物 4.0g
- 塩分 0.1g
- エネルギー量点数 1.6点
- ごはん 0.5杯分

ビタミンE2.0mg

落花生・いり(殻つき) 20g(正味14g)

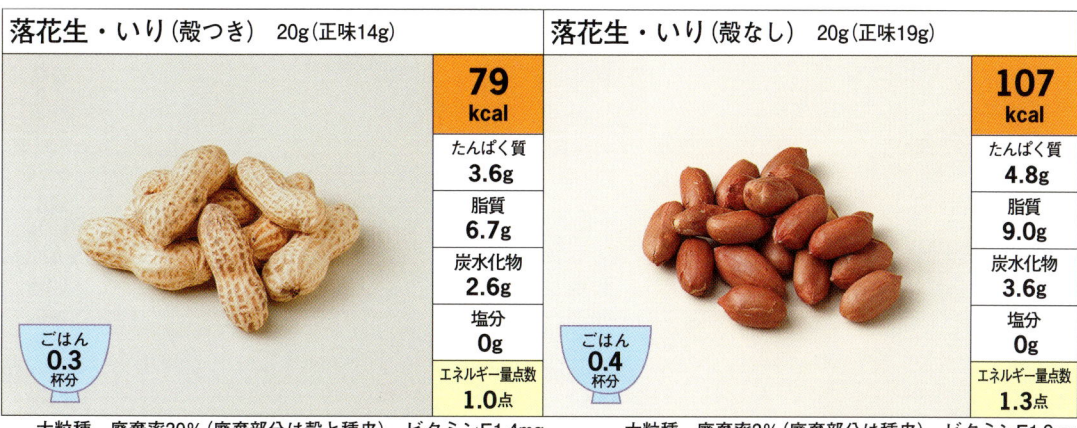

- 79 kcal
- たんぱく質 3.6g
- 脂質 6.7g
- 炭水化物 2.6g
- 塩分 0g
- エネルギー量点数 1.0点
- ごはん 0.3杯分

大粒種。廃棄率30%(廃棄部分は殻と種皮)。ビタミンE1.4mg

落花生・いり(殻なし) 20g(正味19g)

- 107 kcal
- たんぱく質 4.8g
- 脂質 9.0g
- 炭水化物 3.6g
- 塩分 0g
- エネルギー量点数 1.3点
- ごはん 0.4杯分

大粒種。廃棄率3%(廃棄部分は種皮)。ビタミンE1.9mg

珍味

エネルギーはもちろん、塩分にも注意しましょう。

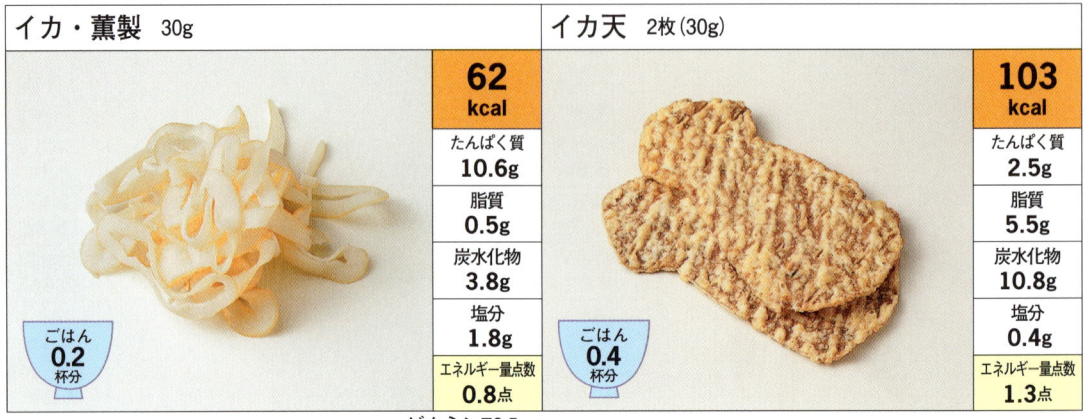

イカ・薫製 30g

- 62 kcal
- たんぱく質 10.6g
- 脂質 0.5g
- 炭水化物 3.8g
- 塩分 1.8g
- ごはん 0.2杯分
- エネルギー量点数 0.8点

ビタミンE0.5mg

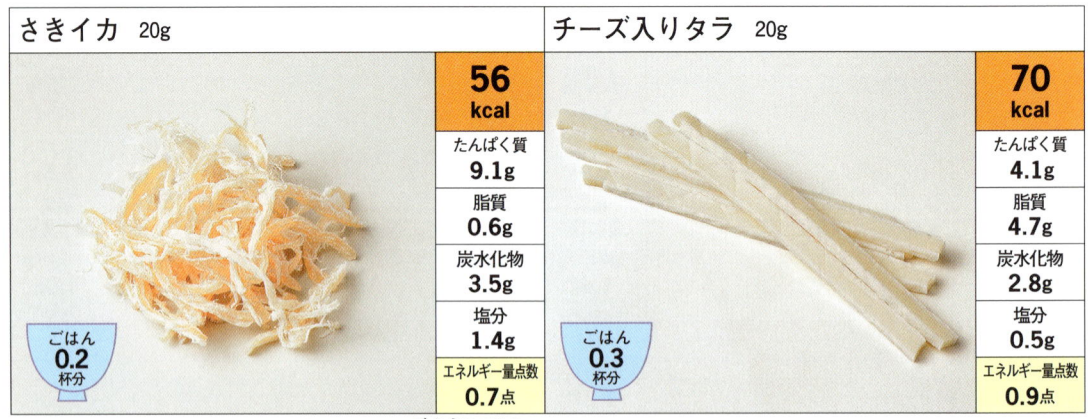

イカ天 2枚(30g)

- 103 kcal
- たんぱく質 2.5g
- 脂質 5.5g
- 炭水化物 10.8g
- 塩分 0.4g
- ごはん 0.4杯分
- エネルギー量点数 1.3点

さきイカ 20g

- 56 kcal
- たんぱく質 9.1g
- 脂質 0.6g
- 炭水化物 3.5g
- 塩分 1.4g
- ごはん 0.2杯分
- エネルギー量点数 0.7点

ビタミンE0.3mg

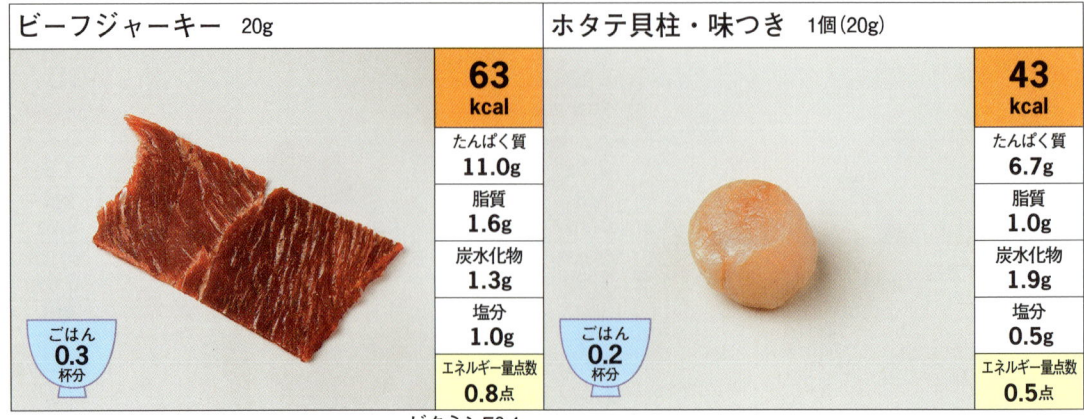

チーズ入りタラ 20g

- 70 kcal
- たんぱく質 4.1g
- 脂質 4.7g
- 炭水化物 2.8g
- 塩分 0.5g
- ごはん 0.3杯分
- エネルギー量点数 0.9点

ビーフジャーキー 20g

- 63 kcal
- たんぱく質 11.0g
- 脂質 1.6g
- 炭水化物 1.3g
- 塩分 1.0g
- ごはん 0.3杯分
- エネルギー量点数 0.8点

ビタミンE0.4mg

ホタテ貝柱・味つき 1個(20g)

- 43 kcal
- たんぱく質 6.7g
- 脂質 1.0g
- 炭水化物 1.9g
- 塩分 0.5g
- ごはん 0.2杯分
- エネルギー量点数 0.5点

菓子、ナッツ、珍味◎珍味

食品のエネルギー早わかり

嗜好飲料

ジュースやコーヒー、紅茶、アルコール飲料が含まれます。
いずれも飲みすぎないように、適量を。
糖分ゼロ、糖質オフ、プリン体カット、ノンアルコールの飲料を
利用するのも一案です。

炭酸飲料・機能性飲料

炭酸飲料の糖分は炭水化物の値とほぼ同じです。

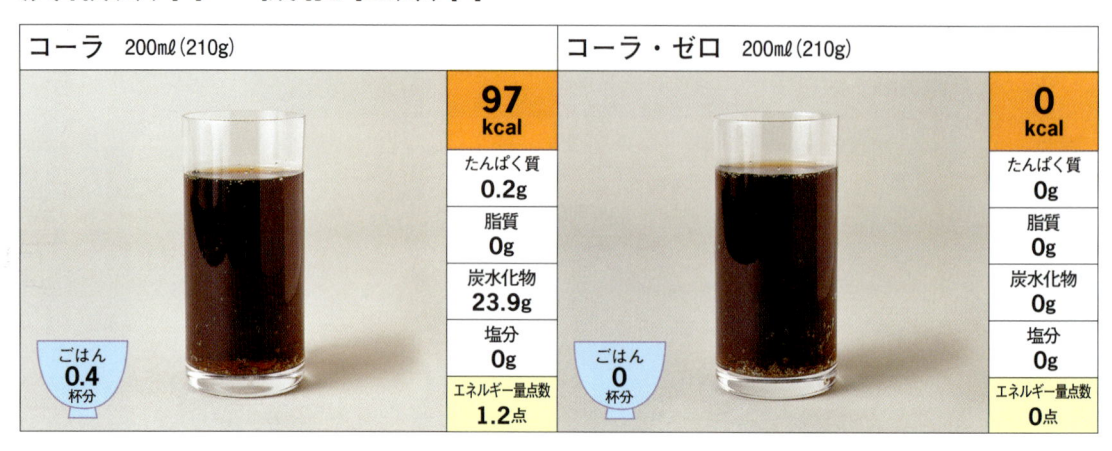

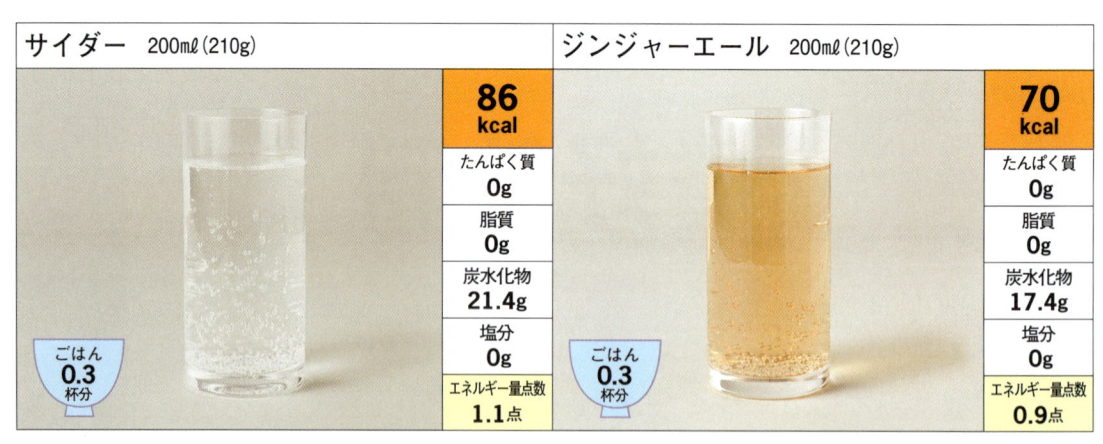

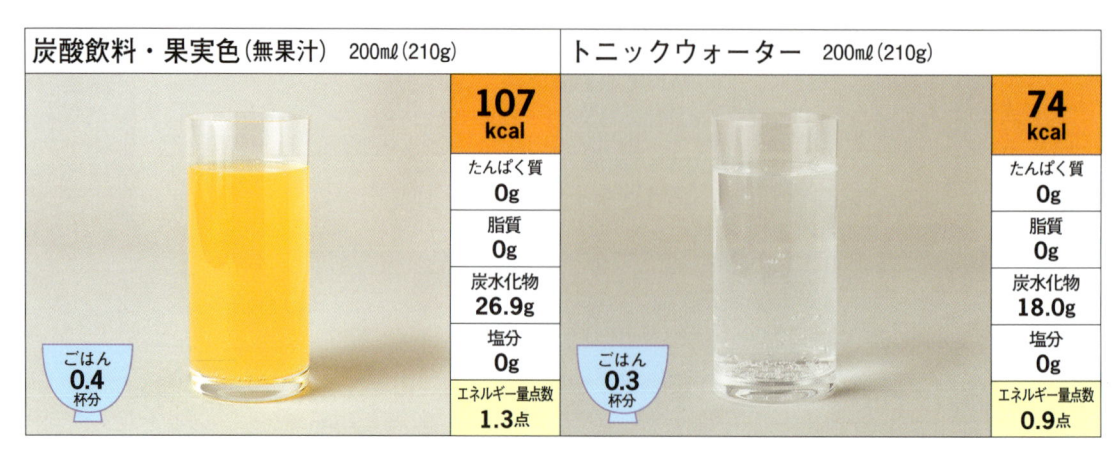

品目	分量	エネルギー	たんぱく質	脂質	炭水化物	塩分	ごはん杯分	エネルギー量点数
コーラ	200mℓ (210g)	97 kcal	0.2g	0g	23.9g	0g	0.4	1.2点
コーラ・ゼロ	200mℓ (210g)	0 kcal	0g	0g	0g	0g	0	0点
サイダー	200mℓ (210g)	86 kcal	0g	0g	21.4g	0g	0.3	1.1点
ジンジャーエール	200mℓ (210g)	70 kcal	0g	0g	17.4g	0g	0.3	0.9点
炭酸飲料・果実色(無果汁)	200mℓ (210g)	107 kcal	0g	0g	26.9g	0g	0.4	1.3点
トニックウォーター	200mℓ (210g)	74 kcal	0g	0g	18.0g	0g	0.3	0.9点

嗜好飲料◎炭酸飲料・機能性飲料

エネルギーのほとんどは糖分由来のもの。清涼飲料200mlには、ティースプーン(4g)の4〜6杯分の砂糖が含まれています。

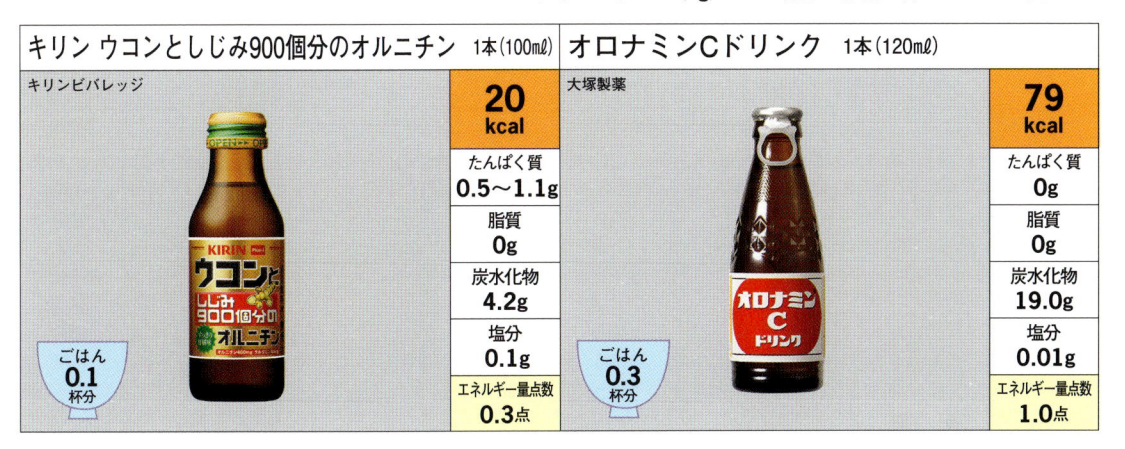

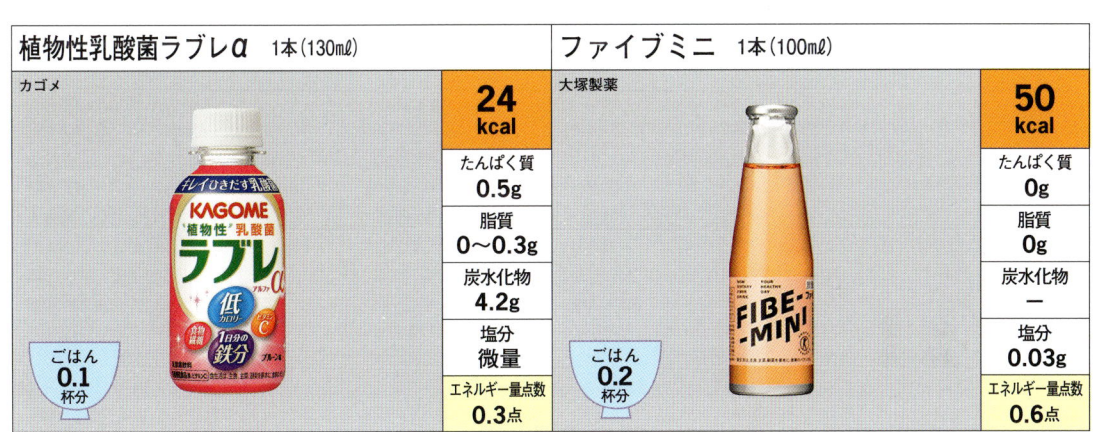

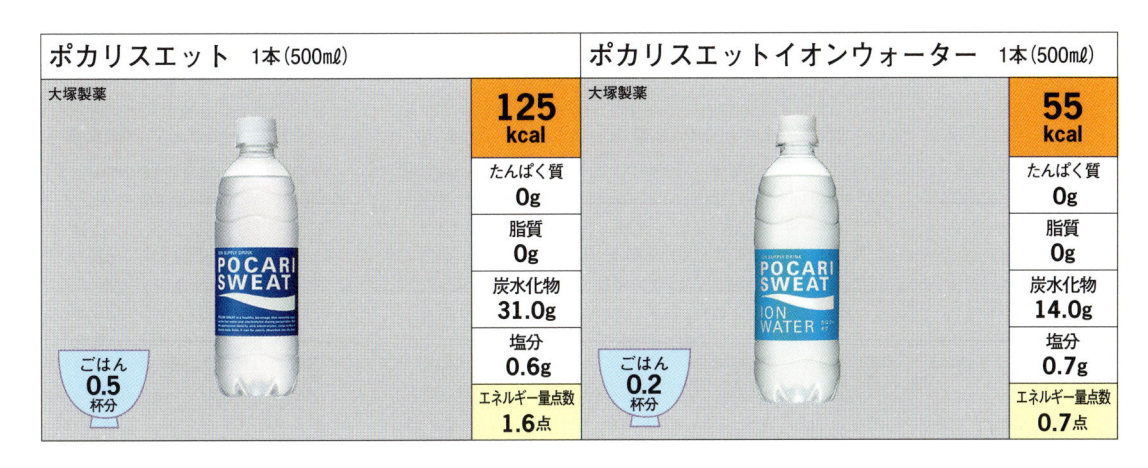

嗜好飲料◎炭酸飲料・機能性飲料

キリン ウコンとしじみ900個分のオルニチン　1本(100ml)
キリンビバレッジ

エネルギー	20 kcal
たんぱく質	0.5〜1.1g
脂質	0g
炭水化物	4.2g
塩分	0.1g
エネルギー量点数	0.3点

ごはん 0.1杯分

オロナミンCドリンク　1本(120ml)
大塚製薬

エネルギー	79 kcal
たんぱく質	0g
脂質	0g
炭水化物	19.0g
塩分	0.01g
エネルギー量点数	1.0点

ごはん 0.3杯分

植物性乳酸菌ラブレα　1本(130ml)
カゴメ

エネルギー	24 kcal
たんぱく質	0.5g
脂質	0〜0.3g
炭水化物	4.2g
塩分	微量
エネルギー量点数	0.3点

ごはん 0.1杯分

ファイブミニ　1本(100ml)
大塚製薬

エネルギー	50 kcal
たんぱく質	0g
脂質	0g
炭水化物	—
塩分	0.03g
エネルギー量点数	0.6点

ごはん 0.2杯分

ポカリスエット　1本(500ml)
大塚製薬

エネルギー	125 kcal
たんぱく質	0g
脂質	0g
炭水化物	31.0g
塩分	0.6g
エネルギー量点数	1.6点

ごはん 0.5杯分

ポカリスエットイオンウォーター　1本(500ml)
大塚製薬

エネルギー	55 kcal
たんぱく質	0g
脂質	0g
炭水化物	14.0g
塩分	0.7g
エネルギー量点数	0.7点

ごはん 0.2杯分

嗜好飲料◎果汁飲料・野菜飲料

果汁飲料・野菜飲料

1日の適量はコップ1杯程度です。

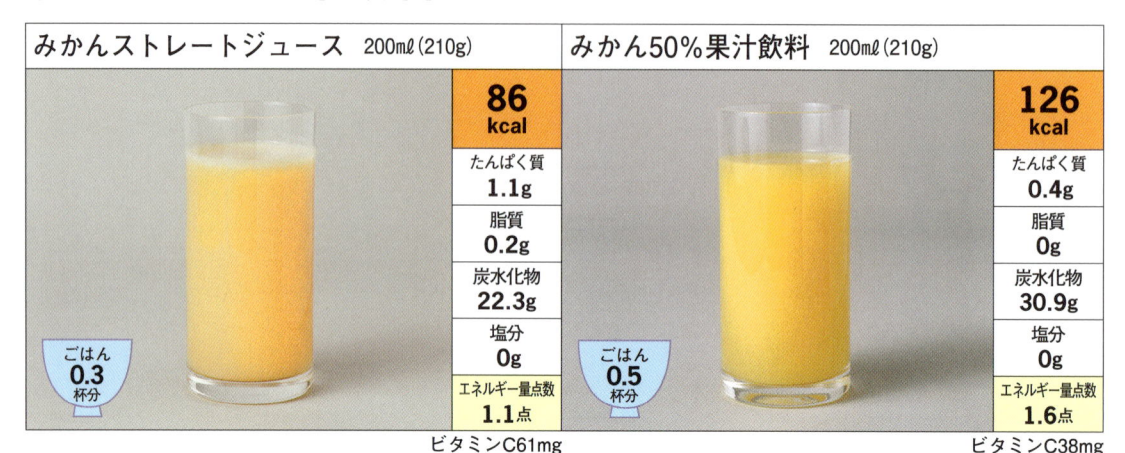

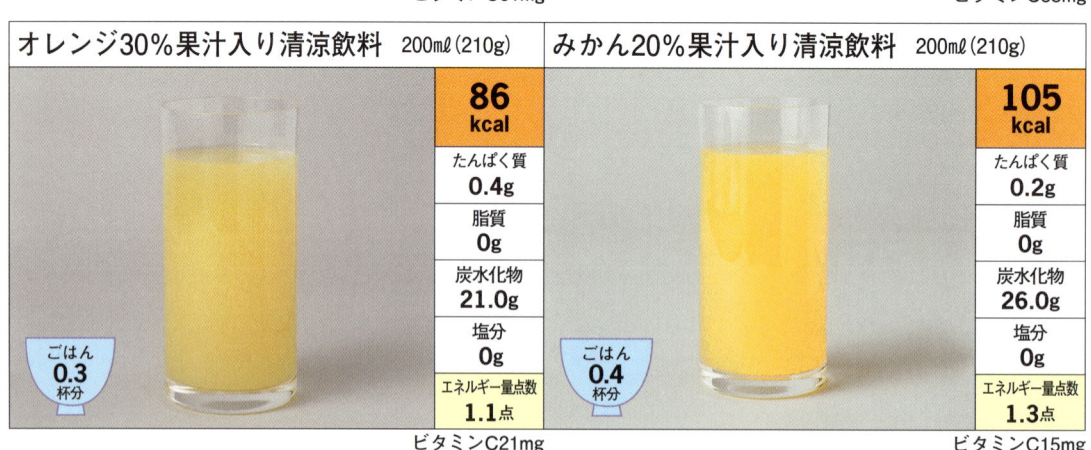

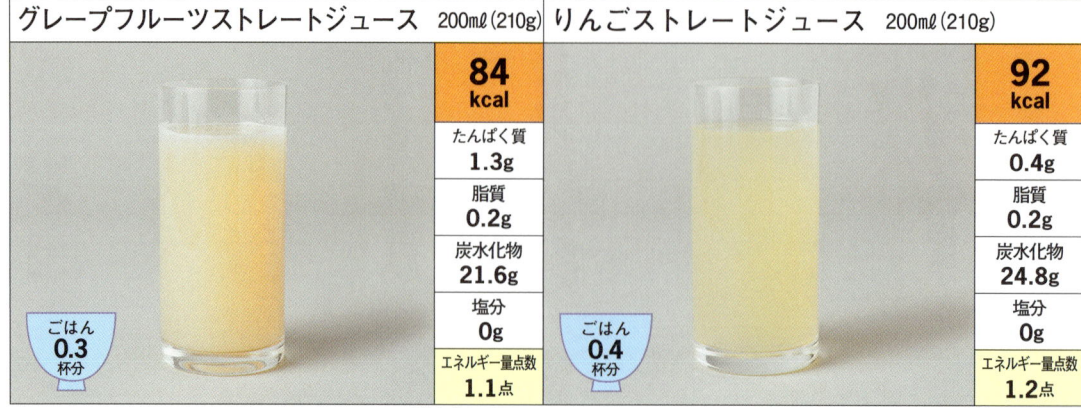

みかんストレートジュース　200ml(210g)
- 86 kcal
- たんぱく質 1.1g
- 脂質 0.2g
- 炭水化物 22.3g
- 塩分 0g
- エネルギー量点数 1.1点
- ごはん 0.3杯分
- ビタミンC61mg

みかん50%果汁飲料　200ml(210g)
- 126 kcal
- たんぱく質 0.4g
- 脂質 0g
- 炭水化物 30.9g
- 塩分 0g
- エネルギー量点数 1.6点
- ごはん 0.5杯分
- ビタミンC38mg

オレンジ30%果汁入り清涼飲料　200ml(210g)
- 86 kcal
- たんぱく質 0.4g
- 脂質 0g
- 炭水化物 21.0g
- 塩分 0g
- エネルギー量点数 1.1点
- ごはん 0.3杯分
- ビタミンC21mg

みかん20%果汁入り清涼飲料　200ml(210g)
- 105 kcal
- たんぱく質 0.2g
- 脂質 0g
- 炭水化物 26.0g
- 塩分 0g
- エネルギー量点数 1.3点
- ごはん 0.4杯分
- ビタミンC15mg

グレープフルーツストレートジュース　200ml(210g)
- 84 kcal
- たんぱく質 1.3g
- 脂質 0.2g
- 炭水化物 21.6g
- 塩分 0g
- エネルギー量点数 1.1点
- ごはん 0.3杯分
- ビタミンC80mg

りんごストレートジュース　200ml(210g)
- 92 kcal
- たんぱく質 0.4g
- 脂質 0.2g
- 炭水化物 24.8g
- 塩分 0g
- エネルギー量点数 1.2点
- ごはん 0.4杯分
- ビタミンC6mg

果汁飲料は果汁の割合が少なくなるほど添加糖分（ブドウ糖、果糖、しょ糖等）が増え、エネルギーも高くなります。

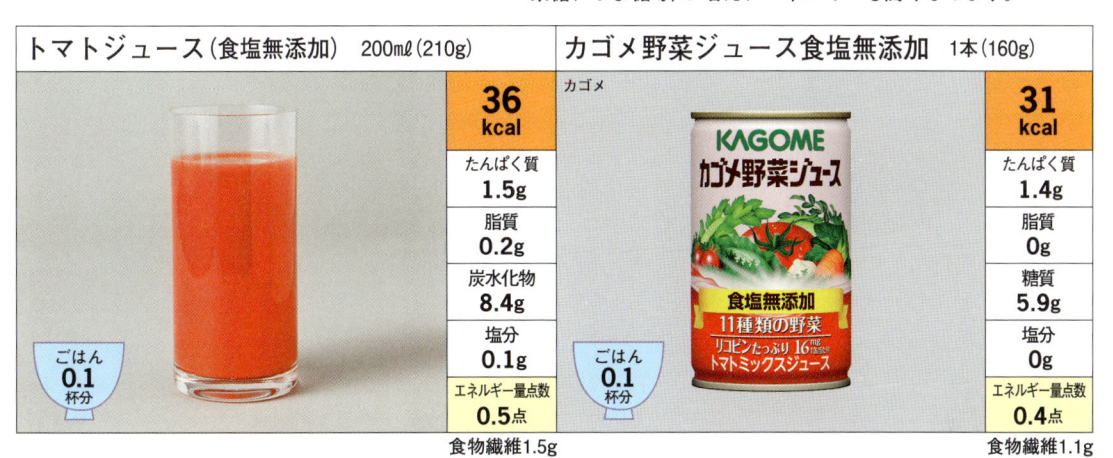

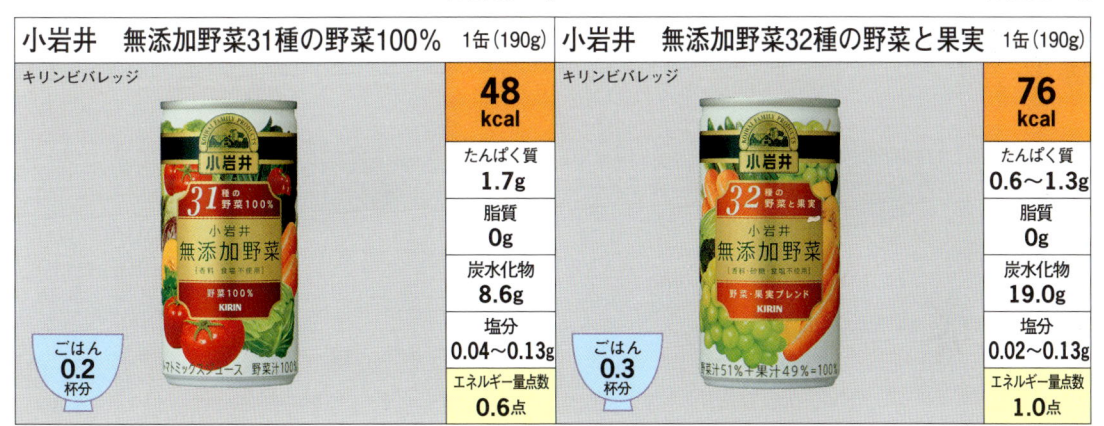

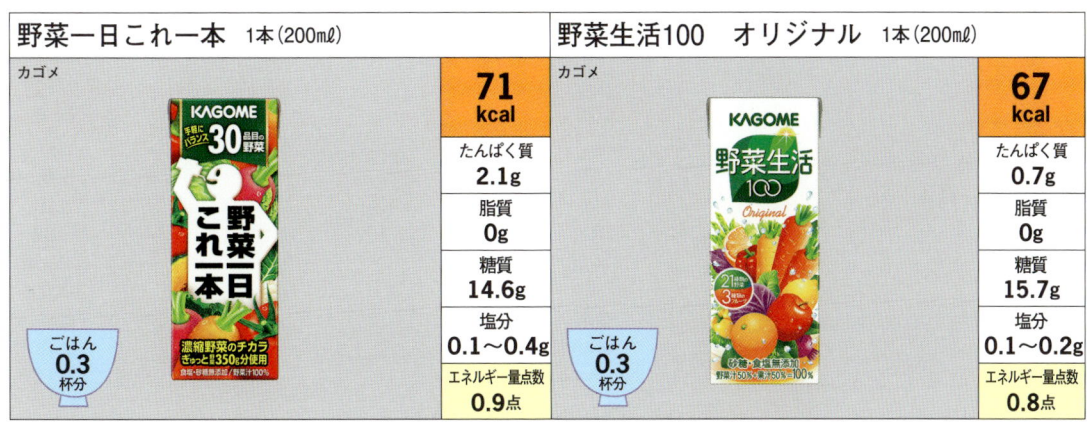

嗜好飲料◎果汁飲料・野菜飲料

トマトジュース（食塩無添加） 200㎖（210g）

- 36kcal
- たんぱく質 1.5g
- 脂質 0.2g
- 炭水化物 8.4g
- 塩分 0.1g
- エネルギー量点数 0.5点
- ごはん 0.1杯分
- 食物繊維 1.5g

カゴメ野菜ジュース食塩無添加 1本（160g）
カゴメ

- 31kcal
- たんぱく質 1.4g
- 脂質 0g
- 糖質 5.9g
- 塩分 0g
- エネルギー量点数 0.4点
- ごはん 0.1杯分
- 食物繊維 1.1g

小岩井 無添加野菜31種の野菜100% 1缶（190g）
キリンビバレッジ

- 48kcal
- たんぱく質 1.7g
- 脂質 0g
- 炭水化物 8.6g
- 塩分 0.04～0.13g
- エネルギー量点数 0.6点
- ごはん 0.2杯分

小岩井 無添加野菜32種の野菜と果実 1缶（190g）
キリンビバレッジ

- 76kcal
- たんぱく質 0.6～1.3g
- 脂質 0g
- 炭水化物 19.0g
- 塩分 0.02～0.13g
- エネルギー量点数 1.0点
- ごはん 0.3杯分

野菜一日これ一本 1本（200㎖）
カゴメ

- 71kcal
- たんぱく質 2.1g
- 脂質 0g
- 糖質 14.6g
- 塩分 0.1～0.4g
- エネルギー量点数 0.9点
- ごはん 0.3杯分
- 食物繊維 1.9g

野菜生活100 オリジナル 1本（200㎖）
カゴメ

- 67kcal
- たんぱく質 0.7g
- 脂質 0g
- 糖質 15.7g
- 塩分 0.1～0.2g
- エネルギー量点数 0.8点
- ごはん 0.3杯分

コーヒー・紅茶

コーヒー、紅茶自体のエネルギーはごくわずか。

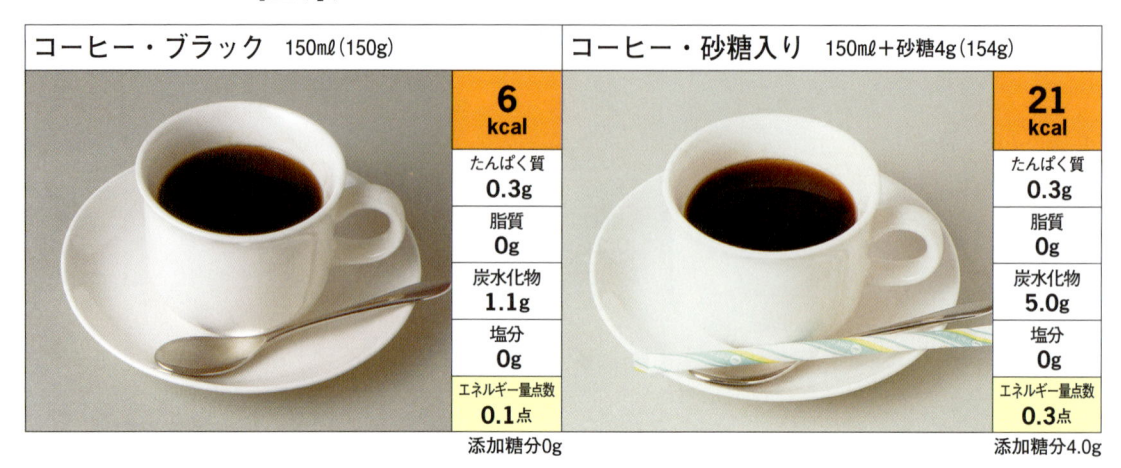

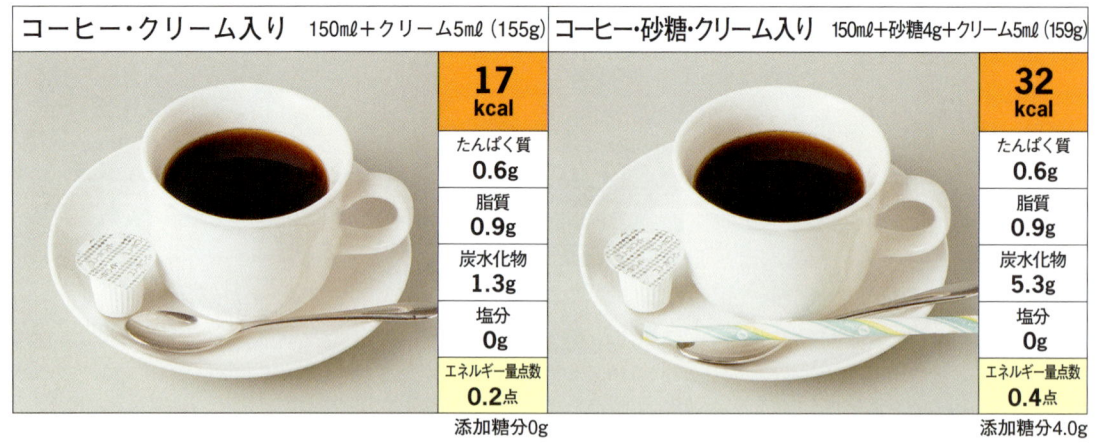

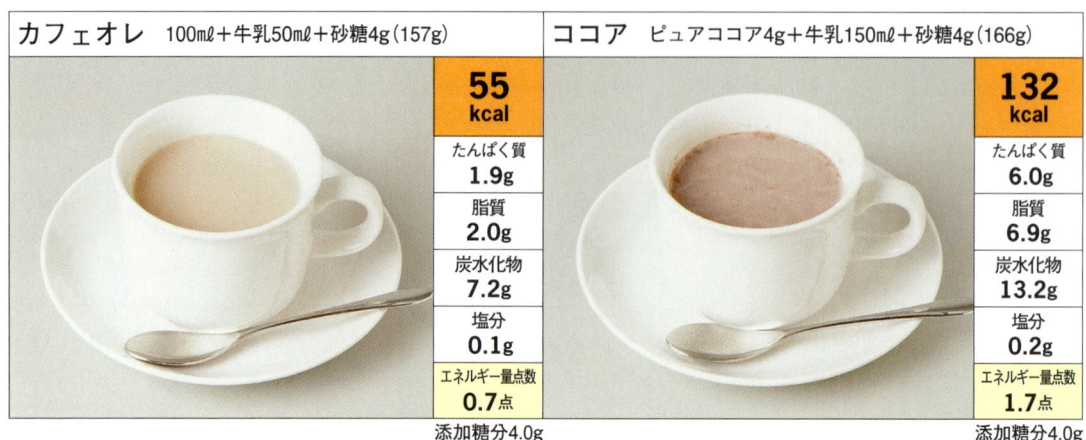

コーヒー・ブラック　150㎖（150g）

- **6 kcal**
- たんぱく質 0.3g
- 脂質 0g
- 炭水化物 1.1g
- 塩分 0g
- エネルギー量点数 0.1点

添加糖分0g

コーヒー・砂糖入り　150㎖＋砂糖4g（154g）

- **21 kcal**
- たんぱく質 0.3g
- 脂質 0g
- 炭水化物 5.0g
- 塩分 0g
- エネルギー量点数 0.3点

添加糖分4.0g

コーヒー・クリーム入り　150㎖＋クリーム5㎖（155g）

- **17 kcal**
- たんぱく質 0.6g
- 脂質 0.9g
- 炭水化物 1.3g
- 塩分 0g
- エネルギー量点数 0.2点

添加糖分0g

コーヒー・砂糖・クリーム入り　150㎖＋砂糖4g＋クリーム5㎖（159g）

- **32 kcal**
- たんぱく質 0.6g
- 脂質 0.9g
- 炭水化物 5.3g
- 塩分 0g
- エネルギー量点数 0.4点

添加糖分4.0g

カフェオレ　100㎖＋牛乳50㎖＋砂糖4g（157g）

- **55 kcal**
- たんぱく質 1.9g
- 脂質 2.0g
- 炭水化物 7.2g
- 塩分 0.1g
- エネルギー量点数 0.7点

添加糖分4.0g

ココア　ピュアココア4g＋牛乳150㎖＋砂糖4g（166g）

- **132 kcal**
- たんぱく質 6.0g
- 脂質 6.9g
- 炭水化物 13.2g
- 塩分 0.2g
- エネルギー量点数 1.7点

添加糖分4.0g

嗜好飲料◎コーヒー・紅茶

コーヒーや紅茶に入れる砂糖やクリーム、牛乳の量でエネルギー調整ができます。

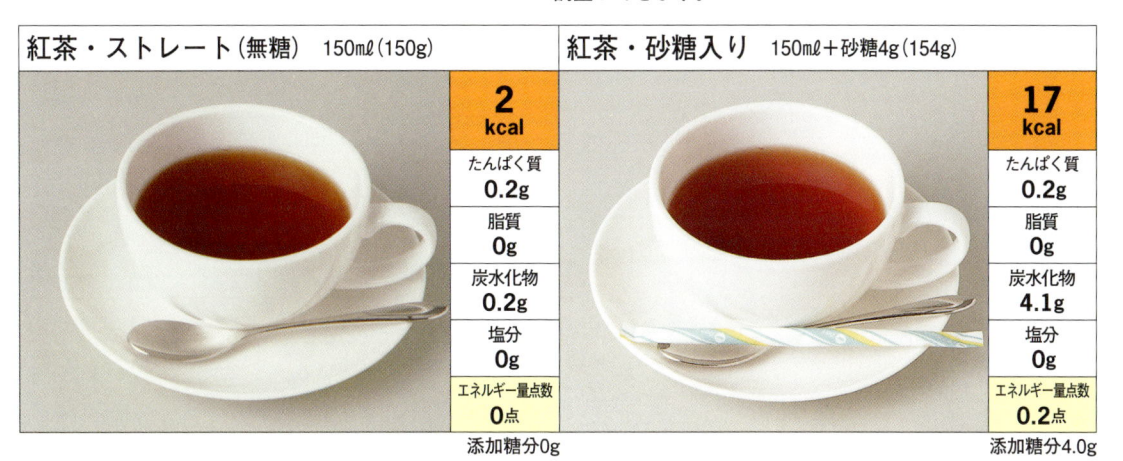

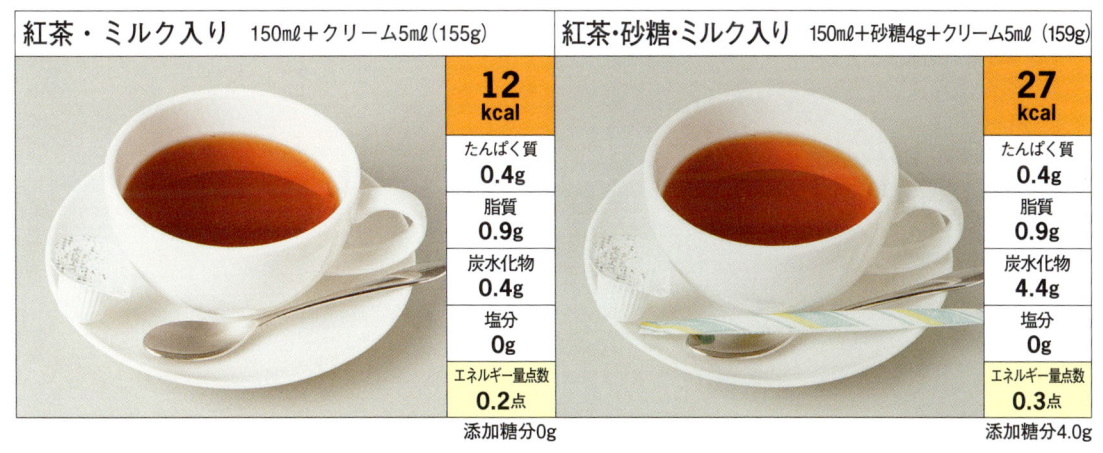

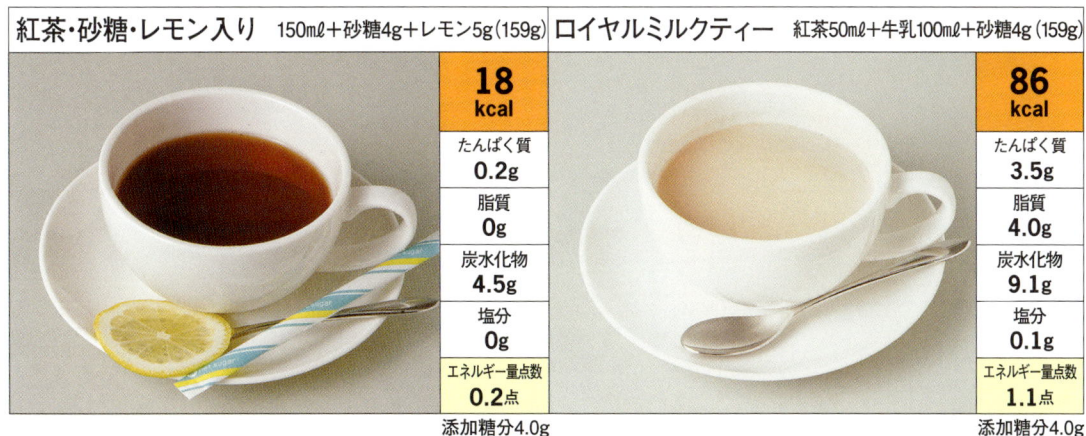

嗜好飲料◎コーヒー・紅茶

紅茶・ストレート(無糖) 150mℓ(150g)

2 kcal	
たんぱく質	0.2g
脂質	0g
炭水化物	0.2g
塩分	0g
エネルギー量点数	0点

添加糖分0g

紅茶・砂糖入り 150mℓ＋砂糖4g(154g)

17 kcal	
たんぱく質	0.2g
脂質	0g
炭水化物	4.1g
塩分	0g
エネルギー量点数	0.2点

添加糖分4.0g

紅茶・ミルク入り 150mℓ＋クリーム5mℓ(155g)

12 kcal	
たんぱく質	0.4g
脂質	0.9g
炭水化物	0.4g
塩分	0g
エネルギー量点数	0.2点

添加糖分0g

紅茶・砂糖・ミルク入り 150mℓ＋砂糖4g＋クリーム5mℓ(159g)

27 kcal	
たんぱく質	0.4g
脂質	0.9g
炭水化物	4.4g
塩分	0g
エネルギー量点数	0.3点

添加糖分4.0g

紅茶・砂糖・レモン入り 150mℓ＋砂糖4g＋レモン5g(159g)

18 kcal	
たんぱく質	0.2g
脂質	0g
炭水化物	4.5g
塩分	0g
エネルギー量点数	0.2点

添加糖分4.0g

ロイヤルミルクティー 紅茶50mℓ＋牛乳100mℓ＋砂糖4g(159g)

86 kcal	
たんぱく質	3.5g
脂質	4.0g
炭水化物	9.1g
塩分	0.1g
エネルギー量点数	1.1点

添加糖分4.0g

ビール

エネルギーとアルコール度数（％）に注目します。

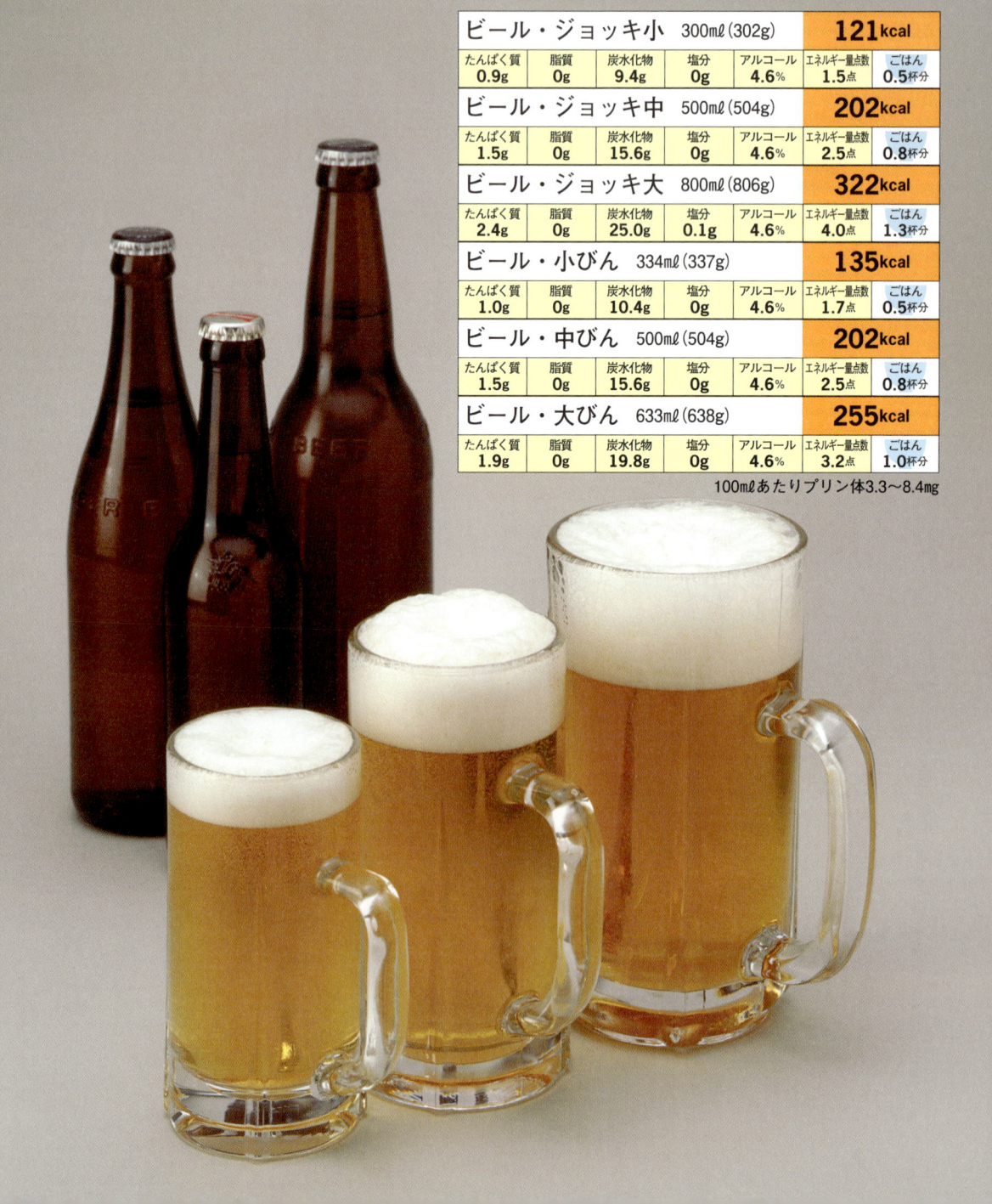

ビール・ジョッキ小 300mℓ (302g)						121kcal	
たんぱく質	脂質	炭水化物	塩分	アルコール	エネルギー量点数		ごはん
0.9g	0g	9.4g	0g	4.6％	1.5点		0.5杯分
ビール・ジョッキ中 500mℓ (504g)						202kcal	
たんぱく質	脂質	炭水化物	塩分	アルコール	エネルギー量点数		ごはん
1.5g	0g	15.6g	0g	4.6％	2.5点		0.8杯分
ビール・ジョッキ大 800mℓ (806g)						322kcal	
たんぱく質	脂質	炭水化物	塩分	アルコール	エネルギー量点数		ごはん
2.4g	0g	25.0g	0.1g	4.6％	4.0点		1.3杯分
ビール・小びん 334mℓ (337g)						135kcal	
たんぱく質	脂質	炭水化物	塩分	アルコール	エネルギー量点数		ごはん
1.0g	0g	10.4g	0g	4.6％	1.7点		0.5杯分
ビール・中びん 500mℓ (504g)						202kcal	
たんぱく質	脂質	炭水化物	塩分	アルコール	エネルギー量点数		ごはん
1.5g	0g	15.6g	0g	4.6％	2.5点		0.8杯分
ビール・大びん 633mℓ (638g)						255kcal	
たんぱく質	脂質	炭水化物	塩分	アルコール	エネルギー量点数		ごはん
1.9g	0g	19.8g	0g	4.6％	3.2点		1.0杯分

100mℓあたりプリン体3.3〜8.4mg

嗜好飲料◎ビール

嗜好飲料◎ビール

ビールは酒類ではアルコール度数が低く、同量なら日本酒やワインより低エネルギー。ただし、飲む量とつまみが問題です。

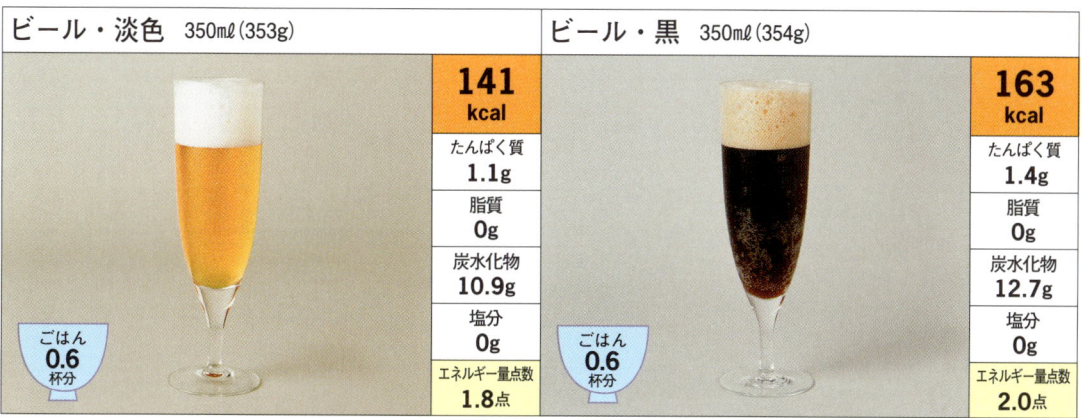

ビール・淡色　350mℓ（353g）

- 141 kcal
- たんぱく質 1.1g
- 脂質 0g
- 炭水化物 10.9g
- 塩分 0g
- エネルギー量点数 1.8点
- ごはん 0.6杯分

アルコール4.6%、プリン体11.6〜29.4mg

ビール・黒　350mℓ（354g）

- 163 kcal
- たんぱく質 1.4g
- 脂質 0g
- 炭水化物 12.7g
- 塩分 0g
- エネルギー量点数 2.0点
- ごはん 0.6杯分

アルコール5.3%、プリン体11.6〜29.4mg

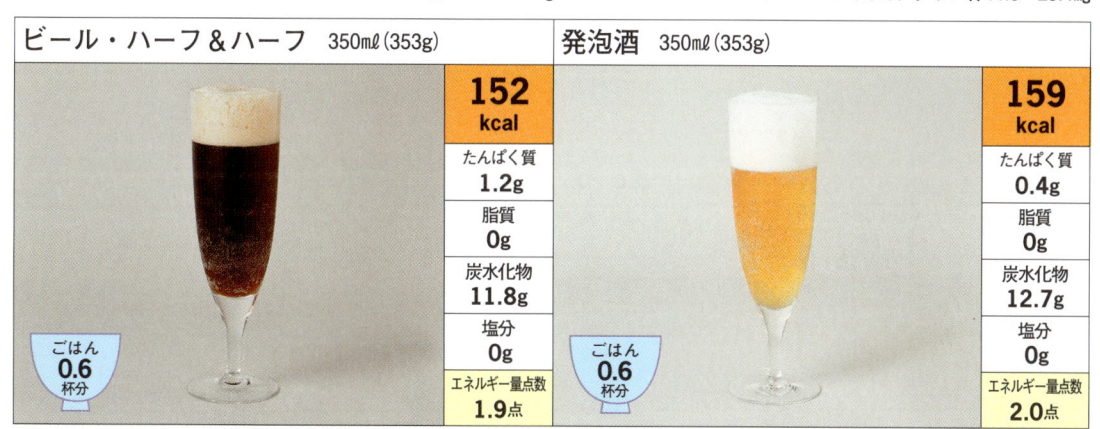

ビール・ハーフ＆ハーフ　350mℓ（353g）

- 152 kcal
- たんぱく質 1.2g
- 脂質 0g
- 炭水化物 11.8g
- 塩分 0g
- エネルギー量点数 1.9点
- ごはん 0.6杯分

アルコール5.0%、プリン体11.6〜29.4mg

発泡酒　350mℓ（353g）

- 159 kcal
- たんぱく質 0.4g
- 脂質 0g
- 炭水化物 12.7g
- 塩分 0g
- エネルギー量点数 2.0点
- ごはん 0.6杯分

アルコール5.3%、プリン体9.8〜13.7mg

ビール、発泡酒、ビールテイスト飲料、ノンアルコール飲料について

ビール、発泡酒は酒税法やその原料によって基準があります（下表参照）。

ビールテイスト飲料はノンアルコール飲料の一種で、ビール風味の発泡性炭酸飲料のことです。ノンアルコールビール、ビアテイスト飲料、ビール風味飲料、ノンアルコールビールテイスト飲料とも呼ばれています。

酒税法上の分類	アルコール度数	原料と製法
ビール	5%前後	麦芽、ホップ、水及び副原料（米、とうもろこし等）を発酵させたもの（麦芽比率は2/3以上）
発泡酒	5%前後	麦芽または麦を原料の一部とした酒類で発泡性を有するもの
その他の醸造酒（発泡性）	5%前後	糖類、ホップ、水および大豆、えんどう、とうもろこし等を原料として発酵させたもの
リキュール（発泡性）	5%前後	麦芽比率50%未満の発泡酒にスピリッツを加えたものでエキス分が2%以上のもの

発泡酒・ビールテイスト飲料・ノンアルコール飲料

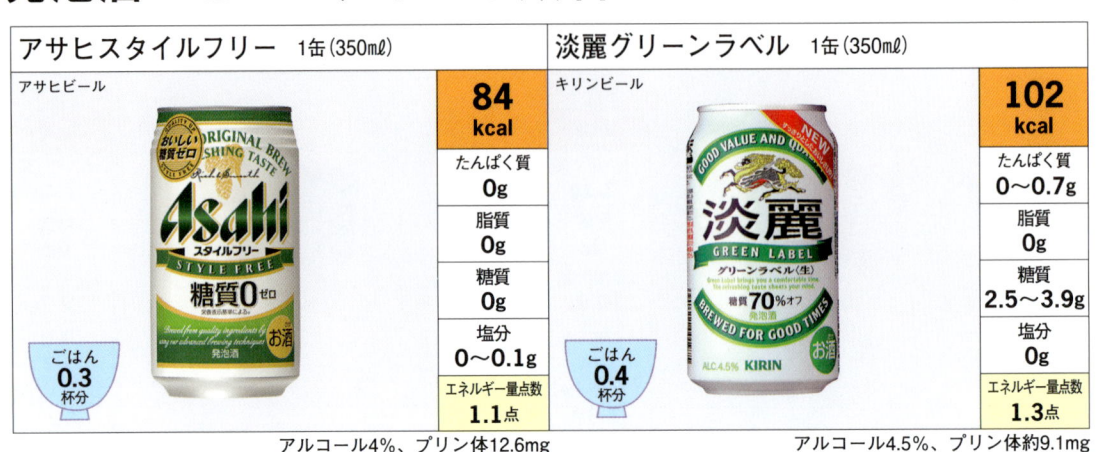

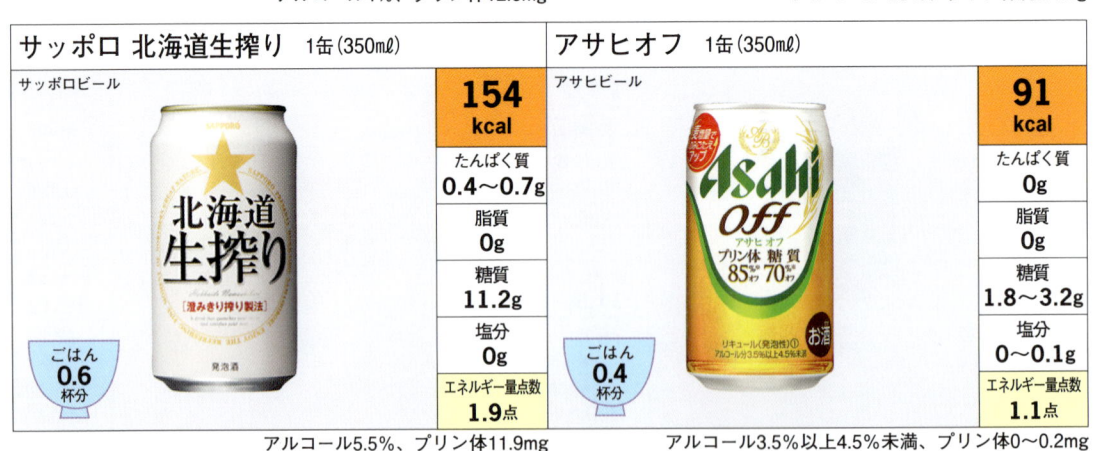

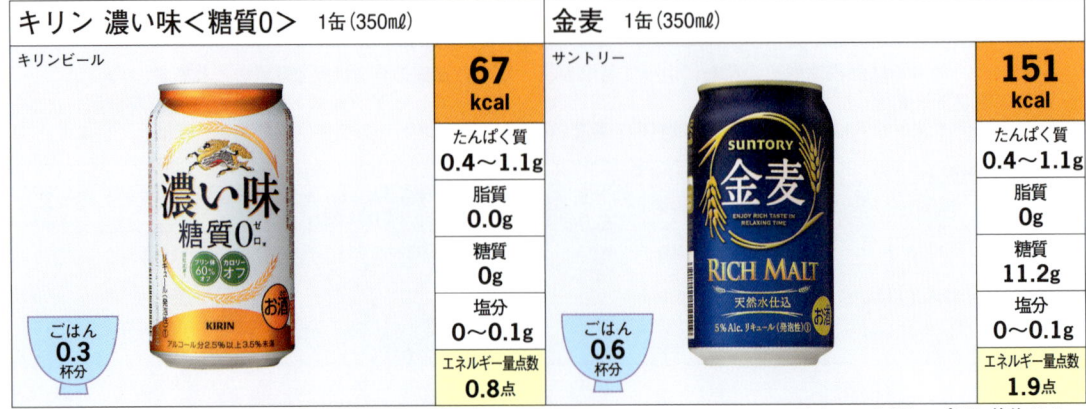

アサヒスタイルフリー　1缶(350mℓ)
アサヒビール

84 kcal
- たんぱく質 0g
- 脂質 0g
- 糖質 0g
- 塩分 0〜0.1g
- エネルギー量点数 1.1点

ごはん 0.3杯分

アルコール4%、プリン体12.6mg

淡麗グリーンラベル　1缶(350mℓ)
キリンビール

102 kcal
- たんぱく質 0〜0.7g
- 脂質 0g
- 糖質 2.5〜3.9g
- 塩分 0g
- エネルギー量点数 1.3点

ごはん 0.4杯分

アルコール4.5%、プリン体約9.1mg

サッポロ 北海道生搾り　1缶(350mℓ)
サッポロビール

154 kcal
- たんぱく質 0.4〜0.7g
- 脂質 0g
- 糖質 11.2g
- 塩分 0g
- エネルギー量点数 1.9点

ごはん 0.6杯分

アルコール5.5%、プリン体11.9mg

アサヒオフ　1缶(350mℓ)
アサヒビール

91 kcal
- たんぱく質 0g
- 脂質 0g
- 糖質 1.8〜3.2g
- 塩分 0〜0.1g
- エネルギー量点数 1.1点

ごはん 0.4杯分

アルコール3.5%以上4.5%未満、プリン体0〜0.2mg

キリン 濃い味＜糖質0＞　1缶(350mℓ)
キリンビール

67 kcal
- たんぱく質 0.4〜1.1g
- 脂質 0.0g
- 糖質 0g
- 塩分 0〜0.1g
- エネルギー量点数 0.8点

ごはん 0.3杯分

アルコール2.5%以上3.5%未満、プリン体2.1〜6.0mg

金麦　1缶(350mℓ)
サントリー

151 kcal
- たんぱく質 0.4〜1.1g
- 脂質 0g
- 糖質 11.2g
- 塩分 0〜0.1g
- エネルギー量点数 1.9点

ごはん 0.6杯分

アルコール5%、プリン体約12.3mg

飲むなら1日200kcalを目安に。エネルギーはなくてもプリン体が入っているものもあるので、飲みすぎに注意しましょう。

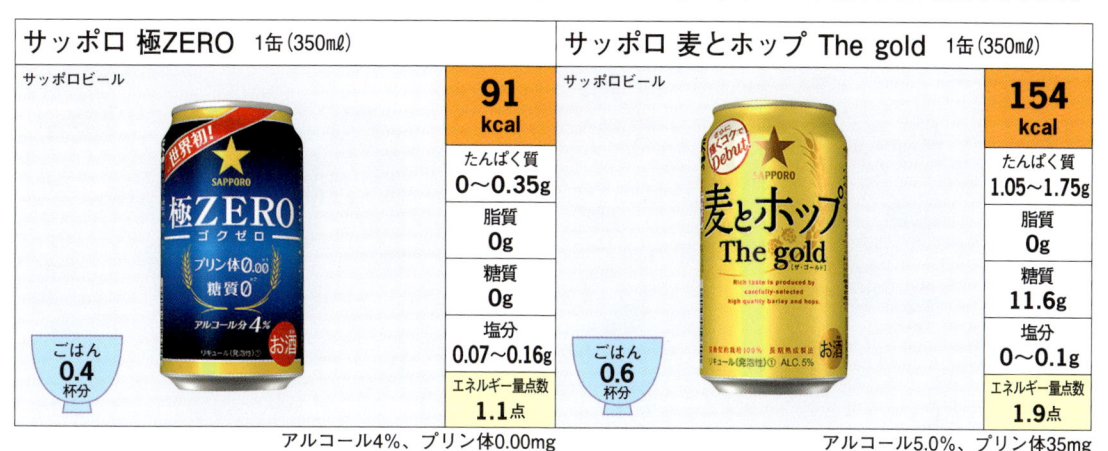

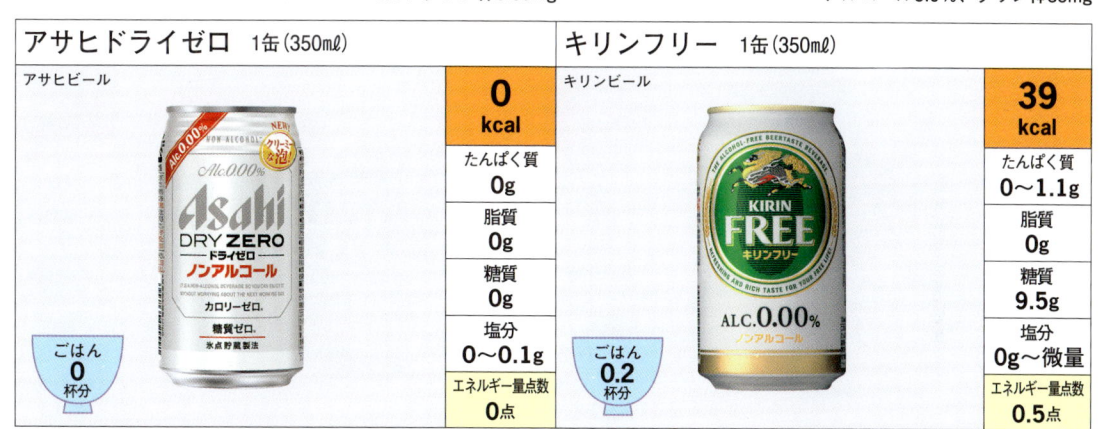

嗜好飲料◎発泡酒・ビールテイスト飲料・ノンアルコール飲料

サッポロ 極ZERO 1缶(350㎖)
サッポロビール

エネルギー	**91 kcal**
たんぱく質	0〜0.35g
脂質	0g
糖質	0g
塩分	0.07〜0.16g
エネルギー量点数	1.1点

ごはん 0.4杯分
アルコール4%、プリン体0.00mg

サッポロ 麦とホップ The gold 1缶(350㎖)
サッポロビール

エネルギー	**154 kcal**
たんぱく質	1.05〜1.75g
脂質	0g
糖質	11.6g
塩分	0〜0.1g
エネルギー量点数	1.9点

ごはん 0.6杯分
アルコール5.0%、プリン体35mg

アサヒドライゼロ 1缶(350㎖)
アサヒビール

エネルギー	**0 kcal**
たんぱく質	0g
脂質	0g
糖質	0g
塩分	0〜0.1g
エネルギー量点数	0点

ごはん 0杯分
アルコール0.00%、プリン体0〜7mg

キリンフリー 1缶(350㎖)
キリンビール

エネルギー	**39 kcal**
たんぱく質	0〜1.1g
脂質	0g
糖質	9.5g
塩分	0g〜微量
エネルギー量点数	0.5点

ごはん 0.2杯分
アルコール0.00%、プリン体0〜9.8mg

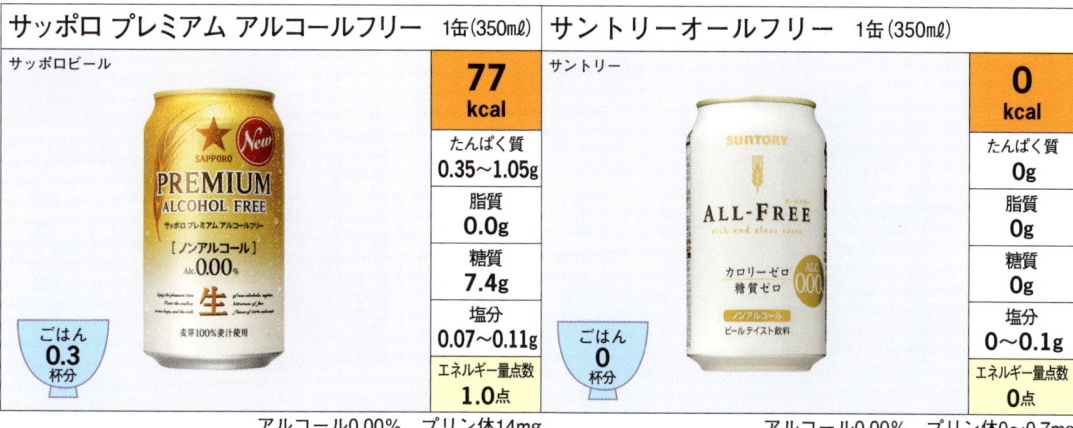

サッポロ プレミアム アルコールフリー 1缶(350㎖)
サッポロビール

エネルギー	**77 kcal**
たんぱく質	0.35〜1.05g
脂質	0.0g
糖質	7.4g
塩分	0.07〜0.11g
エネルギー量点数	1.0点

ごはん 0.3杯分
アルコール0.00%、プリン体14mg

サントリーオールフリー 1缶(350㎖)
サントリー

エネルギー	**0 kcal**
たんぱく質	0g
脂質	0g
糖質	0g
塩分	0〜0.1g
エネルギー量点数	0点

ごはん 0杯分
アルコール0.00%、プリン体0〜0.7mg

サワー・ハイボール・ノンアルコール飲料

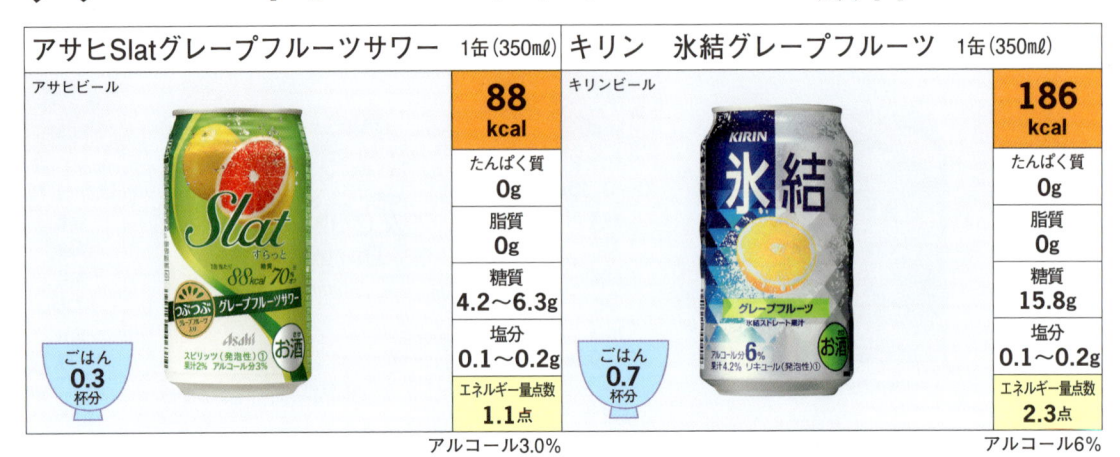

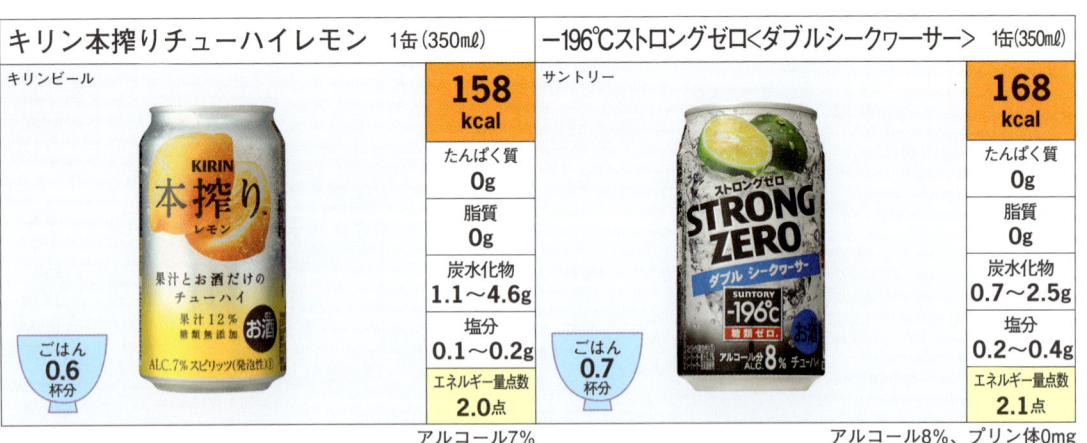

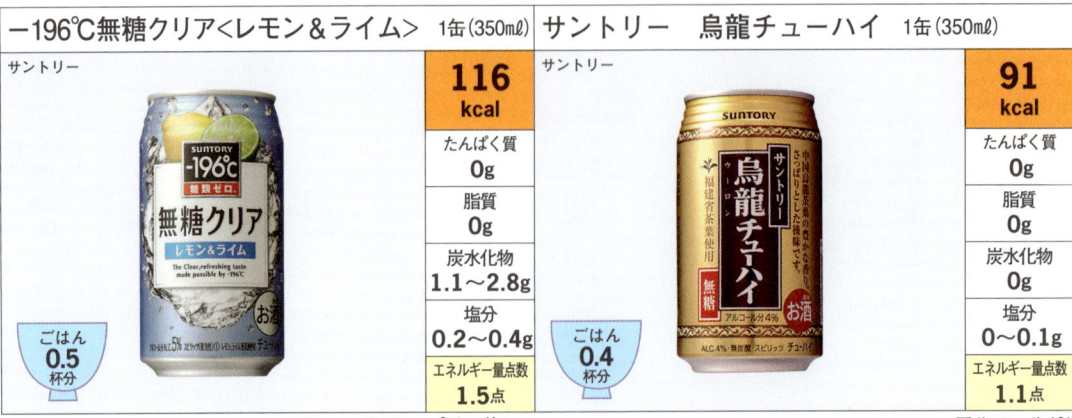

アサヒSlatグレープフルーツサワー　1缶(350mℓ)
アサヒビール

- 88 kcal
- たんぱく質 0g
- 脂質 0g
- 糖質 4.2〜6.3g
- 塩分 0.1〜0.2g
- エネルギー量点数 1.1点
- ごはん 0.3杯分

アルコール3.0%

キリン　氷結グレープフルーツ　1缶(350mℓ)
キリンビール

- 186 kcal
- たんぱく質 0g
- 脂質 0g
- 糖質 15.8g
- 塩分 0.1〜0.2g
- エネルギー量点数 2.3点
- ごはん 0.7杯分

アルコール6%

キリン本搾りチューハイレモン　1缶(350mℓ)
キリンビール

- 158 kcal
- たんぱく質 0g
- 脂質 0g
- 炭水化物 1.1〜4.6g
- 塩分 0.1〜0.2g
- エネルギー量点数 2.0点
- ごはん 0.6杯分

アルコール7%

−196℃ストロングゼロ＜ダブルシークワーサー＞　1缶(350mℓ)
サントリー

- 168 kcal
- たんぱく質 0g
- 脂質 0g
- 炭水化物 0.7〜2.5g
- 塩分 0.2〜0.4g
- エネルギー量点数 2.1点
- ごはん 0.7杯分

アルコール8%、プリン体0mg

−196℃無糖クリア＜レモン＆ライム＞　1缶(350mℓ)
サントリー

- 116 kcal
- たんぱく質 0g
- 脂質 0g
- 炭水化物 1.1〜2.8g
- 塩分 0.2〜0.4g
- エネルギー量点数 1.5点
- ごはん 0.5杯分

アルコール5%、プリン体0mg

サントリー　烏龍チューハイ　1缶(350mℓ)
サントリー

- 91 kcal
- たんぱく質 0g
- 脂質 0g
- 炭水化物 0g
- 塩分 0〜0.1g
- エネルギー量点数 1.1点
- ごはん 0.4杯分

アルコール4%

飲料の「エネルギー0kcal」の表記は100mlあたり5kcal未満のものにつけられるので、微量ですがエネルギーがあります。

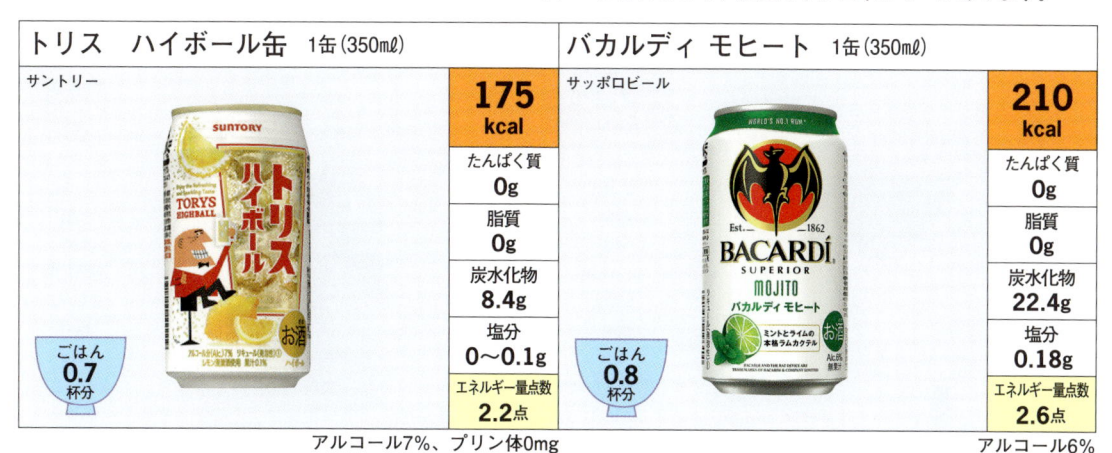

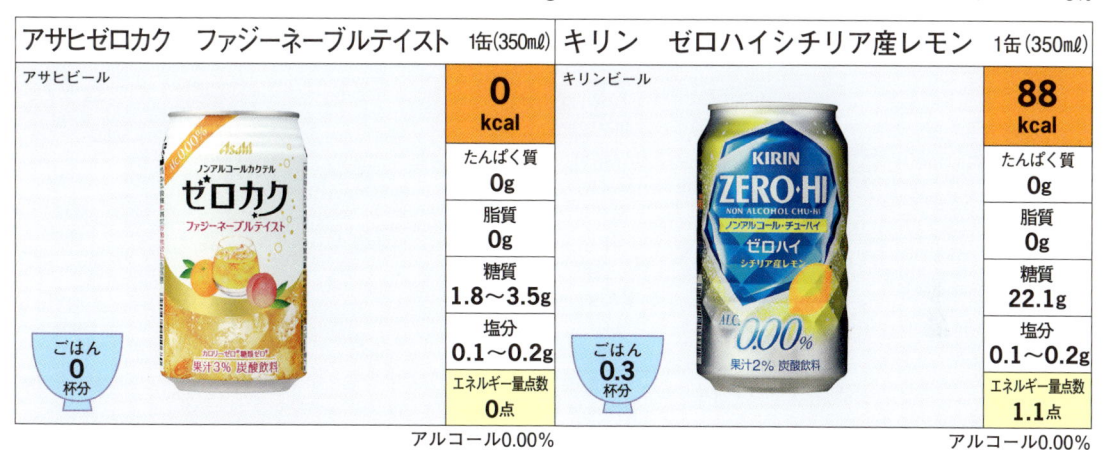

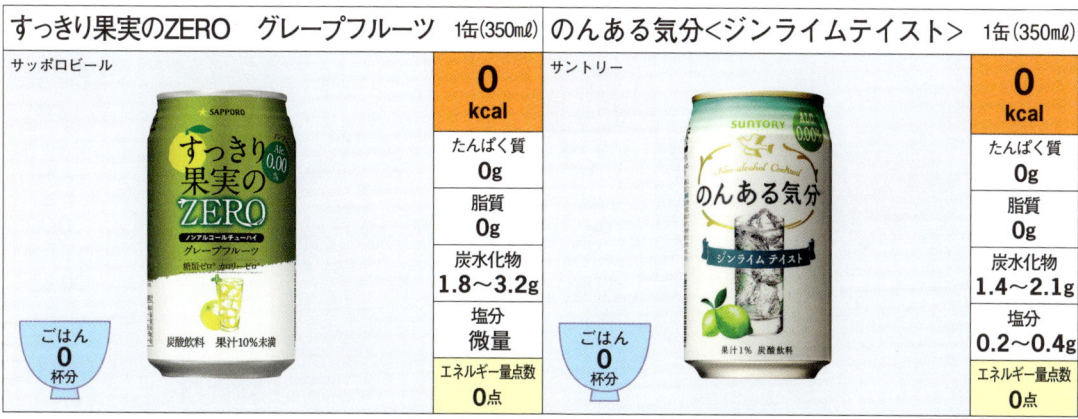

嗜好飲料◎サワー・ハイボール・ノンアルコール飲料

トリス　ハイボール缶　1缶（350ml）
サントリー

エネルギー	**175 kcal**
たんぱく質	0g
脂質	0g
炭水化物	8.4g
塩分	0〜0.1g
エネルギー量点数	2.2点

ごはん 0.7杯分

アルコール7％、プリン体0mg

バカルディ モヒート　1缶（350ml）
サッポロビール

エネルギー	**210 kcal**
たんぱく質	0g
脂質	0g
炭水化物	22.4g
塩分	0.18g
エネルギー量点数	2.6点

ごはん 0.8杯分

アルコール6％

アサヒゼロカク　ファジーネーブルテイスト　1缶（350ml）
アサヒビール

エネルギー	**0 kcal**
たんぱく質	0g
脂質	0g
糖質	1.8〜3.5g
塩分	0.1〜0.2g
エネルギー量点数	0点

ごはん 0杯分

アルコール0.00％

キリン　ゼロハイシチリア産レモン　1缶（350ml）
キリンビール

エネルギー	**88 kcal**
たんぱく質	0g
脂質	0g
糖質	22.1g
塩分	0.1〜0.2g
エネルギー量点数	1.1点

ごはん 0.3杯分

アルコール0.00％

すっきり果実のZERO　グレープフルーツ　1缶（350ml）
サッポロビール

エネルギー	**0 kcal**
たんぱく質	0g
脂質	0g
炭水化物	1.8〜3.2g
塩分	微量
エネルギー量点数	0点

ごはん 0杯分

アルコール0.00％

のんある気分＜ジンライムテイスト＞　1缶（350ml）
サントリー

エネルギー	**0 kcal**
たんぱく質	0g
脂質	0g
炭水化物	1.4〜2.1g
塩分	0.2〜0.4g
エネルギー量点数	0点

ごはん 0杯分

アルコール0.00％

ワイン・ウイスキー・ジン

アルコール％が高いほど高エネルギー。

赤ワイン・グラス　100mℓ（100g）

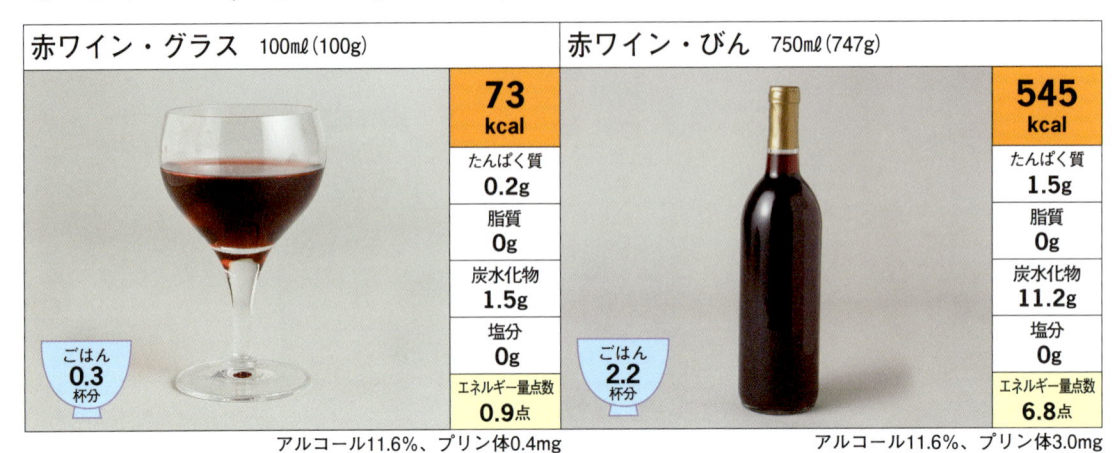

- **73 kcal**
- たんぱく質 0.2g
- 脂質 0g
- 炭水化物 1.5g
- 塩分 0g
- エネルギー量点数 0.9点
- ごはん 0.3杯分

アルコール11.6％、プリン体0.4mg

赤ワイン・びん　750mℓ（747g）

- **545 kcal**
- たんぱく質 1.5g
- 脂質 0g
- 炭水化物 11.2g
- 塩分 0g
- エネルギー量点数 6.8点
- ごはん 2.2杯分

アルコール11.6％、プリン体3.0mg

白ワイン・グラス　100mℓ（100g）

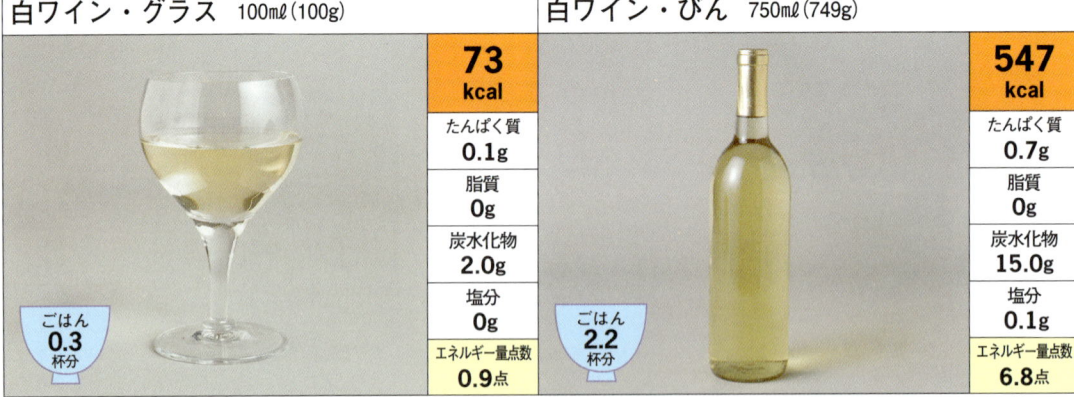

- **73 kcal**
- たんぱく質 0.1g
- 脂質 0g
- 炭水化物 2.0g
- 塩分 0g
- エネルギー量点数 0.9点
- ごはん 0.3杯分

アルコール11.4％、プリン体0.4mg

白ワイン・びん　750mℓ（749g）

- **547 kcal**
- たんぱく質 0.7g
- 脂質 0g
- 炭水化物 15.0g
- 塩分 0.1g
- エネルギー量点数 6.8点
- ごはん 2.2杯分

アルコール11.4％、プリン体3.0mg

ロゼワイン・グラス　100mℓ（100g）

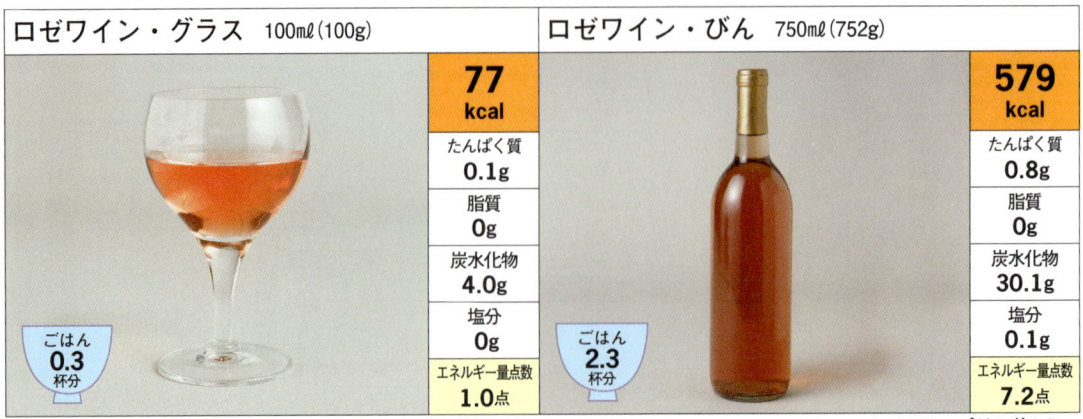

- **77 kcal**
- たんぱく質 0.1g
- 脂質 0g
- 炭水化物 4.0g
- 塩分 0g
- エネルギー量点数 1.0点
- ごはん 0.3杯分

アルコール10.7％、プリン体0.4mg

ロゼワイン・びん　750mℓ（752g）

- **579 kcal**
- たんぱく質 0.8g
- 脂質 0g
- 炭水化物 30.1g
- 塩分 0.1g
- エネルギー量点数 7.2点
- ごはん 2.3杯分

アルコール10.7％、プリン体3.0mg

嗜好飲料◎ワイン・ウイスキー・ジン

洋酒に合うチーズやナッツなどのつまみは少量でも高エネルギーです。選ぶときはつまみの内容、量にも気を配りましょう。

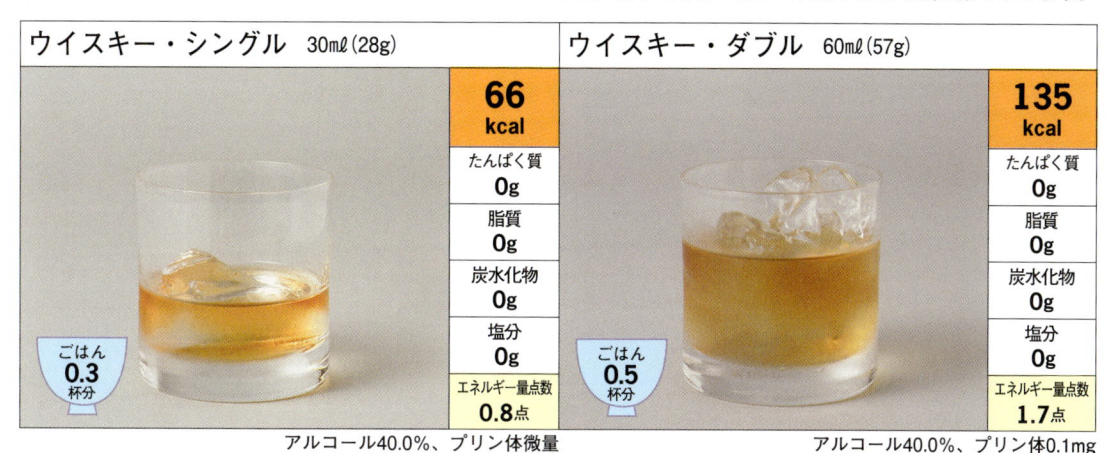

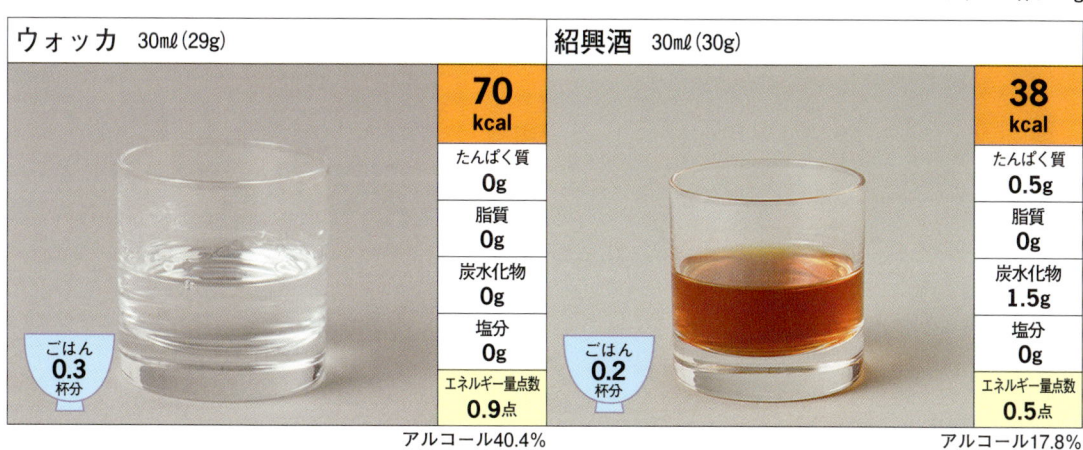

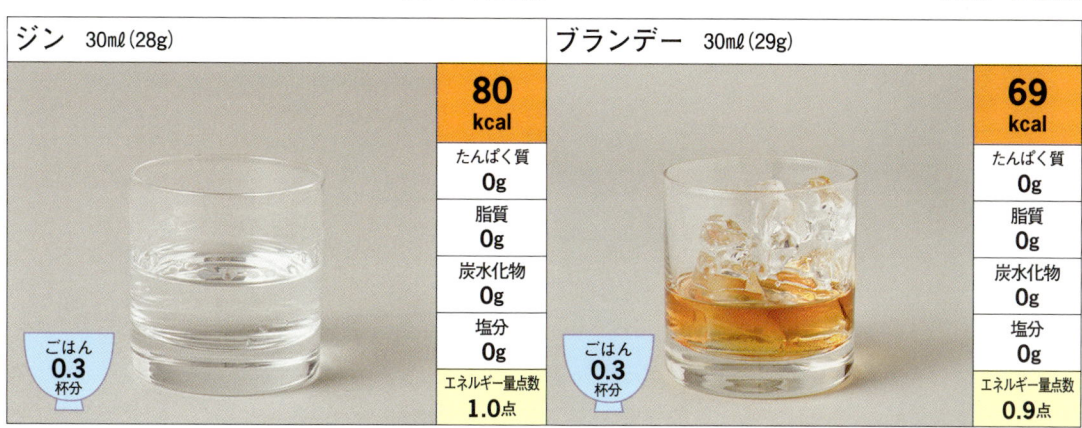

嗜好飲料 ◎ ワイン・ウイスキー・ジン

ウイスキー・シングル 30mℓ(28g)

- **66 kcal**
- たんぱく質 0g
- 脂質 0g
- 炭水化物 0g
- 塩分 0g
- ごはん 0.3杯分
- エネルギー量点数 0.8点

アルコール40.0%、プリン体微量

ウイスキー・ダブル 60mℓ(57g)

- **135 kcal**
- たんぱく質 0g
- 脂質 0g
- 炭水化物 0g
- 塩分 0g
- ごはん 0.5杯分
- エネルギー量点数 1.7点

アルコール40.0%、プリン体0.1mg

ウォッカ 30mℓ(29g)

- **70 kcal**
- たんぱく質 0g
- 脂質 0g
- 炭水化物 0g
- 塩分 0g
- ごはん 0.3杯分
- エネルギー量点数 0.9点

アルコール40.4%

紹興酒 30mℓ(30g)

- **38 kcal**
- たんぱく質 0.5g
- 脂質 0g
- 炭水化物 1.5g
- 塩分 0g
- ごはん 0.2杯分
- エネルギー量点数 0.5点

アルコール17.8%

ジン 30mℓ(28g)

- **80 kcal**
- たんぱく質 0g
- 脂質 0g
- 炭水化物 0g
- 塩分 0g
- ごはん 0.3杯分
- エネルギー量点数 1.0点

アルコール47.4%

ブランデー 30mℓ(29g)

- **69 kcal**
- たんぱく質 0g
- 脂質 0g
- 炭水化物 0g
- 塩分 0g
- ごはん 0.3杯分
- エネルギー量点数 0.9点

アルコール40.0%、プリン体0.1mg

日本酒

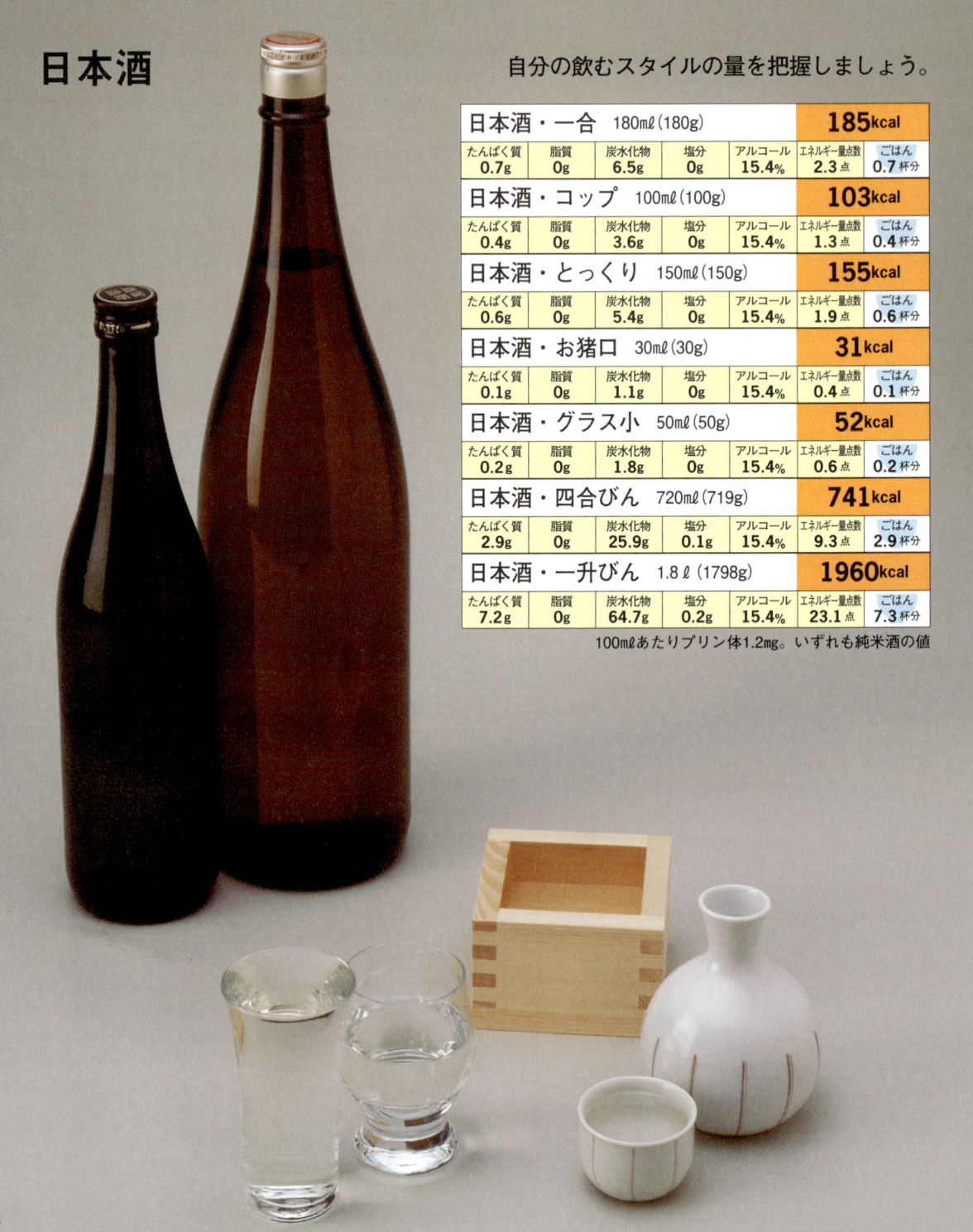

嗜好飲料◎日本酒

自分の飲むスタイルの量を把握しましょう。

日本酒・一合 180mℓ (180g)					185kcal	
たんぱく質 0.7g	脂質 0g	炭水化物 6.5g	塩分 0g	アルコール 15.4%	エネルギー量点数 2.3点	ごはん 0.7杯分
日本酒・コップ 100mℓ (100g)					103kcal	
たんぱく質 0.4g	脂質 0g	炭水化物 3.6g	塩分 0g	アルコール 15.4%	エネルギー量点数 1.3点	ごはん 0.4杯分
日本酒・とっくり 150mℓ (150g)					155kcal	
たんぱく質 0.6g	脂質 0g	炭水化物 5.4g	塩分 0g	アルコール 15.4%	エネルギー量点数 1.9点	ごはん 0.6杯分
日本酒・お猪口 30mℓ (30g)					31kcal	
たんぱく質 0.1g	脂質 0g	炭水化物 1.1g	塩分 0g	アルコール 15.4%	エネルギー量点数 0.4点	ごはん 0.1杯分
日本酒・グラス小 50mℓ (50g)					52kcal	
たんぱく質 0.2g	脂質 0g	炭水化物 1.8g	塩分 0g	アルコール 15.4%	エネルギー量点数 0.6点	ごはん 0.2杯分
日本酒・四合びん 720mℓ (719g)					741kcal	
たんぱく質 2.9g	脂質 0g	炭水化物 25.9g	塩分 0.1g	アルコール 15.4%	エネルギー量点数 9.3点	ごはん 2.9杯分
日本酒・一升びん 1.8ℓ (1798g)					1960kcal	
たんぱく質 7.2g	脂質 0g	炭水化物 64.7g	塩分 0.2g	アルコール 15.4%	エネルギー量点数 23.1点	ごはん 7.3杯分

100mℓあたりプリン体1.2mg。いずれも純米酒の値

酒類のエネルギーの大部分はアルコールのエネルギーです。ほかの栄養素はほとんど期待できません。

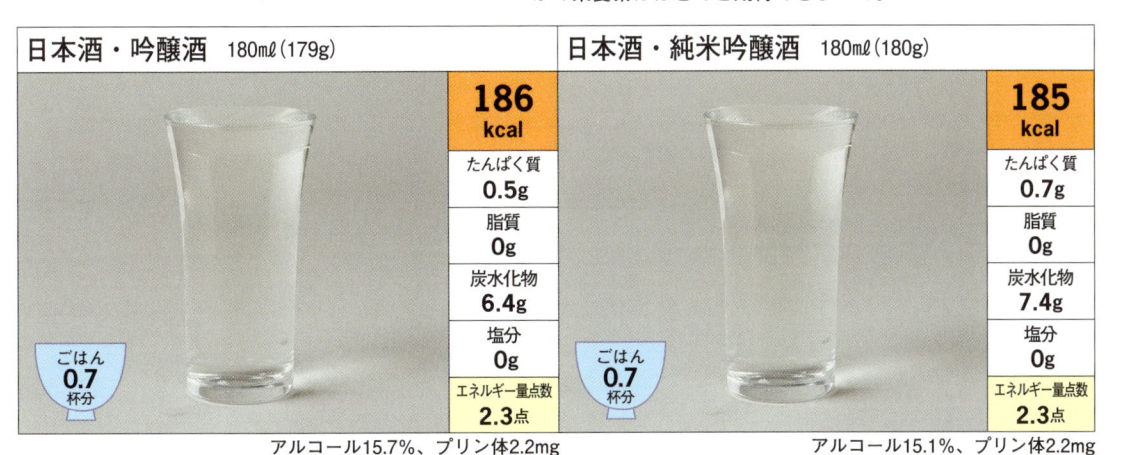

嗜好飲料◎日本酒

日本酒・吟醸酒　180mℓ（179g）

- **186 kcal**
- たんぱく質 0.5g
- 脂質 0g
- 炭水化物 6.4g
- 塩分 0g
- エネルギー量点数 2.3点
- ごはん 0.7杯分

アルコール15.7%、プリン体2.2mg

日本酒・純米吟醸酒　180mℓ（180g）

- **185 kcal**
- たんぱく質 0.7g
- 脂質 0g
- 炭水化物 7.4g
- 塩分 0g
- エネルギー量点数 2.3点
- ごはん 0.7杯分

アルコール15.1%、プリン体2.2mg

日本酒・純米酒　180mℓ（180g）

- **185 kcal**
- たんぱく質 0.7g
- 脂質 0g
- 炭水化物 6.5g
- 塩分 0g
- エネルギー量点数 2.3点
- ごはん 0.7杯分

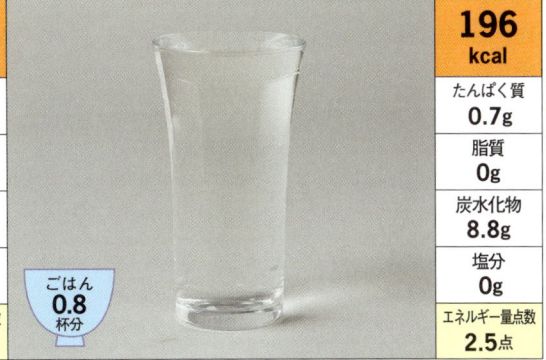

アルコール15.4%、プリン体2.2mg

日本酒・上撰酒　180mℓ（180g）

- **196 kcal**
- たんぱく質 0.7g
- 脂質 0g
- 炭水化物 8.8g
- 塩分 0g
- エネルギー量点数 2.5点
- ごはん 0.8杯分

アルコール15.4%、プリン体2.2mg

日本酒・本醸造酒　180mℓ（180g）

- **193 kcal**
- たんぱく質 0.7g
- 脂質 0g
- 炭水化物 8.1g
- 塩分 0g
- エネルギー量点数 2.4点
- ごはん 0.8杯分

アルコール15.4%、プリン体2.2mg

日本酒の分類

原料である白米の精米歩合から以下のように分類されます。

①純米酒：70％以下（醸造アルコールは使用しない）
②本醸造酒：70％以下
③吟醸酒：60％以下。低温発酵させて作る。50％以下は大吟醸酒。
④純米吟醸酒：60％以下で醸造アルコールを使用せず、低温発酵させて作る。

②③はいずれも醸造アルコールを使用します。このほか、以前の等級分け（平成4年3月まで）で1級に相当するものは「上撰」と分類されています。

カクテル

カクテル同士の比較はアルコール％で。

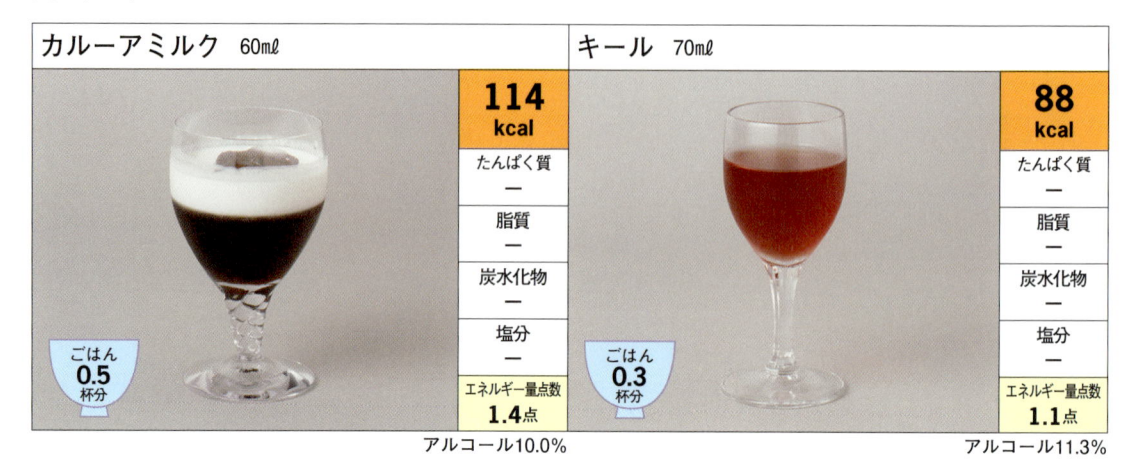

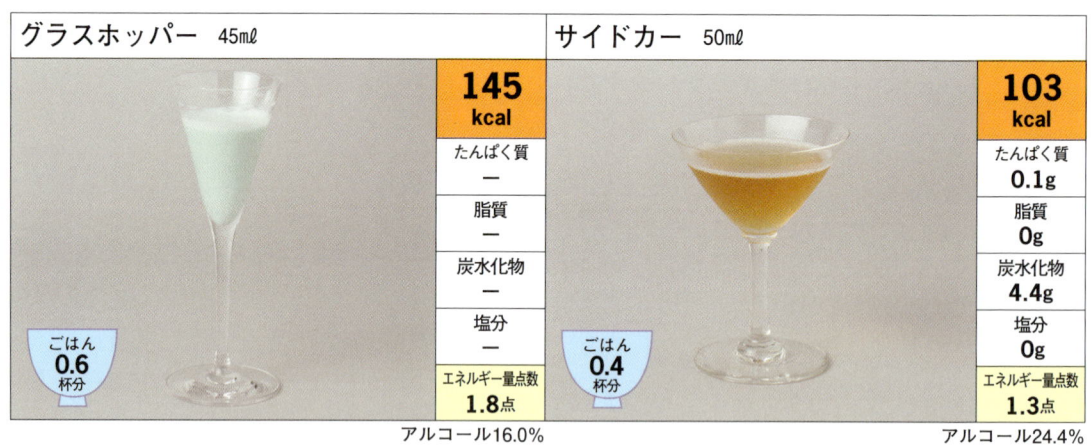

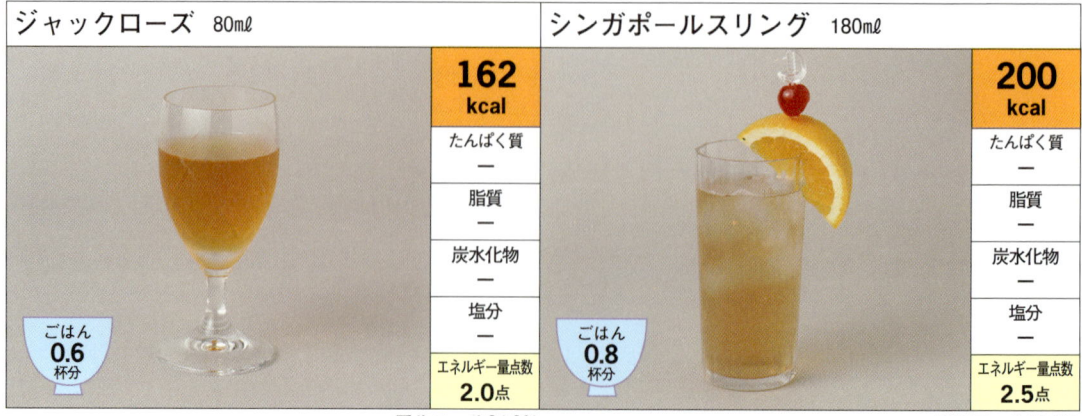

カルーアミルク 60㎖
114 kcal
たんぱく質 —
脂質 —
炭水化物 —
塩分 —
ごはん 0.5 杯分
エネルギー量点数 1.4点
アルコール10.0%

キール 70㎖
88 kcal
たんぱく質 —
脂質 —
炭水化物 —
塩分 —
ごはん 0.3 杯分
エネルギー量点数 1.1点
アルコール11.3%

グラスホッパー 45㎖
145 kcal
たんぱく質 —
脂質 —
炭水化物 —
塩分 —
ごはん 0.6 杯分
エネルギー量点数 1.8点
アルコール16.0%

サイドカー 50㎖
103 kcal
たんぱく質 0.1g
脂質 0g
炭水化物 4.4g
塩分 0g
ごはん 0.4 杯分
エネルギー量点数 1.3点
アルコール24.4%

ジャックローズ 80㎖
162 kcal
たんぱく質 —
脂質 —
炭水化物 —
塩分 —
ごはん 0.6 杯分
エネルギー量点数 2.0点
アルコール24.0%

シンガポールスリング 180㎖
200 kcal
たんぱく質 —
脂質 —
炭水化物 —
塩分 —
ごはん 0.8 杯分
エネルギー量点数 2.5点
アルコール11.7%

嗜好飲料 ◎ カクテル

ベースになる酒がアルコール%の高いものや甘味の強いリキュールを使っているものは少量でも高エネルギーになります。

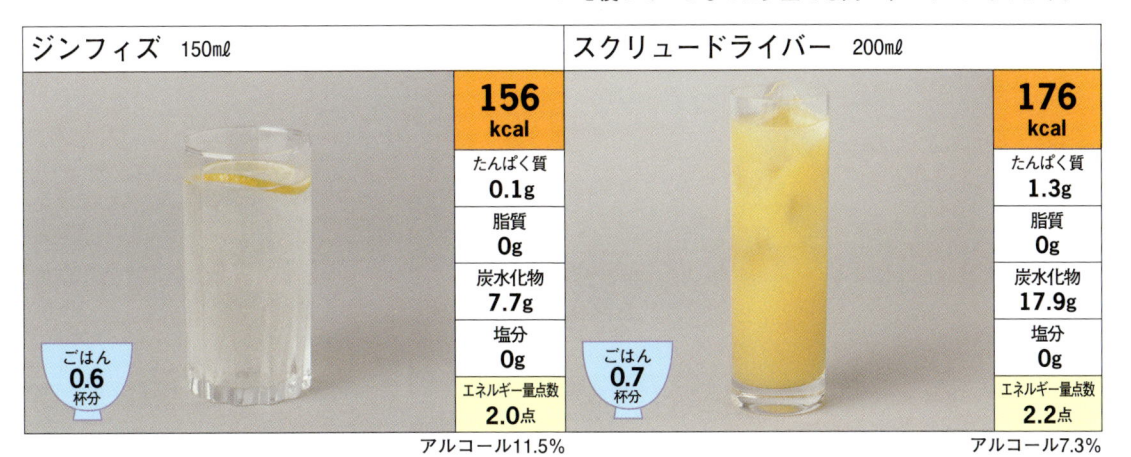

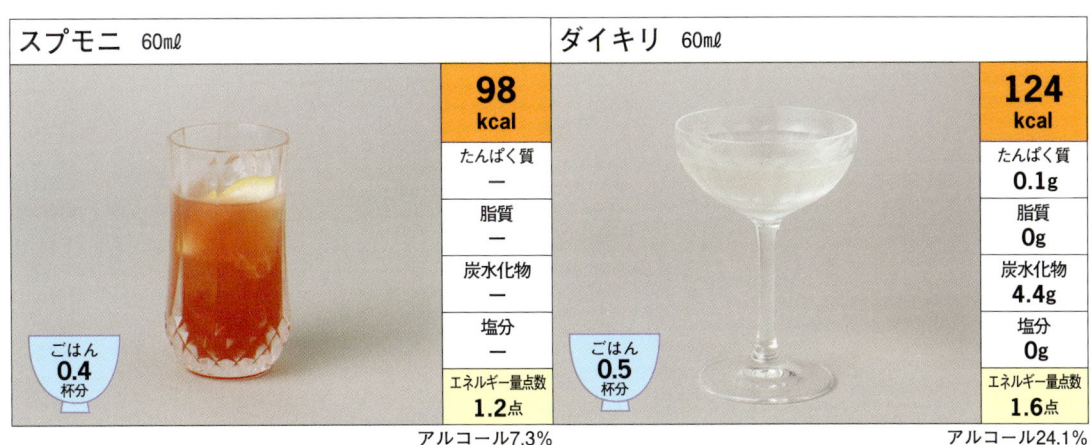

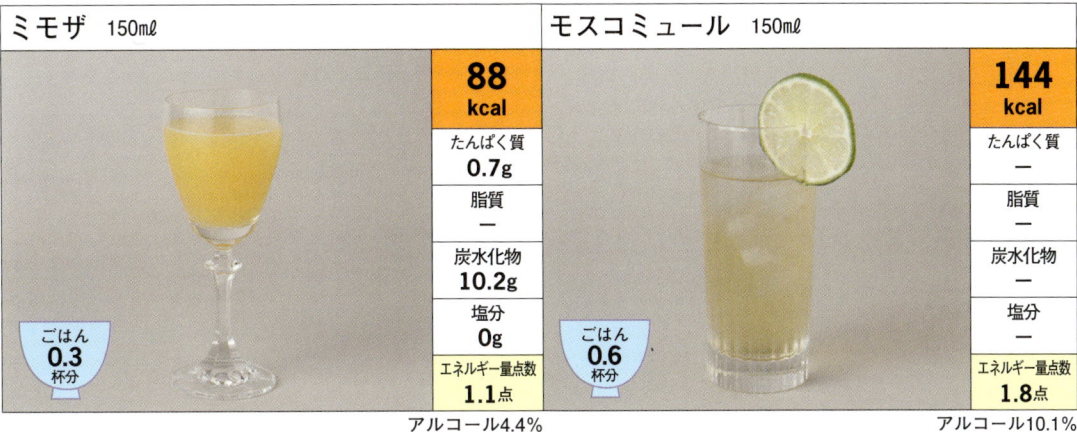

ジンフィズ 150mℓ
- 156 kcal
- たんぱく質 0.1g
- 脂質 0g
- 炭水化物 7.7g
- 塩分 0g
- エネルギー量点数 2.0点
- ごはん 0.6杯分
- アルコール11.5%

スクリュードライバー 200mℓ
- 176 kcal
- たんぱく質 1.3g
- 脂質 0g
- 炭水化物 17.9g
- 塩分 0g
- エネルギー量点数 2.2点
- ごはん 0.7杯分
- アルコール7.3%

スプモニ 60mℓ
- 98 kcal
- たんぱく質 ―
- 脂質 ―
- 炭水化物 ―
- 塩分 ―
- エネルギー量点数 1.2点
- ごはん 0.4杯分
- アルコール7.3%

ダイキリ 60mℓ
- 124 kcal
- たんぱく質 0.1g
- 脂質 0g
- 炭水化物 4.4g
- 塩分 0g
- エネルギー量点数 1.6点
- ごはん 0.5杯分
- アルコール24.1%

ミモザ 150mℓ
- 88 kcal
- たんぱく質 0.7g
- 脂質 ―
- 炭水化物 10.2g
- 塩分 0g
- エネルギー量点数 1.1点
- ごはん 0.3杯分
- アルコール4.4%

モスコミュール 150mℓ
- 144 kcal
- たんぱく質 ―
- 脂質 ―
- 炭水化物 ―
- 塩分 ―
- エネルギー量点数 1.8点
- ごはん 0.6杯分
- アルコール10.1%

焼酎

焼酎：湯（またはソーダ）＝2：3が基本です。

梅酒ロック　45㎖（47g）

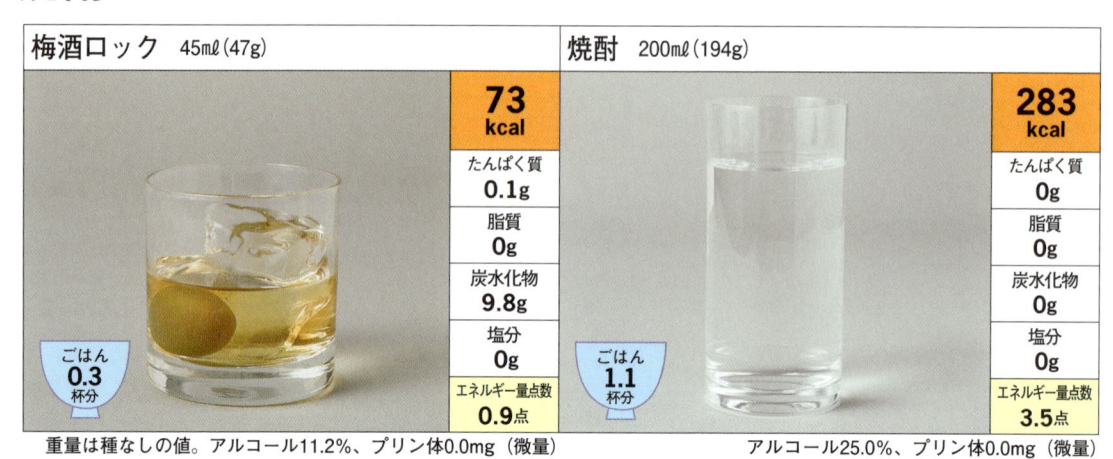

73 kcal
- たんぱく質 0.1g
- 脂質 0g
- 炭水化物 9.8g
- 塩分 0g
- エネルギー量点数 0.9点
- ごはん 0.3杯分

重量は種なしの値。アルコール11.2%、プリン体0.0mg（微量）

焼酎　200㎖（194g）

283 kcal
- たんぱく質 0g
- 脂質 0g
- 炭水化物 0g
- 塩分 0g
- エネルギー量点数 3.5点
- ごはん 1.1杯分

アルコール25.0%、プリン体0.0mg（微量）

焼酎・お湯割り梅干し入り　焼酎80㎖・湯120㎖・梅干し13g（211g）

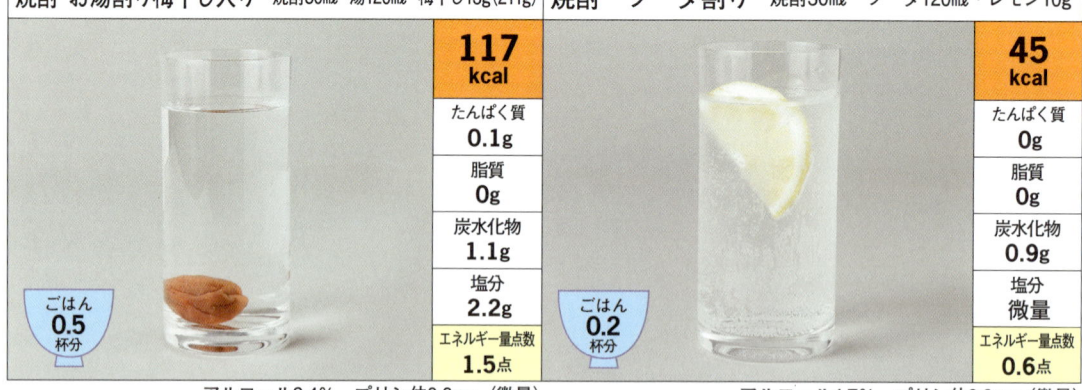

117 kcal
- たんぱく質 0.1g
- 脂質 0g
- 炭水化物 1.1g
- 塩分 2.2g
- エネルギー量点数 1.5点
- ごはん 0.5杯分

アルコール9.4%、プリン体0.0mg（微量）

焼酎・ソーダ割り　焼酎30㎖・ソーダ120㎖・レモン10g

45 kcal
- たんぱく質 0g
- 脂質 0g
- 炭水化物 0.9g
- 塩分 微量
- エネルギー量点数 0.6点
- ごはん 0.2杯分

アルコール4.7%、プリン体0.0mg（微量）

酒類の分類とアルコール度数（容量%）

酒税法ではアルコールを1%以上含む飲料を酒類と定義し、醸造酒、蒸留酒、混成酒に分類されます。

①醸造酒：原料をそのまま、または糖化して発酵させたもの。アルコール分が低く、エキス分は高い。日本酒、ビール、ワインなど。

②蒸留酒：醸造酒を蒸留させたもの。アルコール分が高く、エキス分は低い。焼酎、ウイスキー、ブランデー、ウォッカなど。

③混成酒：醸造酒や蒸留酒に花、果実等の香りを移し、砂糖や色素を添加したもの。アルコール分、エキス分いずれも高く、風味や色調が強い。梅酒、薬味酒、リキュール類など。

酒類は同量ならアルコール度数（容量%）が高いものほどエネルギーも高くなります。

●アルコール度数（容量%）と100㎖あたりのエネルギー

種類	アルコール容量%	エネルギー
日本酒（純米吟醸酒）	15.1%	103kcal
ビール（淡色）	4.6%	40kcal
ワイン（白／赤）	11.4%/11.6%	73kcal/73kcal
焼酎	35%	206kcal
ウイスキー	40%	237kcal
ブランデー	40%	237kcal
ウォッカ	40.4%	240kcal
紹興酒	17.8%	127kcal

『日本食品標準成分表2010』（文部科学省）から

*食品の
エネルギー
早わかり*

乳・乳製品

カルシウム源、たんぱく質源にもなり、毎日食べたい食品ですが、
脂質や塩分が多いものもあります。
エネルギーだけでなく、
ほかの栄養素にも注目しながら選びましょう。

牛乳・乳飲料・ヨーグルト カルシウム補給に1日コップ1杯(200ml)を習慣に。

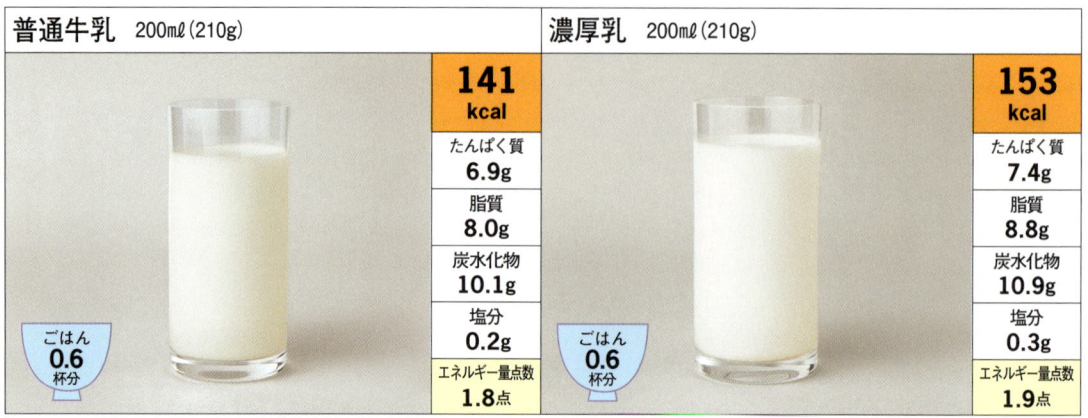

普通牛乳 200ml (210g)
- 141 kcal
- たんぱく質 6.9g
- 脂質 8.0g
- 炭水化物 10.1g
- 塩分 0.2g
- エネルギー量点数 1.8点
- ごはん 0.6杯分
- カルシウム231mg、ビタミンA(レチノール当量)80μg

濃厚乳 200ml (210g)
- 153 kcal
- たんぱく質 7.4g
- 脂質 8.8g
- 炭水化物 10.9g
- 塩分 0.3g
- エネルギー量点数 1.9点
- ごはん 0.6杯分
- カルシウム231mg、ビタミンA(レチノール当量)74μg

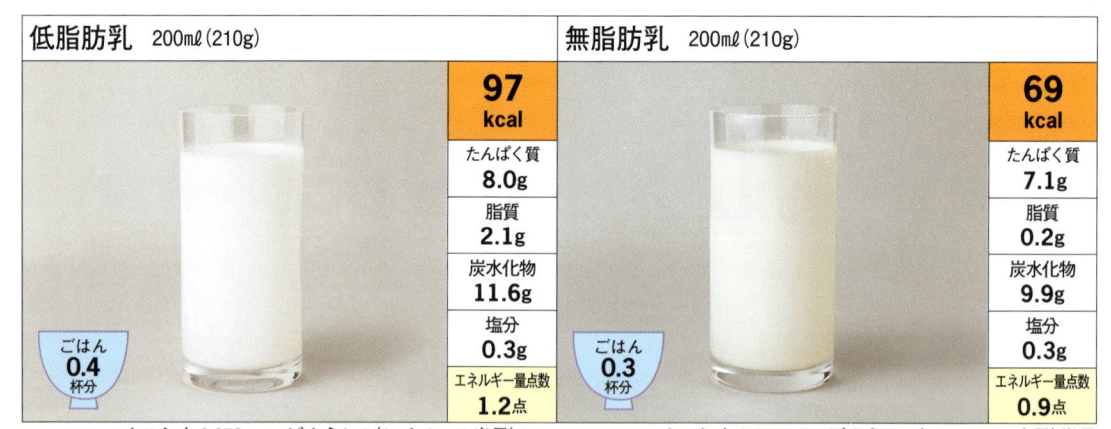

低脂肪乳 200ml (210g)
- 97 kcal
- たんぱく質 8.0g
- 脂質 2.1g
- 炭水化物 11.6g
- 塩分 0.3g
- エネルギー量点数 1.2点
- ごはん 0.4杯分
- カルシウム273mg、ビタミンA(レチノール当量)27μg

無脂肪乳 200ml (210g)
- 69 kcal
- たんぱく質 7.1g
- 脂質 0.2g
- 炭水化物 9.9g
- 塩分 0.3g
- エネルギー量点数 0.9点
- ごはん 0.3杯分
- カルシウム210mg、ビタミンA(レチノール当量)微量

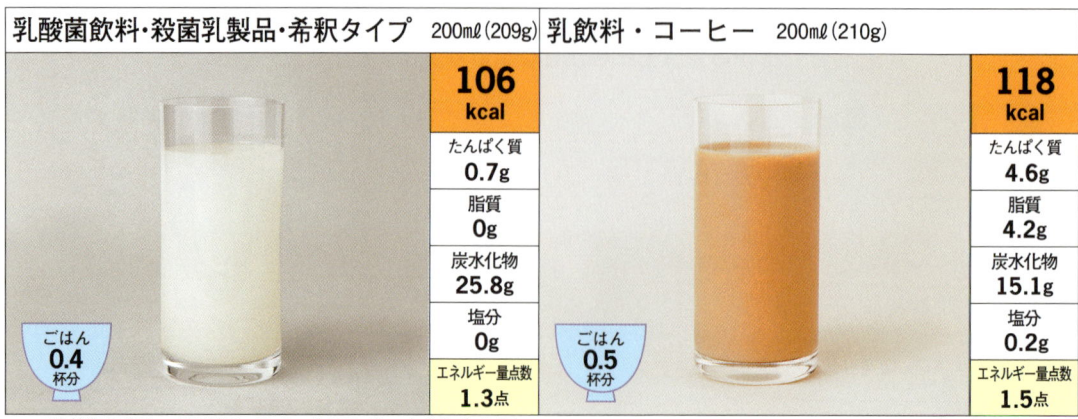

乳酸菌飲料・殺菌乳製品・希釈タイプ 200ml (209g)
- 106 kcal
- たんぱく質 0.7g
- 脂質 0g
- 炭水化物 25.8g
- 塩分 0g
- エネルギー量点数 1.3点
- ごはん 0.4杯分
- 5倍希釈の場合。原液(49g40ml・水160ml)。カルシウム27mg

乳飲料・コーヒー 200ml (210g)
- 118 kcal
- たんぱく質 4.6g
- 脂質 4.2g
- 炭水化物 15.1g
- 塩分 0.2g
- エネルギー量点数 1.5点
- ごはん 0.5杯分
- カルシウム168mg

牛乳は乳脂肪分が少ないもののほうが、カルシウムを多く含んでいますが、ビタミンAは逆に少なくなります。

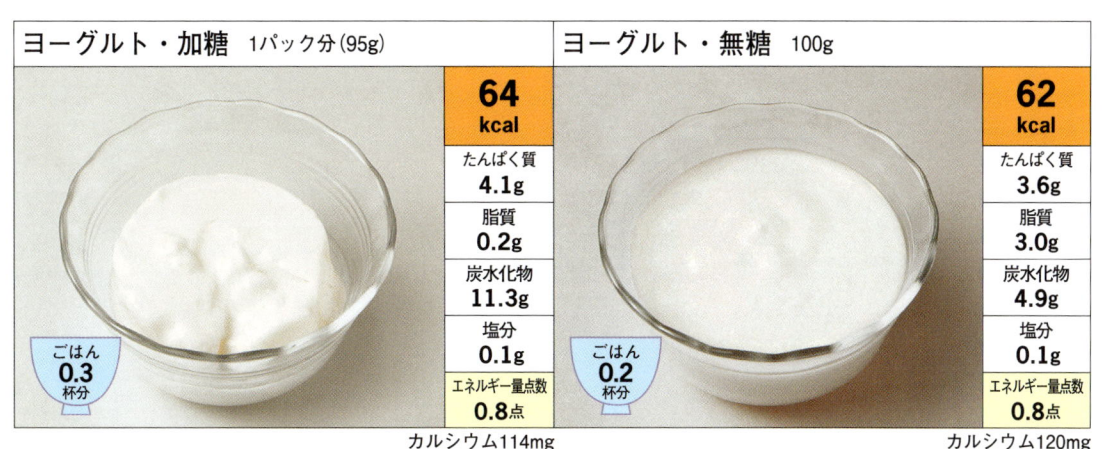

ヨーグルト・加糖 1パック分(95g)
- 64 kcal
- たんぱく質 4.1g
- 脂質 0.2g
- 炭水化物 11.3g
- 塩分 0.1g
- エネルギー量点数 0.8点
- ごはん 0.3杯分
- カルシウム114mg

ヨーグルト・無糖 100g
- 62 kcal
- たんぱく質 3.6g
- 脂質 3.0g
- 炭水化物 4.9g
- 塩分 0.1g
- エネルギー量点数 0.8点
- ごはん 0.2杯分
- カルシウム120mg

ヨーグルト・低糖低脂肪 100g
- 53 kcal
- たんぱく質 4.0g
- 脂質 0.9g
- 炭水化物 7.3g
- 塩分 0.1g
- エネルギー量点数 0.7点
- ごはん 0.2杯分
- カルシウム140mg

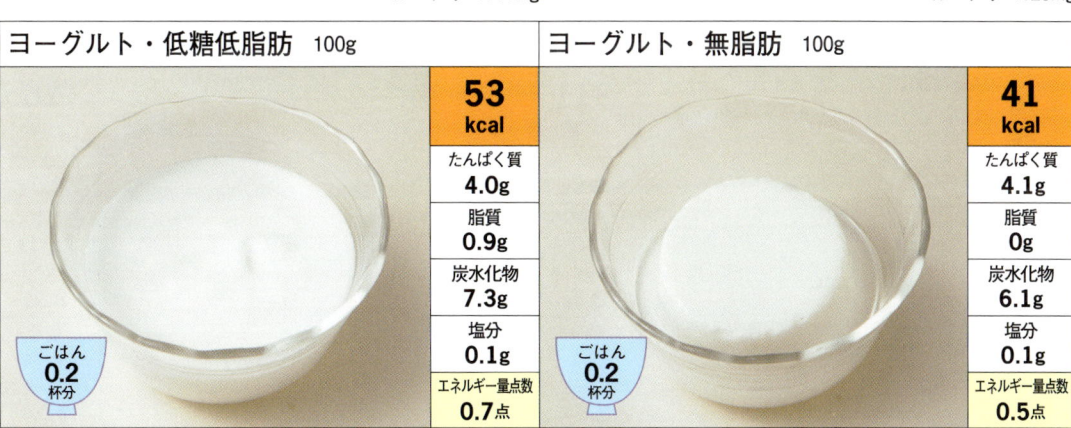

ヨーグルト・無脂肪 100g
- 41 kcal
- たんぱく質 4.1g
- 脂質 0g
- 炭水化物 6.1g
- 塩分 0.1g
- エネルギー量点数 0.5点
- ごはん 0.2杯分
- カルシウム124mg

飲むヨーグルト 200mℓ(210g)
- 137 kcal
- たんぱく質 6.1g
- 脂質 1.1g
- 炭水化物 25.6g
- 塩分 0.3g
- エネルギー量点数 1.7点
- ごはん 0.5杯分
- カルシウム231mg

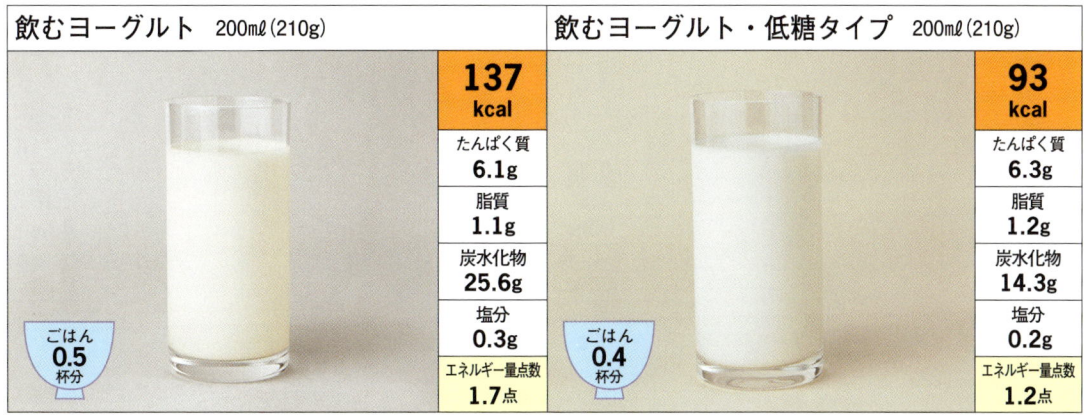

飲むヨーグルト・低糖タイプ 200mℓ(210g)
- 93 kcal
- たんぱく質 6.3g
- 脂質 1.2g
- 炭水化物 14.3g
- 塩分 0.2g
- エネルギー量点数 1.2点
- ごはん 0.4杯分
- カルシウム230mg

クリーム・練乳ほか

クリーム類は脂質が多いので使用量に注意。

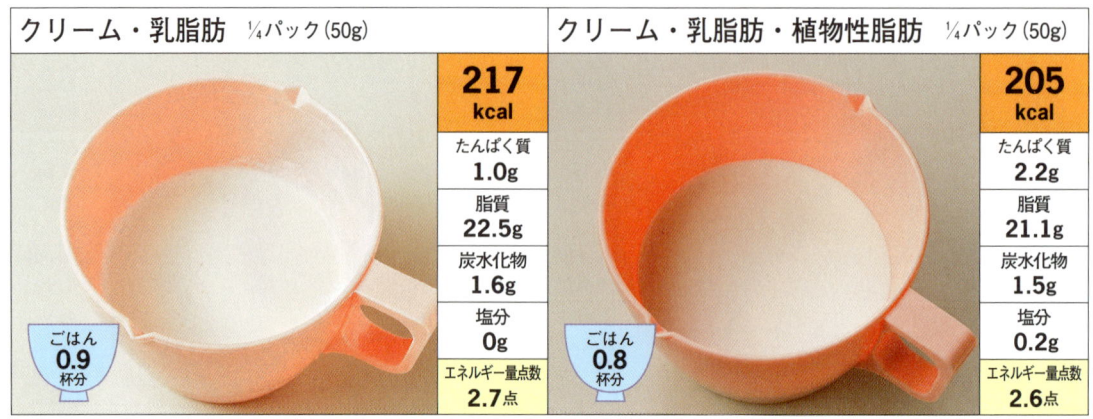

クリーム・乳脂肪 ¼パック(50g)
- 217 kcal
- たんぱく質 1.0g
- 脂質 22.5g
- 炭水化物 1.6g
- 塩分 0g
- ごはん 0.9杯分
- エネルギー量点数 2.7点

大さじ1は15g、63kcal。カルシウム30mg

クリーム・乳脂肪・植物性脂肪 ¼パック(50g)
- 205 kcal
- たんぱく質 2.2g
- 脂質 21.1g
- 炭水化物 1.5g
- 塩分 0.2g
- ごはん 0.8杯分
- エネルギー量点数 2.6点

大さじ1は15g、61kcal。カルシウム24mg

ホイップクリーム・乳脂肪 50g
- 211 kcal
- たんぱく質 0.9g
- 脂質 19.2g
- 炭水化物 8.8g
- 塩分 0g
- ごはん 0.8杯分
- エネルギー量点数 2.6点

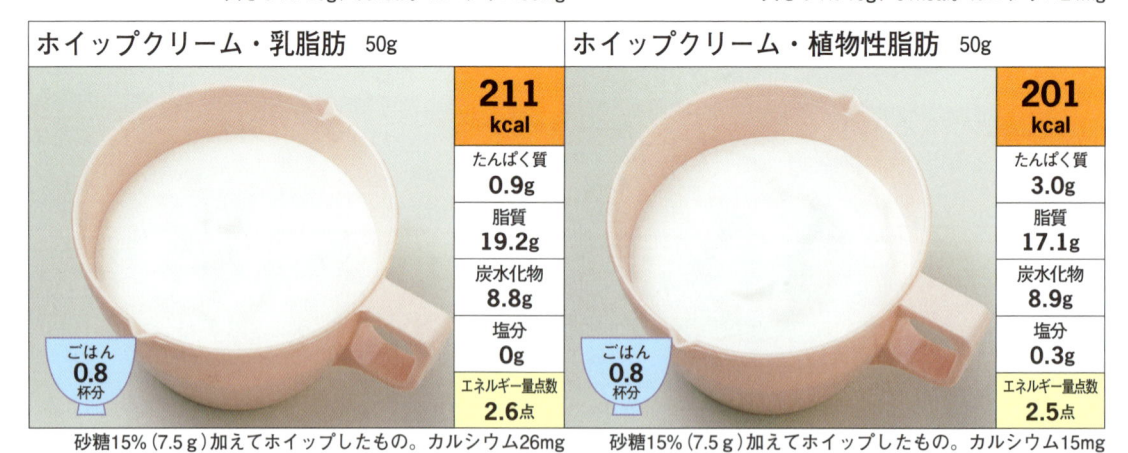

砂糖15%(7.5g)加えてホイップしたもの。カルシウム26mg

ホイップクリーム・植物性脂肪 50g
- 201 kcal
- たんぱく質 3.0g
- 脂質 17.1g
- 炭水化物 8.9g
- 塩分 0.3g
- ごはん 0.8杯分
- エネルギー量点数 2.5点

砂糖15%(7.5g)加えてホイップしたもの。カルシウム15mg

コーヒーホワイトナー・液状・乳脂肪 5mℓ(5g)
- 11 kcal
- たんぱく質 0.3g
- 脂質 0.9g
- 炭水化物 0.3g
- 塩分 0g
- エネルギー量点数 0.1点

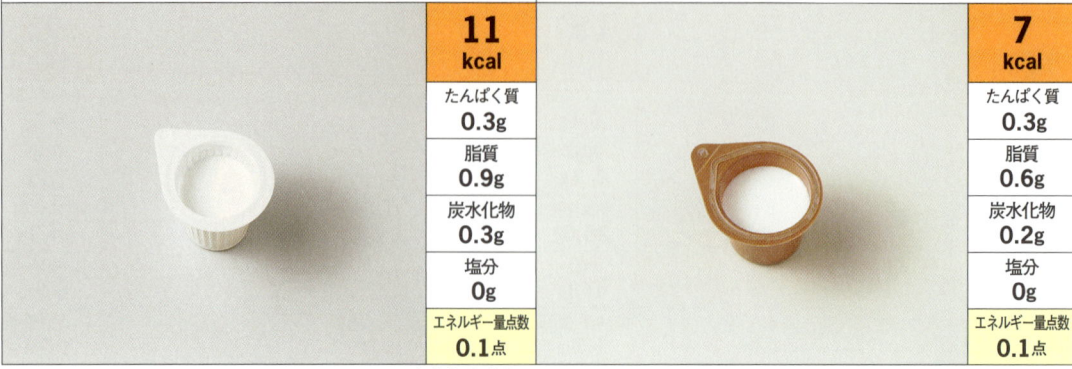

カルシウム2mg

コーヒーホワイトナー・液状・低脂肪 5mℓ(5g)
- 7 kcal
- たんぱく質 0.3g
- 脂質 0.6g
- 炭水化物 0.2g
- 塩分 0g
- エネルギー量点数 0.1点

クリーム類は原料の脂肪によってエネルギーの差があります。
ホイップクリームはクリームに砂糖を15%添加したものです。

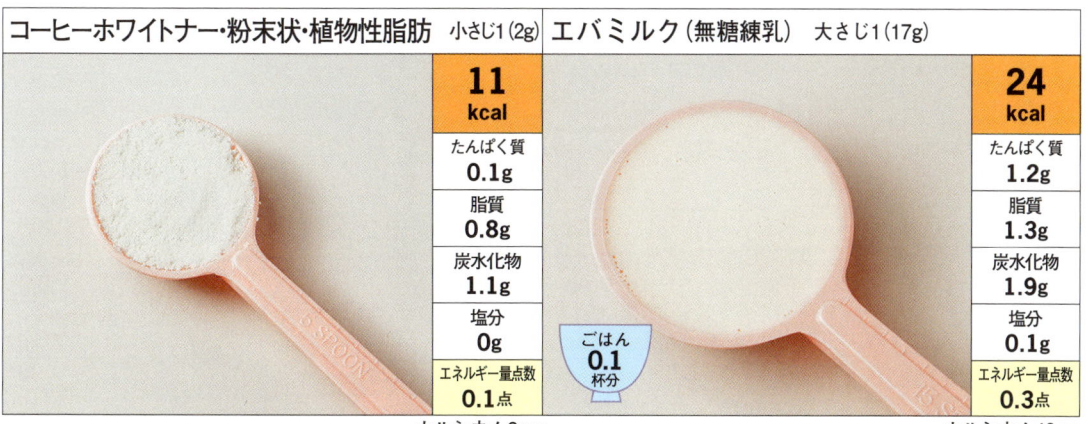

乳・乳製品 ○ クリーム・練乳ほか

コーヒーホワイトナー・粉末状・植物性脂肪　小さじ1(2g)

- 11 kcal
- たんぱく質 0.1g
- 脂質 0.8g
- 炭水化物 1.1g
- 塩分 0g
- エネルギー量点数 0.1点

カルシウム2mg

エバミルク（無糖練乳）　大さじ1(17g)

- 24 kcal
- たんぱく質 1.2g
- 脂質 1.3g
- 炭水化物 1.9g
- 塩分 0.1g
- エネルギー量点数 0.3点

ごはん 0.1杯分

カルシウム46mg

コンデンスミルク（加糖練乳）　大さじ1(21g)

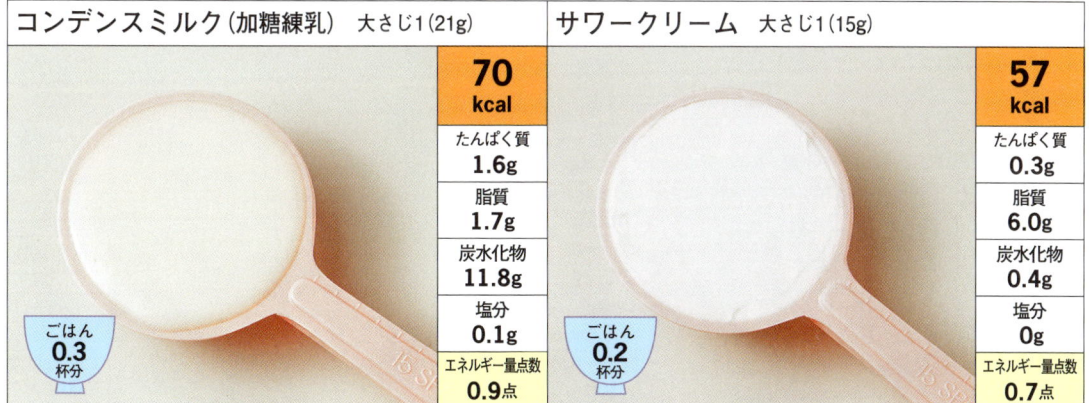

- 70 kcal
- たんぱく質 1.6g
- 脂質 1.7g
- 炭水化物 11.8g
- 塩分 0.1g
- エネルギー量点数 0.9点

ごはん 0.3杯分

カルシウム63mg

サワークリーム　大さじ1(15g)

- 57 kcal
- たんぱく質 0.3g
- 脂質 6.0g
- 炭水化物 0.4g
- 塩分 0g
- エネルギー量点数 0.7点

ごはん 0.2杯分

スキムミルク　大さじ1(6g)

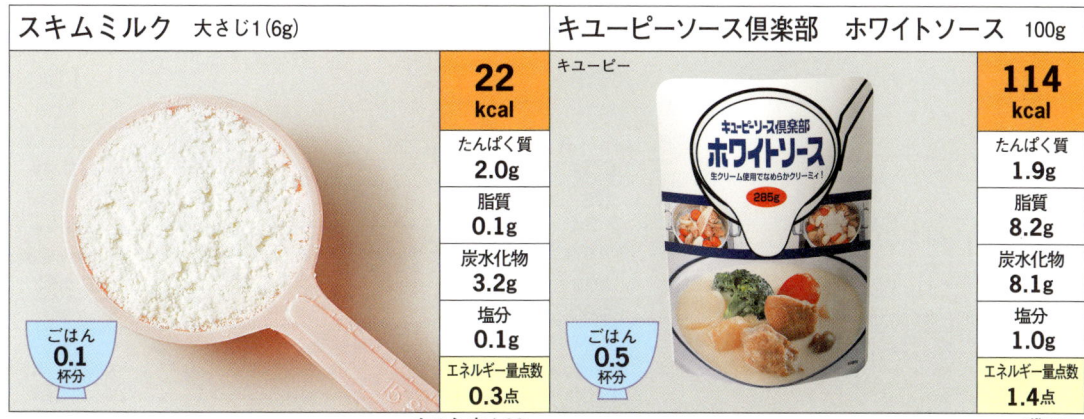

- 22 kcal
- たんぱく質 2.0g
- 脂質 0.1g
- 炭水化物 3.2g
- 塩分 0.1g
- エネルギー量点数 0.3点

ごはん 0.1杯分

カルシウム66mg

キユーピーソース倶楽部　ホワイトソース　100g

キユーピー

- 114 kcal
- たんぱく質 1.9g
- 脂質 8.2g
- 炭水化物 8.1g
- 塩分 1.0g
- エネルギー量点数 1.4点

ごはん 0.5杯分

1袋285g

ナチュラルチーズ

種類は多種多様。料理法に合わせて適量を。

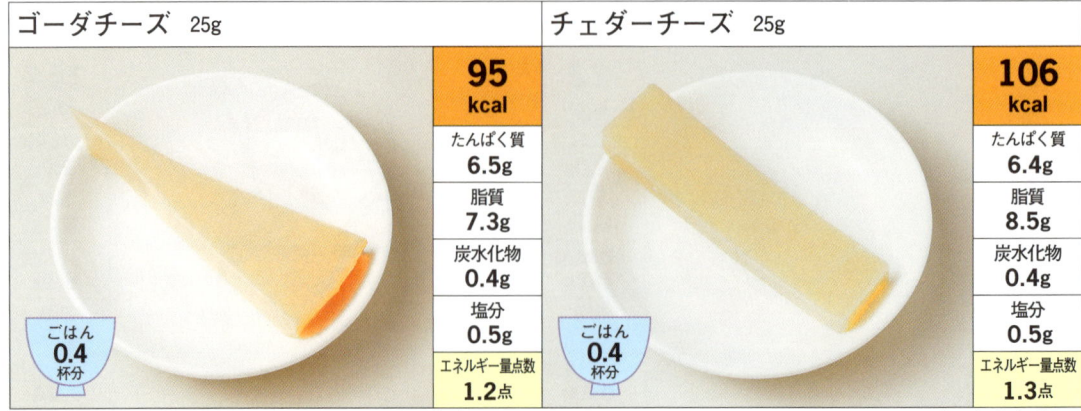

エダムチーズ 25g
- 89 kcal
- たんぱく質 7.2g
- 脂質 6.3g
- 炭水化物 0.4g
- 塩分 0.5g
- エネルギー量点数 1.1点
- ごはん 0.4杯分
- カルシウム165mg

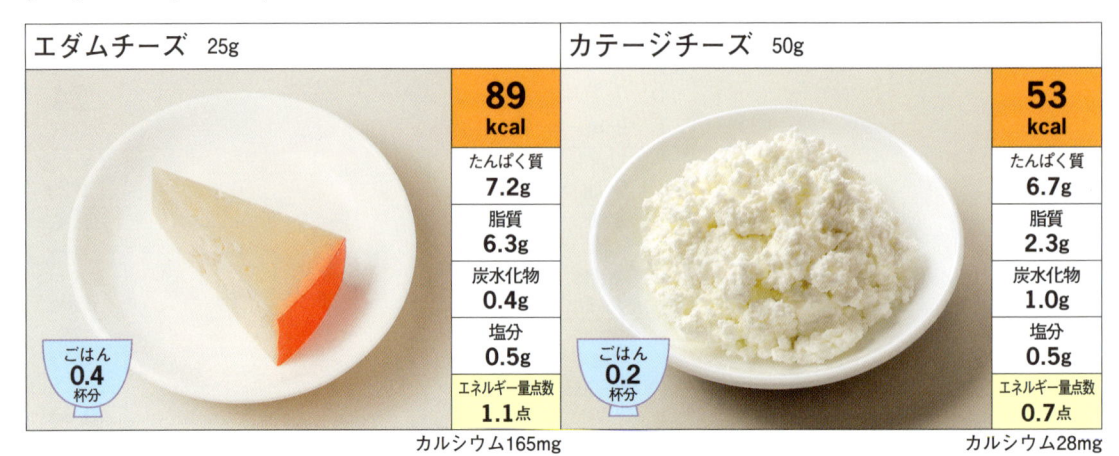

カテージチーズ 50g
- 53 kcal
- たんぱく質 6.7g
- 脂質 2.3g
- 炭水化物 1.0g
- 塩分 0.5g
- エネルギー量点数 0.7点
- ごはん 0.2杯分
- カルシウム28mg

カマンベールチーズ 25g
- 78 kcal
- たんぱく質 4.8g
- 脂質 6.2g
- 炭水化物 0.2g
- 塩分 0.5g
- エネルギー量点数 1.0点
- ごはん 0.3杯分
- カルシウム115mg

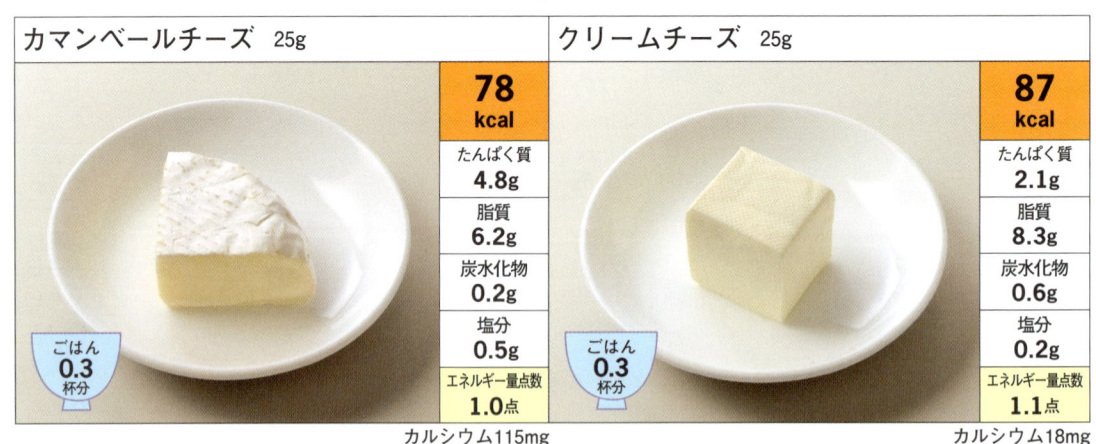

クリームチーズ 25g
- 87 kcal
- たんぱく質 2.1g
- 脂質 8.3g
- 炭水化物 0.6g
- 塩分 0.2g
- エネルギー量点数 1.1点
- ごはん 0.3杯分
- カルシウム18mg

ゴーダチーズ 25g
- 95 kcal
- たんぱく質 6.5g
- 脂質 7.3g
- 炭水化物 0.4g
- 塩分 0.5g
- エネルギー量点数 1.2点
- ごはん 0.4杯分
- カルシウム170mg

チェダーチーズ 25g
- 106 kcal
- たんぱく質 6.4g
- 脂質 8.5g
- 炭水化物 0.4g
- 塩分 0.5g
- エネルギー量点数 1.3点
- ごはん 0.4杯分
- カルシウム185mg

乳・乳製品 ● ナチュラルチーズ

チーズは少量でもカルシウムが豊富です。ただし、1回量25gで100kcal前後、塩分は0.2〜1.0gと多いことを忘れずに。

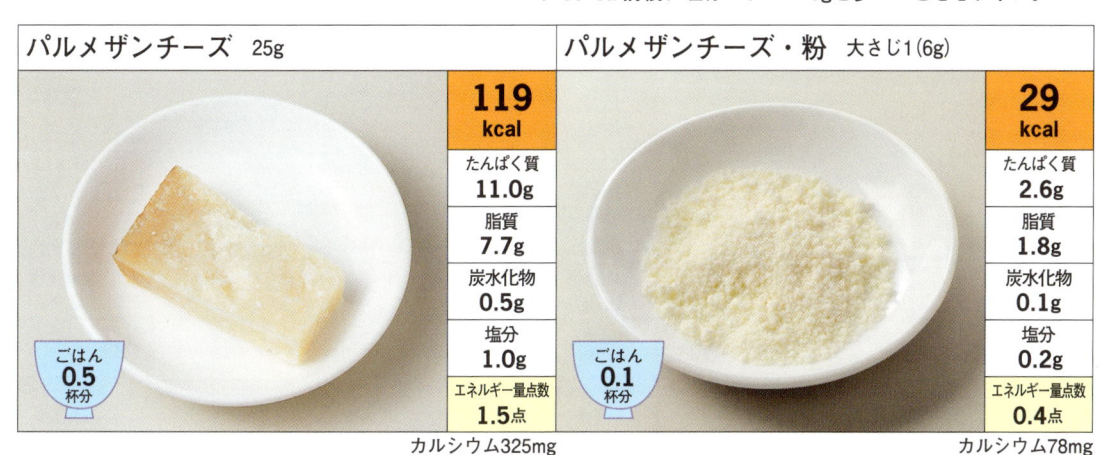

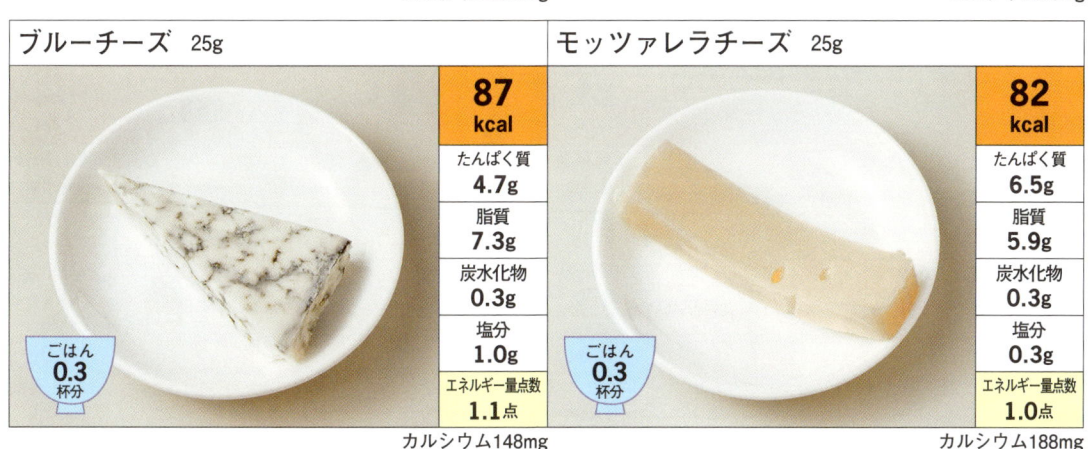

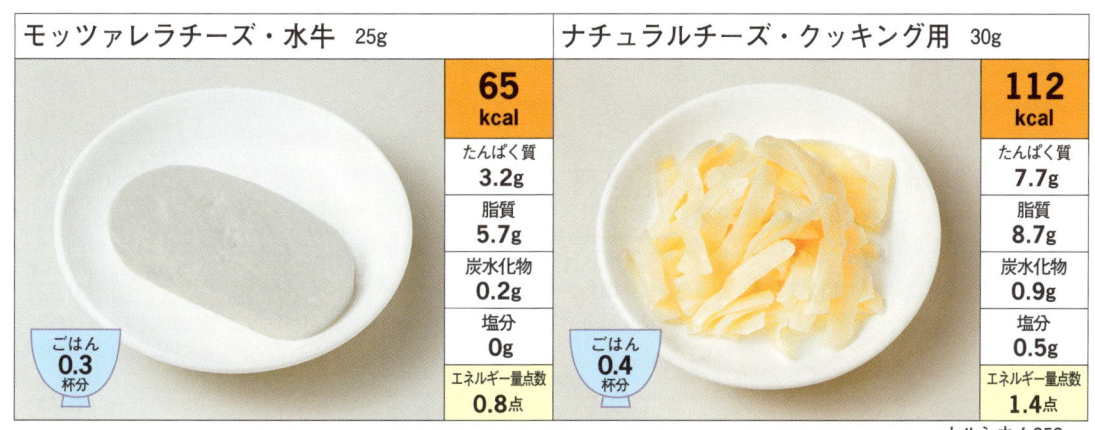

パルメザンチーズ 25g
- 119 kcal
- たんぱく質 11.0g
- 脂質 7.7g
- 炭水化物 0.5g
- 塩分 1.0g
- ごはん 0.5杯分
- エネルギー量点数 1.5点
- カルシウム325mg

パルメザンチーズ・粉 大さじ1(6g)
- 29 kcal
- たんぱく質 2.6g
- 脂質 1.8g
- 炭水化物 0.1g
- 塩分 0.2g
- ごはん 0.1杯分
- エネルギー量点数 0.4点
- カルシウム78mg

ブルーチーズ 25g
- 87 kcal
- たんぱく質 4.7g
- 脂質 7.3g
- 炭水化物 0.3g
- 塩分 1.0g
- ごはん 0.3杯分
- エネルギー量点数 1.1点
- カルシウム148mg

モッツァレラチーズ 25g
- 82 kcal
- たんぱく質 6.5g
- 脂質 5.9g
- 炭水化物 0.3g
- 塩分 0.3g
- ごはん 0.3杯分
- エネルギー量点数 1.0点
- カルシウム188mg

モッツァレラチーズ・水牛 25g
- 65 kcal
- たんぱく質 3.2g
- 脂質 5.7g
- 炭水化物 0.2g
- 塩分 0g
- ごはん 0.3杯分
- エネルギー量点数 0.8点

ナチュラルチーズ・クッキング用 30g
- 112 kcal
- たんぱく質 7.7g
- 脂質 8.7g
- 炭水化物 0.9g
- 塩分 0.5g
- ごはん 0.4杯分
- エネルギー量点数 1.4点
- カルシウム252mg

プロセスチーズ

ナチュラルチーズを加工して作ります。

プロセスチーズ 25g
- 85 kcal
- たんぱく質 5.7g
- 脂質 6.5g
- 炭水化物 0.3g
- 塩分 0.7g
- エネルギー量点数 1.1点
- ごはん 0.3杯分
- カルシウム158mg

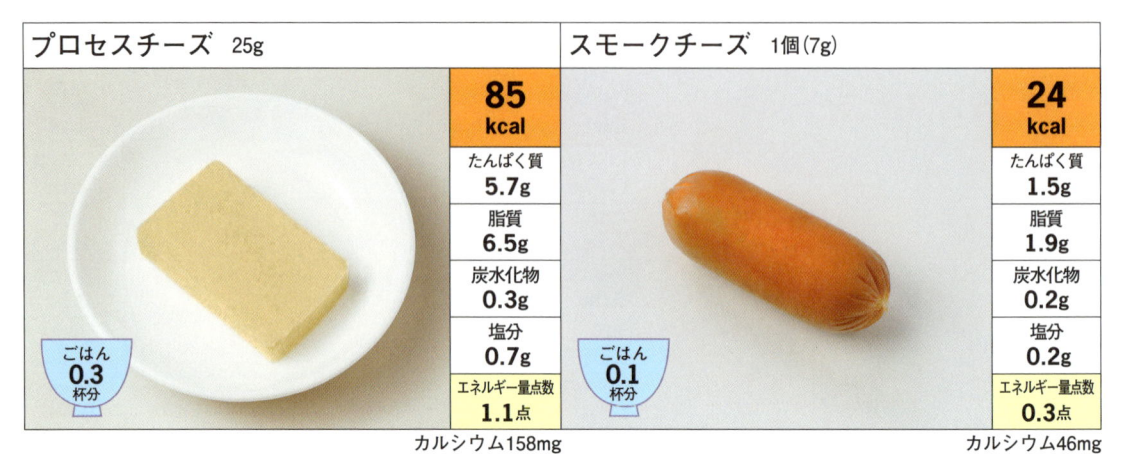

スモークチーズ 1個(7g)
- 24 kcal
- たんぱく質 1.5g
- 脂質 1.9g
- 炭水化物 0.2g
- 塩分 0.2g
- エネルギー量点数 0.3点
- ごはん 0.1杯分
- カルシウム46mg

スライスチーズ 1枚(18g)
- 61 kcal
- たんぱく質 4.1g
- 脂質 4.7g
- 炭水化物 0.2g
- 塩分 0.5g
- エネルギー量点数 0.8点
- ごはん 0.2杯分
- カルシウム113mg

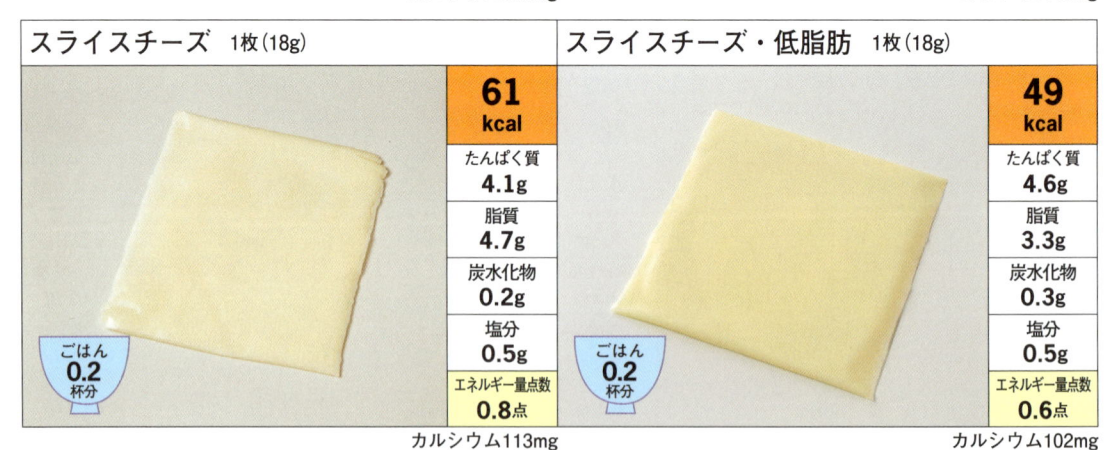

スライスチーズ・低脂肪 1枚(18g)
- 49 kcal
- たんぱく質 4.6g
- 脂質 3.3g
- 炭水化物 0.3g
- 塩分 0.5g
- エネルギー量点数 0.6点
- ごはん 0.2杯分
- カルシウム102mg

スティックチーズ 1本(10g)
- 34 kcal
- たんぱく質 2.3g
- 脂質 2.6g
- 炭水化物 0.1g
- 塩分 0.3g
- エネルギー量点数 0.4点
- ごはん 0.1杯分
- カルシウム63mg

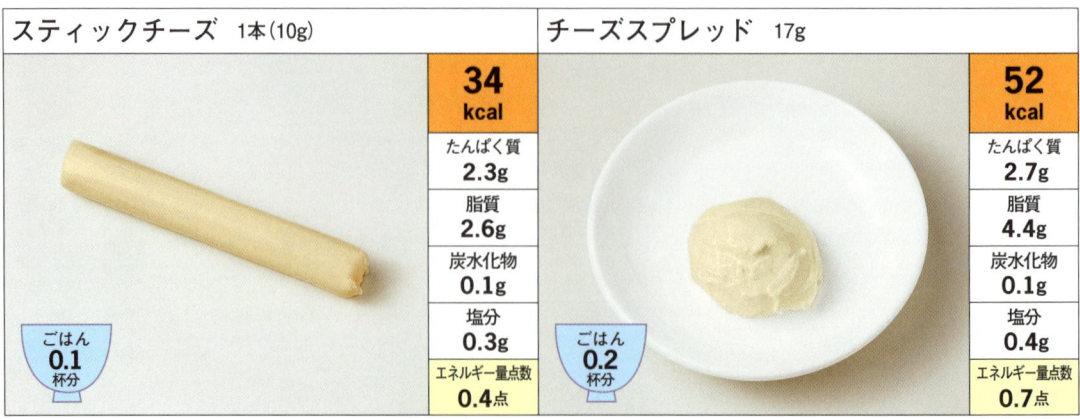

チーズスプレッド 17g
- 52 kcal
- たんぱく質 2.7g
- 脂質 4.4g
- 炭水化物 0.1g
- 塩分 0.4g
- エネルギー量点数 0.7点
- ごはん 0.2杯分
- カルシウム78mg

乳・乳製品 ● プロセスチーズ

**食品の
エネルギー
早わかり**

卵、肉、魚、豆製品

肉や魚は、種類や部位によりエネルギーや
脂質の差が大きい食品です。
豆、豆製品は植物性たんぱく質源でコレステロールは0。
カルシウムや食物繊維も期待できます。

卵・卵加工品

鶏卵の食べる量は週5個が適量です。

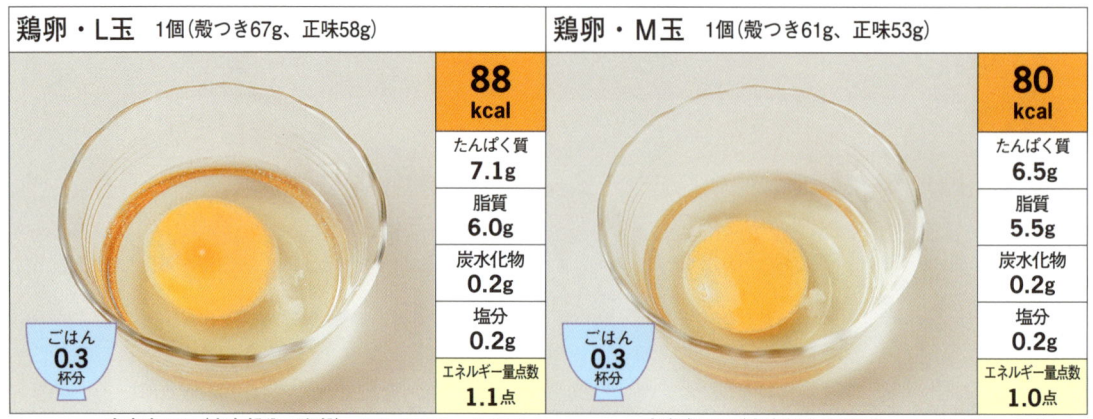

鶏卵・L玉　1個（殻つき67g、正味58g）

- **88 kcal**
- たんぱく質 7.1g
- 脂質 6.0g
- 炭水化物 0.2g
- 塩分 0.2g
- エネルギー量点数 1.1点
- ごはん 0.3杯分

廃棄率13%（廃棄部分は卵殻）。コレステロール244mg

鶏卵・M玉　1個（殻つき61g、正味53g）

- **80 kcal**
- たんぱく質 6.5g
- 脂質 5.5g
- 炭水化物 0.2g
- 塩分 0.2g
- エネルギー量点数 1.0点
- ごはん 0.3杯分

廃棄率13%（廃棄部分は卵殻）。コレステロール223mg

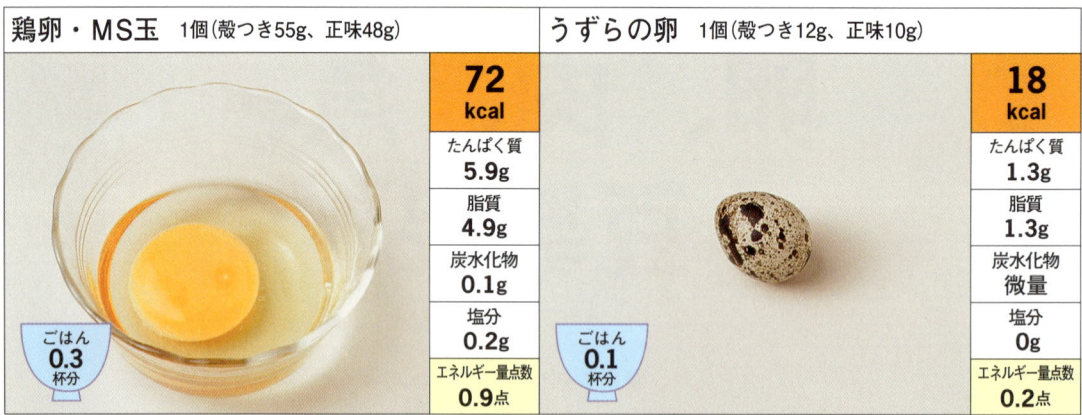

鶏卵・MS玉　1個（殻つき55g、正味48g）

- **72 kcal**
- たんぱく質 5.9g
- 脂質 4.9g
- 炭水化物 0.1g
- 塩分 0.2g
- エネルギー量点数 0.9点
- ごはん 0.3杯分

廃棄率13%（廃棄部分は卵殻）。コレステロール202mg

うずらの卵　1個（殻つき12g、正味10g）

- **18 kcal**
- たんぱく質 1.3g
- 脂質 1.3g
- 炭水化物 微量
- 塩分 0g
- エネルギー量点数 0.2点
- ごはん 0杯分

廃棄率12%（廃棄部分は卵殻）。コレステロール47mg

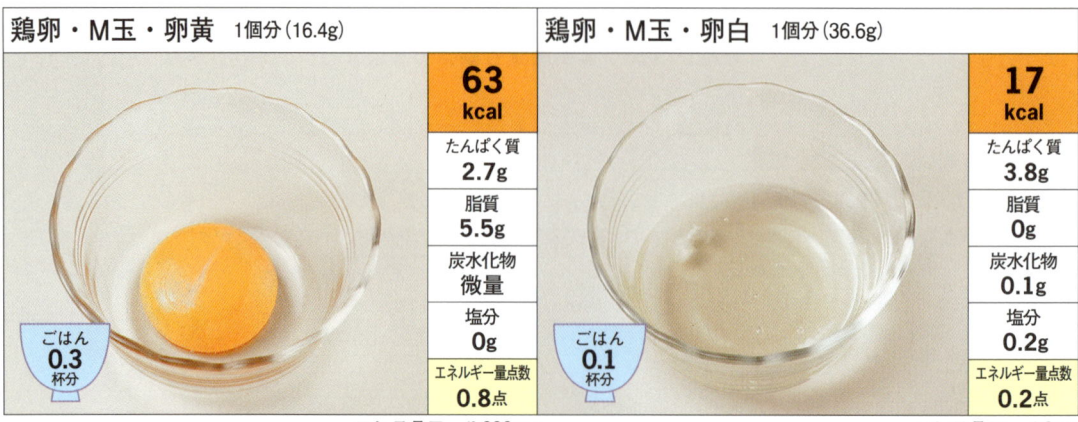

鶏卵・M玉・卵黄　1個分（16.4g）

- **63 kcal**
- たんぱく質 2.7g
- 脂質 5.5g
- 炭水化物 微量
- 塩分 0g
- エネルギー量点数 0.8点
- ごはん 0.3杯分

コレステロール230mg

鶏卵・M玉・卵白　1個分（36.6g）

- **17 kcal**
- たんぱく質 3.8g
- 脂質 0g
- 炭水化物 0.1g
- 塩分 0.2g
- エネルギー量点数 0.2点
- ごはん 0.1杯分

コレステロール0mg

卵は良質なたんぱく質源で、ビタミンB_2も補えます。コレステロールは多めですが、健康なら1日1～2個の摂取もOKです。

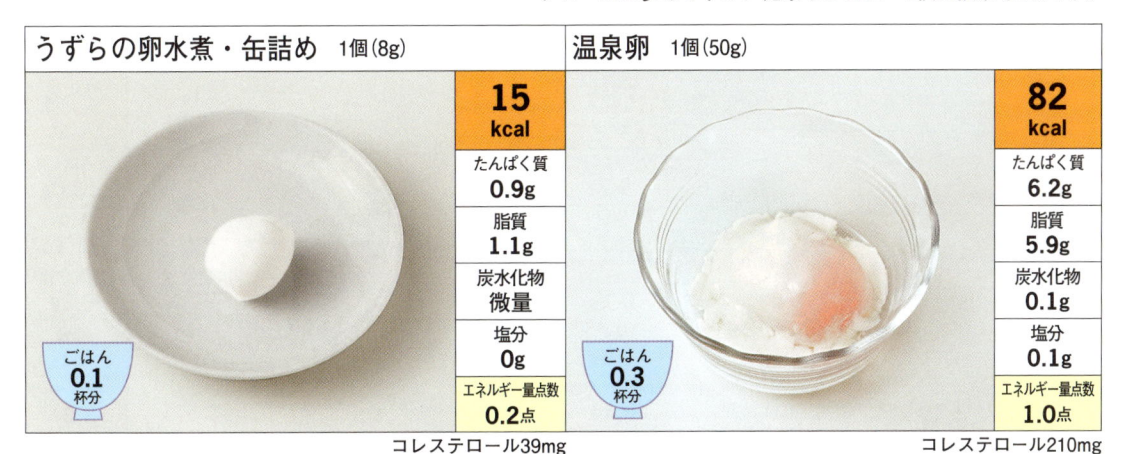

うずらの卵水煮・缶詰め 1個(8g)

- 15 kcal
- たんぱく質 0.9g
- 脂質 1.1g
- 炭水化物 微量
- 塩分 0g
- ごはん 0.1杯分
- エネルギー量点数 0.2点
- コレステロール39mg

温泉卵 1個(50g)

- 82 kcal
- たんぱく質 6.2g
- 脂質 5.9g
- 炭水化物 0.1g
- 塩分 0.1g
- ごはん 0.3杯分
- エネルギー量点数 1.0点
- コレステロール210mg

塩卵 1個(55g)

- 83 kcal
- たんぱく質 6.8g
- 脂質 5.7g
- 炭水化物 0.2g
- 塩分 3.8g
- ごはん 0.3杯分
- エネルギー量点数 1.0点
- コレステロール231mg

卵豆腐 1パック(110g)

- 87 kcal
- たんぱく質 7.0g
- 脂質 5.5g
- 炭水化物 2.2g
- 塩分 1.0g
- ごはん 0.3杯分
- エネルギー量点数 1.1点
- コレステロール242mg

ピータン 1個(64g)

- 137 kcal
- たんぱく質 8.8g
- 脂質 10.6g
- 炭水化物 0g
- 塩分 1.3g
- ごはん 0.5杯分
- エネルギー量点数 1.7点
- コレステロール435mg

鶏卵の規格

一般に卵の重量は卵殻：卵黄：卵白＝1：3：6の割合です（社団法人日本養鶏協会ホームページより）。1日のたんぱく質制限が40gの場合、卵はＳサイズ1個（たんぱく質約6g）が適量です。

卵のサイズ	ラベルの色	卵重	平均卵重	たんぱく質
ＬＬ	赤	70～76 g	73 g	9.0 g
Ｌ	橙	64～70 g	67 g	8.2 g
Ｍ	緑	58～64 g	61 g	7.5 g
ＭＳ	青	52～58 g	55 g	6.8 g
Ｓ	紫	46～52 g	49 g	6.0 g
ＳＳ	茶	40～46 g	43 g	5.3 g

出所　ＪＡ全農たまご株式会社ホームページ、たんぱく質量については編集部作成

卵、肉、魚、豆製品◎卵・卵加工品

牛肉

脂身を除いて売られている場合もあります。

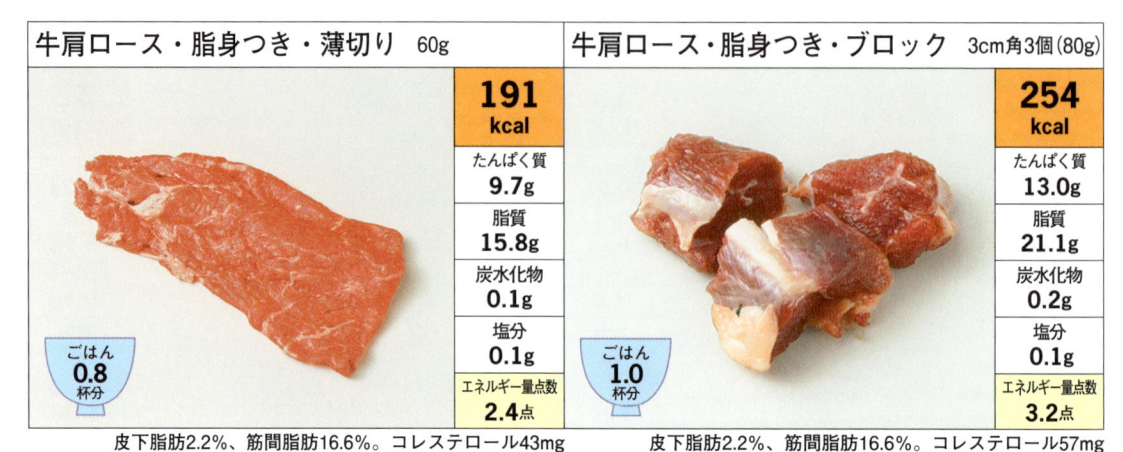

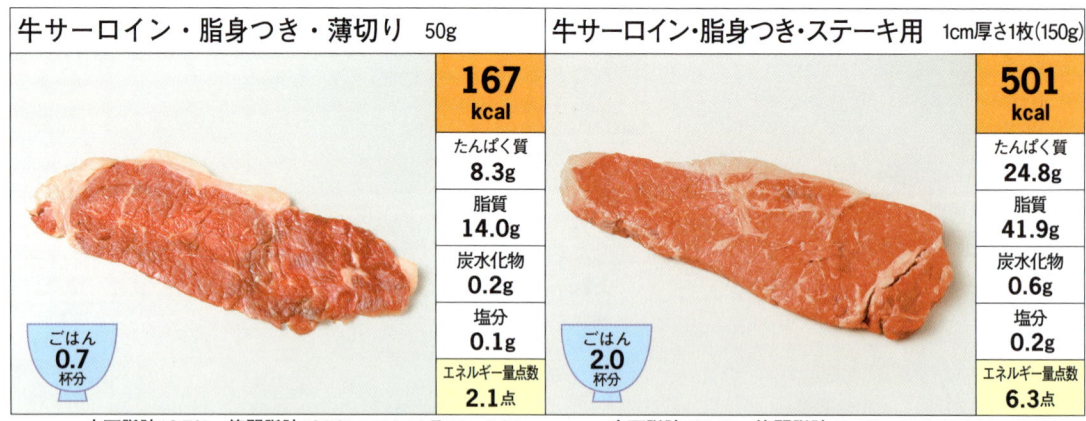

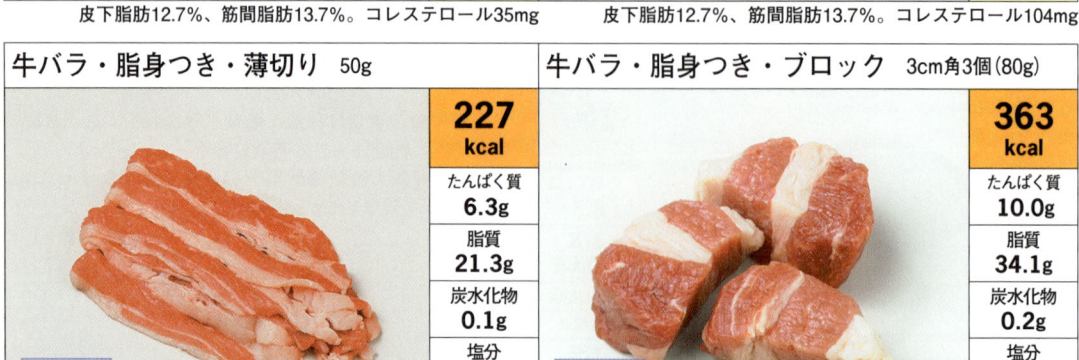

牛肩ロース・脂身つき・薄切り　60g

- 191 kcal
- たんぱく質 9.7g
- 脂質 15.8g
- 炭水化物 0.1g
- 塩分 0.1g
- ごはん 0.8杯分
- エネルギー量点数 2.4点

皮下脂肪2.2%、筋間脂肪16.6%。コレステロール43mg

牛肩ロース・脂身つき・ブロック　3cm角3個(80g)

- 254 kcal
- たんぱく質 13.0g
- 脂質 21.1g
- 炭水化物 0.2g
- 塩分 0.1g
- ごはん 1.0杯分
- エネルギー量点数 3.2点

皮下脂肪2.2%、筋間脂肪16.6%。コレステロール57mg

牛サーロイン・脂身つき・薄切り　50g

- 167 kcal
- たんぱく質 8.3g
- 脂質 14.0g
- 炭水化物 0.2g
- 塩分 0.1g
- ごはん 0.7杯分
- エネルギー量点数 2.1点

皮下脂肪12.7%、筋間脂肪13.7%。コレステロール35mg

牛サーロイン・脂身つき・ステーキ用　1cm厚さ1枚(150g)

- 501 kcal
- たんぱく質 24.8g
- 脂質 41.9g
- 炭水化物 0.6g
- 塩分 0.2g
- ごはん 2.0杯分
- エネルギー量点数 6.3点

皮下脂肪12.7%、筋間脂肪13.7%。コレステロール104mg

牛バラ・脂身つき・薄切り　50g

- 227 kcal
- たんぱく質 6.3g
- 脂質 21.3g
- 炭水化物 0.1g
- 塩分 0.1g
- ごはん 0.9杯分
- エネルギー量点数 2.8点

コレステロール40mg

牛バラ・脂身つき・ブロック　3cm角3個(80g)

- 363 kcal
- たんぱく質 10.0g
- 脂質 34.1g
- 炭水化物 0.2g
- 塩分 0.1g
- ごはん 1.4杯分
- エネルギー量点数 4.5点

コレステロール64mg

卵、肉、魚、豆製品◎牛肉

写真のデータはすべて国産牛(乳用肥育牛肉)のものです。和牛や輸入牛ではエネルギー、脂質に多少の差があります。

卵、肉、魚、豆製品 ◯ 牛肉

牛もも・脂身つき・薄切り　100g

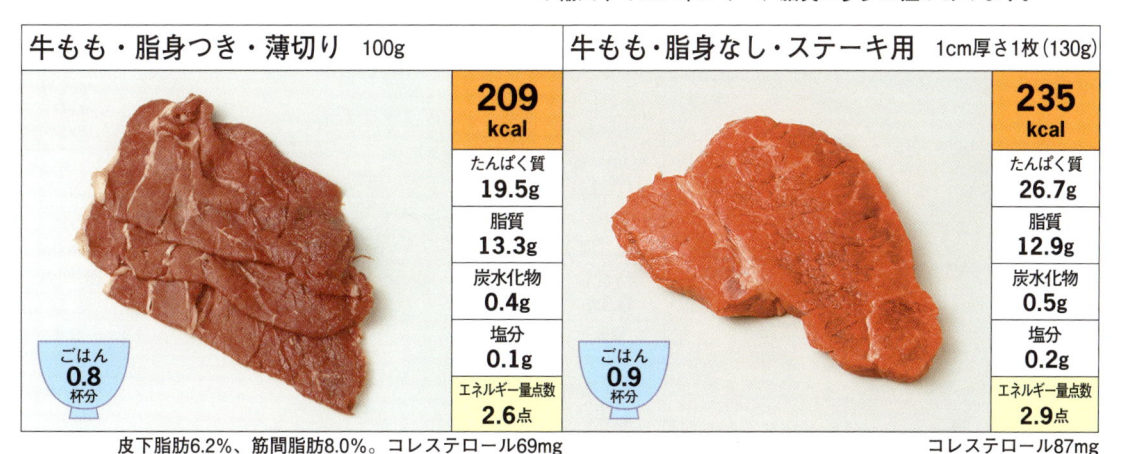

- **209 kcal**
- たんぱく質 19.5g
- 脂質 13.3g
- 炭水化物 0.4g
- 塩分 0.1g
- ごはん 0.8 杯分
- エネルギー量点数 2.6点

皮下脂肪6.2%、筋間脂肪8.0%。コレステロール69mg

牛もも・脂身なし・ステーキ用　1cm厚さ1枚(130g)

- **235 kcal**
- たんぱく質 26.7g
- 脂質 12.9g
- 炭水化物 0.5g
- 塩分 0.2g
- ごはん 0.9 杯分
- エネルギー量点数 2.9点

コレステロール87mg

牛すね　4cm角1個(60g)

- **100 kcal**
- たんぱく質 12.3g
- 脂質 5.0g
- 炭水化物 微量
- 塩分 0.1g
- ごはん 0.4 杯分
- エネルギー量点数 1.3点

コレステロール40mg

牛タン・薄切り　5枚(90g)

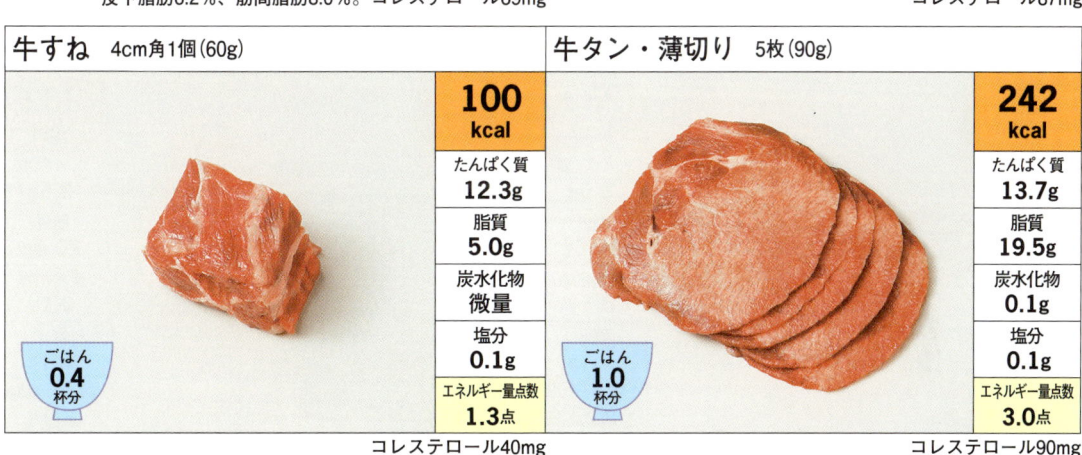

- **242 kcal**
- たんぱく質 13.7g
- 脂質 19.5g
- 炭水化物 0.1g
- 塩分 0.1g
- ごはん 1.0 杯分
- エネルギー量点数 3.0点

コレステロール90mg

牛ヒレ・ステーキ用　1cm厚さ1枚(120g)

- **222 kcal**
- たんぱく質 25.6g
- 脂質 11.8g
- 炭水化物 0.7g
- 塩分 0.1g
- ごはん 0.9 杯分
- エネルギー量点数 2.8点

コレステロール78mg

牛レバー・薄切り　5枚(100g)

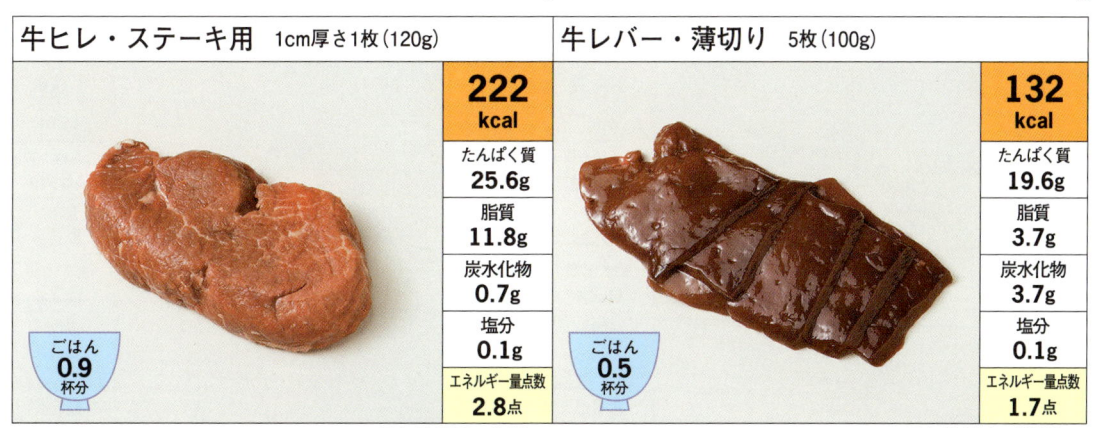

- **132 kcal**
- たんぱく質 19.6g
- 脂質 3.7g
- 炭水化物 3.7g
- 塩分 0.1g
- ごはん 0.5 杯分
- エネルギー量点数 1.7点

コレステロール240mg

豚肉

豚肉は国内で生産量、消費量とも最も多い肉。

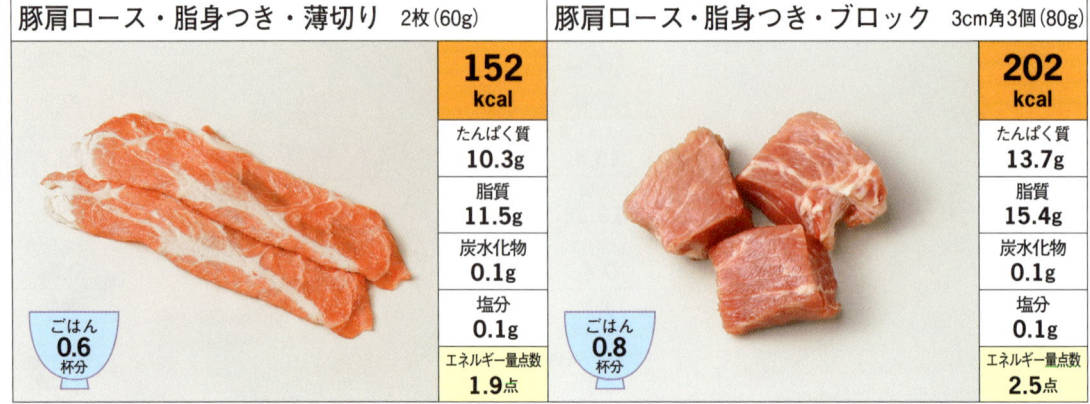

豚肩ロース・脂身つき・薄切り　2枚(60g)

- 152 kcal
- たんぱく質 10.3g
- 脂質 11.5g
- 炭水化物 0.1g
- 塩分 0.1g
- ごはん 0.6杯分
- エネルギー量点数 1.9点

皮下脂肪5.7%、筋間脂肪12.4%。コレステロール41mg

豚肩ロース・脂身つき・ブロック　3cm角3個(80g)

- 202 kcal
- たんぱく質 13.7g
- 脂質 15.4g
- 炭水化物 0.1g
- 塩分 0.1g
- ごはん 0.8杯分
- エネルギー量点数 2.5点

皮下脂肪5.7%、筋間脂肪12.4%。コレステロール55mg

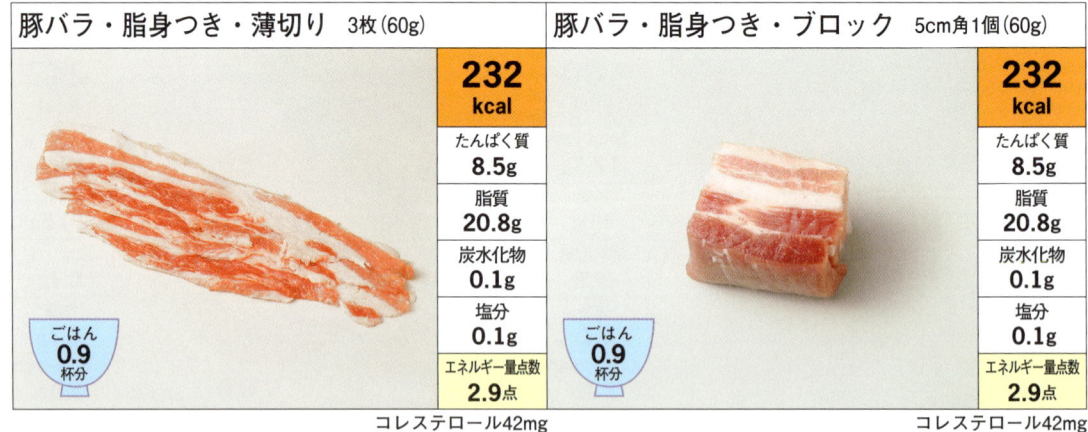

豚バラ・脂身つき・薄切り　3枚(60g)

- 232 kcal
- たんぱく質 8.5g
- 脂質 20.8g
- 炭水化物 0.1g
- 塩分 0.1g
- ごはん 0.9杯分
- エネルギー量点数 2.9点

コレステロール42mg

豚バラ・脂身つき・ブロック　5cm角1個(60g)

- 232 kcal
- たんぱく質 8.5g
- 脂質 20.8g
- 炭水化物 0.1g
- 塩分 0.1g
- ごはん 0.9杯分
- エネルギー量点数 2.9点

コレステロール42mg

豚もも・脂身つき・薄切り　100g

- 183 kcal
- たんぱく質 20.5g
- 脂質 10.2g
- 炭水化物 0.2g
- 塩分 0.1g
- ごはん 0.7杯分
- エネルギー量点数 2.3点

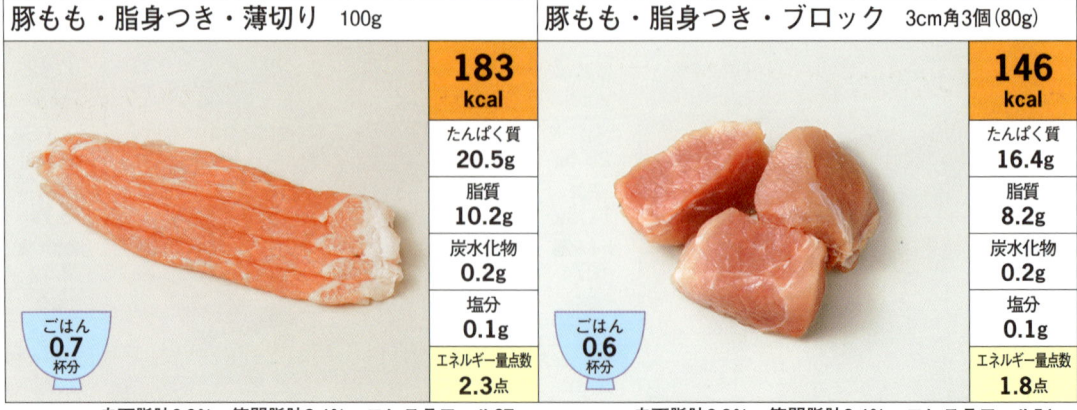

皮下脂肪6.9%、筋間脂肪3.4%。コレステロール67mg

豚もも・脂身つき・ブロック　3cm角3個(80g)

- 146 kcal
- たんぱく質 16.4g
- 脂質 8.2g
- 炭水化物 0.2g
- 塩分 0.1g
- ごはん 0.6杯分
- エネルギー量点数 1.8点

皮下脂肪6.9%、筋間脂肪3.4%。コレステロール54mg

卵、肉、魚、豆製品◎豚肉

エネルギー、脂質が最も少ない部位はヒレ。鶏でいえばささ身にあたり、豚1頭から2本(約1kg)しかとれない貴重なものです。

卵、肉、魚、豆製品◎豚肉

豚ロース・脂身つき・厚切り　1cm厚さ1枚(150g)

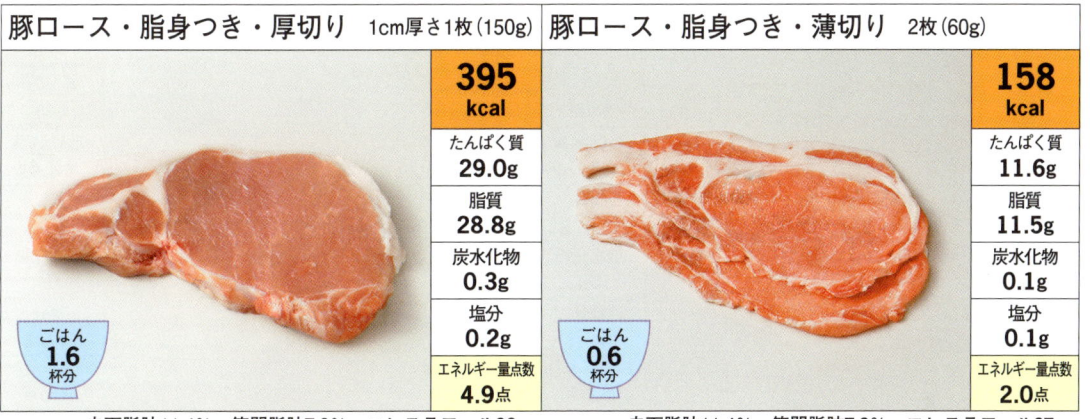

- **395 kcal**
- たんぱく質 29.0g
- 脂質 28.8g
- 炭水化物 0.3g
- 塩分 0.2g
- ごはん 1.6杯分
- エネルギー量点数 4.9点

皮下脂肪11.4%、筋間脂肪7.9%。コレステロール92mg

豚ロース・脂身つき・薄切り　2枚(60g)

- **158 kcal**
- たんぱく質 11.6g
- 脂質 11.5g
- 炭水化物 0.1g
- 塩分 0.1g
- ごはん 0.6杯分
- エネルギー量点数 2.0点

皮下脂肪11.4%、筋間脂肪7.9%。コレステロール37mg

豚ヒレ・ブロック　5cm長さ(80g)

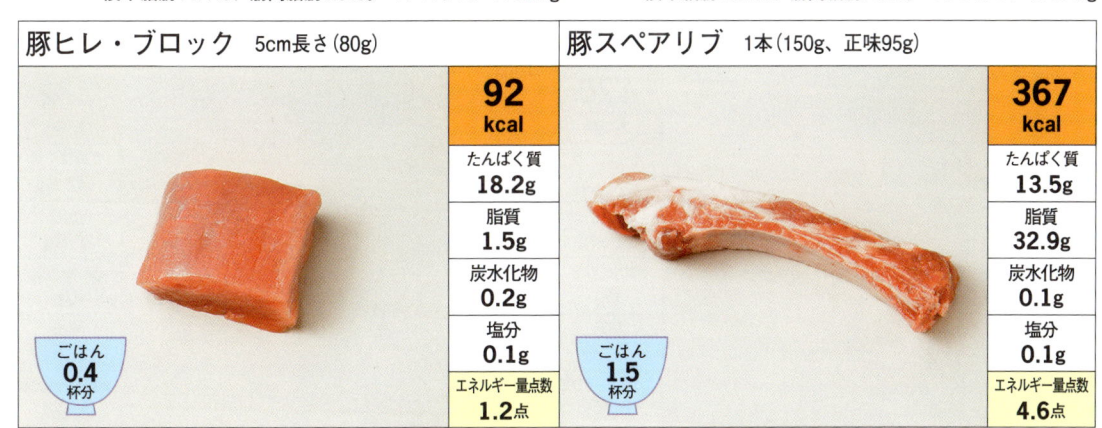

- **92 kcal**
- たんぱく質 18.2g
- 脂質 1.5g
- 炭水化物 0.2g
- 塩分 0.1g
- ごはん 0.4杯分
- エネルギー量点数 1.2点

コレステロール51mg

豚スペアリブ　1本(150g、正味95g)

- **367 kcal**
- たんぱく質 13.5g
- 脂質 32.9g
- 炭水化物 0.1g
- 塩分 0.1g
- ごはん 1.5杯分
- エネルギー量点数 4.6点

廃棄率35%(廃棄部分は骨)。コレステロール67mg

豚マメ(腎臓)　1個(135g)

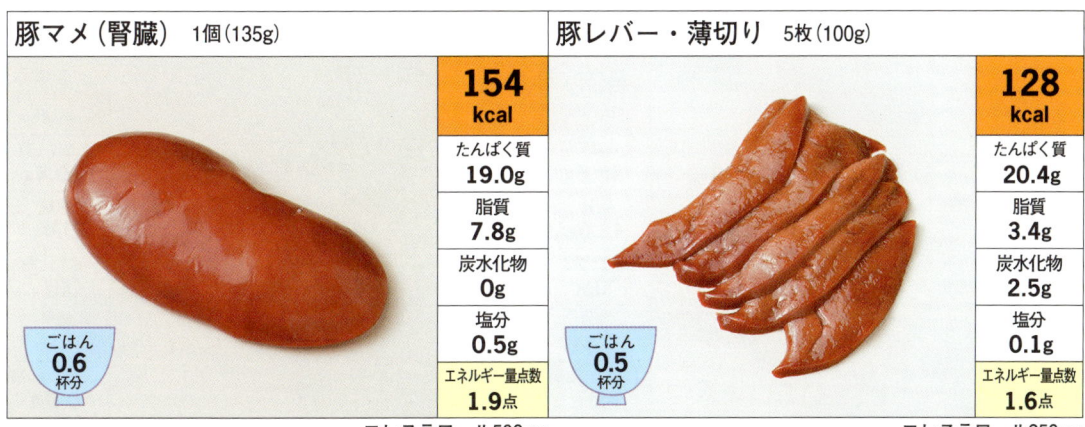

- **154 kcal**
- たんぱく質 19.0g
- 脂質 7.8g
- 炭水化物 0g
- 塩分 0.5g
- ごはん 0.6杯分
- エネルギー量点数 1.9点

コレステロール500mg

豚レバー・薄切り　5枚(100g)

- **128 kcal**
- たんぱく質 20.4g
- 脂質 3.4g
- 炭水化物 2.5g
- 塩分 0.1g
- ごはん 0.5杯分
- エネルギー量点数 1.6点

コレステロール250mg

鶏肉

データはすべて若鶏（ブロイラー）のものです。

卵、肉、魚、豆製品 ◎ 鶏肉

鶏胸・皮つき　1枚（230g）

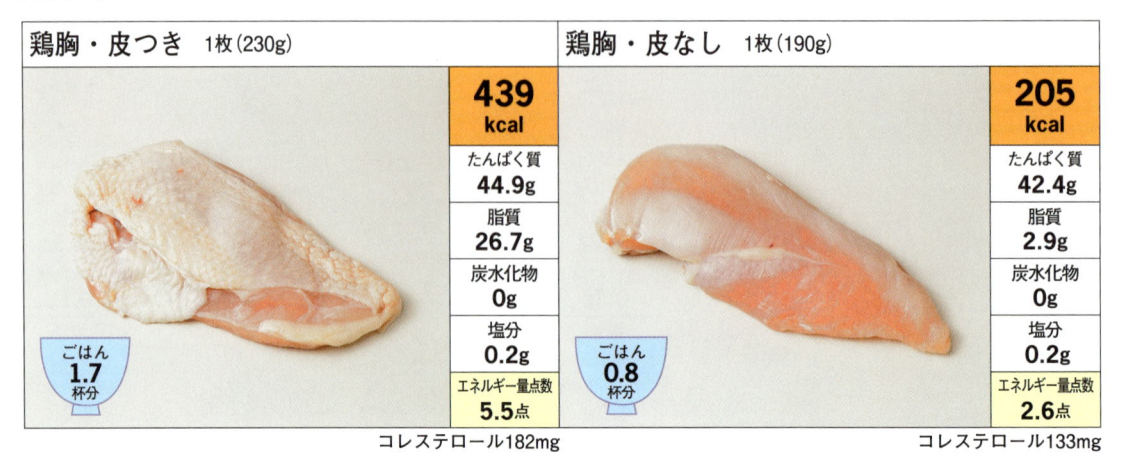

- **439 kcal**
- たんぱく質 44.9g
- 脂質 26.7g
- 炭水化物 0g
- 塩分 0.2g
- ごはん 1.7杯分
- エネルギー量点数 5.5点

コレステロール182mg

鶏胸・皮なし　1枚（190g）

- **205 kcal**
- たんぱく質 42.4g
- 脂質 2.9g
- 炭水化物 0g
- 塩分 0.2g
- ごはん 0.8杯分
- エネルギー量点数 2.6点

コレステロール133mg

鶏もも・皮つき　1枚（210g）

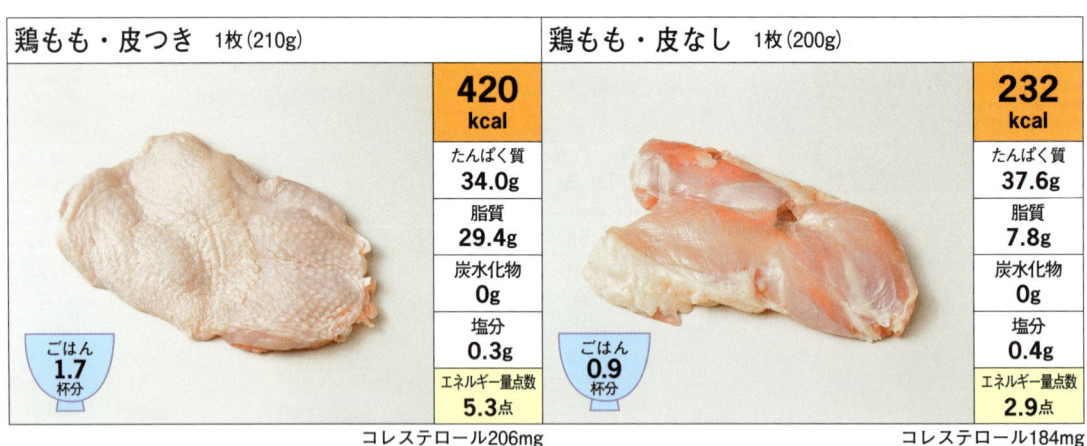

- **420 kcal**
- たんぱく質 34.0g
- 脂質 29.4g
- 炭水化物 0g
- 塩分 0.3g
- ごはん 1.7杯分
- エネルギー量点数 5.3点

コレステロール206mg

鶏もも・皮なし　1枚（200g）

- **232 kcal**
- たんぱく質 37.6g
- 脂質 7.8g
- 炭水化物 0g
- 塩分 0.4g
- ごはん 0.9杯分
- エネルギー量点数 2.9点

コレステロール184mg

鶏もも・骨つき　1本（380g、正味300g）

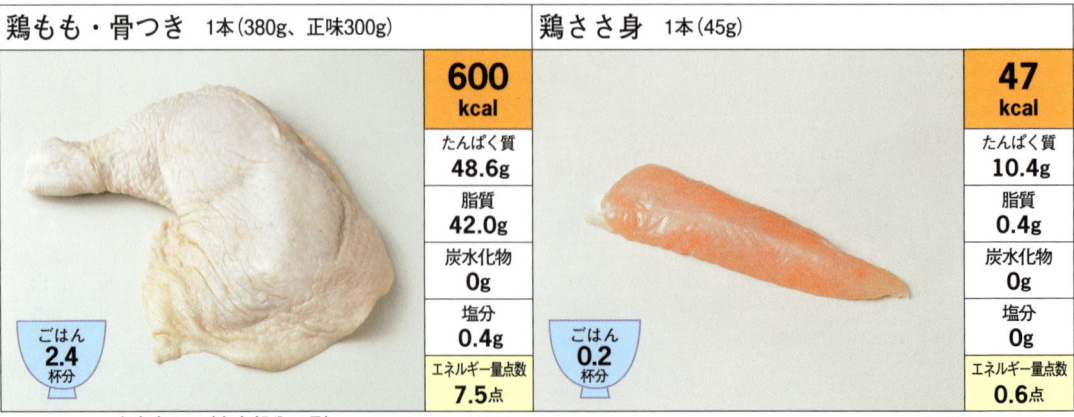

- **600 kcal**
- たんぱく質 48.6g
- 脂質 42.0g
- 炭水化物 0g
- 塩分 0.4g
- ごはん 2.4杯分
- エネルギー量点数 7.5点

廃棄率21%（廃棄部分は骨）。コレステロール294mg

鶏ささ身　1本（45g）

- **47 kcal**
- たんぱく質 10.4g
- 脂質 0.4g
- 炭水化物 0g
- 塩分 0g
- ごはん 0.2杯分
- エネルギー量点数 0.6点

コレステロール30mg

同量なら皮つき肉は皮なし肉の約2倍ものエネルギーがあります。皮と脂肪の量は皮つき肉全重量の10～20%です。

卵、肉、魚、豆製品◎鶏肉

鶏手羽先　1本（70g、正味45g）

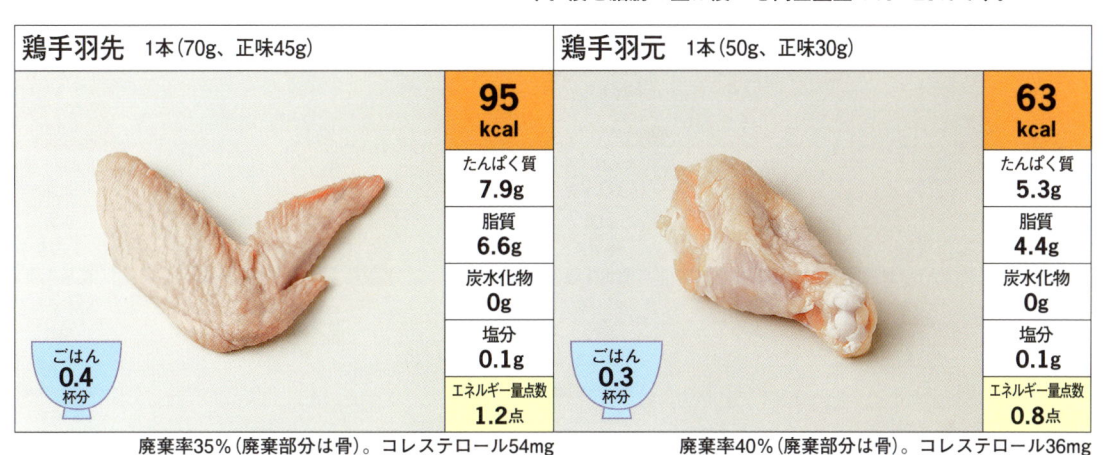

- 95 kcal
- たんぱく質 7.9g
- 脂質 6.6g
- 炭水化物 0g
- 塩分 0.1g
- ごはん 0.4杯分
- エネルギー量点数 1.2点

廃棄率35％（廃棄部分は骨）。コレステロール54mg

鶏手羽元　1本（50g、正味30g）

- 63 kcal
- たんぱく質 5.3g
- 脂質 4.4g
- 炭水化物 0g
- 塩分 0.1g
- ごはん 0.3杯分
- エネルギー量点数 0.8点

廃棄率40％（廃棄部分は骨）。コレステロール36mg

鶏手羽・チューリップ　1本（30g）

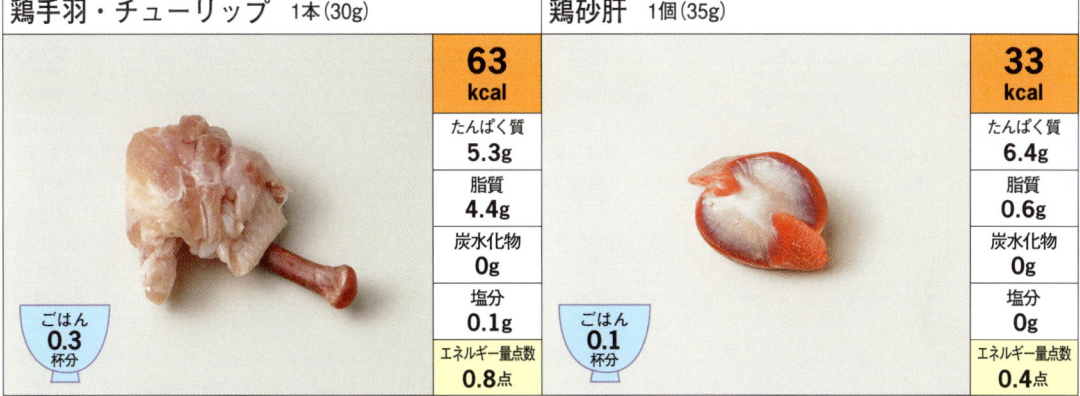

- 63 kcal
- たんぱく質 5.3g
- 脂質 4.4g
- 炭水化物 0g
- 塩分 0.1g
- ごはん 0.3杯分
- エネルギー量点数 0.8点

廃棄率40％（廃棄部分は骨）。コレステロール36mg

鶏砂肝　1個（35g）

- 33 kcal
- たんぱく質 6.4g
- 脂質 0.6g
- 炭水化物 0g
- 塩分 0g
- ごはん 0.1杯分
- エネルギー量点数 0.4点

コレステロール70mg

鶏レバー　1個（50g）

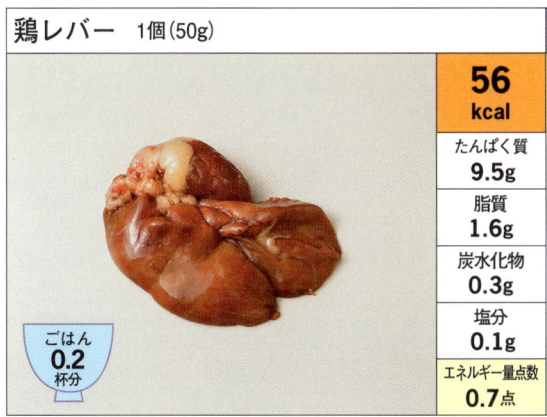

- 56 kcal
- たんぱく質 9.5g
- 脂質 1.6g
- 炭水化物 0.3g
- 塩分 0.1g
- ごはん 0.2杯分
- エネルギー量点数 0.7点

コレステロール185mg

鶏がらや鶏皮、軟骨の栄養価

写真で紹介した部位以外の鶏の心臓（ハツ）や皮などの栄養価は表のとおりです。

食品名	概量	重量	エネルギー	たんぱく質	脂質
心臓（ハツ）	1個	15 g	31kcal	2.2 g	2.3 g
皮（胸）	1枚	25 g	124kcal	2.4 g	12.2 g
皮（もも）	1枚	50 g	257kcal	3.3 g	25.8 g
がらスープ	1カップ	200 g	14kcal	2.2 g	0.4 g
軟骨	1串分	50 g	27kcal	6.3 g	0.2 g

『日本食品標準成分表2010』（文部科学省）から

ひき肉・その他肉

ひき肉はいたみやすいので、早めに調理しましょう。

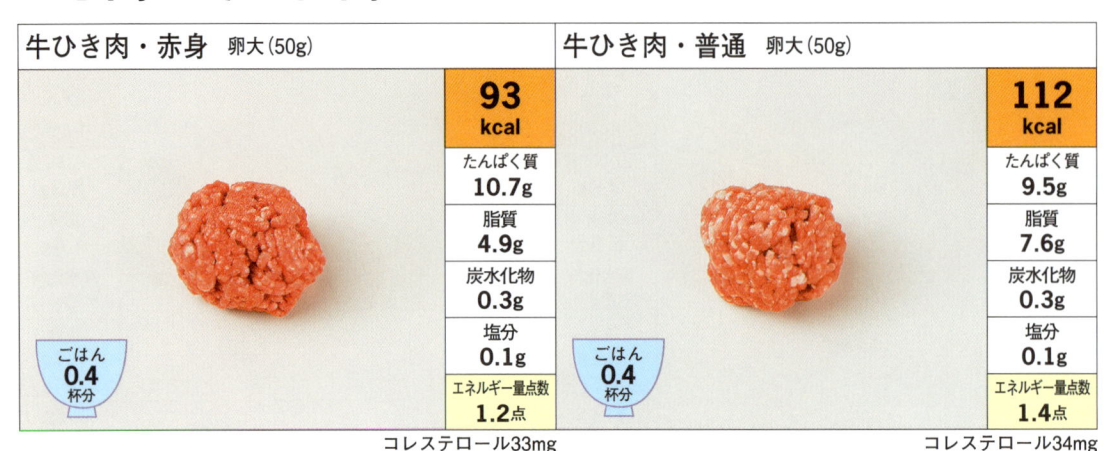

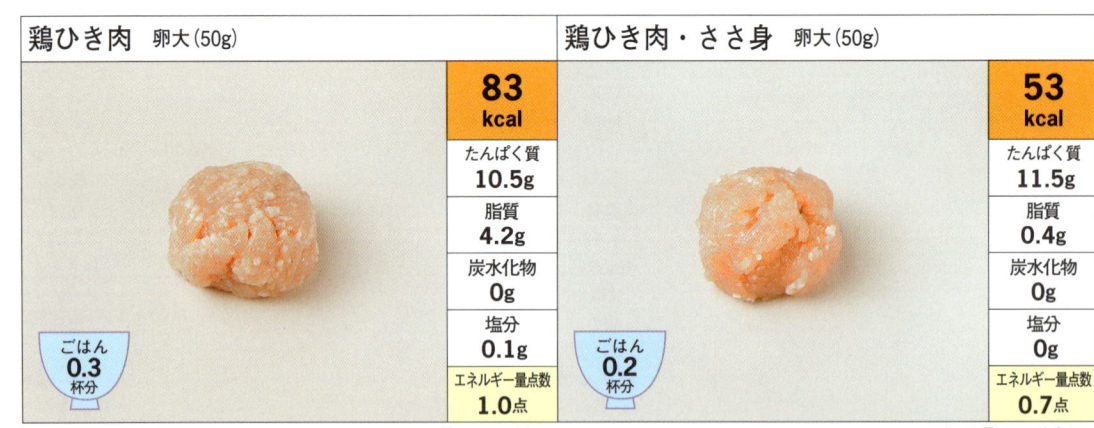

牛ひき肉・赤身 卵大（50g）
- **93 kcal**
- たんぱく質 10.7g
- 脂質 4.9g
- 炭水化物 0.3g
- 塩分 0.1g
- ごはん 0.4杯分
- エネルギー量点数 1.2点
- コレステロール33mg

牛ひき肉・普通 卵大（50g）
- **112 kcal**
- たんぱく質 9.5g
- 脂質 7.6g
- 炭水化物 0.3g
- 塩分 0.1g
- ごはん 0.4杯分
- エネルギー量点数 1.4点
- コレステロール34mg

鶏ひき肉 卵大（50g）
- **83 kcal**
- たんぱく質 10.5g
- 脂質 4.2g
- 炭水化物 0g
- 塩分 0.1g
- ごはん 0.3杯分
- エネルギー量点数 1.0点
- コレステロール38mg

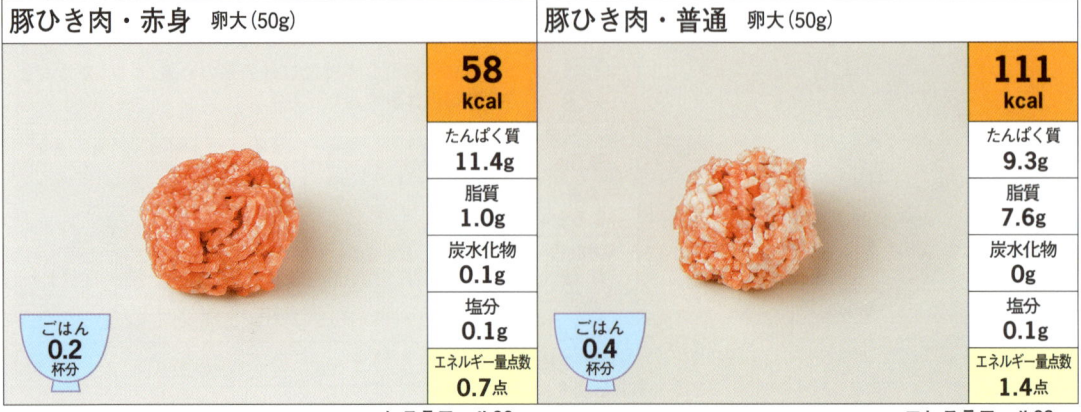

鶏ひき肉・ささ身 卵大（50g）
- **53 kcal**
- たんぱく質 11.5g
- 脂質 0.4g
- 炭水化物 0g
- 塩分 0g
- ごはん 0.2杯分
- エネルギー量点数 0.7点
- コレステロール34mg

豚ひき肉・赤身 卵大（50g）
- **58 kcal**
- たんぱく質 11.4g
- 脂質 1.0g
- 炭水化物 0.1g
- 塩分 0.1g
- ごはん 0.2杯分
- エネルギー量点数 0.7点
- コレステロール32mg

豚ひき肉・普通 卵大（50g）
- **111 kcal**
- たんぱく質 9.3g
- 脂質 7.6g
- 炭水化物 0g
- 塩分 0.1g
- ごはん 0.4杯分
- エネルギー量点数 1.4点
- コレステロール38mg

卵、肉、魚、豆製品 ◎ひき肉・その他肉

ひき肉は普通品（市販品の平均）を脂の少ない赤身のものに代えるとエネルギーは20〜50％抑えることができます。

合びき肉・豚30％牛70％　卵大(50g)

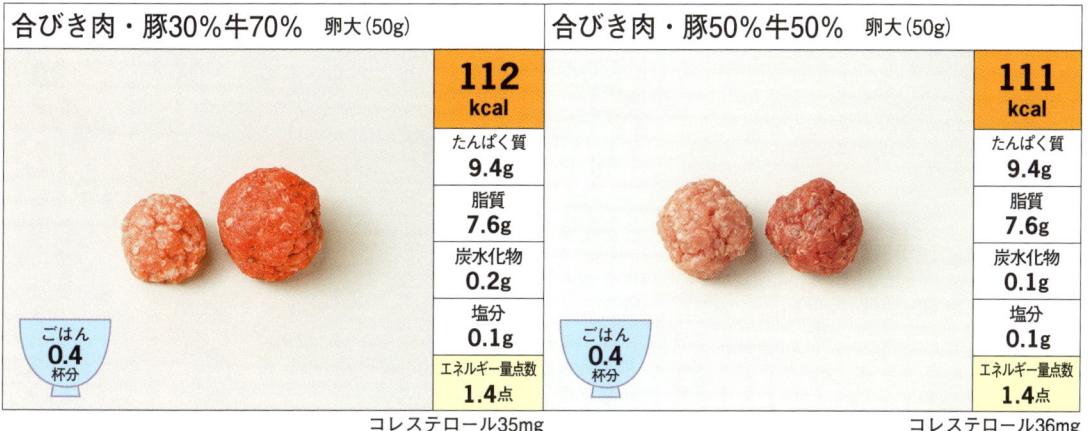

- 112 kcal
- たんぱく質 9.4g
- 脂質 7.6g
- 炭水化物 0.2g
- 塩分 0.1g
- エネルギー量点数 1.4点
- ごはん 0.4杯分

コレステロール35mg

合びき肉・豚50％牛50％　卵大(50g)

- 111 kcal
- たんぱく質 9.4g
- 脂質 7.6g
- 炭水化物 0.1g
- 塩分 0.1g
- エネルギー量点数 1.4点
- ごはん 0.4杯分

コレステロール36mg

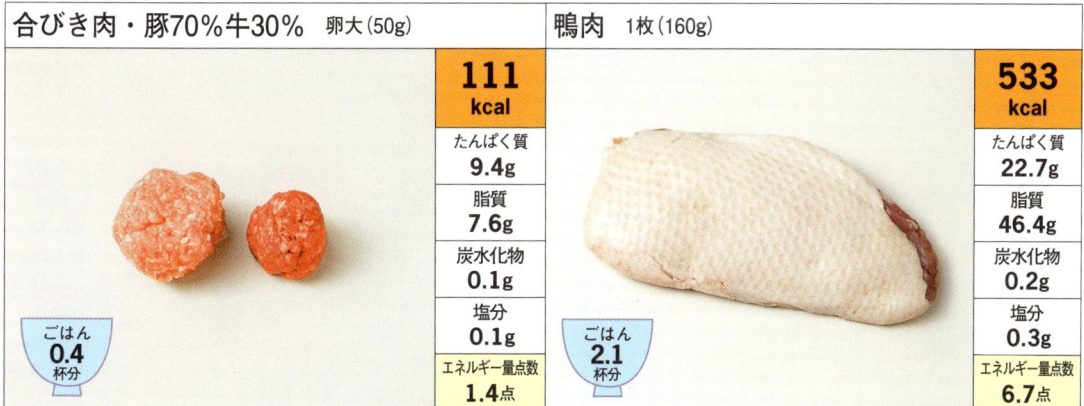

合びき肉・豚70％牛30％　卵大(50g)

- 111 kcal
- たんぱく質 9.4g
- 脂質 7.6g
- 炭水化物 0.1g
- 塩分 0.1g
- エネルギー量点数 1.4点
- ごはん 0.4杯分

コレステロール37mg

鴨肉　1枚(160g)

- 533 kcal
- たんぱく質 22.7g
- 脂質 46.4g
- 炭水化物 0.2g
- 塩分 0.3g
- エネルギー量点数 6.7点
- ごはん 2.1杯分

コレステロール138mg

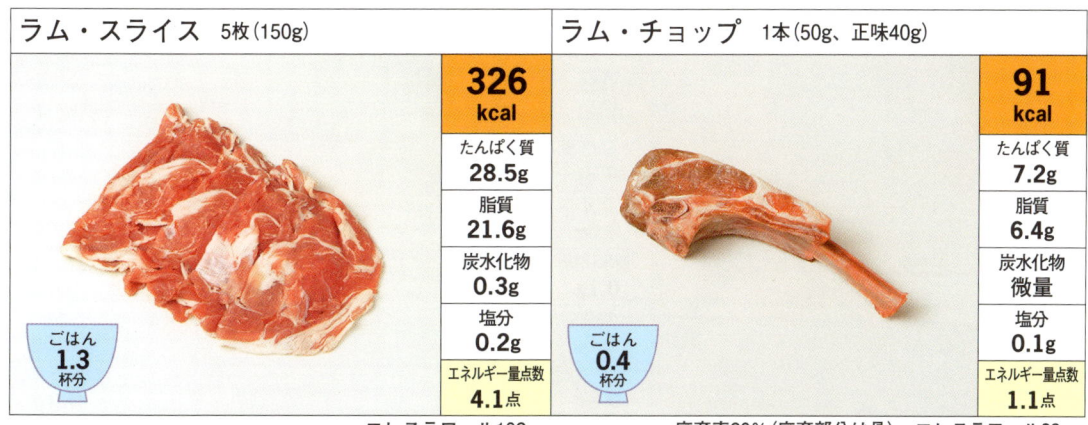

ラム・スライス　5枚(150g)

- 326 kcal
- たんぱく質 28.5g
- 脂質 21.6g
- 炭水化物 0.3g
- 塩分 0.2g
- エネルギー量点数 4.1点
- ごはん 1.3杯分

コレステロール102mg

ラム・チョップ　1本(50g、正味40g)

- 91 kcal
- たんぱく質 7.2g
- 脂質 6.4g
- 炭水化物 微量
- 塩分 0.1g
- エネルギー量点数 1.1点
- ごはん 0.4杯分

廃棄率20％（廃棄部分は骨）。コレステロール29mg

卵、肉、魚、豆製品◎ひき肉・その他肉

肉加工品（ハム・ベーコン） 原料になる肉の部位で栄養価が変わります。

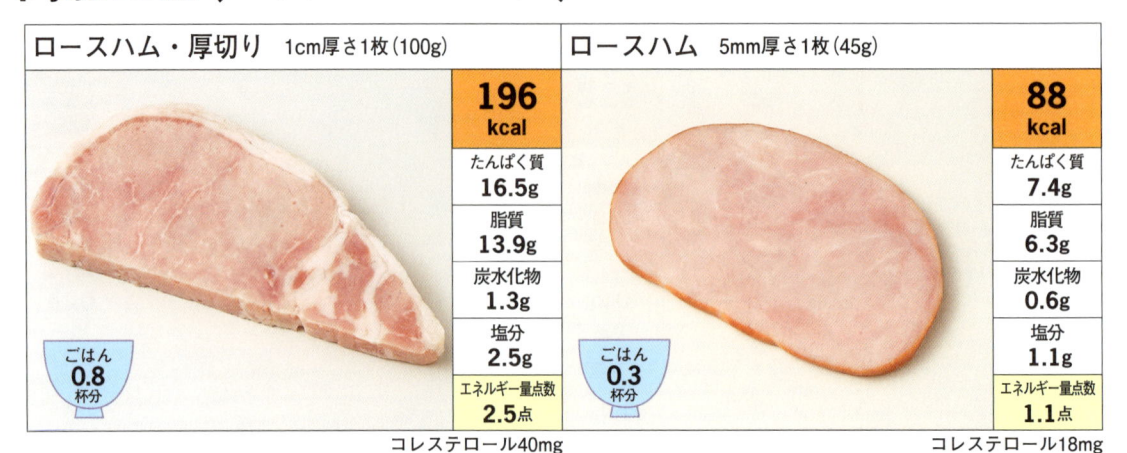

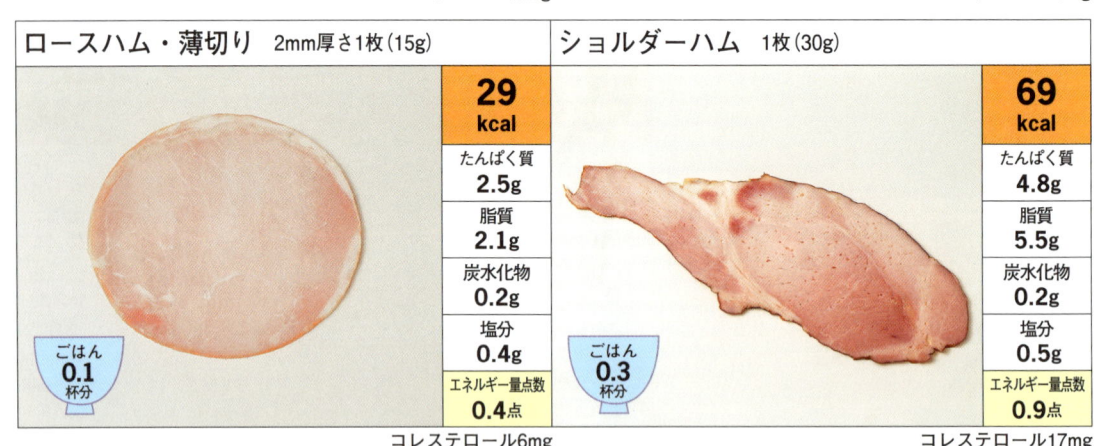

ロースハム・厚切り　1cm厚さ1枚(100g)

196 kcal
- たんぱく質 16.5g
- 脂質 13.9g
- 炭水化物 1.3g
- 塩分 2.5g
- エネルギー量点数 2.5点
- ごはん 0.8杯分

コレステロール40mg

ロースハム　5mm厚さ1枚(45g)

88 kcal
- たんぱく質 7.4g
- 脂質 6.3g
- 炭水化物 0.6g
- 塩分 1.1g
- エネルギー量点数 1.1点
- ごはん 0.3杯分

コレステロール18mg

ロースハム・薄切り　2mm厚さ1枚(15g)

29 kcal
- たんぱく質 2.5g
- 脂質 2.1g
- 炭水化物 0.2g
- 塩分 0.4g
- エネルギー量点数 0.4点
- ごはん 0.1杯分

コレステロール6mg

ショルダーハム　1枚(30g)

69 kcal
- たんぱく質 4.8g
- 脂質 5.5g
- 炭水化物 0.2g
- 塩分 0.5g
- エネルギー量点数 0.9点
- ごはん 0.3杯分

コレステロール17mg

生ハム・促成　2枚(20g)

49 kcal
- たんぱく質 4.8g
- 脂質 3.3g
- 炭水化物 0.1g
- 塩分 0.6g
- エネルギー量点数 0.6点
- ごはん 0.2杯分

コレステロール16mg

ボンレスハム・薄切り　2mm厚さ1枚(20g)

24 kcal
- たんぱく質 3.7g
- 脂質 0.8g
- 炭水化物 0.4g
- 塩分 0.6g
- エネルギー量点数 0.3点
- ごはん 0.1杯分

コレステロール10mg

肉加工品は脂身の多い肉と同じくらいのエネルギーや脂質があります。塩分は2〜3%のものが多いようです。

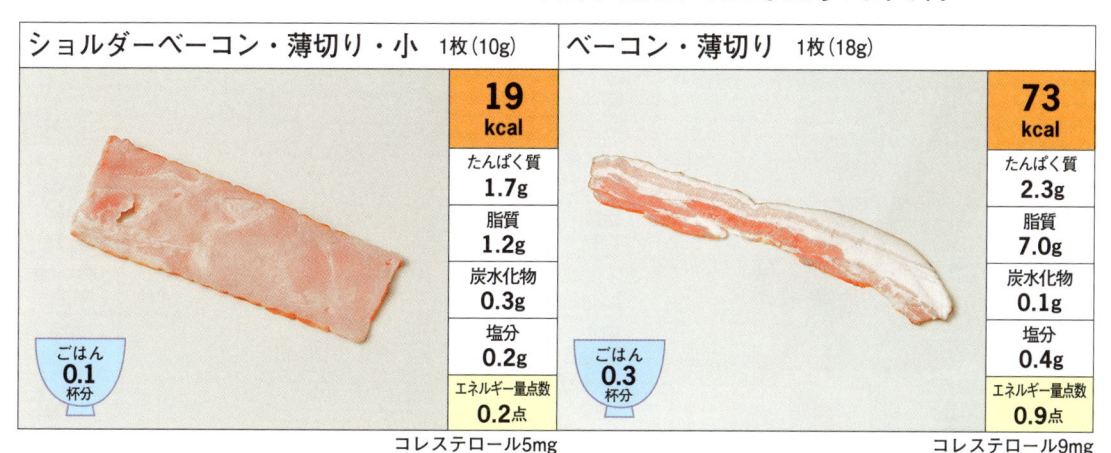

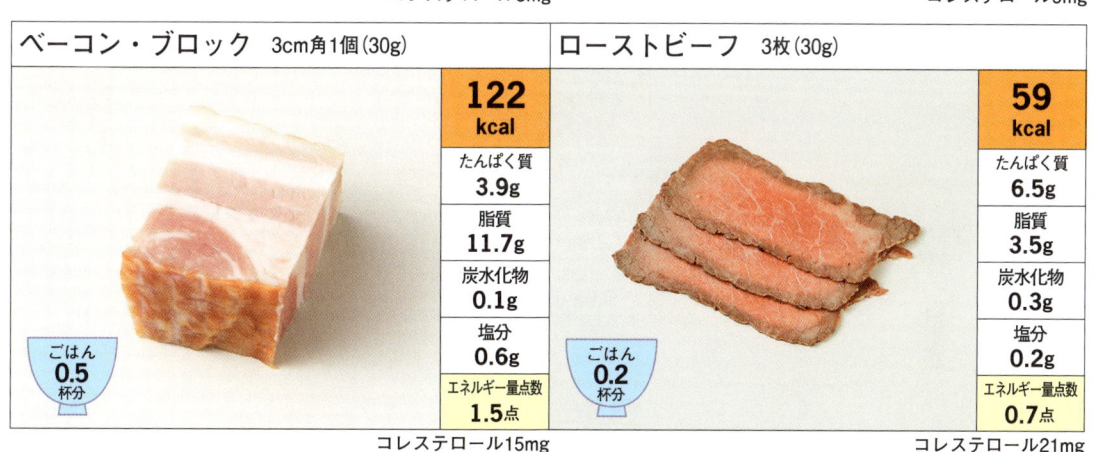

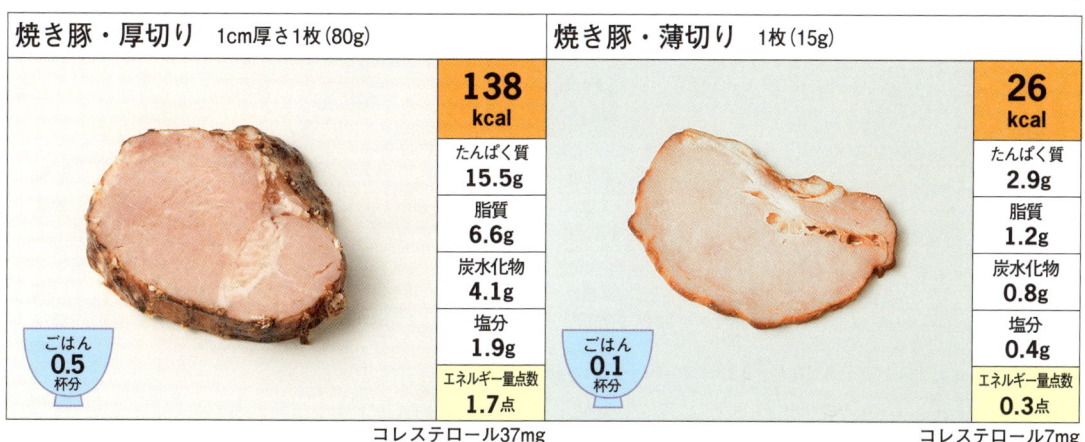

卵、肉、魚、豆製品 ◎ 肉加工品（ハム・ベーコン）

ショルダーベーコン・薄切り・小　1枚(10g)

- 19 kcal
- たんぱく質 1.7g
- 脂質 1.2g
- 炭水化物 0.3g
- 塩分 0.2g
- ごはん 0.1杯分
- エネルギー量点数 0.2点
- コレステロール5mg

ベーコン・薄切り　1枚(18g)

- 73 kcal
- たんぱく質 2.3g
- 脂質 7.0g
- 炭水化物 0.1g
- 塩分 0.4g
- ごはん 0.3杯分
- エネルギー量点数 0.9点
- コレステロール9mg

ベーコン・ブロック　3cm角1個(30g)

- 122 kcal
- たんぱく質 3.9g
- 脂質 11.7g
- 炭水化物 0.1g
- 塩分 0.6g
- ごはん 0.5杯分
- エネルギー量点数 1.5点
- コレステロール15mg

ローストビーフ　3枚(30g)

- 59 kcal
- たんぱく質 6.5g
- 脂質 3.5g
- 炭水化物 0.3g
- 塩分 0.2g
- ごはん 0.2杯分
- エネルギー量点数 0.7点
- コレステロール21mg

焼き豚・厚切り　1cm厚さ1枚(80g)

- 138 kcal
- たんぱく質 15.5g
- 脂質 6.6g
- 炭水化物 4.1g
- 塩分 1.9g
- ごはん 0.5杯分
- エネルギー量点数 1.7点
- コレステロール37mg

焼き豚・薄切り　1枚(15g)

- 26 kcal
- たんぱく質 2.9g
- 脂質 1.2g
- 炭水化物 0.8g
- 塩分 0.4g
- ごはん 0.1杯分
- エネルギー量点数 0.3点
- コレステロール7mg

肉加工品（ソーセージ・缶詰め） 全体に脂質が多いため、高エネルギーです。

あらびきソーセージ　1本(20g)
- 60 kcal
- たんぱく質 2.5g
- 脂質 4.9g
- 炭水化物 1.2g
- 塩分 0.4g
- ごはん 0.2杯分
- エネルギー量点数 0.8点
- コレステロール12mg

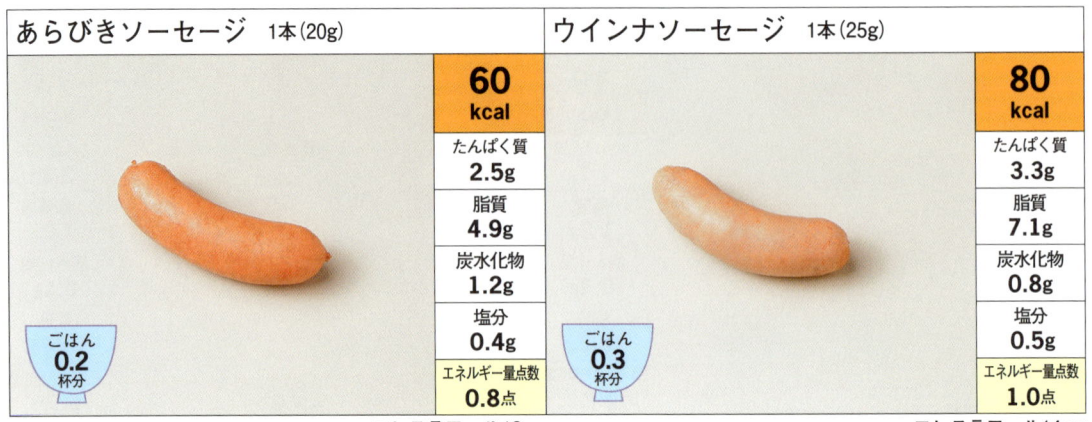

ウインナソーセージ　1本(25g)
- 80 kcal
- たんぱく質 3.3g
- 脂質 7.1g
- 炭水化物 0.8g
- 塩分 0.5g
- ごはん 0.3杯分
- エネルギー量点数 1.0点
- コレステロール14mg

サラミソーセージ　5枚(30g)
- 149 kcal
- たんぱく質 7.6g
- 脂質 12.9g
- 炭水化物 0.6g
- 塩分 1.1g
- ごはん 0.6杯分
- エネルギー量点数 1.9点
- コレステロール29mg

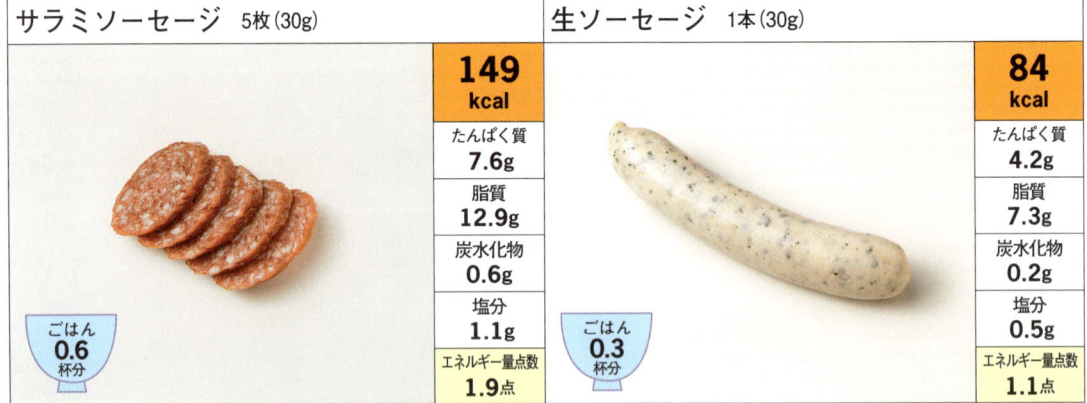

生ソーセージ　1本(30g)
- 84 kcal
- たんぱく質 4.2g
- 脂質 7.3g
- 炭水化物 0.2g
- 塩分 0.5g
- ごはん 0.3杯分
- エネルギー量点数 1.1点
- コレステロール20mg

フランクフルトソーセージ　1本(55g)
- 164 kcal
- たんぱく質 7.0g
- 脂質 13.6g
- 炭水化物 3.4g
- 塩分 1.0g
- ごはん 0.7杯分
- エネルギー量点数 2.1点
- コレステロール32mg

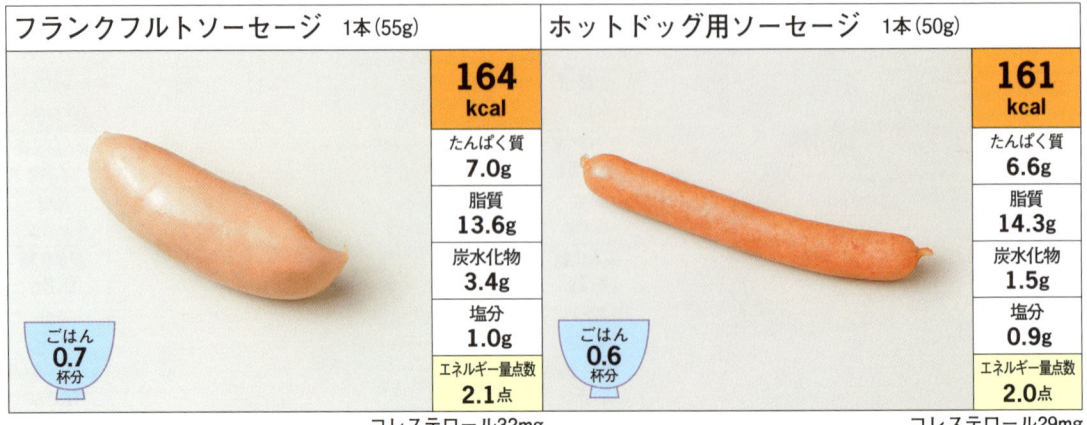

ホットドッグ用ソーセージ　1本(50g)
- 161 kcal
- たんぱく質 6.6g
- 脂質 14.3g
- 炭水化物 1.5g
- 塩分 0.9g
- ごはん 0.6杯分
- エネルギー量点数 2.0点
- コレステロール29mg

卵、肉、魚、豆製品◎肉加工品（ソーセージ・缶詰め）

コンビーフの原料は牛肉、ニューコンミートの原料は牛肉に馬肉を合わせたものです。

卵、肉、魚、豆製品 ◎ 肉加工品（ソーセージ・缶詰め）

ボロニアソーセージ 1枚(12g)

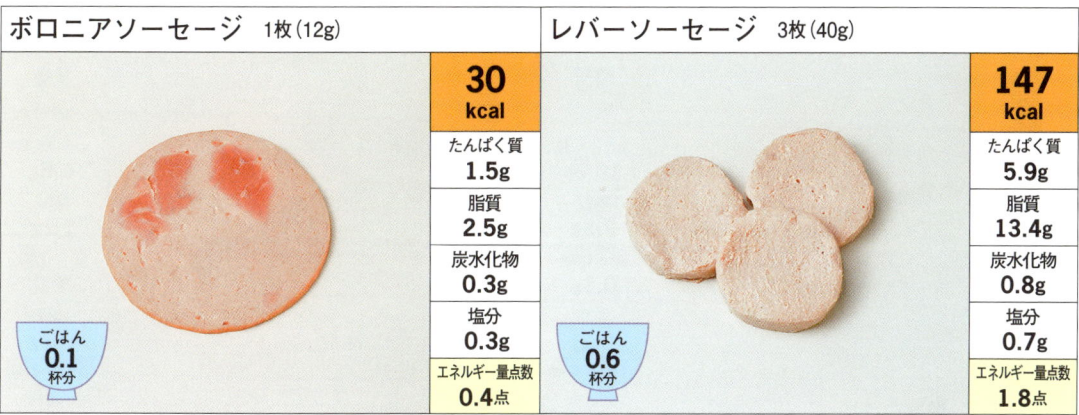

30 kcal
- たんぱく質 1.5g
- 脂質 2.5g
- 炭水化物 0.3g
- 塩分 0.3g
- エネルギー量点数 0.4点

ごはん 0.1杯分

コレステロール8mg

レバーソーセージ 3枚(40g)

147 kcal
- たんぱく質 5.9g
- 脂質 13.4g
- 炭水化物 0.8g
- 塩分 0.7g
- エネルギー量点数 1.8点

ごはん 0.6杯分

コレステロール34mg

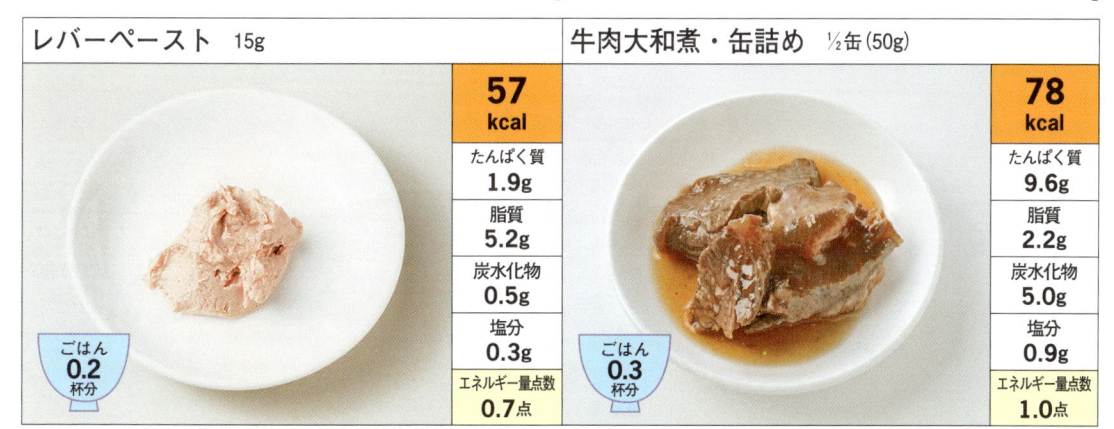

レバーペースト 15g

57 kcal
- たんぱく質 1.9g
- 脂質 5.2g
- 炭水化物 0.5g
- 塩分 0.3g
- エネルギー量点数 0.7点

ごはん 0.2杯分

コレステロール20mg

牛肉大和煮・缶詰め ½缶(50g)

78 kcal
- たんぱく質 9.6g
- 脂質 2.2g
- 炭水化物 5.0g
- 塩分 0.9g
- エネルギー量点数 1.0点

ごはん 0.3杯分

コレステロール24mg

コンビーフ 1缶(100g)

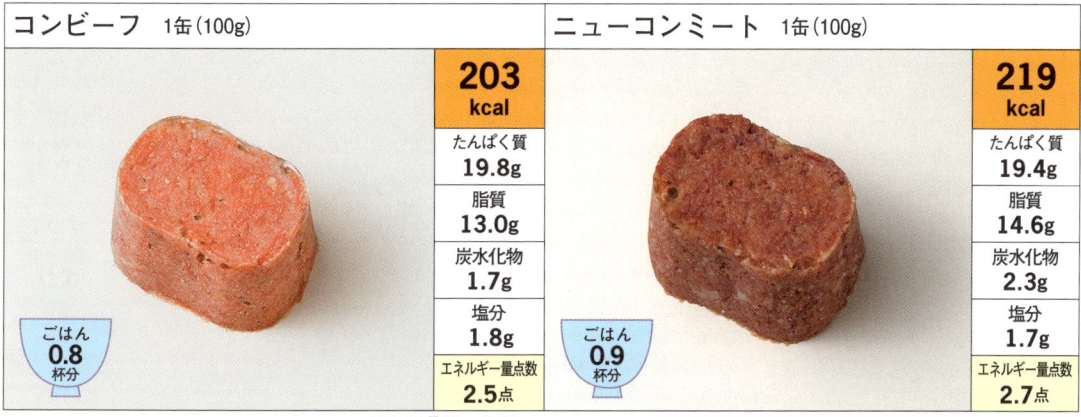

203 kcal
- たんぱく質 19.8g
- 脂質 13.0g
- 炭水化物 1.7g
- 塩分 1.8g
- エネルギー量点数 2.5点

ごはん 0.8杯分

コレステロール68mg

ニューコンミート 1缶(100g)

219 kcal
- たんぱく質 19.4g
- 脂質 14.6g
- 炭水化物 2.3g
- 塩分 1.7g
- エネルギー量点数 2.7点

ごはん 0.9杯分

魚（一尾魚）

購入のさいは廃棄分（骨、内臓など）を考えて。

アジ　1尾（180g、正味81g）

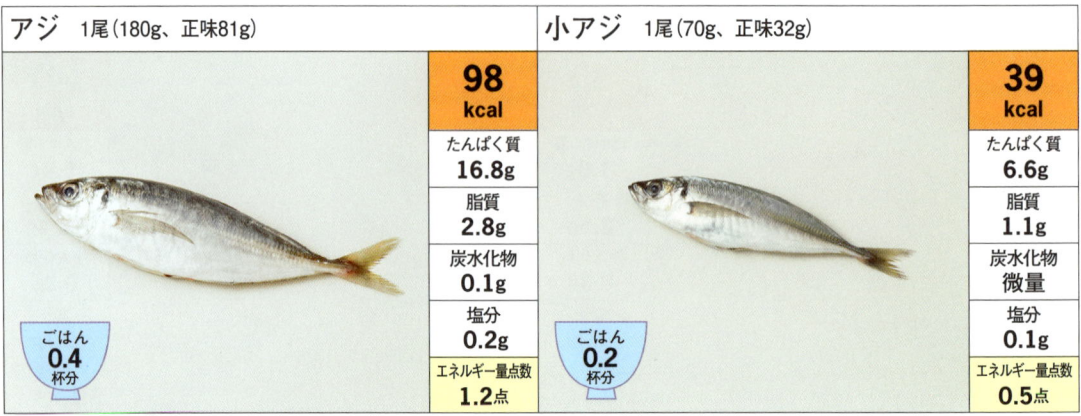

98 kcal
- たんぱく質 16.8g
- 脂質 2.8g
- 炭水化物 0.1g
- 塩分 0.2g
- ごはん 0.4杯分
- エネルギー量点数 1.2点

廃棄率55%（廃棄部分は頭部、内臓、骨、ひれ等）。コレステロール62mg

小アジ　1尾（70g、正味32g）

39 kcal
- たんぱく質 6.6g
- 脂質 1.1g
- 炭水化物 微量
- 塩分 0.1g
- ごはん 0.2杯分
- エネルギー量点数 0.5点

廃棄率は55%（廃棄部分は頭部、内臓、骨、ひれ等）。コレステロール25mg

アユ（養殖）　1尾（70g、正味35g）

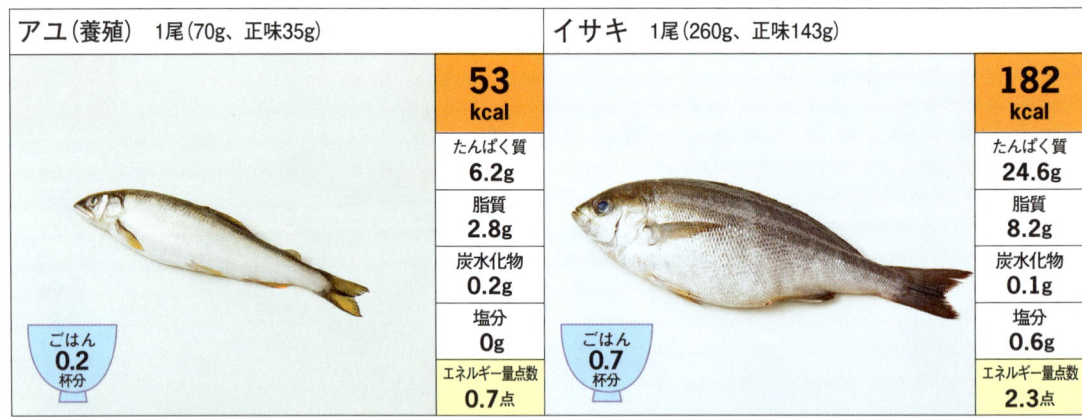

53 kcal
- たんぱく質 6.2g
- 脂質 2.8g
- 炭水化物 0.2g
- 塩分 0g
- ごはん 0.2杯分
- エネルギー量点数 0.7点

廃棄率50%（廃棄部分は頭部、内臓、骨、ひれ等）。コレステロール39mg

イサキ　1尾（260g、正味143g）

182 kcal
- たんぱく質 24.6g
- 脂質 8.2g
- 炭水化物 0.1g
- 塩分 0.6g
- ごはん 0.7杯分
- エネルギー量点数 2.3点

廃棄率45%（廃棄部分は頭部、内臓、骨、ひれ等）。コレステロール102mg

マイワシ　1尾（110g、正味55g）

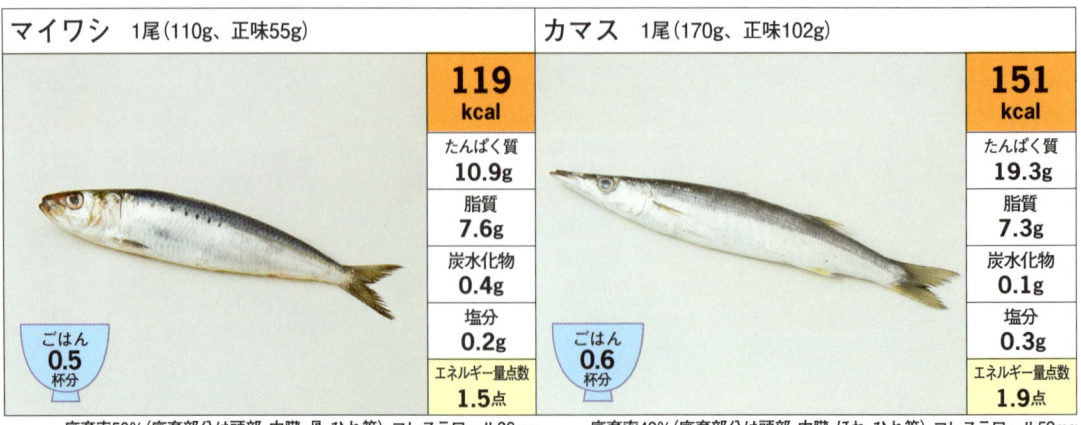

119 kcal
- たんぱく質 10.9g
- 脂質 7.6g
- 炭水化物 0.4g
- 塩分 0.2g
- ごはん 0.5杯分
- エネルギー量点数 1.5点

廃棄率50%（廃棄部分は頭部、内臓、骨、ひれ等）。コレステロール36mg

カマス　1尾（170g、正味102g）

151 kcal
- たんぱく質 19.3g
- 脂質 7.3g
- 炭水化物 0.1g
- 塩分 0.3g
- ごはん 0.6杯分
- エネルギー量点数 1.9点

廃棄率40%（廃棄部分は頭部、内臓、ほね、ひれ等）。コレステロール59mg

一尾魚の平均的な廃棄率は三枚おろしで40〜50%です。骨が多いカレイやキチジなどの廃棄率は50〜65%と高くなります。

卵、肉、魚、豆製品 ◎ 魚（一尾魚）

カレイ　1尾（200g、正味100g）

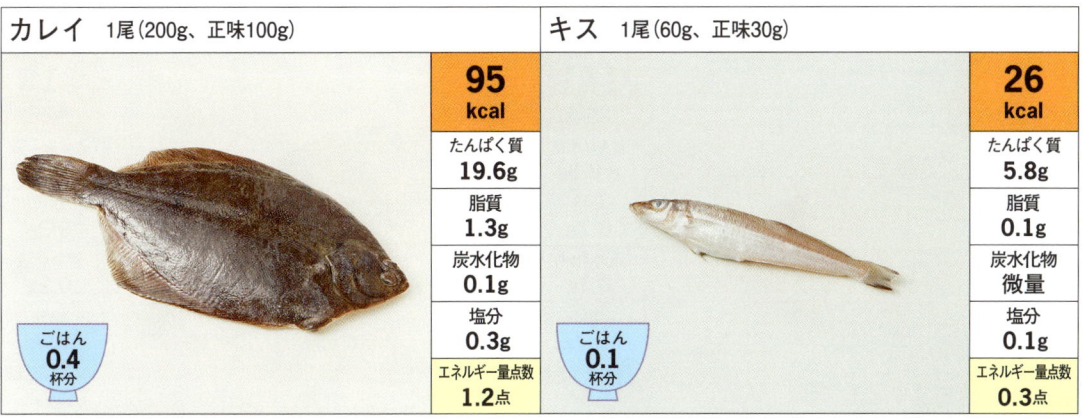

95 kcal	
たんぱく質	19.6g
脂質	1.3g
炭水化物	0.1g
塩分	0.3g
エネルギー量点数	1.2点

ごはん 0.4 杯分

廃棄率50%（廃棄部分は頭部、内臓、骨、ひれ等）。コレステロール71mg

キス　1尾（60g、正味30g）

26 kcal	
たんぱく質	5.8g
脂質	0.1g
炭水化物	微量
塩分	0.1g
エネルギー量点数	0.3点

ごはん 0.1 杯分

廃棄率50%（廃棄部分は頭部、内臓、骨、ひれ等）。コレステロール30mg

キチジ　1尾（340g、正味136g）

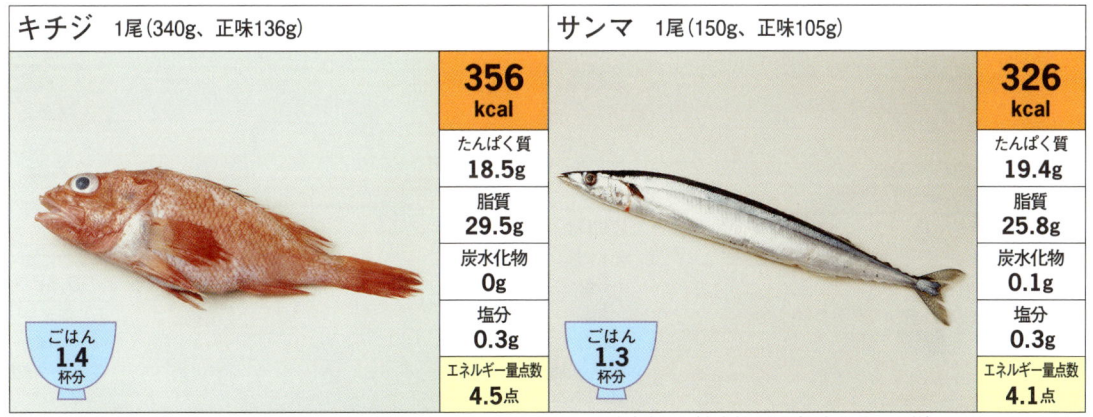

356 kcal	
たんぱく質	18.5g
脂質	29.5g
炭水化物	0g
塩分	0.3g
エネルギー量点数	4.5点

ごはん 1.4 杯分

廃棄率60%（廃棄部分は頭部、内臓、骨、ひれ等）。コレステロール101mg

サンマ　1尾（150g、正味105g）

326 kcal	
たんぱく質	19.4g
脂質	25.8g
炭水化物	0.1g
塩分	0.3g
エネルギー量点数	4.1点

ごはん 1.3 杯分

廃棄率30%（廃棄部分は頭部、内臓、骨、ひれ等）。コレステロール69mg

マダイ（養殖）　1尾（300g、正味135g）

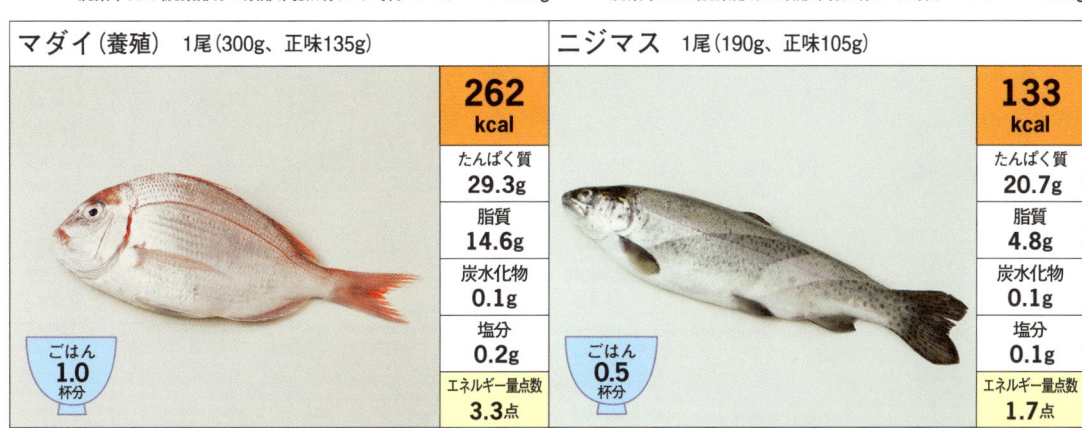

262 kcal	
たんぱく質	29.3g
脂質	14.6g
炭水化物	0.1g
塩分	0.2g
エネルギー量点数	3.3点

ごはん 1.0 杯分

廃棄率55%（廃棄部分は頭部、内臓、骨、ひれ等）。コレステロール97mg

ニジマス　1尾（190g、正味105g）

133 kcal	
たんぱく質	20.7g
脂質	4.8g
炭水化物	0.1g
塩分	0.1g
エネルギー量点数	1.7点

ごはん 0.5 杯分

廃棄率45%（廃棄部分は頭部、内臓、骨、ひれ等）。コレステロール76mg

魚(切り身魚)

青背魚は白身魚よりも高エネルギーです。

カジキ 1切れ(100g)

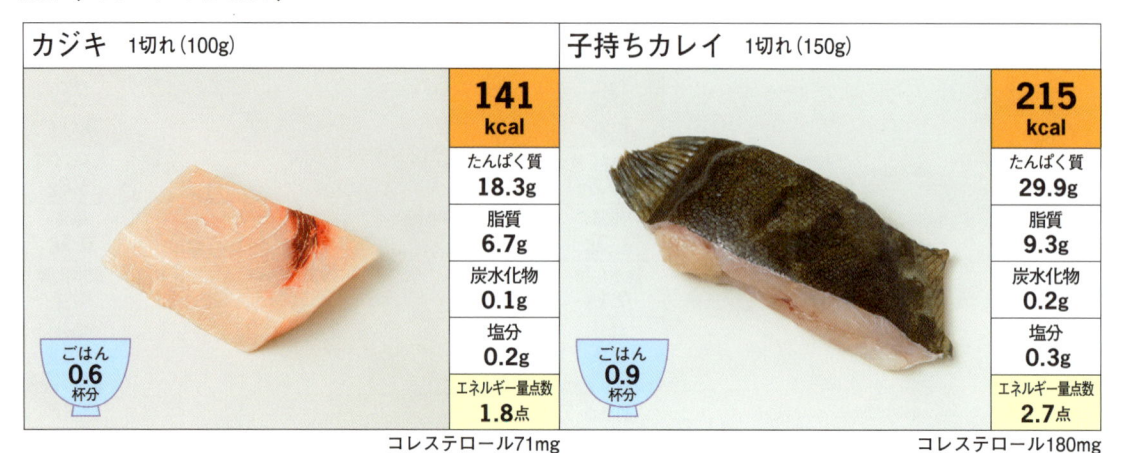

- **141 kcal**
- たんぱく質 18.3g
- 脂質 6.7g
- 炭水化物 0.1g
- 塩分 0.2g
- ごはん 0.6杯分
- エネルギー量点数 1.8点
- コレステロール71mg

子持ちカレイ 1切れ(150g)

- **215 kcal**
- たんぱく質 29.9g
- 脂質 9.3g
- 炭水化物 0.2g
- 塩分 0.3g
- ごはん 0.9杯分
- エネルギー量点数 2.7点
- コレステロール180mg

ギンダラ 1切れ(120g)

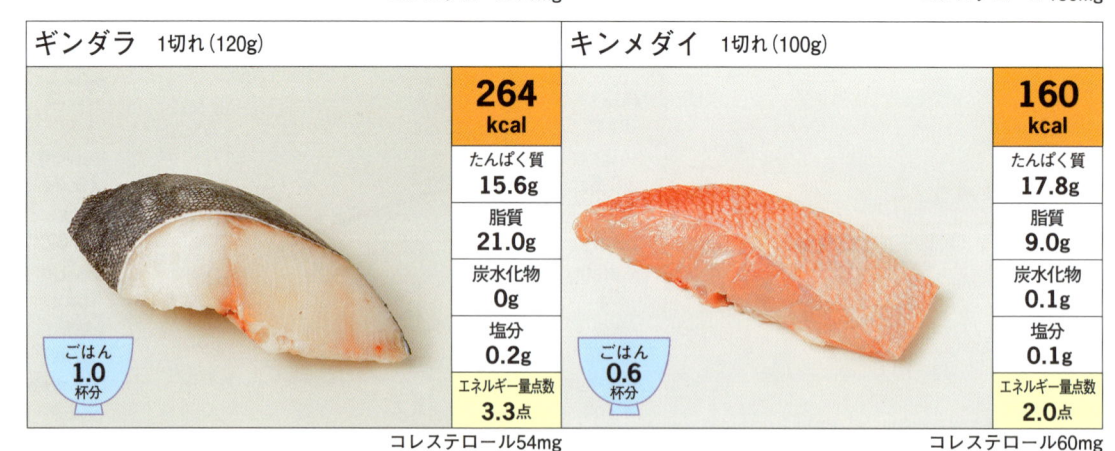

- **264 kcal**
- たんぱく質 15.6g
- 脂質 21.0g
- 炭水化物 0g
- 塩分 0.2g
- ごはん 1.0杯分
- エネルギー量点数 3.3点
- コレステロール54mg

キンメダイ 1切れ(100g)

- **160 kcal**
- たんぱく質 17.8g
- 脂質 9.0g
- 炭水化物 0.1g
- 塩分 0.1g
- ごはん 0.6杯分
- エネルギー量点数 2.0点
- コレステロール60mg

サケ 1切れ(120g)

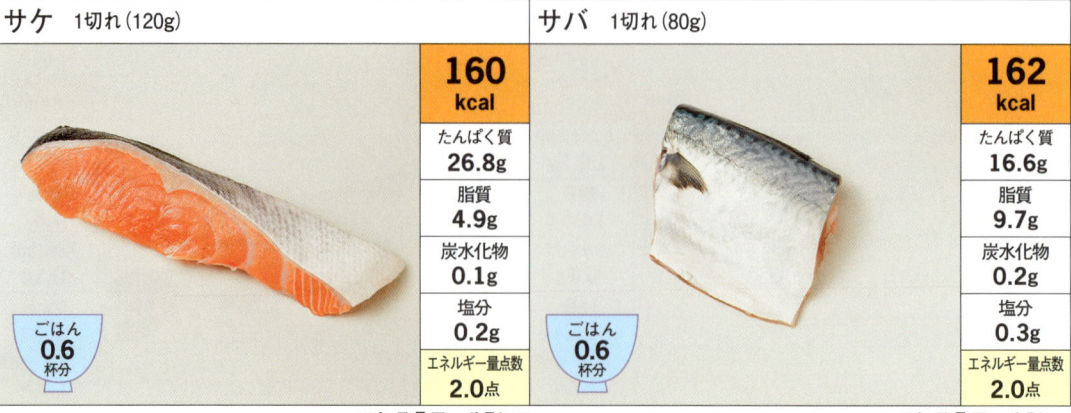

- **160 kcal**
- たんぱく質 26.8g
- 脂質 4.9g
- 炭水化物 0.1g
- 塩分 0.2g
- ごはん 0.6杯分
- エネルギー量点数 2.0点
- コレステロール71mg

サバ 1切れ(80g)

- **162 kcal**
- たんぱく質 16.6g
- 脂質 9.7g
- 炭水化物 0.2g
- 塩分 0.3g
- ごはん 0.6杯分
- エネルギー量点数 2.0点
- コレステロール51mg

卵、肉、魚、豆製品 ◎魚(切り身魚)

切り身は厚さにより1切れ80〜150gの幅があります。1食の適量は淡泊な白身魚なら120g、脂の多い青背魚なら80gまで。

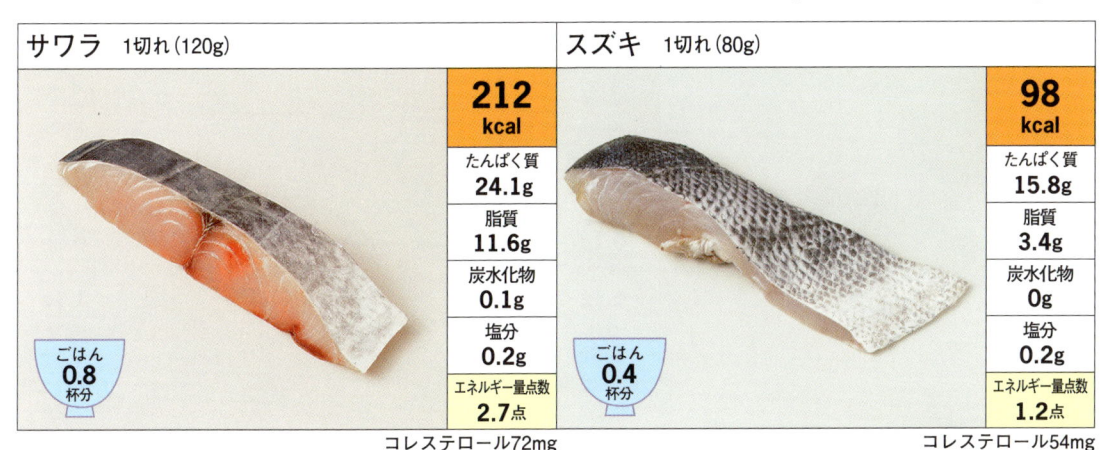

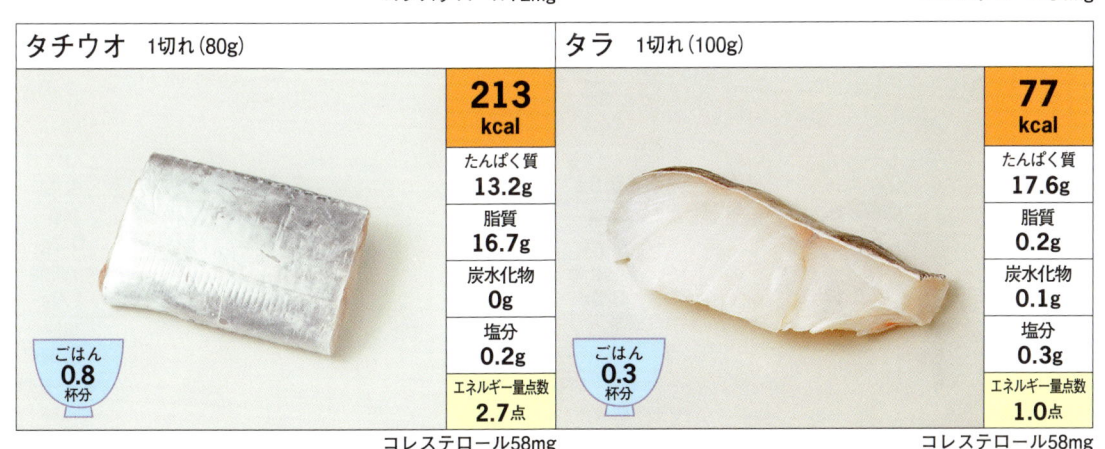

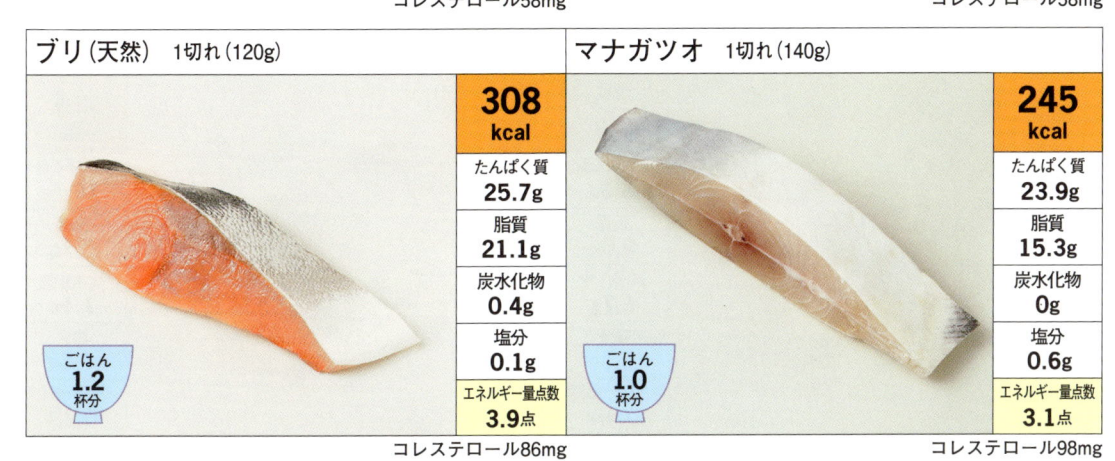

卵、肉、魚、豆製品◎魚（切り身魚）

サワラ 1切れ（120g）

- **212 kcal**
- たんぱく質 **24.1g**
- 脂質 **11.6g**
- 炭水化物 **0.1g**
- 塩分 **0.2g**
- エネルギー量点数 **2.7点**
- ごはん **0.8** 杯分
- コレステロール72mg

スズキ 1切れ（80g）

- **98 kcal**
- たんぱく質 **15.8g**
- 脂質 **3.4g**
- 炭水化物 **0g**
- 塩分 **0.2g**
- エネルギー量点数 **1.2点**
- ごはん **0.4** 杯分
- コレステロール54mg

タチウオ 1切れ（80g）

- **213 kcal**
- たんぱく質 **13.2g**
- 脂質 **16.7g**
- 炭水化物 **0g**
- 塩分 **0.2g**
- エネルギー量点数 **2.7点**
- ごはん **0.8** 杯分
- コレステロール58mg

タラ 1切れ（100g）

- **77 kcal**
- たんぱく質 **17.6g**
- 脂質 **0.2g**
- 炭水化物 **0.1g**
- 塩分 **0.3g**
- エネルギー量点数 **1.0点**
- ごはん **0.3** 杯分
- コレステロール58mg

ブリ（天然） 1切れ（120g）

- **308 kcal**
- たんぱく質 **25.7g**
- 脂質 **21.1g**
- 炭水化物 **0.4g**
- 塩分 **0.1g**
- エネルギー量点数 **3.9点**
- ごはん **1.2** 杯分
- コレステロール86mg

マナガツオ 1切れ（140g）

- **245 kcal**
- たんぱく質 **23.9g**
- 脂質 **15.3g**
- 炭水化物 **0g**
- 塩分 **0.6g**
- エネルギー量点数 **3.1点**
- ごはん **1.0** 杯分
- コレステロール98mg

魚（貝・介類）

貝やエビは同量なら魚よりも低エネルギーです。

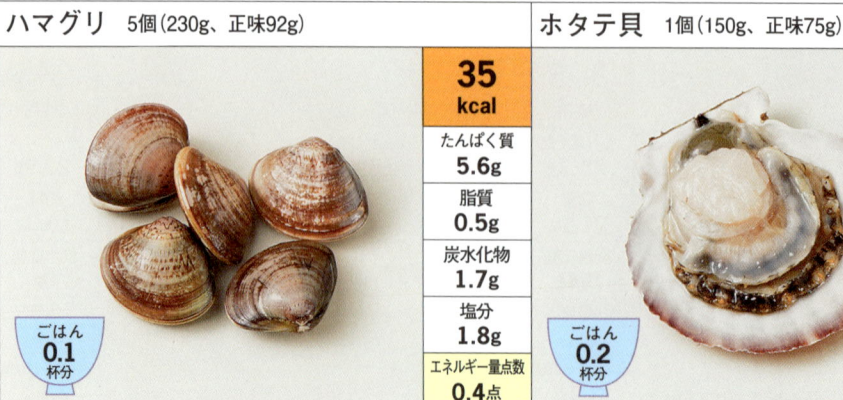

アサリ　10個（90g、正味36g）

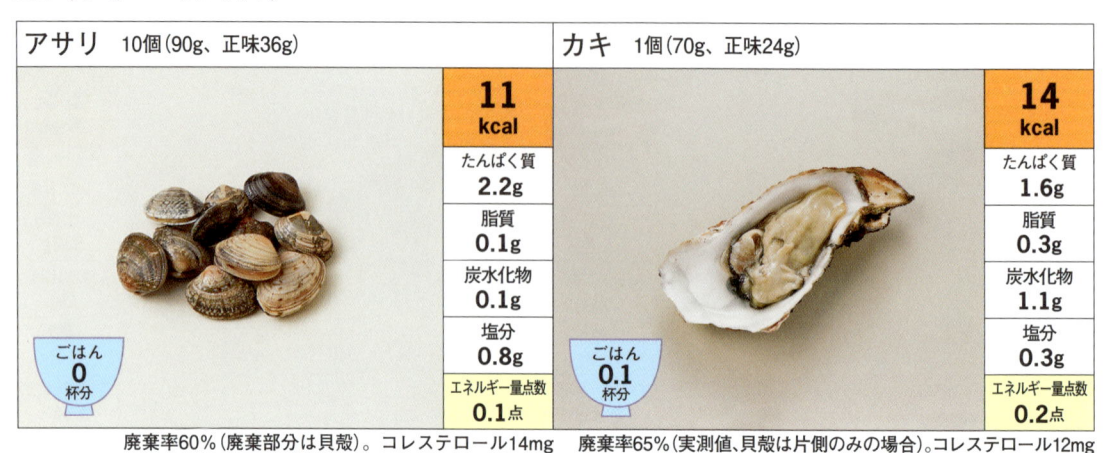

- **11 kcal**
- たんぱく質 2.2g
- 脂質 0.1g
- 炭水化物 0.1g
- 塩分 0.8g
- ごはん 0杯分
- エネルギー量点数 0.1点

廃棄率60%（廃棄部分は貝殻）。コレステロール14mg

カキ　1個（70g、正味24g）

- **14 kcal**
- たんぱく質 1.6g
- 脂質 0.3g
- 炭水化物 1.1g
- 塩分 0.3g
- ごはん 0.1杯分
- エネルギー量点数 0.2点

廃棄率65%（実測値、貝殻は片側のみの場合）。コレステロール12mg

シジミ　20個（60g、正味15g）

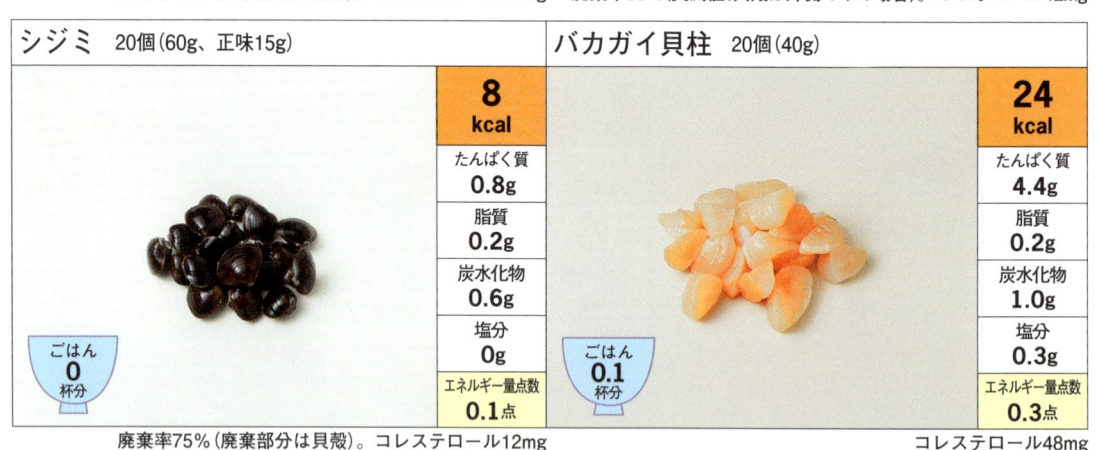

- **8 kcal**
- たんぱく質 0.8g
- 脂質 0.2g
- 炭水化物 0.6g
- 塩分 0g
- ごはん 0杯分
- エネルギー量点数 0.1点

廃棄率75%（廃棄部分は貝殻）。コレステロール12mg

バカガイ貝柱　20個（40g）

- **24 kcal**
- たんぱく質 4.4g
- 脂質 0.2g
- 炭水化物 1.0g
- 塩分 0.3g
- ごはん 0.1杯分
- エネルギー量点数 0.3点

コレステロール48mg

ハマグリ　5個（230g、正味92g）

- **35 kcal**
- たんぱく質 5.6g
- 脂質 0.5g
- 炭水化物 1.7g
- 塩分 1.8g
- ごはん 0.1杯分
- エネルギー量点数 0.4点

廃棄率60%（廃棄部分は貝殻）。コレステロール23mg

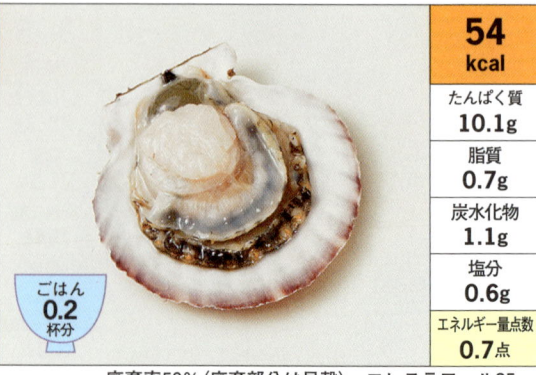

ホタテ貝　1個（150g、正味75g）

- **54 kcal**
- たんぱく質 10.1g
- 脂質 0.7g
- 炭水化物 1.1g
- 塩分 0.6g
- ごはん 0.2杯分
- エネルギー量点数 0.7点

廃棄率50%（廃棄部分は貝殻）。コレステロール25mg

卵、肉、魚、豆製品◎魚（貝・介類）

貝類、介類はいわゆるシーフードと呼ばれるもの。貝類の廃棄率は50〜75%、エビの廃棄率は有頭が50%、無頭が25%です。

イカ（スルメイカ） 1ぱい（150g、正味113g）

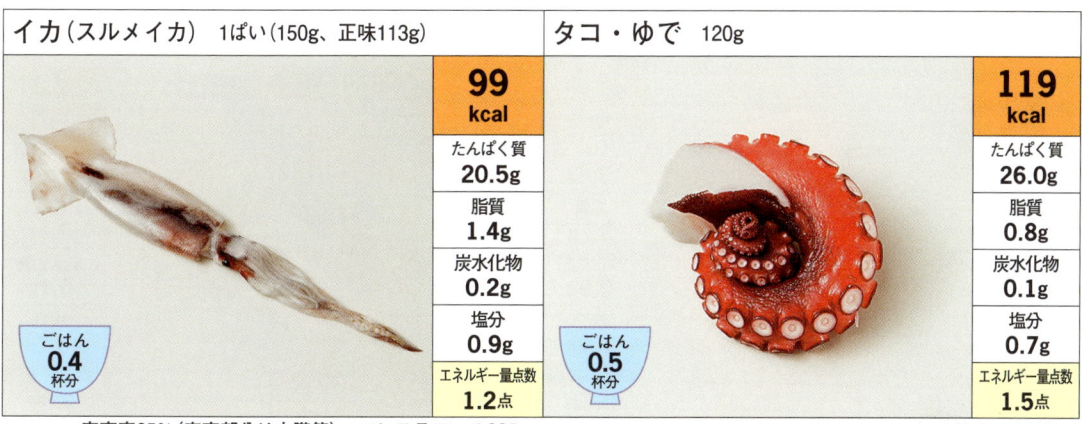

99 kcal
- たんぱく質 20.5g
- 脂質 1.4g
- 炭水化物 0.2g
- 塩分 0.9g
- ごはん 0.4杯分
- エネルギー量点数 1.2点

廃棄率25%（廃棄部分は内臓等）。コレステロール305mg

タコ・ゆで 120g

119 kcal
- たんぱく質 26.0g
- 脂質 0.8g
- 炭水化物 0.1g
- 塩分 0.7g
- ごはん 0.5杯分
- エネルギー量点数 1.5点

コレステロール180mg

ズワイガニ・足 1本（30g、正味17g）

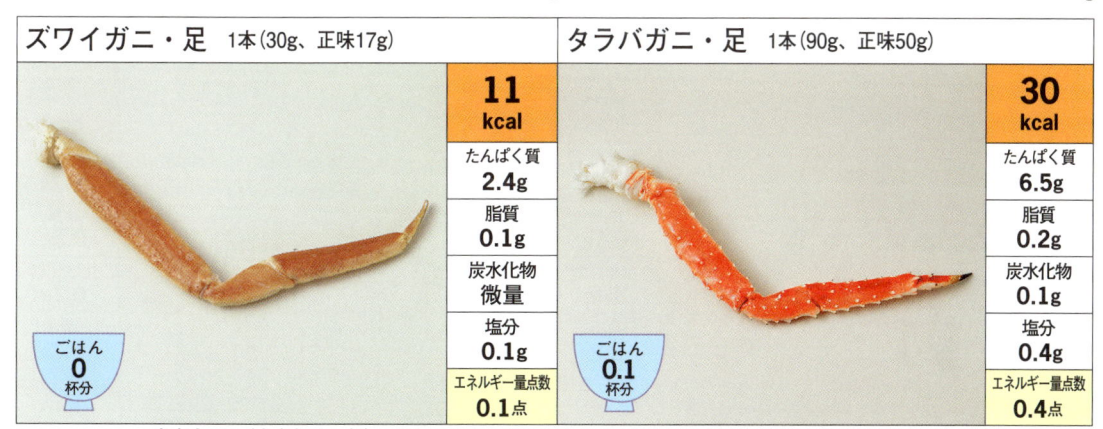

11 kcal
- たんぱく質 2.4g
- 脂質 0.1g
- 炭水化物 微量
- 塩分 0.1g
- ごはん 0杯分
- エネルギー量点数 0.1点

廃棄率45%（廃棄部分は殻）。コレステロール7mg

タラバガニ・足 1本（90g、正味50g）

30 kcal
- たんぱく質 6.5g
- 脂質 0.2g
- 炭水化物 0.1g
- 塩分 0.4g
- ごはん 0.1杯分
- エネルギー量点数 0.4点

廃棄率45%（廃棄部分は殻）。コレステロール17mg

アマエビ 5尾（100g、正味35g）

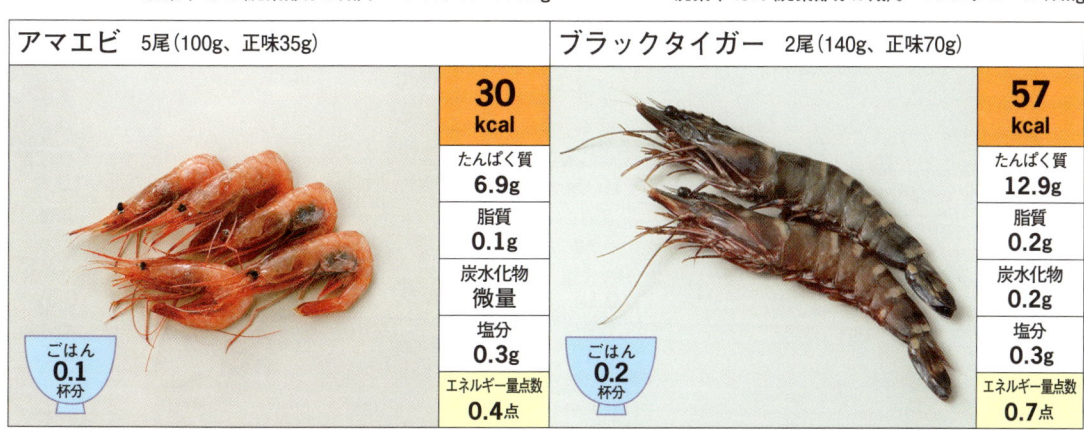

30 kcal
- たんぱく質 6.9g
- 脂質 0.1g
- 炭水化物 微量
- 塩分 0.3g
- ごはん 0.1杯分
- エネルギー量点数 0.4点

廃棄率65%（廃棄部分は頭部、殻、内臓、尾部等）。コレステロール46mg

ブラックタイガー 2尾（140g、正味70g）

57 kcal
- たんぱく質 12.9g
- 脂質 0.2g
- 炭水化物 0.2g
- 塩分 0.3g
- ごはん 0.2杯分
- エネルギー量点数 0.7点

廃棄率50%（廃棄部分は頭部、殻、内臓、尾部等）。コレステロール105mg

卵、肉、魚、豆製品 ◎ 魚（刺し身）

魚（刺し身）

データは魚介のみ。つま類は含みません。

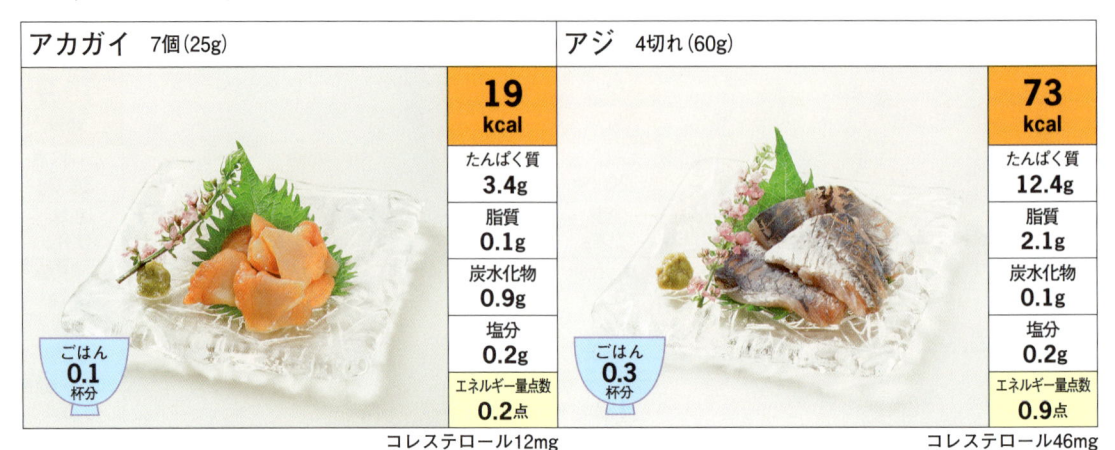

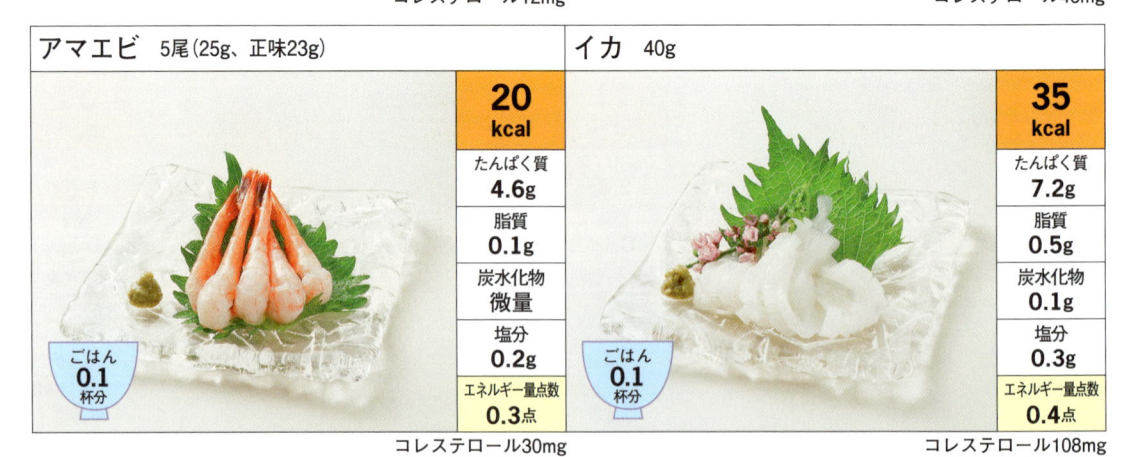

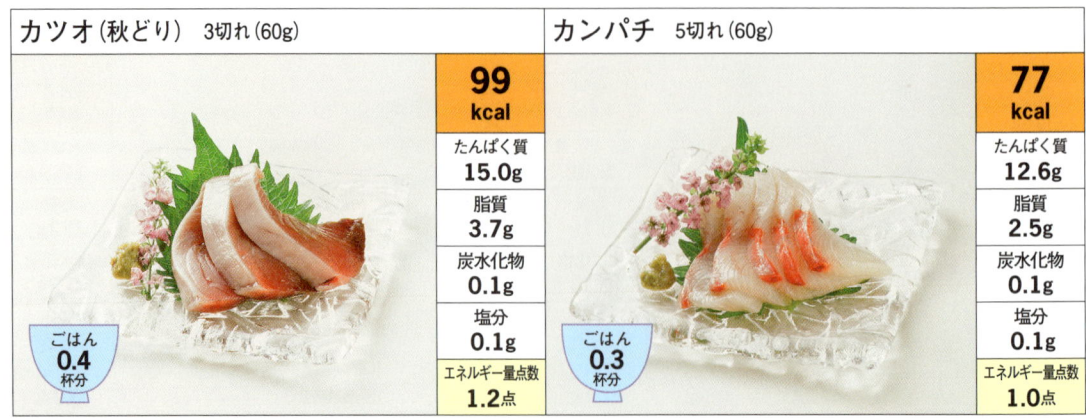

アカガイ　7個（25g）

19 kcal	
たんぱく質	3.4g
脂質	0.1g
炭水化物	0.9g
塩分	0.2g
エネルギー量点数	0.2点

ごはん 0.1 杯分

コレステロール12mg

アジ　4切れ（60g）

73 kcal	
たんぱく質	12.4g
脂質	2.1g
炭水化物	0.1g
塩分	0.2g
エネルギー量点数	0.9点

ごはん 0.3 杯分

コレステロール46mg

アマエビ　5尾（25g、正味23g）

20 kcal	
たんぱく質	4.6g
脂質	0.1g
炭水化物	微量
塩分	0.2g
エネルギー量点数	0.3点

ごはん 0.1 杯分

コレステロール30mg

イカ　40g

35 kcal	
たんぱく質	7.2g
脂質	0.5g
炭水化物	0.1g
塩分	0.3g
エネルギー量点数	0.4点

ごはん 0.1 杯分

コレステロール108mg

カツオ（秋どり）　3切れ（60g）

99 kcal	
たんぱく質	15.0g
脂質	3.7g
炭水化物	0.1g
塩分	0.1g
エネルギー量点数	1.2点

ごはん 0.4 杯分

コレステロール35mg。春どりの場合はエネルギー68kcal、脂質0.3g

カンパチ　5切れ（60g）

77 kcal	
たんぱく質	12.6g
脂質	2.5g
炭水化物	0.1g
塩分	0.1g
エネルギー量点数	1.0点

ごはん 0.3 杯分

コレステロール37mg

刺し身の1切れは15〜20g。一般に養殖魚のほうが天然魚よりも脂質が多く、エネルギーが高い。

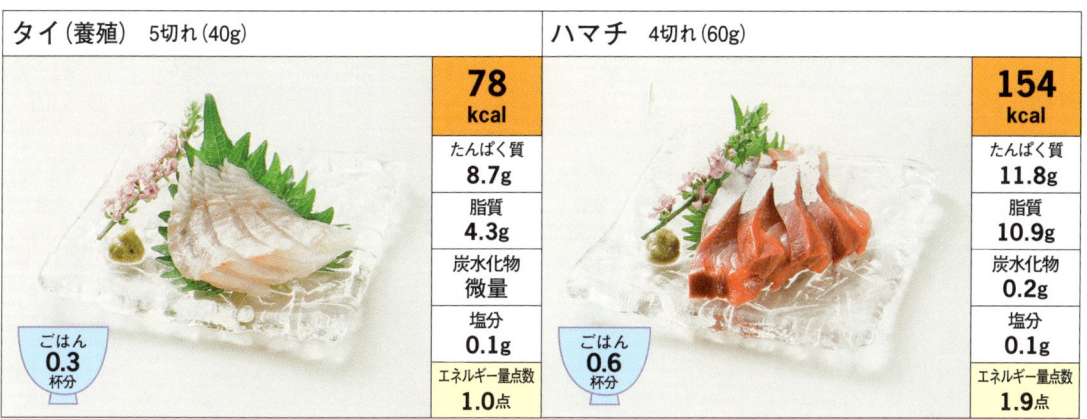

卵、肉、魚、豆製品 ◎ 魚（刺し身）

タイ（養殖）　5切れ（40g）

- **78 kcal**
- たんぱく質 8.7g
- 脂質 4.3g
- 炭水化物 微量
- 塩分 0.1g
- エネルギー量点数 1.0点
- ごはん 0.3杯分
- コレステロール29mg

ハマチ　4切れ（60g）

- **154 kcal**
- たんぱく質 11.8g
- 脂質 10.9g
- 炭水化物 0.2g
- 塩分 0.1g
- エネルギー量点数 1.9点
- ごはん 0.6杯分
- コレステロール43mg

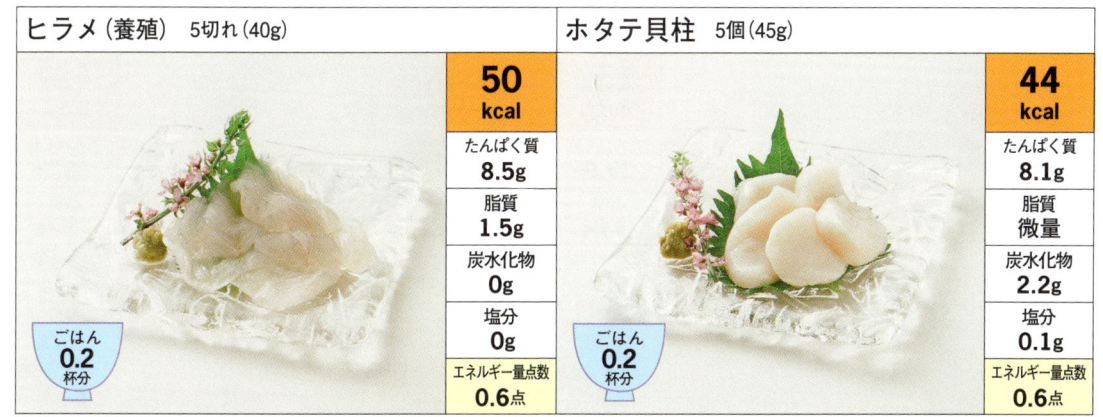

ヒラメ（養殖）　5切れ（40g）

- **50 kcal**
- たんぱく質 8.5g
- 脂質 1.5g
- 炭水化物 0g
- 塩分 0g
- エネルギー量点数 0.6点
- ごはん 0.2杯分
- コレステロール25mg

ホタテ貝柱　5個（45g）

- **44 kcal**
- たんぱく質 8.1g
- 脂質 微量
- 炭水化物 2.2g
- 塩分 0.1g
- エネルギー量点数 0.6点
- ごはん 0.2杯分
- コレステロール15mg

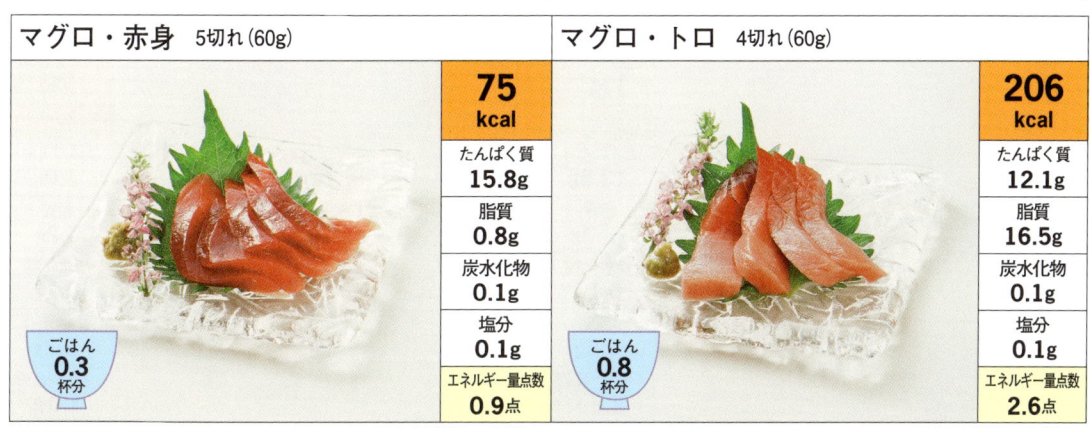

マグロ・赤身　5切れ（60g）

- **75 kcal**
- たんぱく質 15.8g
- 脂質 0.8g
- 炭水化物 0.1g
- 塩分 0.1g
- エネルギー量点数 0.9点
- ごはん 0.3杯分
- コレステロール30mg

マグロ・トロ　4切れ（60g）

- **206 kcal**
- たんぱく質 12.1g
- 脂質 16.5g
- 炭水化物 0.1g
- 塩分 0.1g
- エネルギー量点数 2.6点
- ごはん 0.8杯分
- コレステロール33mg

魚加工品（干物・みそ漬けほか）

加工した魚は一般に塩分が多い。

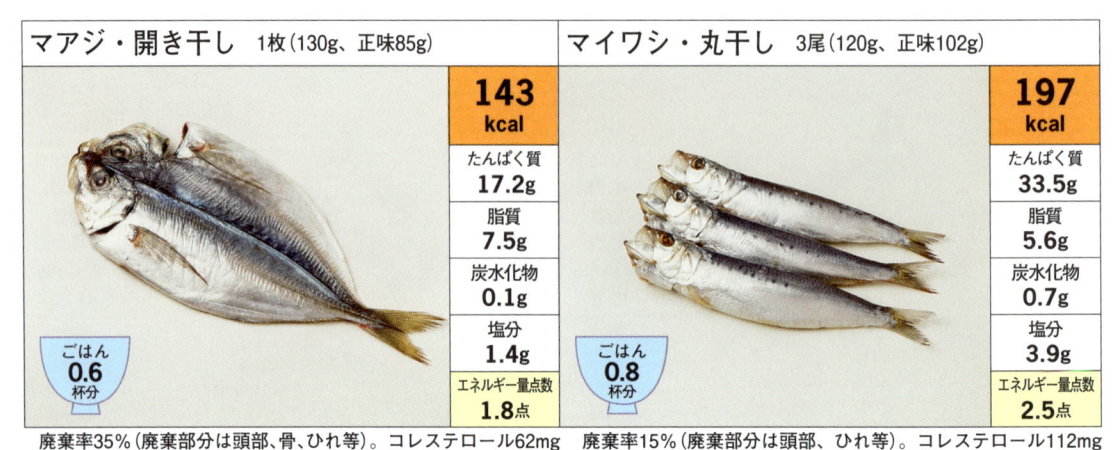

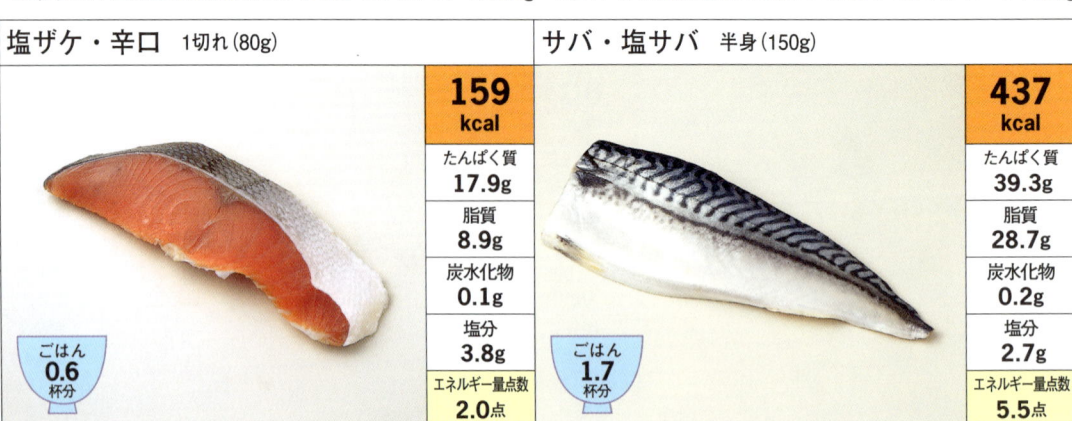

マアジ・開き干し　1枚（130g、正味85g）

143 kcal
- たんぱく質 17.2g
- 脂質 7.5g
- 炭水化物 0.1g
- 塩分 1.4g
- ごはん 0.6杯分
- エネルギー量点数 1.8点

廃棄率35%（廃棄部分は頭部、骨、ひれ等）。コレステロール62mg

マイワシ・丸干し　3尾（120g、正味102g）

197 kcal
- たんぱく質 33.5g
- 脂質 5.6g
- 炭水化物 0.7g
- 塩分 3.9g
- ごはん 0.8杯分
- エネルギー量点数 2.5点

廃棄率15%（廃棄部分は頭部、ひれ等）。コレステロール112mg

塩ザケ・辛口　1切れ（80g）

159 kcal
- たんぱく質 17.9g
- 脂質 8.9g
- 炭水化物 0.1g
- 塩分 3.8g
- ごはん 0.6杯分
- エネルギー量点数 2.0点

コレステロール51mg

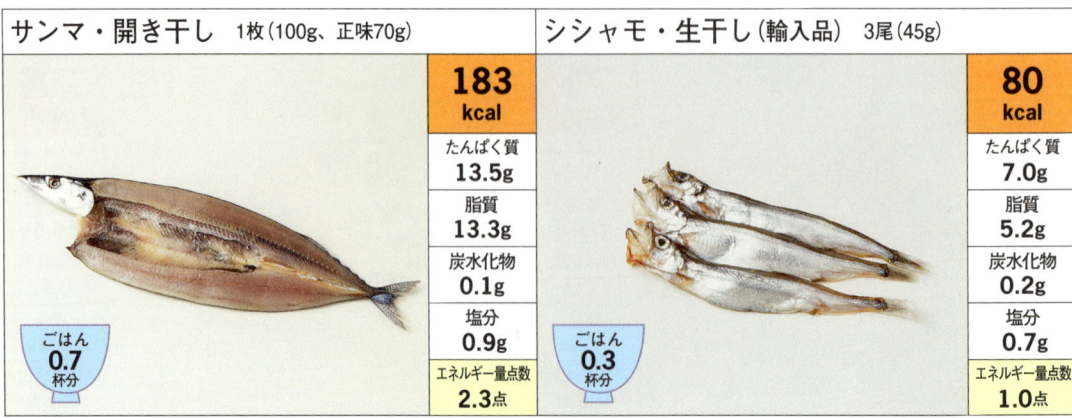

サバ・塩サバ　半身（150g）

437 kcal
- たんぱく質 39.3g
- 脂質 28.7g
- 炭水化物 0.2g
- 塩分 2.7g
- ごはん 1.7杯分
- エネルギー量点数 5.5点

コレステロール89mg

サンマ・開き干し　1枚（100g、正味70g）

183 kcal
- たんぱく質 13.5g
- 脂質 13.3g
- 炭水化物 0.1g
- 塩分 0.9g
- ごはん 0.7杯分
- エネルギー量点数 2.3点

廃棄率30%（廃棄部分は頭部、骨、ひれ等）。コレステロール56mg

シシャモ・生干し（輸入品）　3尾（45g）

80 kcal
- たんぱく質 7.0g
- 脂質 5.2g
- 炭水化物 0.2g
- 塩分 0.7g
- ごはん 0.3杯分
- エネルギー量点数 1.0点

コレステロール131mg

干物は水分が少ないため重量のわりに高エネルギーです。塩分は干物1尾、みそ漬け1切れで少なくても約1gあります。

卵、肉、魚、豆製品◎魚加工品（干物・みそ漬けほか）

イワシ・ぬか漬け　1切れ（70g）

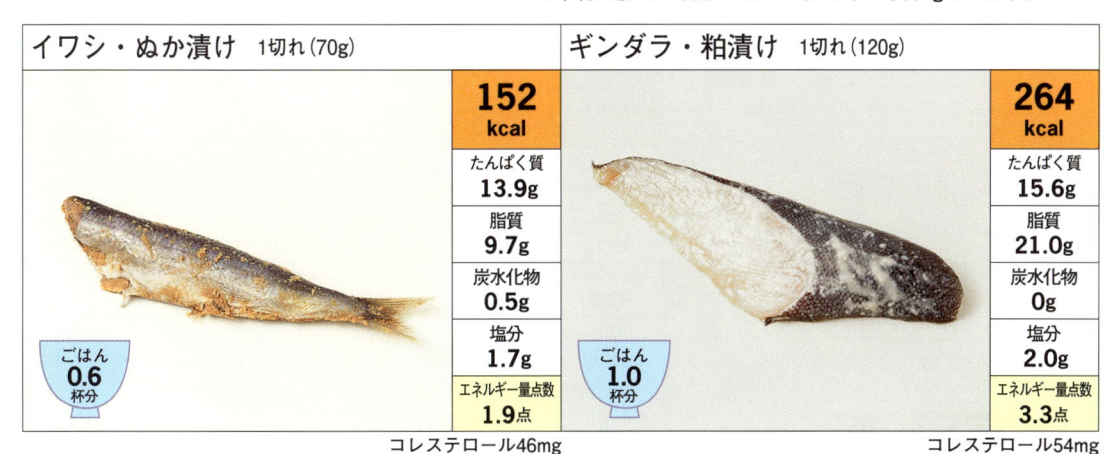

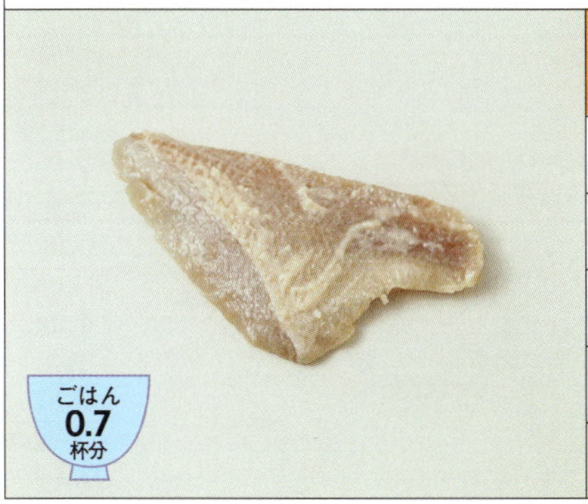

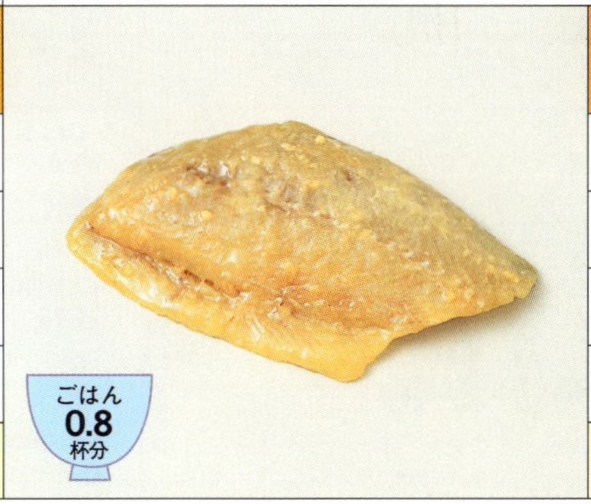

152 kcal
- たんぱく質 13.9g
- 脂質 9.7g
- 炭水化物 0.5g
- 塩分 1.7g
- ごはん 0.6杯分
- エネルギー量点数 1.9点

コレステロール46mg

ギンダラ・粕漬け　1切れ（120g）

264 kcal
- たんぱく質 15.6g
- 脂質 21.0g
- 炭水化物 0g
- 塩分 2.0g
- ごはん 1.0杯分
- エネルギー量点数 3.3点

コレステロール54mg

キンメダイ・粕漬け　1切れ（110g）

176 kcal
- たんぱく質 19.6g
- 脂質 9.9g
- 炭水化物 0.1g
- 塩分 2.0g
- ごはん 0.7杯分
- エネルギー量点数 2.2点

コレステロール66mg

サワラ・みそ漬け　1切れ（120g）

212 kcal
- たんぱく質 24.1g
- 脂質 11.6g
- 炭水化物 0.1g
- 塩分 1.0g
- ごはん 0.8杯分
- エネルギー量点数 2.7点

コレステロール72mg

マナガツオ・みそ漬け　1切れ（125g）

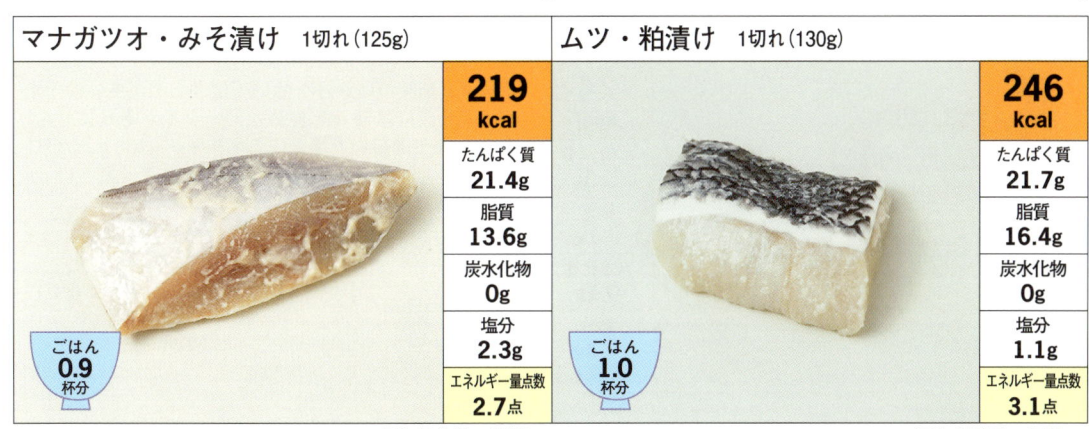

219 kcal
- たんぱく質 21.4g
- 脂質 13.6g
- 炭水化物 0g
- 塩分 2.3g
- ごはん 0.9杯分
- エネルギー量点数 2.7点

コレステロール88mg

ムツ・粕漬け　1切れ（130g）

246 kcal
- たんぱく質 21.7g
- 脂質 16.4g
- 炭水化物 0g
- 塩分 1.1g
- ごはん 1.0杯分
- エネルギー量点数 3.1点

コレステロール77mg

魚加工品（缶詰め）

調理ずみのため、生魚よりも高エネルギーです。

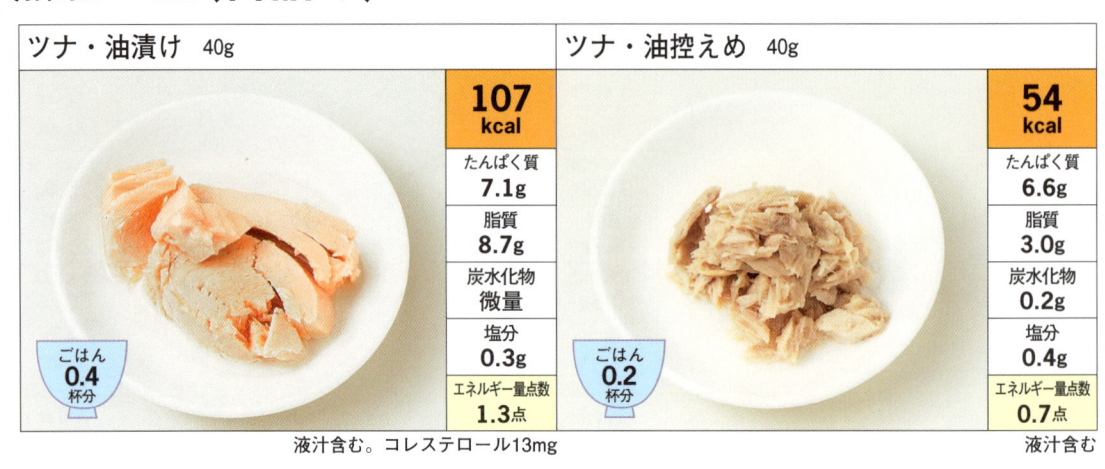

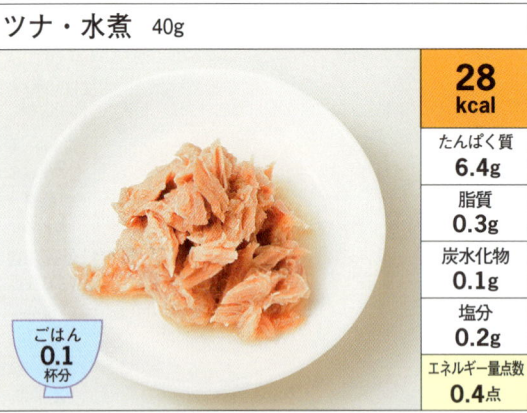

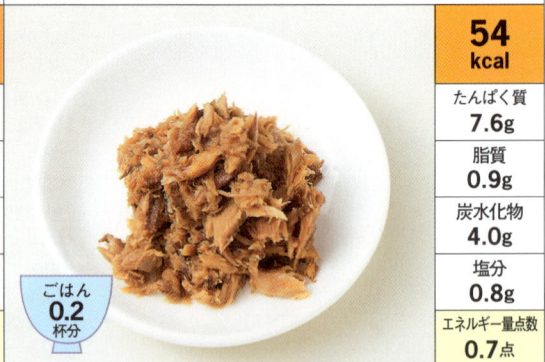

ツナ・油漬け 40g
- 107 kcal
- たんぱく質 7.1g
- 脂質 8.7g
- 炭水化物 微量
- 塩分 0.3g
- エネルギー量点数 1.3点
- ごはん 0.4杯分

液汁含む。コレステロール13mg

ツナ・油控えめ 40g
- 54 kcal
- たんぱく質 6.6g
- 脂質 3.0g
- 炭水化物 0.2g
- 塩分 0.4g
- エネルギー量点数 0.7点
- ごはん 0.2杯分

液汁含む

ツナ・水煮 40g
- 28 kcal
- たんぱく質 6.4g
- 脂質 0.3g
- 炭水化物 0.1g
- 塩分 0.2g
- エネルギー量点数 0.4点
- ごはん 0.1杯分

液汁含む。コレステロール14mg

マグロ・フレーク味つけ 40g
- 54 kcal
- たんぱく質 7.6g
- 脂質 0.9g
- 炭水化物 4.0g
- 塩分 0.8g
- エネルギー量点数 0.7点
- ごはん 0.2杯分

液汁含む。コレステロール23mg

ライトツナ 食塩無添加オイル無添加 ½缶(35g)
いなば食品
- 24 kcal
- たんぱく質 5.8g
- 脂質 0.1g
- 炭水化物 0.1g
- 塩分 0.1g
- エネルギー量点数 0.3点
- ごはん 0.1杯分

液汁含む

油漬け缶詰めの液汁を除いた場合

油漬け缶詰めは液汁を除いて使うことが多いのですが、成分表には液汁を含めたデータしかありません。そこで、液汁を除いた場合のエネルギー（100gあたり）を算出しました。食べるさいの参考にしてください。

缶詰めの種類	液汁を含む場合	液汁を除いた場合
イワシ・油漬け	359 kcal	256 kcal
カツオ・油漬け	293 kcal	180 kcal
マグロ・油漬けライト	267 kcal	167 kcal

出所 『日本食品標準成分表2010』（文部科学省）から算出した推定値

油漬けのエネルギーは水煮の約4倍。味つけやかば焼きの塩分は約2%です。いずれも食べる量に注意します。

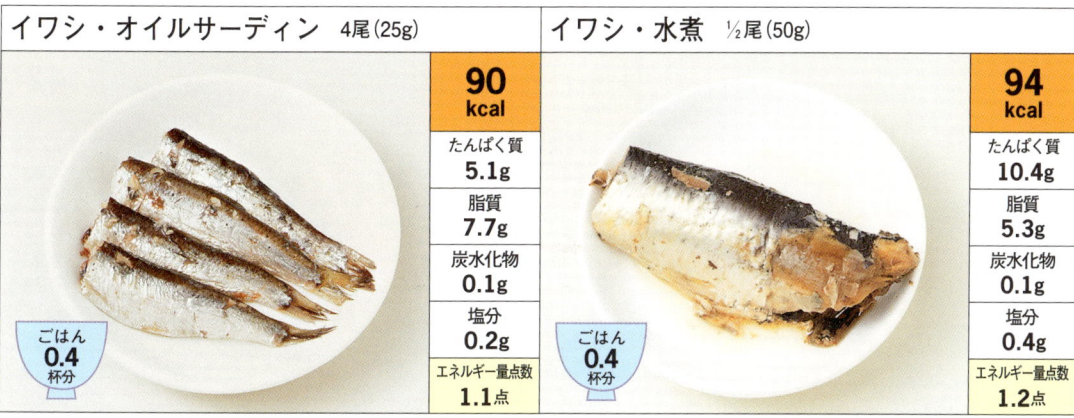

卵、肉、魚、豆製品◎魚加工品（缶詰め）

イワシ・オイルサーディン 4尾(25g)

90 kcal
- たんぱく質 5.1g
- 脂質 7.7g
- 炭水化物 0.1g
- 塩分 0.2g
- エネルギー量点数 1.1点

ごはん 0.4杯分

コレステロール22mg

イワシ・水煮 ½尾(50g)

94 kcal
- たんぱく質 10.4g
- 脂質 5.3g
- 炭水化物 0.1g
- 塩分 0.4g
- エネルギー量点数 1.2点

ごはん 0.4杯分

コレステロール40mg

ウナギ・かば焼き 65g

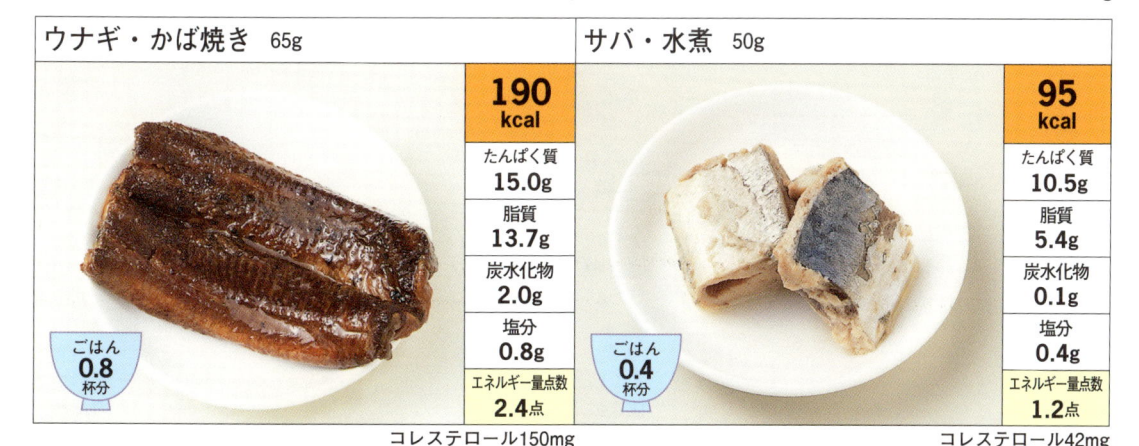

190 kcal
- たんぱく質 15.0g
- 脂質 13.7g
- 炭水化物 2.0g
- 塩分 0.8g
- エネルギー量点数 2.4点

ごはん 0.8杯分

コレステロール150mg

サバ・水煮 50g

95 kcal
- たんぱく質 10.5g
- 脂質 5.4g
- 炭水化物 0.1g
- 塩分 0.4g
- エネルギー量点数 1.2点

ごはん 0.4杯分

コレステロール42mg

サバ・みそ煮 60g

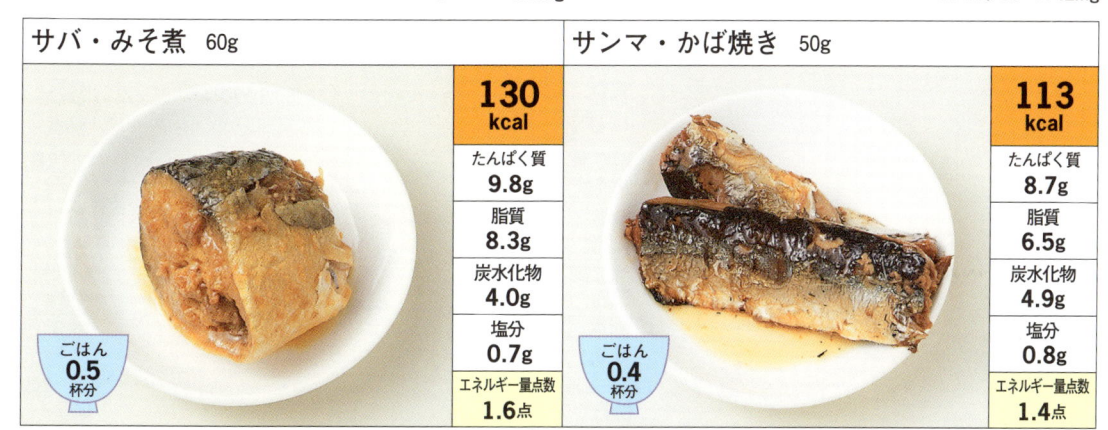

130 kcal
- たんぱく質 9.8g
- 脂質 8.3g
- 炭水化物 4.0g
- 塩分 0.7g
- エネルギー量点数 1.6点

ごはん 0.5杯分

コレステロール42mg

サンマ・かば焼き 50g

113 kcal
- たんぱく質 8.7g
- 脂質 6.5g
- 炭水化物 4.9g
- 塩分 0.8g
- エネルギー量点数 1.4点

ごはん 0.4杯分

コレステロール40mg

卵、肉、魚、豆製品 ◎ 魚加工品（練り製品・魚卵）

魚加工品（練り製品・魚卵） 揚げた練り製品は油抜きしてエネルギーダウン。

イワシ・つみれ 1個(35g)
- 40 kcal
- たんぱく質 4.2g
- 脂質 1.5g
- 炭水化物 2.3g
- 塩分 0.5g
- ごはん 0.2杯分
- エネルギー量点数 0.5点
- コレステロール14mg

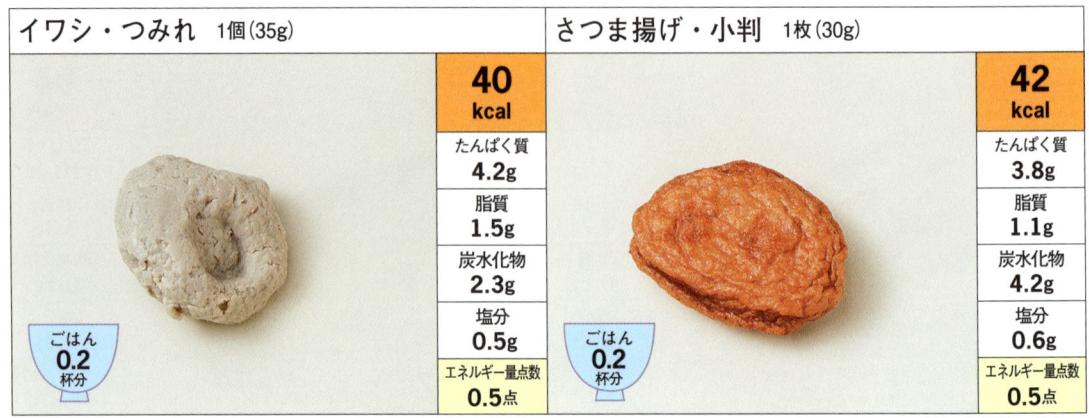

さつま揚げ・小判 1枚(30g)
- 42 kcal
- たんぱく質 3.8g
- 脂質 1.1g
- 炭水化物 4.2g
- 塩分 0.6g
- ごはん 0.2杯分
- エネルギー量点数 0.5点
- コレステロール6mg

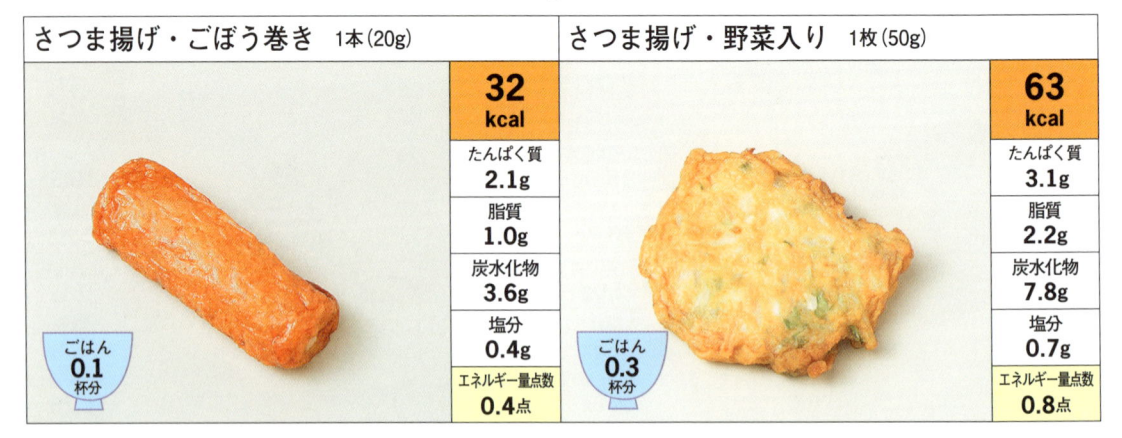

さつま揚げ・ごぼう巻き 1本(20g)
- 32 kcal
- たんぱく質 2.1g
- 脂質 1.0g
- 炭水化物 3.6g
- 塩分 0.4g
- ごはん 0.1杯分
- エネルギー量点数 0.4点

さつま揚げ・野菜入り 1枚(50g)
- 63 kcal
- たんぱく質 3.1g
- 脂質 2.2g
- 炭水化物 7.8g
- 塩分 0.7g
- ごはん 0.3杯分
- エネルギー量点数 0.8点

伊達巻 1切れ(30g)
- 59 kcal
- たんぱく質 4.4g
- 脂質 2.3g
- 炭水化物 5.3g
- 塩分 0.3g
- ごはん 0.2杯分
- エネルギー量点数 0.7点
- コレステロール54mg

焼きちくわ・中 1本(30g)
- 36 kcal
- たんぱく質 3.7g
- 脂質 0.6g
- 炭水化物 4.1g
- 塩分 0.6g
- ごはん 0.1杯分
- エネルギー量点数 0.5点
- コレステロール8mg

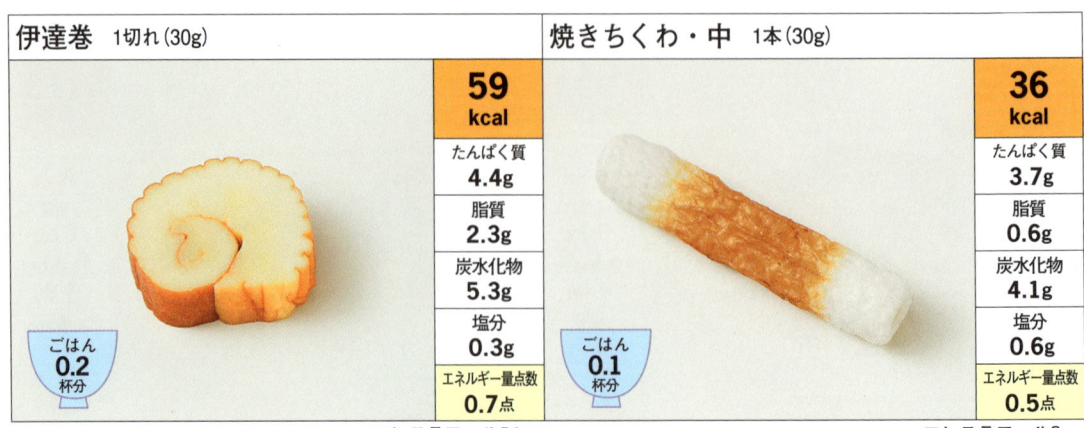

つみれ、ちくわなど油揚げしていない練り製品は100gあたり約100kcal。イクラなど魚卵はコレステロールが高値。

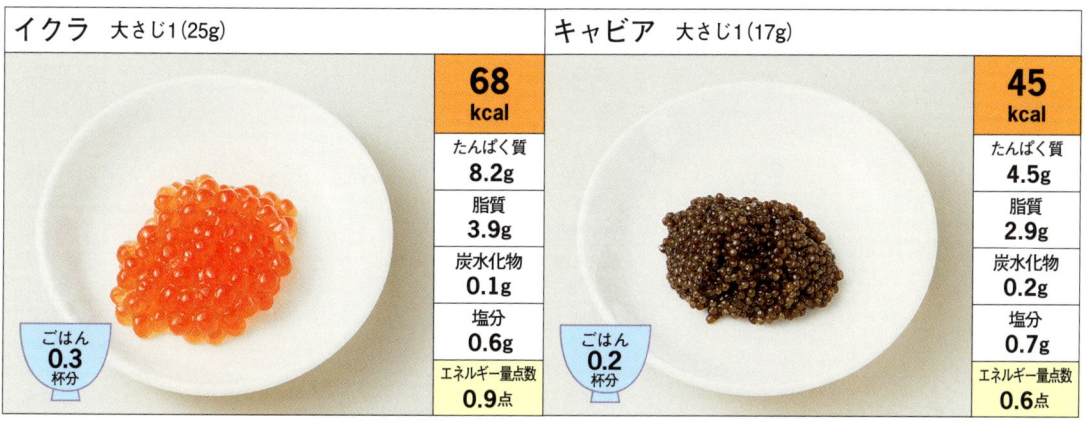

卵、肉、魚、豆製品◎魚加工品（練り製品・魚卵）

イクラ　大さじ1（25g）
- 68 kcal
- たんぱく質 8.2g
- 脂質 3.9g
- 炭水化物 0.1g
- 塩分 0.6g
- エネルギー量点数 0.9点
- ごはん 0.3杯分

コレステロール120mg

キャビア　大さじ1（17g）
- 45 kcal
- たんぱく質 4.5g
- 脂質 2.9g
- 炭水化物 0.2g
- 塩分 0.7g
- エネルギー量点数 0.6点
- ごはん 0.2杯分

コレステロール85mg

粒ウニ　大さじ1（25g）
- 46 kcal
- たんぱく質 4.3g
- 脂質 1.5g
- 炭水化物 3.9g
- 塩分 2.1g
- エネルギー量点数 0.6点
- ごはん 0.2杯分

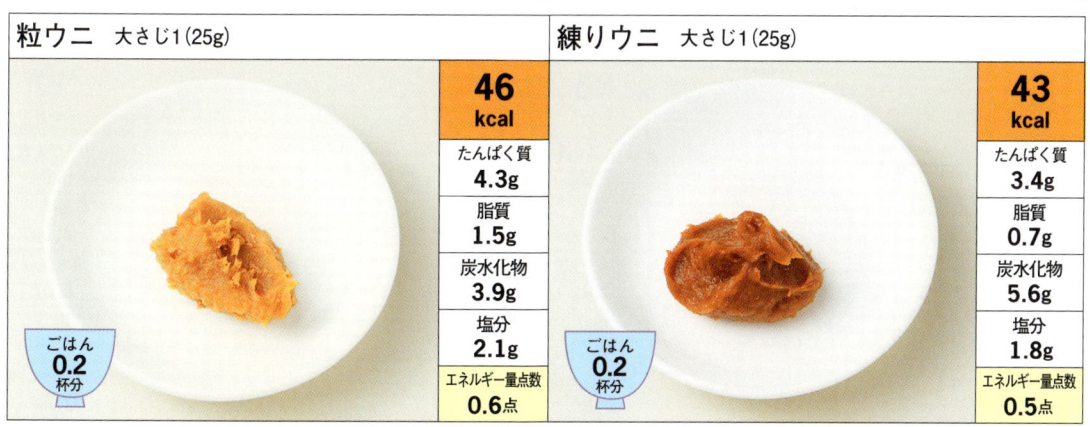

コレステロール70mg

練りウニ　大さじ1（25g）
- 43 kcal
- たんぱく質 3.4g
- 脂質 0.7g
- 炭水化物 5.6g
- 塩分 1.8g
- エネルギー量点数 0.5点
- ごはん 0.2杯分

コレステロール63mg

タラコ　½腹（50g）
- 70 kcal
- たんぱく質 12.0g
- 脂質 2.4g
- 炭水化物 0.2g
- 塩分 2.3g
- エネルギー量点数 0.9点
- ごはん 0.3杯分

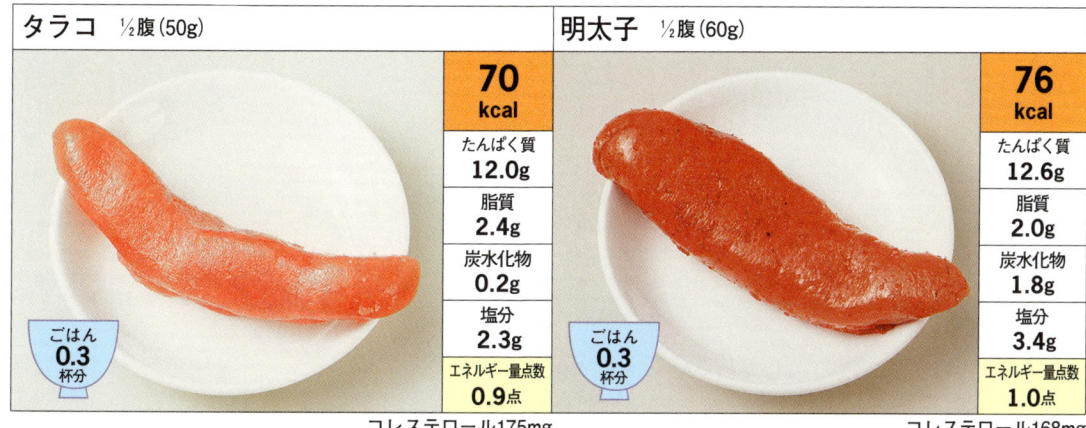

コレステロール175mg

明太子　½腹（60g）
- 76 kcal
- たんぱく質 12.6g
- 脂質 2.0g
- 炭水化物 1.8g
- 塩分 3.4g
- エネルギー量点数 1.0点
- ごはん 0.3杯分

コレステロール168mg

豆腐・豆製品

良質なたんぱく質を含む豆腐や豆製品は毎日食べましょう。

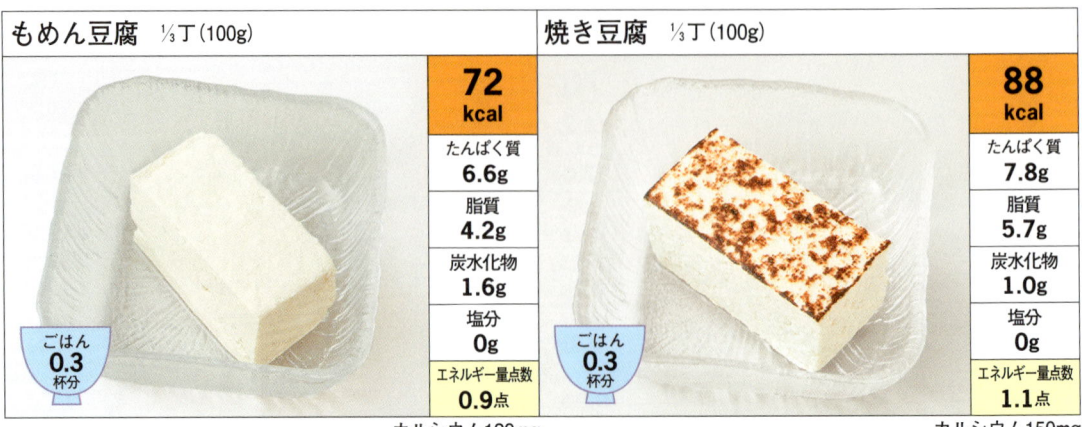

卵、肉、魚、豆製品◎豆腐・豆製品

おぼろ豆腐　1パック(100g)
- 59 kcal
- たんぱく質 5.1g
- 脂質 3.3g
- 炭水化物 2.0g
- 塩分 0g
- エネルギー量点数 0.7点
- ごはん 0.2杯分
- カルシウム91mg

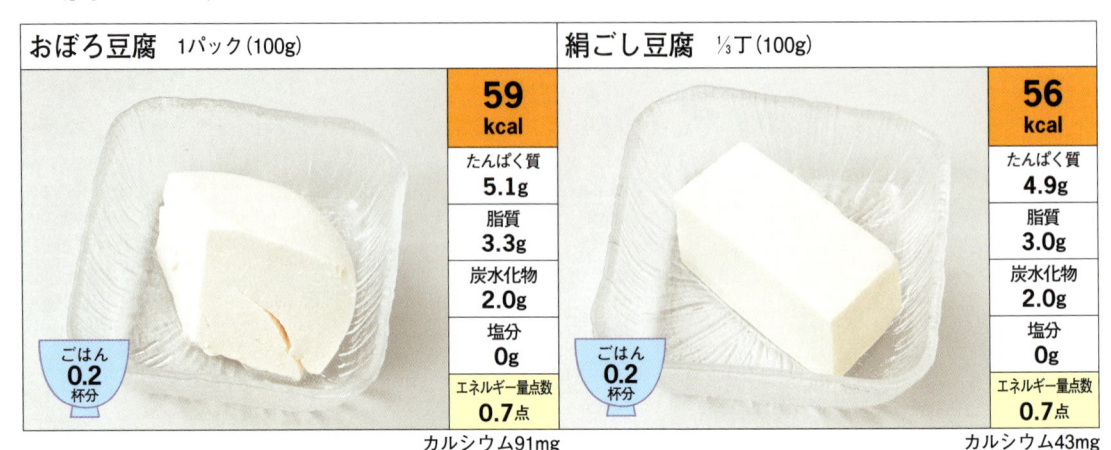

絹ごし豆腐　1/3丁(100g)
- 56 kcal
- たんぱく質 4.9g
- 脂質 3.0g
- 炭水化物 2.0g
- 塩分 0g
- エネルギー量点数 0.7点
- ごはん 0.2杯分
- カルシウム43mg

凍り豆腐　1個(16g)
- 85 kcal
- たんぱく質 7.9g
- 脂質 5.3g
- 炭水化物 0.9g
- 塩分 0.2g
- エネルギー量点数 1.1点
- ごはん 0.3杯分
- カルシウム106mg

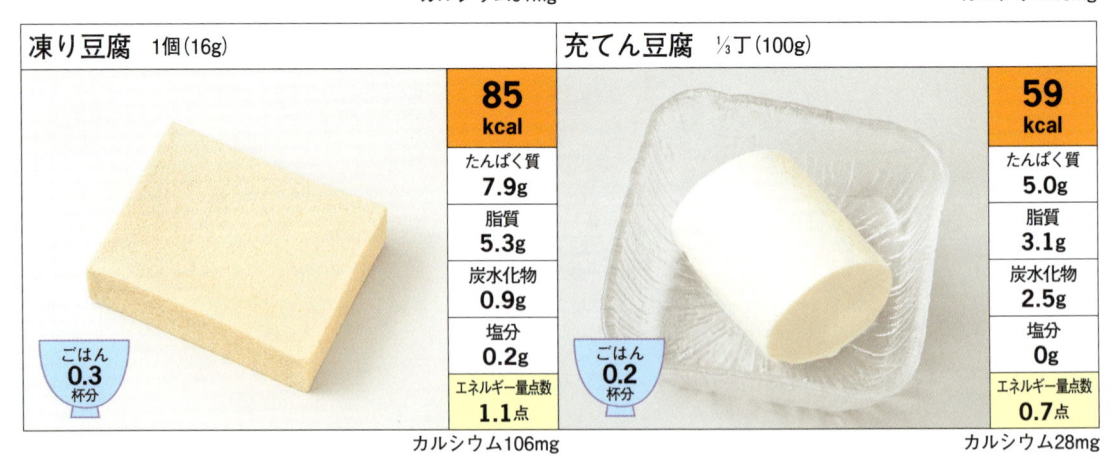

充てん豆腐　1/3丁(100g)
- 59 kcal
- たんぱく質 5.0g
- 脂質 3.1g
- 炭水化物 2.5g
- 塩分 0g
- エネルギー量点数 0.7点
- ごはん 0.2杯分
- カルシウム28mg

もめん豆腐　1/3丁(100g)
- 72 kcal
- たんぱく質 6.6g
- 脂質 4.2g
- 炭水化物 1.6g
- 塩分 0g
- エネルギー量点数 0.9点
- ごはん 0.3杯分
- カルシウム120mg

焼き豆腐　1/3丁(100g)
- 88 kcal
- たんぱく質 7.8g
- 脂質 5.7g
- 炭水化物 1.0g
- 塩分 0g
- エネルギー量点数 1.1点
- ごはん 0.3杯分
- カルシウム150mg

豆腐は牛乳に負けないくらいカルシウムが豊富。植物性たんぱく質源としても1日100gはとりたい食品です。

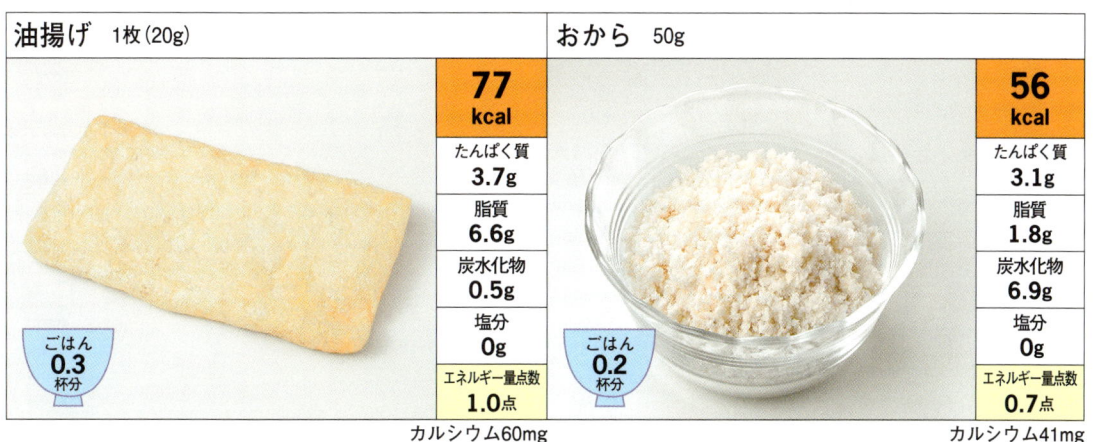

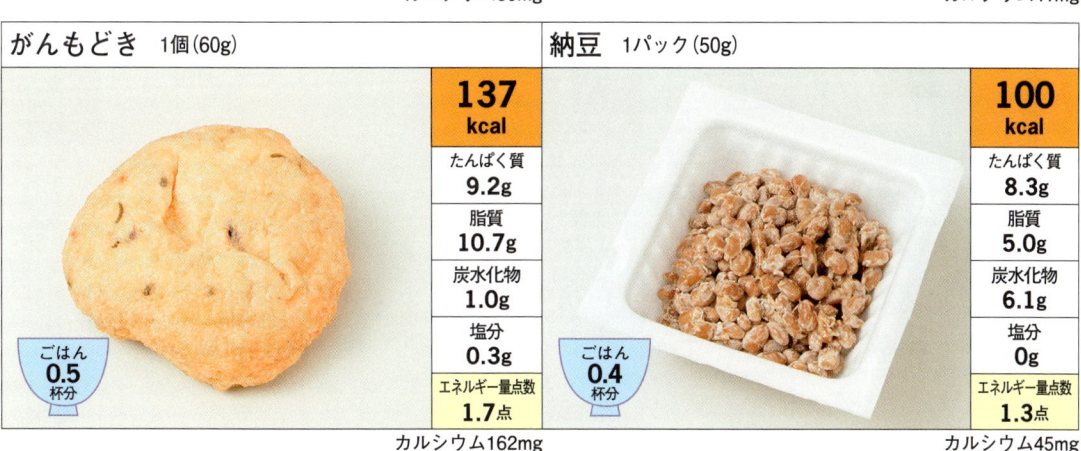

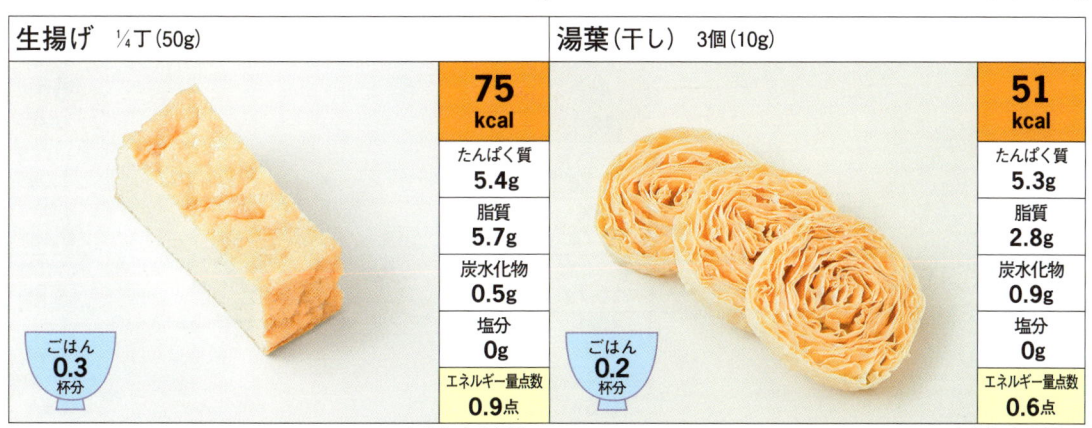

油揚げ　1枚(20g)

77 kcal
- たんぱく質 3.7g
- 脂質 6.6g
- 炭水化物 0.5g
- 塩分 0g
- エネルギー量点数 1.0点
- ごはん 0.3杯分

カルシウム60mg

おから　50g

56 kcal
- たんぱく質 3.1g
- 脂質 1.8g
- 炭水化物 6.9g
- 塩分 0g
- エネルギー量点数 0.7点
- ごはん 0.2杯分

カルシウム41mg

がんもどき　1個(60g)

137 kcal
- たんぱく質 9.2g
- 脂質 10.7g
- 炭水化物 1.0g
- 塩分 0.3g
- エネルギー量点数 1.7点
- ごはん 0.5杯分

カルシウム162mg

納豆　1パック(50g)

100 kcal
- たんぱく質 8.3g
- 脂質 5.0g
- 炭水化物 6.1g
- 塩分 0g
- エネルギー量点数 1.3点
- ごはん 0.4杯分

カルシウム45mg

生揚げ　¼丁(50g)

75 kcal
- たんぱく質 5.4g
- 脂質 5.7g
- 炭水化物 0.5g
- 塩分 0g
- エネルギー量点数 0.9点
- ごはん 0.3杯分

カルシウム120mg

湯葉(干し)　3個(10g)

51 kcal
- たんぱく質 5.3g
- 脂質 2.8g
- 炭水化物 0.9g
- 塩分 0g
- エネルギー量点数 0.6点
- ごはん 0.2杯分

カルシウム20mg

卵、肉、魚、豆製品◎豆腐・豆製品

煮豆

大豆以外の豆は糖質中心。そのうえ、煮豆は甘味を加えるため糖分も多い。

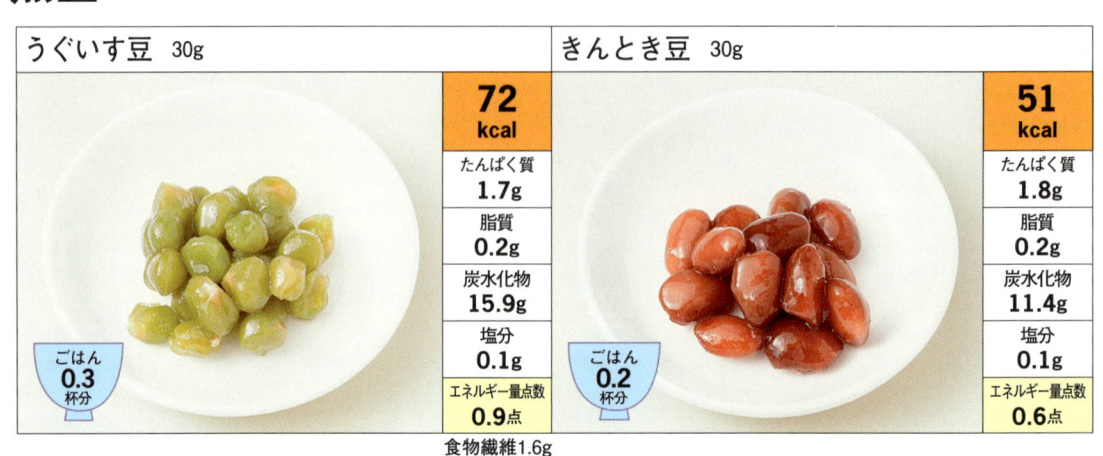

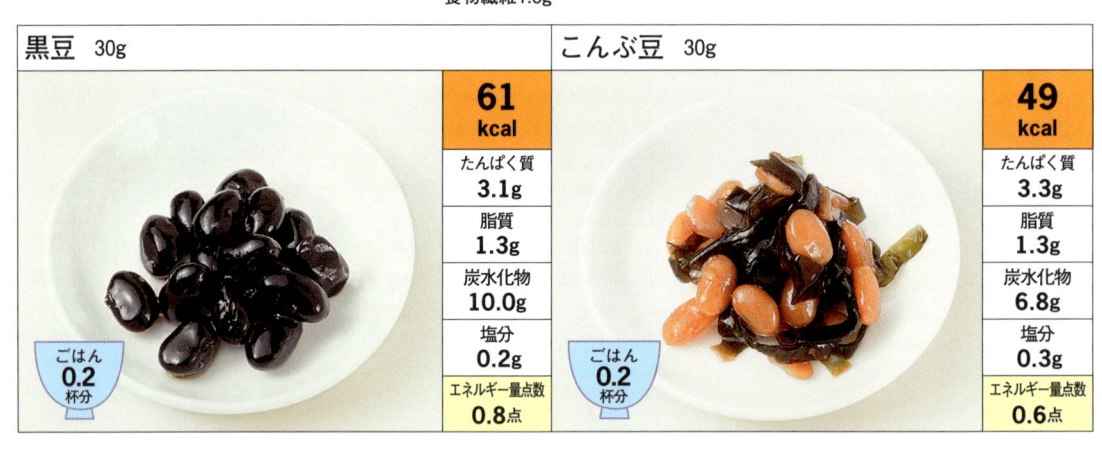

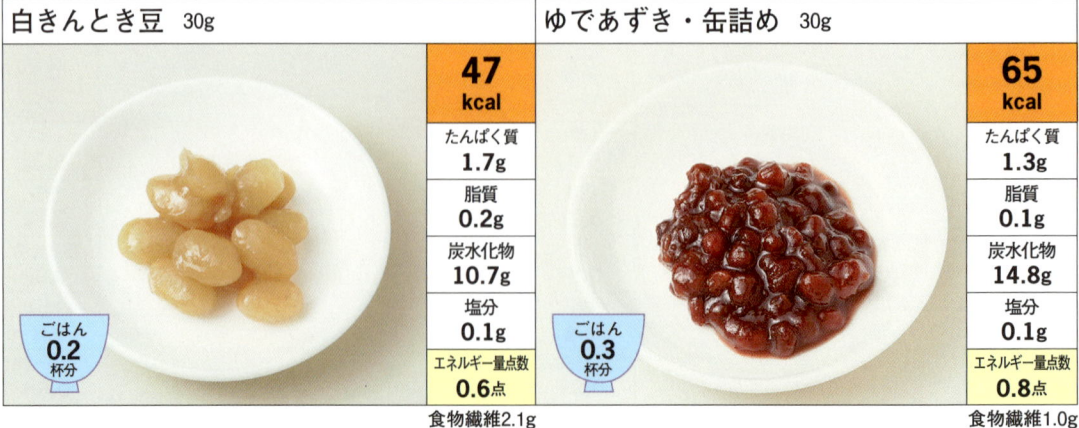

うぐいす豆 30g
- 72 kcal
- たんぱく質 1.7g
- 脂質 0.2g
- 炭水化物 15.9g
- 塩分 0.1g
- エネルギー量点数 0.9点
- ごはん 0.3杯分
- 食物繊維 1.6g

きんとき豆 30g
- 51 kcal
- たんぱく質 1.8g
- 脂質 0.2g
- 炭水化物 11.4g
- 塩分 0.1g
- エネルギー量点数 0.6点
- ごはん 0.2杯分

黒豆 30g
- 61 kcal
- たんぱく質 3.1g
- 脂質 1.3g
- 炭水化物 10.0g
- 塩分 0.2g
- エネルギー量点数 0.8点
- ごはん 0.2杯分

こんぶ豆 30g
- 49 kcal
- たんぱく質 3.3g
- 脂質 1.3g
- 炭水化物 6.8g
- 塩分 0.3g
- エネルギー量点数 0.6点
- ごはん 0.2杯分

白きんとき豆 30g
- 47 kcal
- たんぱく質 1.7g
- 脂質 0.2g
- 炭水化物 10.7g
- 塩分 0.1g
- エネルギー量点数 0.6点
- ごはん 0.2杯分
- 食物繊維 2.1g

ゆであずき・缶詰め 30g
- 65 kcal
- たんぱく質 1.3g
- 脂質 0.1g
- 炭水化物 14.8g
- 塩分 0.1g
- エネルギー量点数 0.8点
- ごはん 0.3杯分
- 食物繊維 1.0g

食品の
エネルギー
早わかり

野菜、芋、きのこ、海藻、果物

一日に食べる量は緑黄色野菜120ｇ以上と
淡色野菜（きのこ、海藻含む）を合わせて350ｇを目安に。
果物はエネルギー量点数で1点分（80kcal相当）が適量です。
写真はいずれも1回に使う量で紹介します。

緑黄色野菜

緑黄色野菜の量は1日120g以上が目安です。

オクラ　5本(50g、正味43g)

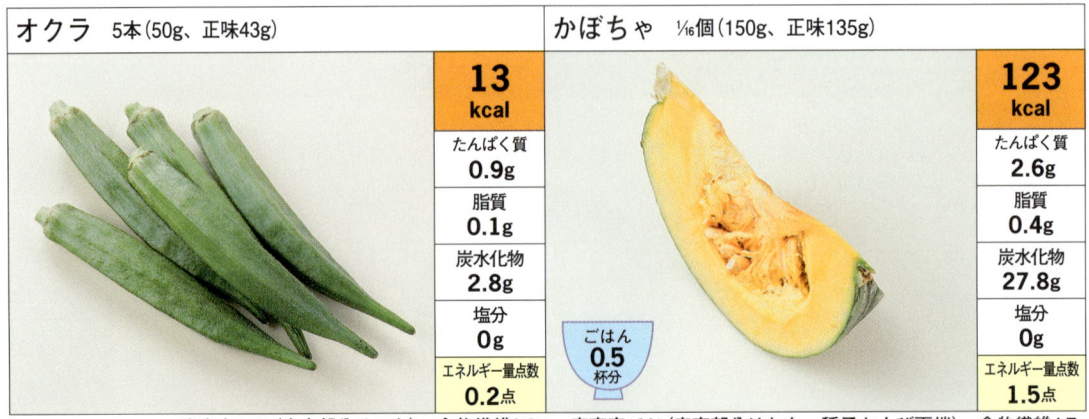

エネルギー	13 kcal
たんぱく質	0.9g
脂質	0.1g
炭水化物	2.8g
塩分	0g
エネルギー量点数	0.2点

廃棄率15%(廃棄部分はへた)。食物繊維2.2g

かぼちゃ　1/16個(150g、正味135g)

エネルギー	123 kcal
たんぱく質	2.6g
脂質	0.4g
炭水化物	27.8g
塩分	0g
エネルギー量点数	1.5点

ごはん0.5杯分

廃棄率10%(廃棄部分はわた、種子および両端)。食物繊維4.7g

小松菜　大1/4束(100g、正味85g)

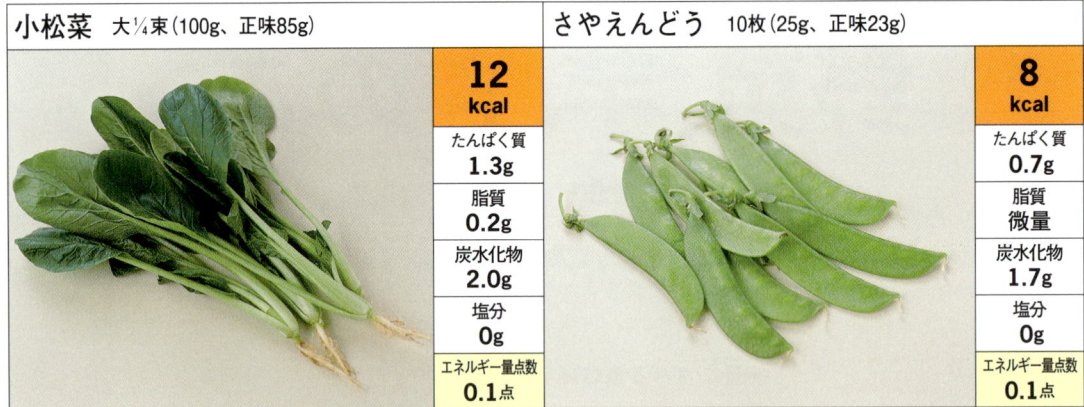

エネルギー	12 kcal
たんぱく質	1.3g
脂質	0.2g
炭水化物	2.0g
塩分	0g
エネルギー量点数	0.1点

廃棄率15%(廃棄部分は株元)。食物繊維1.6g

さやえんどう　10枚(25g、正味23g)

エネルギー	8 kcal
たんぱく質	0.7g
脂質	微量
炭水化物	1.7g
塩分	0g
エネルギー量点数	0.1点

廃棄率9%(廃棄部分はすじおよび両端)。食物繊維0.7g

ししとうがらし　5本(25g、正味23g)

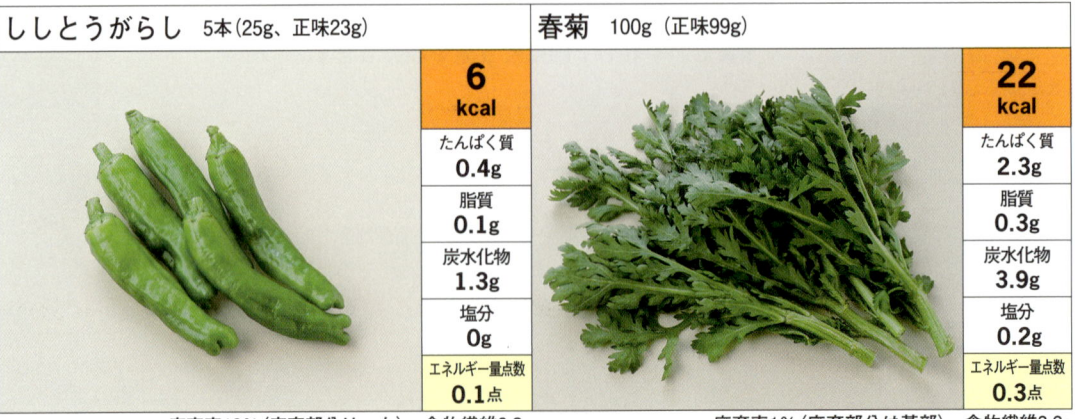

エネルギー	6 kcal
たんぱく質	0.4g
脂質	0.1g
炭水化物	1.3g
塩分	0g
エネルギー量点数	0.1点

廃棄率10%(廃棄部分はへた)。食物繊維0.8g

春菊　100g(正味99g)

エネルギー	22 kcal
たんぱく質	2.3g
脂質	0.3g
炭水化物	3.9g
塩分	0.2g
エネルギー量点数	0.3点

廃棄率1%(廃棄部分は基部)。食物繊維3.2g

野菜、芋、きのこ、海藻、果物◎緑黄色野菜

100gあたりカロテン600μg以上のものですが、トマトやピーマンなど食べる量や頻度が多いものも緑黄色野菜に含まれます。

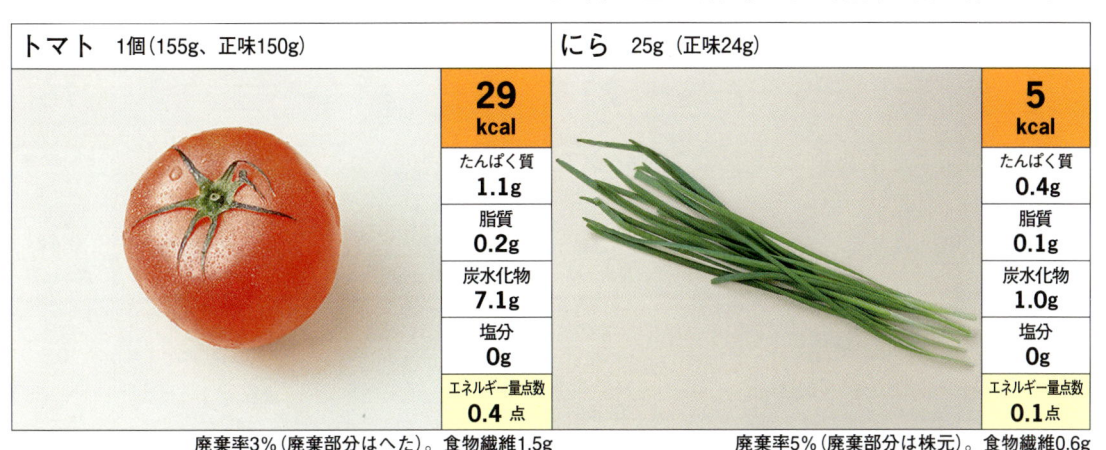

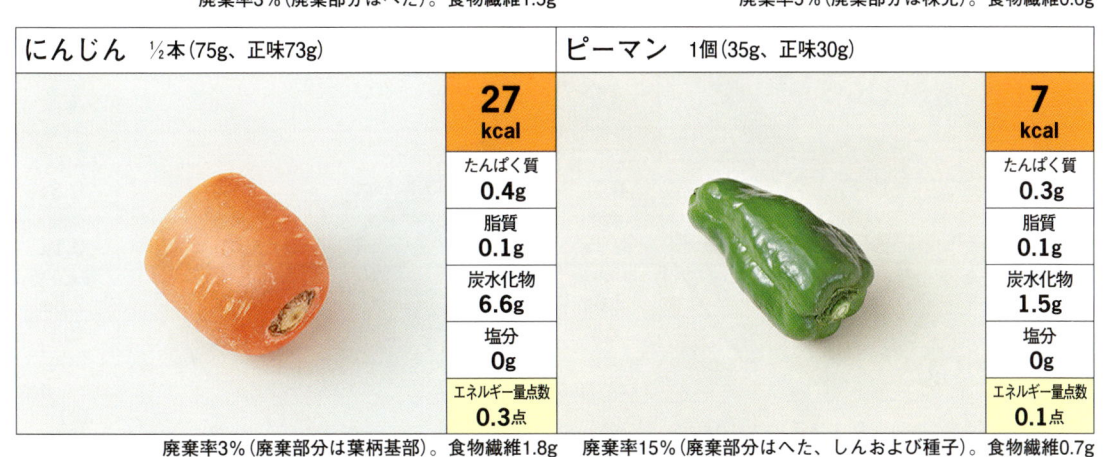

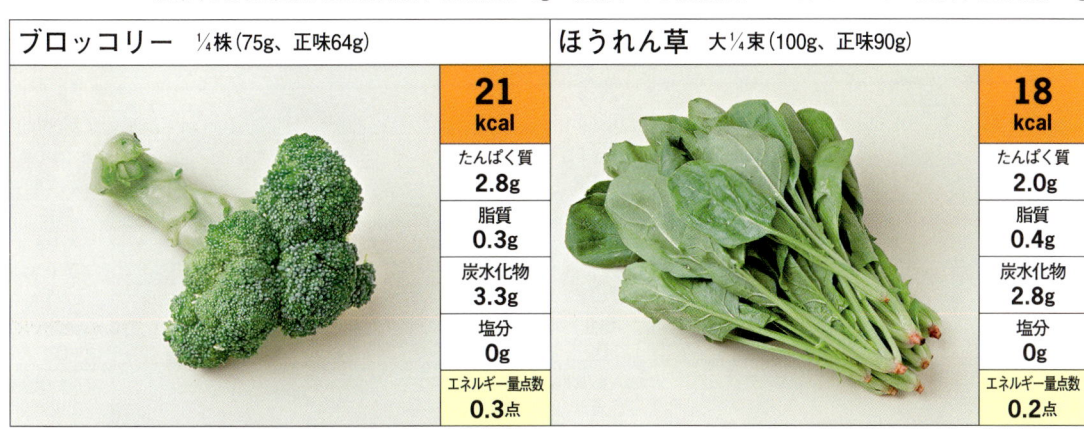

トマト 1個(155g、正味150g)

29 kcal
- たんぱく質 1.1g
- 脂質 0.2g
- 炭水化物 7.1g
- 塩分 0g
- エネルギー量点数 0.4点

廃棄率3%(廃棄部分はへた)。食物繊維1.5g

にら 25g(正味24g)

5 kcal
- たんぱく質 0.4g
- 脂質 0.1g
- 炭水化物 1.0g
- 塩分 0g
- エネルギー量点数 0.1点

廃棄率5%(廃棄部分は株元)。食物繊維0.6g

にんじん ½本(75g、正味73g)

27 kcal
- たんぱく質 0.4g
- 脂質 0.1g
- 炭水化物 6.6g
- 塩分 0g
- エネルギー量点数 0.3点

廃棄率3%(廃棄部分は葉柄基部)。食物繊維1.8g

ピーマン 1個(35g、正味30g)

7 kcal
- たんぱく質 0.3g
- 脂質 0.1g
- 炭水化物 1.5g
- 塩分 0g
- エネルギー量点数 0.1点

廃棄率15%(廃棄部分はへた、しんおよび種子)。食物繊維0.7g

ブロッコリー ¼株(75g、正味64g)

21 kcal
- たんぱく質 2.8g
- 脂質 0.3g
- 炭水化物 3.3g
- 塩分 0g
- エネルギー量点数 0.3点

廃棄率15%(廃棄部分は茎の一部のみ)。食物繊維2.8g

ほうれん草 大¼束(100g、正味90g)

18 kcal
- たんぱく質 2.0g
- 脂質 0.4g
- 炭水化物 2.8g
- 塩分 0g
- エネルギー量点数 0.2点

廃棄率10%(廃棄部分は株元)。食物繊維2.5g

野菜、芋、きのこ、海藻、果物◎緑黄色野菜

淡色野菜

淡色野菜はビタミンCや食物繊維を補うのに必要です。

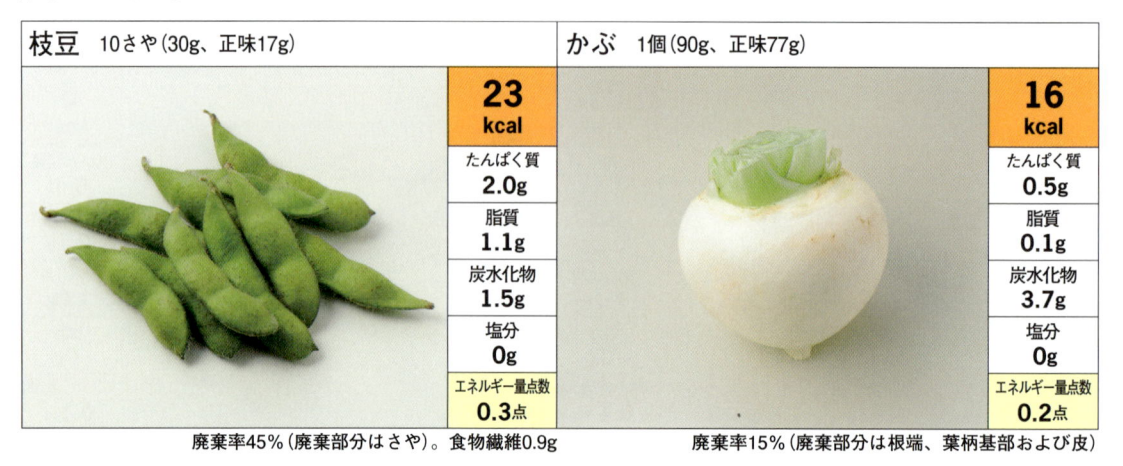

野菜、芋、きのこ、海藻、果物◎淡色野菜

枝豆　10さや（30g、正味17g）

- 23 kcal
- たんぱく質 2.0g
- 脂質 1.1g
- 炭水化物 1.5g
- 塩分 0g
- エネルギー量点数 0.3点

廃棄率45%（廃棄部分はさや）。食物繊維0.9g

かぶ　1個（90g、正味77g）

- 16 kcal
- たんぱく質 0.5g
- 脂質 0.1g
- 炭水化物 3.7g
- 塩分 0g
- エネルギー量点数 0.2点

廃棄率15%（廃棄部分は根端、葉柄基部および皮）

キャベツ　1枚（50g）

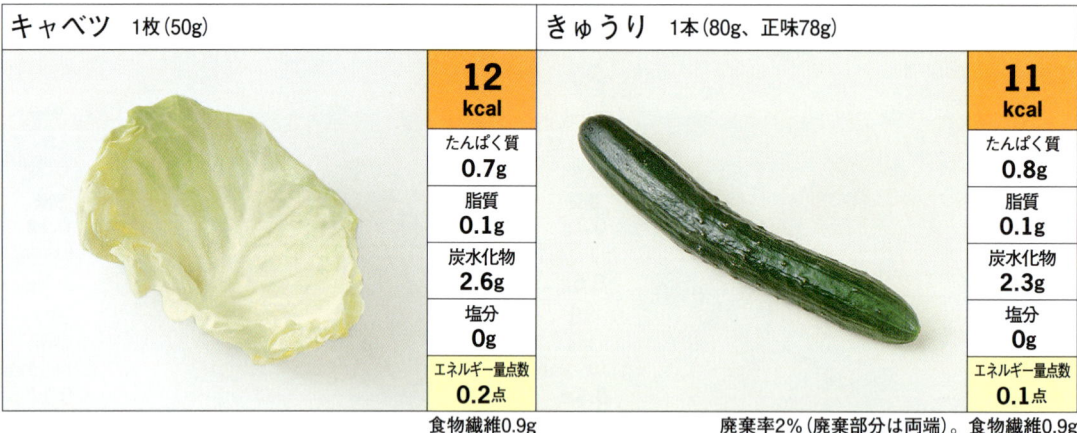

- 12 kcal
- たんぱく質 0.7g
- 脂質 0.1g
- 炭水化物 2.6g
- 塩分 0g
- エネルギー量点数 0.2点

食物繊維0.9g

きゅうり　1本（80g、正味78g）

- 11 kcal
- たんぱく質 0.8g
- 脂質 0.1g
- 炭水化物 2.3g
- 塩分 0g
- エネルギー量点数 0.1点

廃棄率2%（廃棄部分は両端）。食物繊維0.9g

ごぼう　¼本（50g）

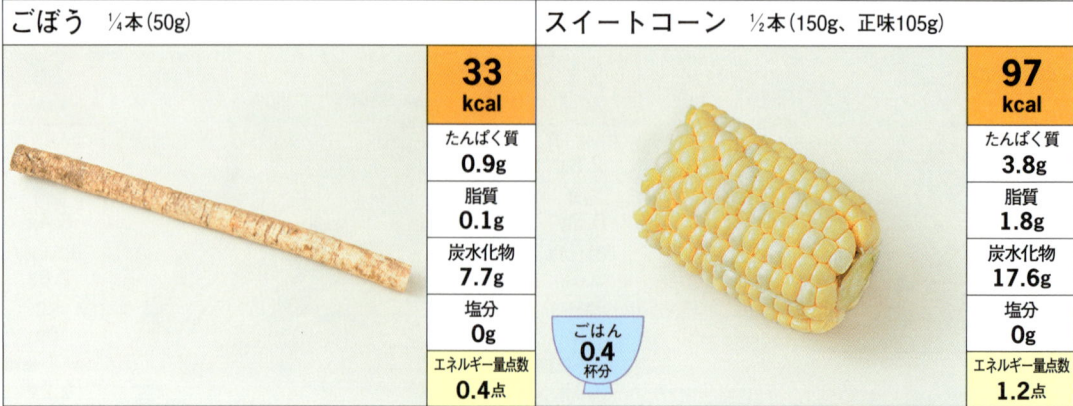

- 33 kcal
- たんぱく質 0.9g
- 脂質 0.1g
- 炭水化物 7.7g
- 塩分 0g
- エネルギー量点数 0.4点

食物繊維2.9g

スイートコーン　½本（150g、正味105g）

- 97 kcal
- たんぱく質 3.8g
- 脂質 1.8g
- 炭水化物 17.6g
- 塩分 0g
- ごはん 0.4杯分
- エネルギー量点数 1.2点

廃棄率30%（廃棄部分は穂軸）。食物繊維3.2g

水分が多く、低エネルギーのものが多いですが、コーンのように炭水化物が多く、エネルギーも高めのものもあります。

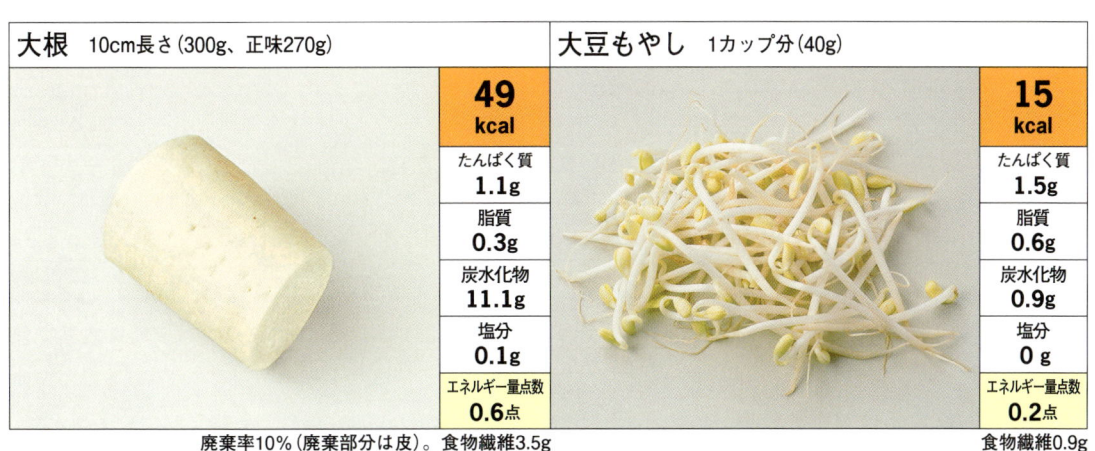

野菜、芋、きのこ、海藻、果物 ◎淡色野菜

大根 10cm長さ（300g、正味270g）

エネルギー	49 kcal
たんぱく質	1.1g
脂質	0.3g
炭水化物	11.1g
塩分	0.1g
エネルギー量点数	0.6点

廃棄率10%（廃棄部分は皮）。食物繊維3.5g

大豆もやし 1カップ分（40g）

エネルギー	15 kcal
たんぱく質	1.5g
脂質	0.6g
炭水化物	0.9g
塩分	0g
エネルギー量点数	0.2点

食物繊維0.9g

玉ねぎ 1個（200g、正味188g）

エネルギー	70 kcal
たんぱく質	1.9g
脂質	0.2g
炭水化物	16.5g
塩分	0g
エネルギー量点数	0.9点

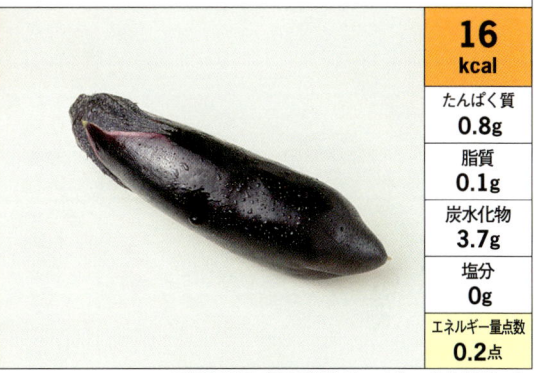

廃棄率6%（廃棄部分は皮、底盤部および頭部）

なす 1本（80g、正味72g）

エネルギー	16 kcal
たんぱく質	0.8g
脂質	0.1g
炭水化物	3.7g
塩分	0g
エネルギー量点数	0.2点

廃棄率10%（廃棄部分はへた）。食物繊維1.6g

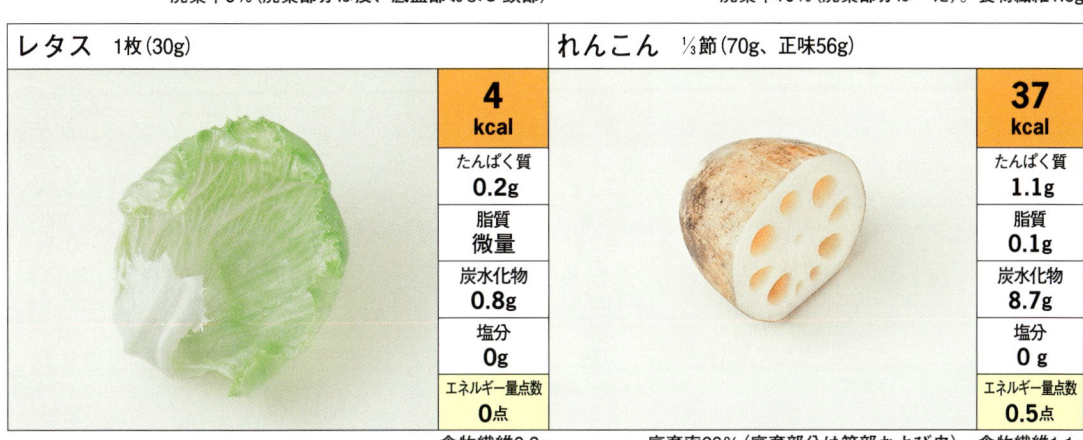

レタス 1枚（30g）

エネルギー	4 kcal
たんぱく質	0.2g
脂質	微量
炭水化物	0.8g
塩分	0g
エネルギー量点数	0点

食物繊維0.3g

れんこん 1/3節（70g、正味56g）

エネルギー	37 kcal
たんぱく質	1.1g
脂質	0.1g
炭水化物	8.7g
塩分	0g
エネルギー量点数	0.5点

廃棄率20%（廃棄部分は節部および皮）。食物繊維1.1g

芋・こんにゃく

芋は1日50～100gはとりたい。

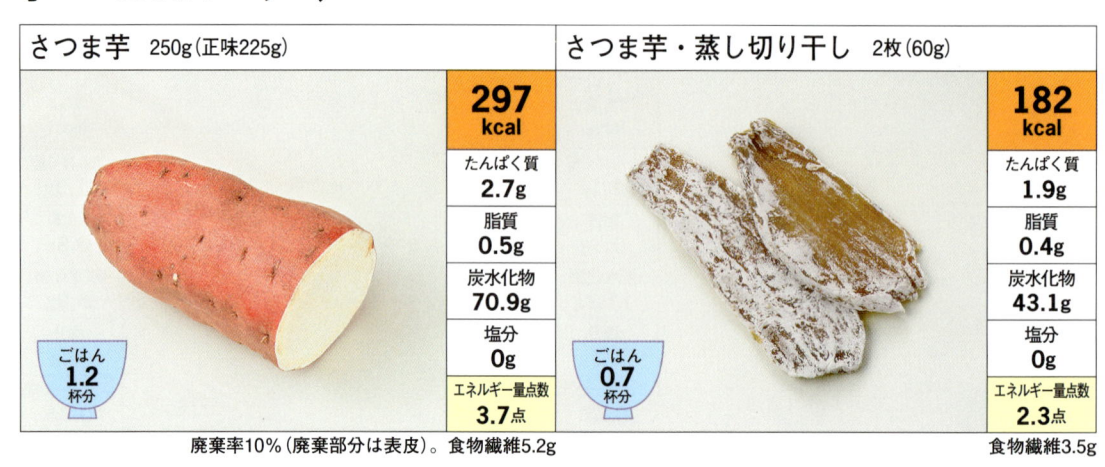

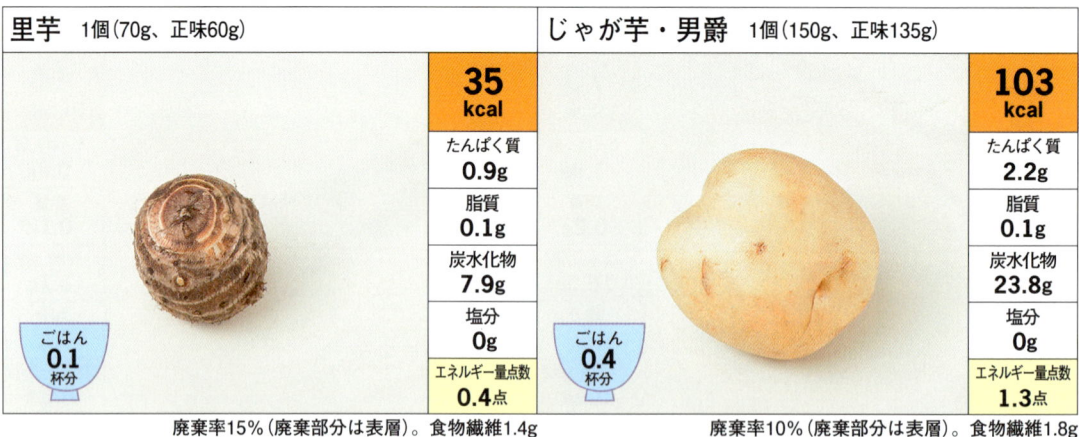

さつま芋　250g（正味225g）
- 297 kcal
- たんぱく質 2.7g
- 脂質 0.5g
- 炭水化物 70.9g
- 塩分 0g
- ごはん 1.2杯分
- エネルギー量点数 3.7点

廃棄率10%（廃棄部分は表皮）。食物繊維5.2g

さつま芋・蒸し切り干し　2枚（60g）
- 182 kcal
- たんぱく質 1.9g
- 脂質 0.4g
- 炭水化物 43.1g
- 塩分 0g
- ごはん 0.7杯分
- エネルギー量点数 2.3点

食物繊維3.5g

里芋　1個（70g、正味60g）
- 35 kcal
- たんぱく質 0.9g
- 脂質 0.1g
- 炭水化物 7.9g
- 塩分 0g
- ごはん 0.1杯分
- エネルギー量点数 0.4点

廃棄率15%（廃棄部分は表層）。食物繊維1.4g

じゃが芋・男爵　1個（150g、正味135g）
- 103 kcal
- たんぱく質 2.2g
- 脂質 0.1g
- 炭水化物 23.8g
- 塩分 0g
- ごはん 0.4杯分
- エネルギー量点数 1.3点

廃棄率10%（廃棄部分は表層）。食物繊維1.8g

じゃが芋・メークイン　1個（120g、正味108g）
- 82 kcal
- たんぱく質 1.7g
- 脂質 0.1g
- 炭水化物 19.0g
- 塩分 0g
- ごはん 0.3杯分
- エネルギー量点数 1.0点

廃棄率10%（廃棄部分は表層）。食物繊維1.4g

乾燥マッシュポテト　1カップ（70g）
- 250 kcal
- たんぱく質 4.6g
- 脂質 0.4g
- 炭水化物 58.0g
- 塩分 0.1g
- ごはん 1.0杯分
- エネルギー量点数 3.1点

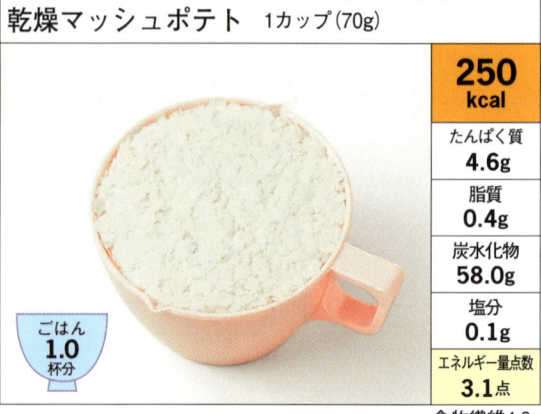

食物繊維4.6g

野菜、芋、きのこ、海藻、果物 ◎芋・こんにゃく

芋は炭水化物が多く、主食の代わりにもなります。食物繊維が多いので、毎日食べたい食材です。

野菜、芋、きのこ、海藻、果物 ◎芋・こんにゃく

長芋 ¼本(250g、正味225g)

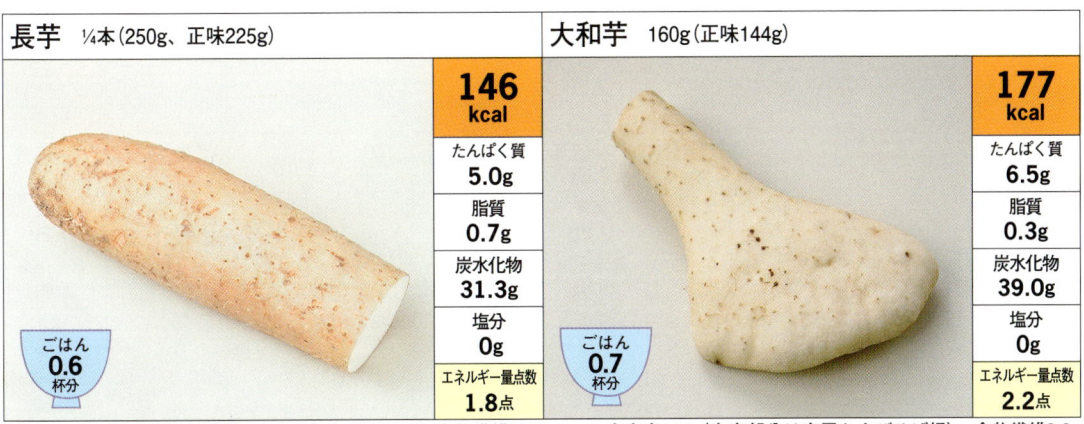

- 146 kcal
- たんぱく質 5.0g
- 脂質 0.7g
- 炭水化物 31.3g
- 塩分 0g
- ごはん 0.6杯分
- エネルギー量点数 1.8点

廃棄率10%(廃棄部分は表層、ひげ根および切り口)。食物繊維2.3g

大和芋 160g(正味144g)

- 177 kcal
- たんぱく質 6.5g
- 脂質 0.3g
- 炭水化物 39.0g
- 塩分 0g
- ごはん 0.7杯分
- エネルギー量点数 2.2点

廃棄率10%(廃棄部分は表層およびひげ根)。食物繊維3.6g

板こんにゃく・製粉 50g

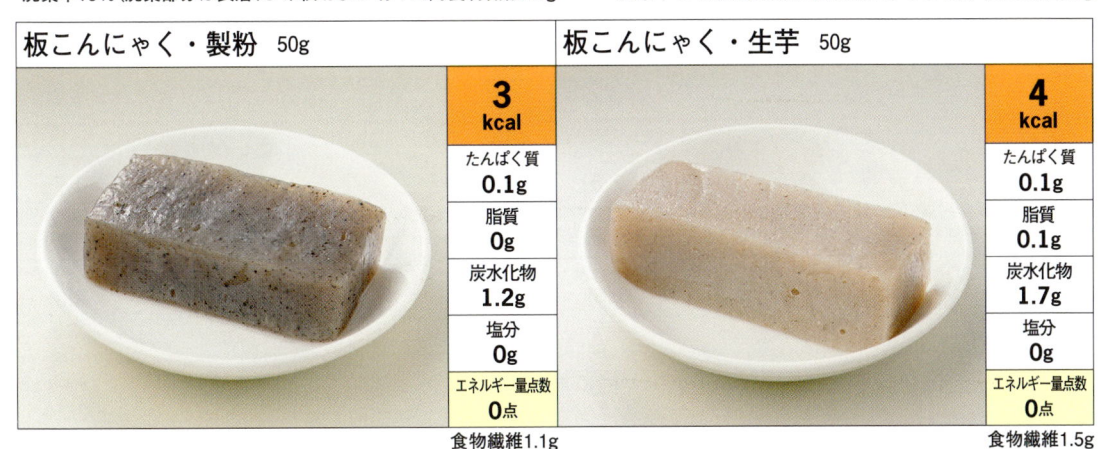

- 3 kcal
- たんぱく質 0.1g
- 脂質 0g
- 炭水化物 1.2g
- 塩分 0g
- エネルギー量点数 0点

食物繊維1.1g

板こんにゃく・生芋 50g

- 4 kcal
- たんぱく質 0.1g
- 脂質 0.1g
- 炭水化物 1.7g
- 塩分 0g
- エネルギー量点数 0点

食物繊維1.5g

しらたき 50g

- 3 kcal
- たんぱく質 0.1g
- 脂質 0g
- 炭水化物 1.5g
- 塩分 0g
- エネルギー量点数 0点

食物繊維1.5g

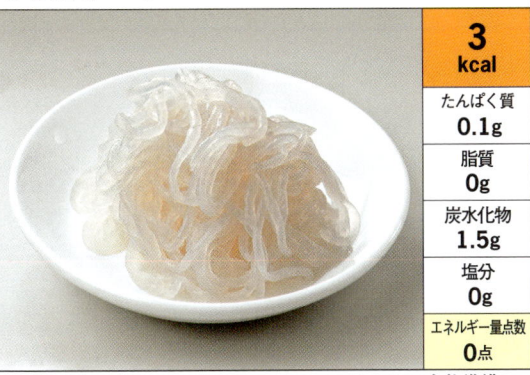

芋類の特徴について

名称	特徴
さつま芋	芋類の中で最も水分が少なく、炭水化物が多く、高エネルギー。食物繊維やビタミンCも豊富。
里芋	芋類の中で最も水分が多く、炭水化物が少なく、低エネルギー。食物繊維はさつま芋と同じくらい多い。
じゃが芋	水分、炭水化物量はさつま芋と里芋の中間。ビタミンCは1個で1日必要量の半分が補える。
山芋	生食できる芋。いちょう芋、大和芋は炭水化物が多く、粘りが強い。
こんにゃく	こんにゃく芋から作られる芋類の仲間。低エネルギーで食物繊維豊富。

きのこ・海藻

いずれも低エネルギーで食物繊維豊富です。

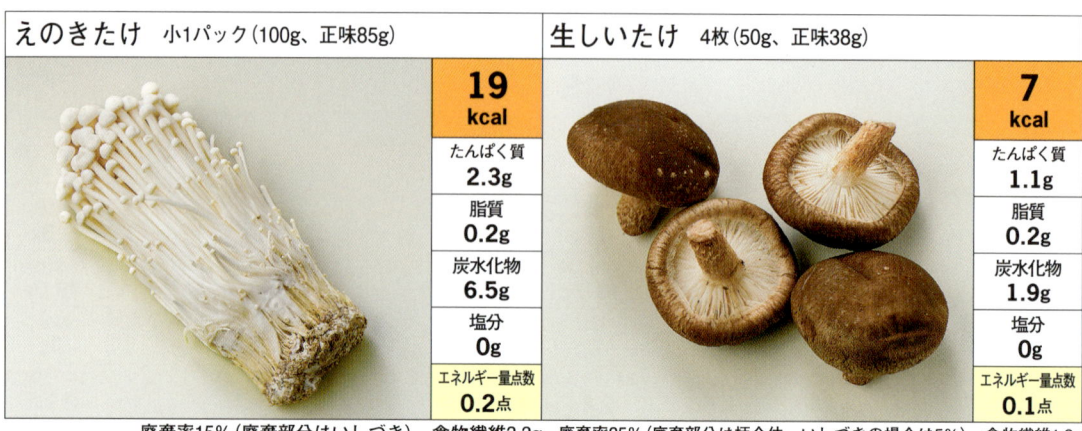

えのきたけ　小1パック(100g、正味85g)

エネルギー	19 kcal
たんぱく質	2.3g
脂質	0.2g
炭水化物	6.5g
塩分	0g
エネルギー量点数	0.2点

廃棄率15%(廃棄部分はいしづき)。食物繊維3.3g

生しいたけ　4枚(50g、正味38g)

エネルギー	7 kcal
たんぱく質	1.1g
脂質	0.2g
炭水化物	1.9g
塩分	0g
エネルギー量点数	0.1点

廃棄率25%(廃棄部分は柄全体。いしづきの場合は5%)。食物繊維1.3g

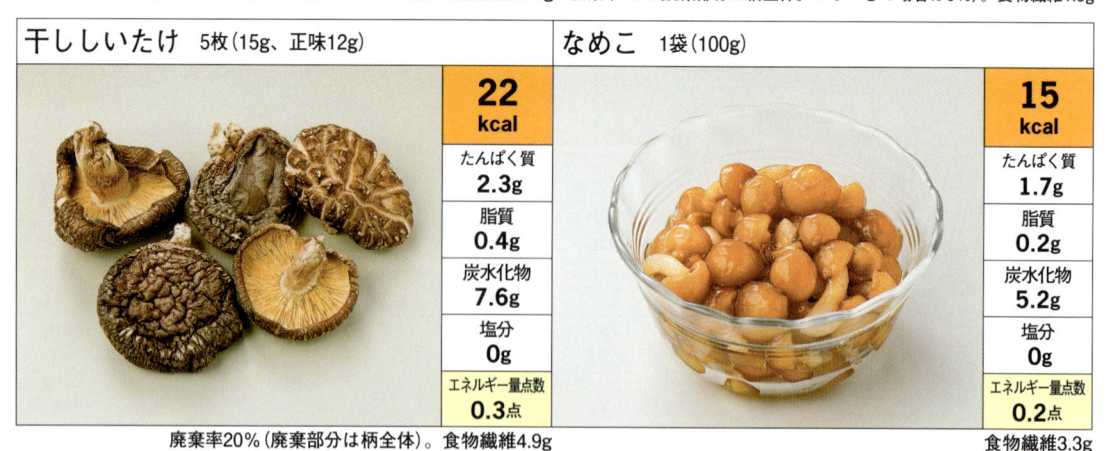

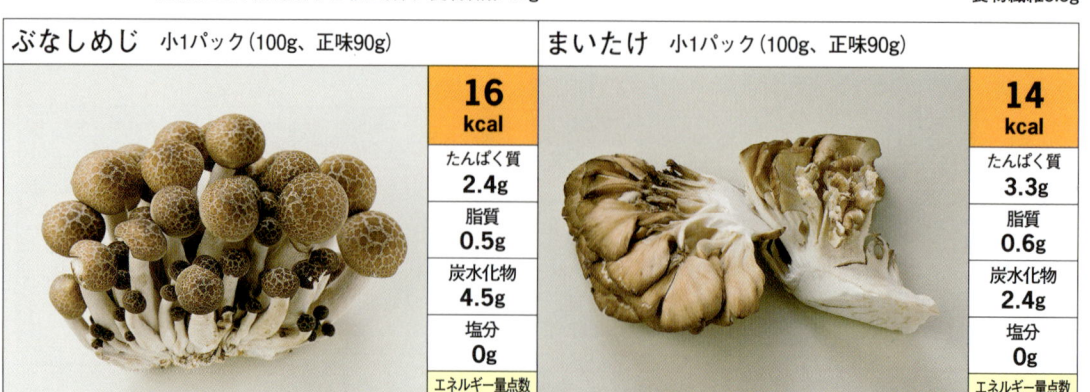

干ししいたけ　5枚(15g、正味12g)

エネルギー	22 kcal
たんぱく質	2.3g
脂質	0.4g
炭水化物	7.6g
塩分	0g
エネルギー量点数	0.3点

廃棄率20%(廃棄部分は柄全体)。食物繊維4.9g

なめこ　1袋(100g)

エネルギー	15 kcal
たんぱく質	1.7g
脂質	0.2g
炭水化物	5.2g
塩分	0g
エネルギー量点数	0.2点

食物繊維3.3g

ぶなしめじ　小1パック(100g、正味90g)

エネルギー	16 kcal
たんぱく質	2.4g
脂質	0.5g
炭水化物	4.5g
塩分	0g
エネルギー量点数	0.2点

廃棄率10%(廃棄部分はいしづき)。食物繊維3.3g

まいたけ　小1パック(100g、正味90g)

エネルギー	14 kcal
たんぱく質	3.3g
脂質	0.6g
炭水化物	2.4g
塩分	0g
エネルギー量点数	0.2点

廃棄率10%(廃棄部分はいしづき)。食物繊維2.4g

きのこはビタミンB₁、B₂を、海藻はカロテンや鉄、カルシウムなどを含みます。

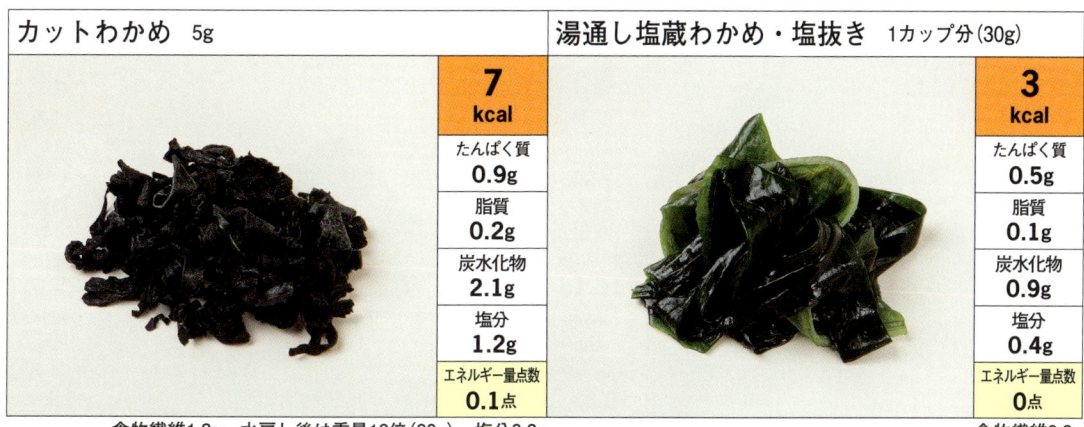

とろろこんぶ　5g

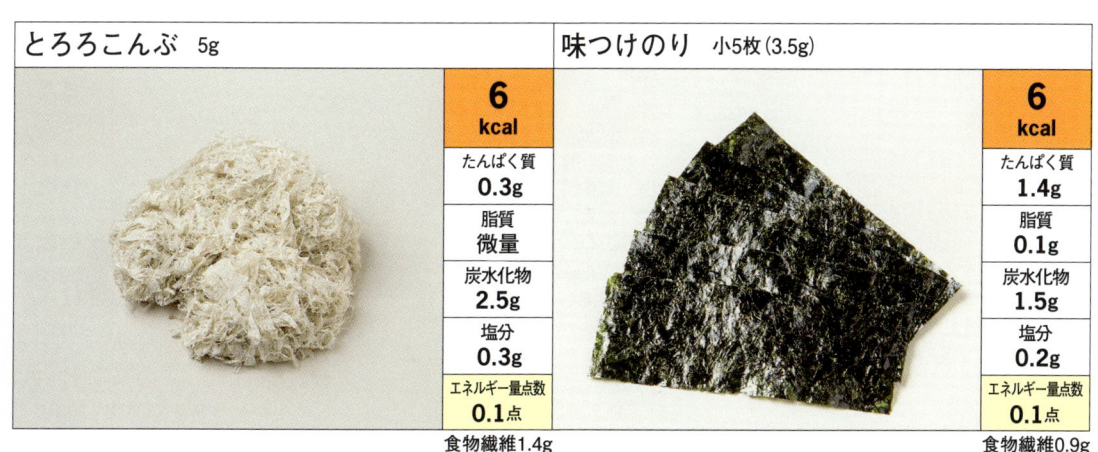

6 kcal
- たんぱく質 0.3g
- 脂質 微量
- 炭水化物 2.5g
- 塩分 0.3g
- エネルギー量点数 0.1点

食物繊維1.4g

味つけのり　小5枚(3.5g)

6 kcal
- たんぱく質 1.4g
- 脂質 0.1g
- 炭水化物 1.5g
- 塩分 0.2g
- エネルギー量点数 0.1点

食物繊維0.9g

焼きのり　全形1枚(3g)

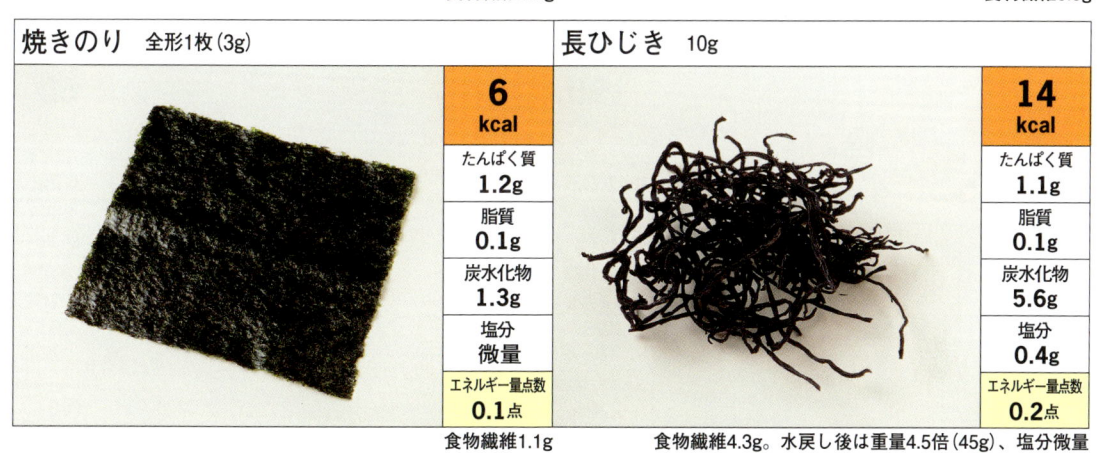

6 kcal
- たんぱく質 1.2g
- 脂質 0.1g
- 炭水化物 1.3g
- 塩分 微量
- エネルギー量点数 0.1点

食物繊維1.1g

長ひじき　10g

14 kcal
- たんぱく質 1.1g
- 脂質 0.1g
- 炭水化物 5.6g
- 塩分 0.4g
- エネルギー量点数 0.2点

食物繊維4.3g。水戻し後は重量4.5倍(45g)、塩分微量

カットわかめ　5g

7 kcal
- たんぱく質 0.9g
- 脂質 0.2g
- 炭水化物 2.1g
- 塩分 1.2g
- エネルギー量点数 0.1点

食物繊維1.8g。水戻し後は重量12倍(60g)、塩分0.2g

湯通し塩蔵わかめ・塩抜き　1カップ分(30g)

3 kcal
- たんぱく質 0.5g
- 脂質 0.1g
- 炭水化物 0.9g
- 塩分 0.4g
- エネルギー量点数 0点

食物繊維0.9g

野菜、芋、きのこ、海藻、果物 ◎きのこ・海藻

ドライフルーツ・フルーツ缶

缶詰めにはビタミンCはあまり期待できません。

野菜、芋、きのこ、海藻、果物◎ドライフルーツ・フルーツ缶

干しあんず　2個(15g)
- 43 kcal
- たんぱく質 1.4g
- 脂質 0.1g
- 炭水化物 10.6g
- 塩分 0g
- エネルギー量点数 0.5点
- ごはん 0.2 杯分

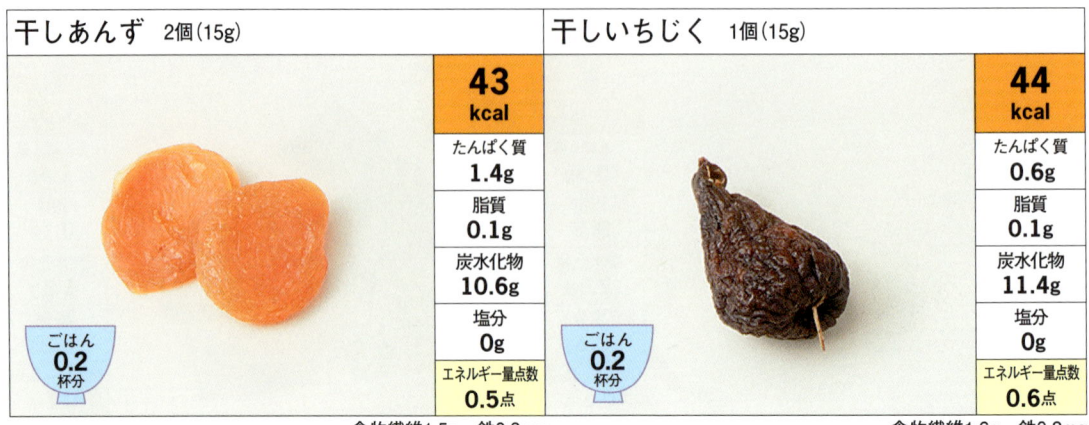

食物繊維1.5g、鉄0.3mg

干しいちじく　1個(15g)
- 44 kcal
- たんぱく質 0.6g
- 脂質 0.1g
- 炭水化物 11.4g
- 塩分 0g
- エネルギー量点数 0.6点
- ごはん 0.2 杯分

食物繊維1.6g、鉄0.2mg

干し柿　1個(75g、正味69g)
- 190 kcal
- たんぱく質 1.0g
- 脂質 1.2g
- 炭水化物 49.2g
- 塩分 0g
- エネルギー量点数 2.4点
- ごはん 0.8 杯分

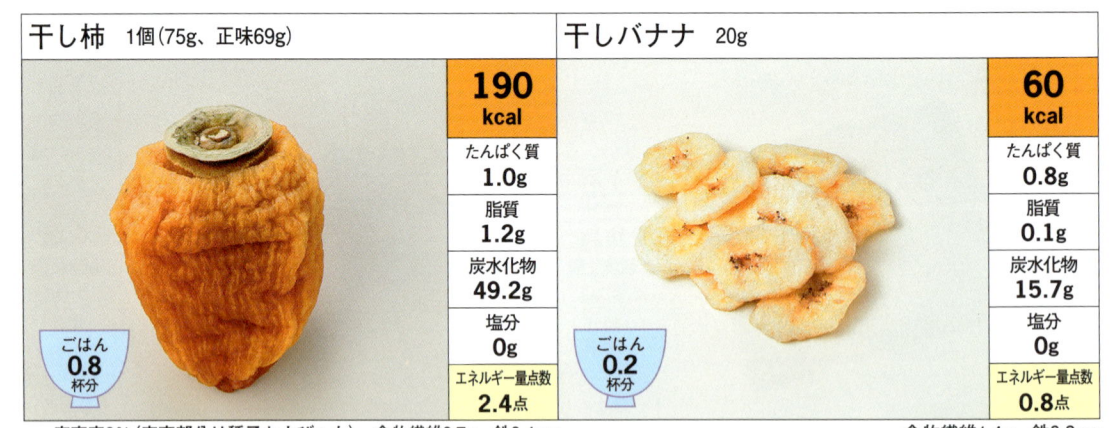

廃棄率8%(廃棄部分は種子およびへた)。食物繊維9.7g、鉄0.4mg

干しバナナ　20g
- 60 kcal
- たんぱく質 0.8g
- 脂質 0.1g
- 炭水化物 15.7g
- 塩分 0g
- エネルギー量点数 0.8点
- ごはん 0.2 杯分

食物繊維1.4g、鉄0.2mg

干しぶどう　大さじ2弱(20g)
- 60 kcal
- たんぱく質 0.5g
- 脂質 微量
- 炭水化物 16.1g
- 塩分 0g
- エネルギー量点数 0.8点
- ごはん 0.2 杯分

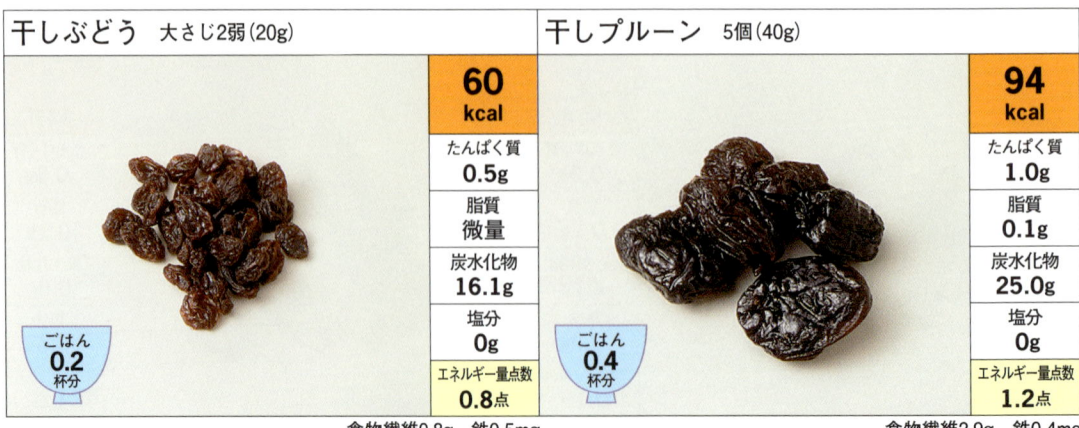

食物繊維0.8g、鉄0.5mg

干しプルーン　5個(40g)
- 94 kcal
- たんぱく質 1.0g
- 脂質 0.1g
- 炭水化物 25.0g
- 塩分 0g
- エネルギー量点数 1.2点
- ごはん 0.4 杯分

食物繊維2.9g、鉄0.4mg

生果はビタミンCや食物繊維が豊富ですが、ドライフルーツや缶詰めは炭水化物が多く、鉄が豊富です。

野菜、芋、きのこ、海藻、果物◎ドライフルーツ・フルーツ缶

さくらんぼ・缶詰め　5個(30g、正味26g)

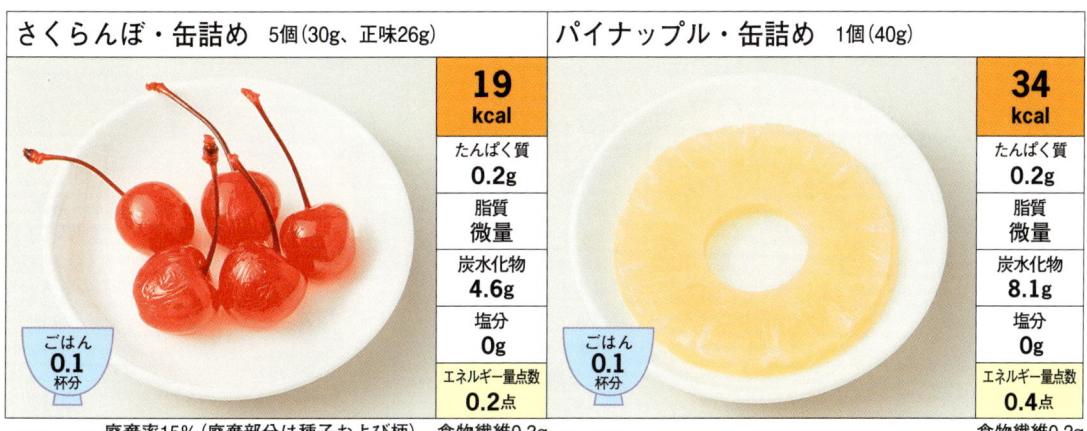

- 19 kcal
- たんぱく質 0.2g
- 脂質 微量
- 炭水化物 4.6g
- 塩分 0g
- エネルギー量点数 0.2点
- ごはん 0.1 杯分

廃棄率15%(廃棄部分は種子および柄)。食物繊維0.3g

パイナップル・缶詰め　1個(40g)

- 34 kcal
- たんぱく質 0.2g
- 脂質 微量
- 炭水化物 8.1g
- 塩分 0g
- エネルギー量点数 0.4点
- ごはん 0.1 杯分

食物繊維0.2g

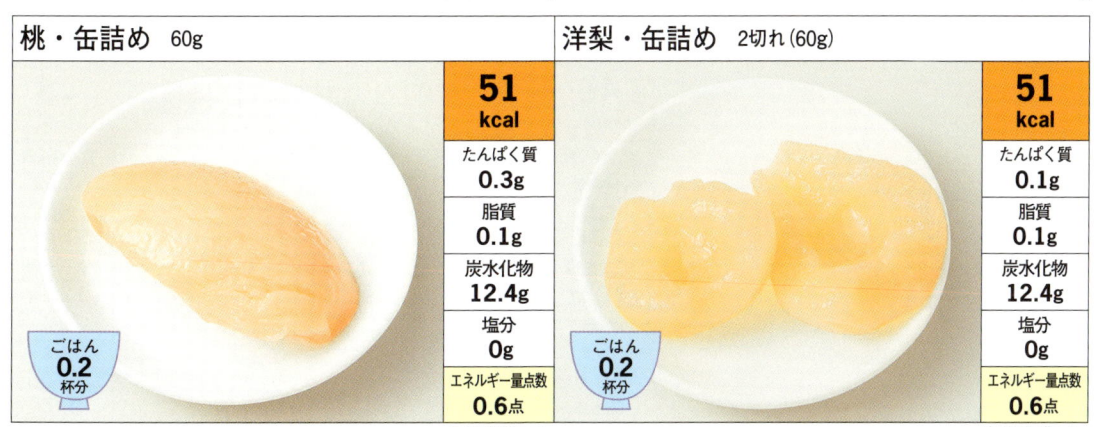

びわ・缶詰め　2個(45g)

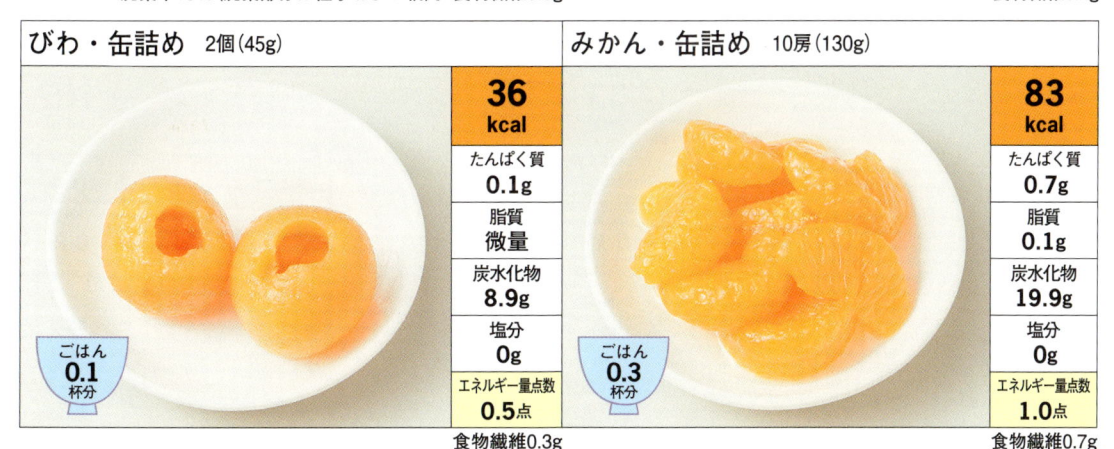

- 36 kcal
- たんぱく質 0.1g
- 脂質 微量
- 炭水化物 8.9g
- 塩分 0g
- エネルギー量点数 0.5点
- ごはん 0.1 杯分

食物繊維0.3g

みかん・缶詰め　10房(130g)

- 83 kcal
- たんぱく質 0.7g
- 脂質 0.1g
- 炭水化物 19.9g
- 塩分 0g
- エネルギー量点数 1.0点
- ごはん 0.3 杯分

食物繊維0.7g

桃・缶詰め　60g

- 51 kcal
- たんぱく質 0.3g
- 脂質 0.1g
- 炭水化物 12.4g
- 塩分 0g
- エネルギー量点数 0.6点
- ごはん 0.2 杯分

食物繊維0.8g

洋梨・缶詰め　2切れ(60g)

- 51 kcal
- たんぱく質 0.1g
- 脂質 0.1g
- 炭水化物 12.4g
- 塩分 0g
- エネルギー量点数 0.6点
- ごはん 0.2 杯分

食物繊維0.6g

果物①

1日の摂取目安量は100〜200gです。

アボカド　1個(250g、正味175g)

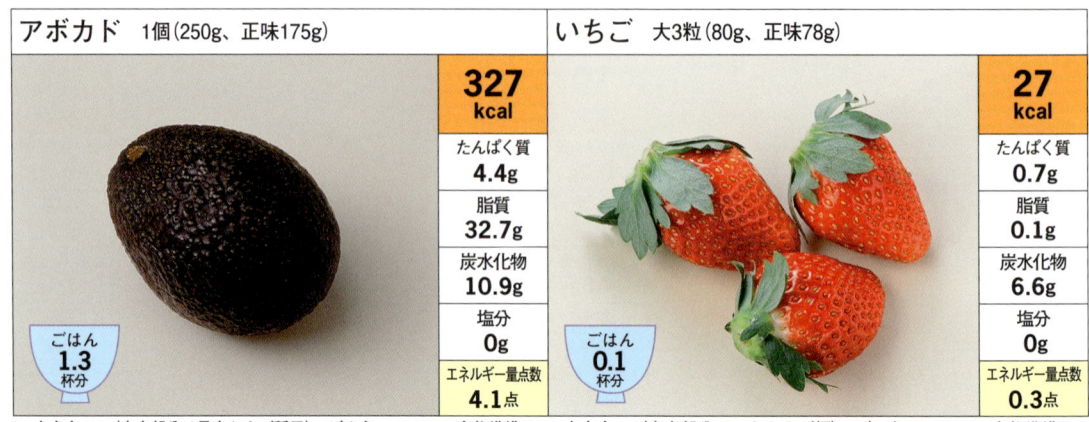

- 327 kcal
- たんぱく質 4.4g
- 脂質 32.7g
- 炭水化物 10.9g
- 塩分 0g
- ごはん 1.3杯分
- エネルギー量点数 4.1点

廃棄率30%(廃棄部分は果皮および種子)。ビタミンC26mg、食物繊維9.3g

いちご　大3粒(80g、正味78g)

- 27 kcal
- たんぱく質 0.7g
- 脂質 0.1g
- 炭水化物 6.6g
- 塩分 0g
- ごはん 0.1杯分
- エネルギー量点数 0.3点

廃棄率2%(廃棄部分はへたおよび柄)。ビタミンC48mg、食物繊維1.1g

オレンジ　1個(225g、正味135g)

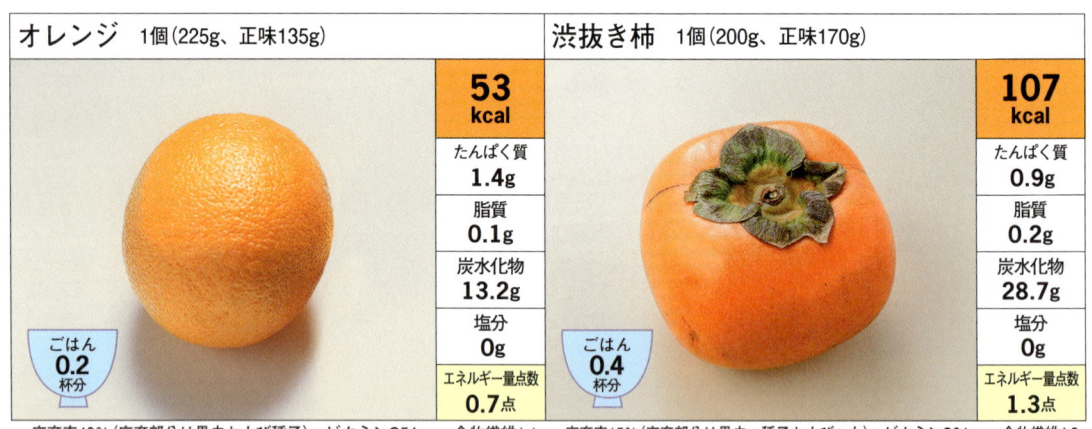

- 53 kcal
- たんぱく質 1.4g
- 脂質 0.1g
- 炭水化物 13.2g
- 塩分 0g
- ごはん 0.2杯分
- エネルギー量点数 0.7点

廃棄率40%(廃棄部分は果皮および種子)。ビタミンC54mg、食物繊維1.1g

渋抜き柿　1個(200g、正味170g)

- 107 kcal
- たんぱく質 0.9g
- 脂質 0.2g
- 炭水化物 28.7g
- 塩分 0g
- ごはん 0.4杯分
- エネルギー量点数 1.3点

廃棄率15%(廃棄部分は果皮、種子およびへた)。ビタミンC94mg、食物繊維4.8g

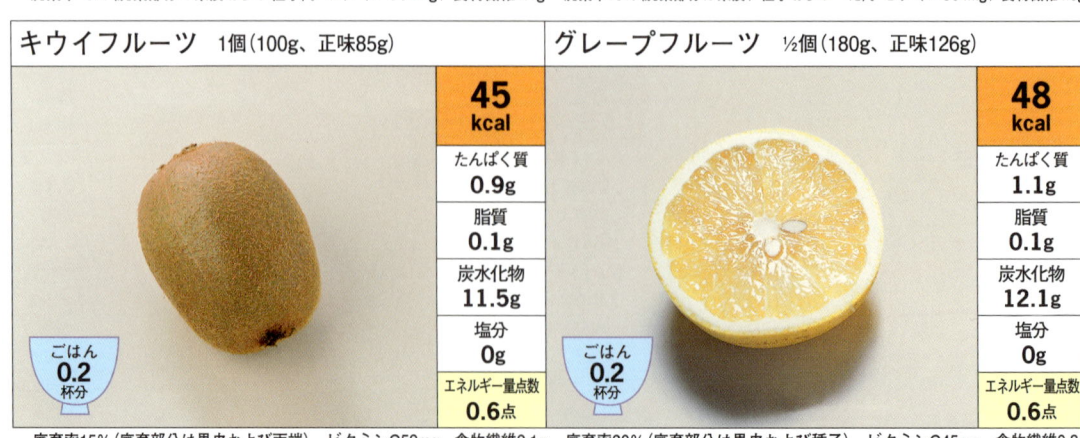

キウイフルーツ　1個(100g、正味85g)

- 45 kcal
- たんぱく質 0.9g
- 脂質 0.1g
- 炭水化物 11.5g
- 塩分 0g
- ごはん 0.2杯分
- エネルギー量点数 0.6点

廃棄率15%(廃棄部分は果皮および両端)。ビタミンC59mg、食物繊維2.1g

グレープフルーツ　½個(180g、正味126g)

- 48 kcal
- たんぱく質 1.1g
- 脂質 0.1g
- 炭水化物 12.1g
- 塩分 0g
- ごはん 0.2杯分
- エネルギー量点数 0.6点

廃棄率30%(廃棄部分は果皮および種子)。ビタミンC45mg、食物繊維0.8g

果物はビタミンCや食物繊維源になります。ただし、アボカドやスイカ、バナナなどはビタミンCは多くありません。

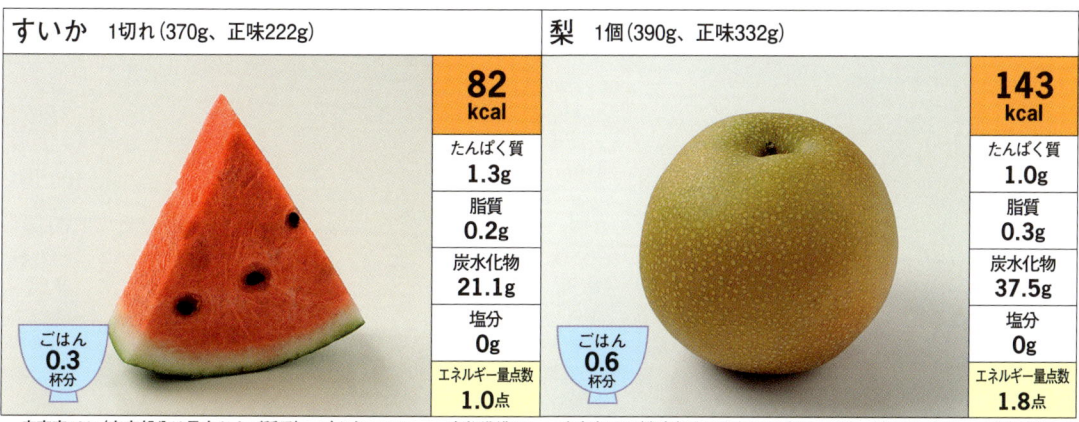

野菜、芋、きのこ、海藻、果物 ◎果物①

すいか　1切れ(370g、正味222g)

- 82 kcal
- たんぱく質 1.3g
- 脂質 0.2g
- 炭水化物 21.1g
- 塩分 0g
- ごはん 0.3杯分
- エネルギー量点数 1.0点

廃棄率40%(廃棄部分は果皮および種子)。ビタミンC22mg、食物繊維0.7g

梨　1個(390g、正味332g)

- 143 kcal
- たんぱく質 1.0g
- 脂質 0.3g
- 炭水化物 37.5g
- 塩分 0g
- ごはん 0.6杯分
- エネルギー量点数 1.8点

廃棄率15%(廃棄部分は果皮および果しん部)。ビタミンC10mg、食物繊維3.0g

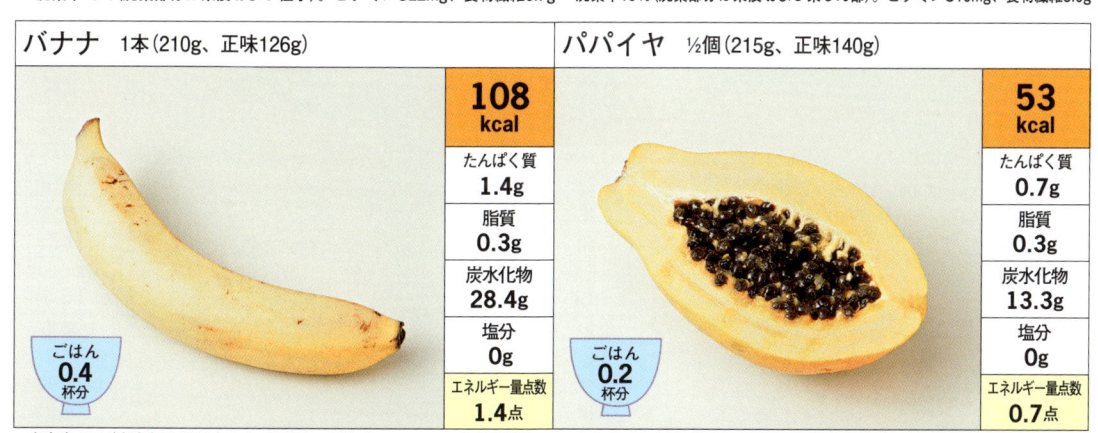

バナナ　1本(210g、正味126g)

- 108 kcal
- たんぱく質 1.4g
- 脂質 0.3g
- 炭水化物 28.4g
- 塩分 0g
- ごはん 0.4杯分
- エネルギー量点数 1.4点

廃棄率40%(廃棄部分は果皮および果柄)。ビタミンC20mg、食物繊維1.4g

パパイヤ　½個(215g、正味140g)

- 53 kcal
- たんぱく質 0.7g
- 脂質 0.3g
- 炭水化物 13.3g
- 塩分 0g
- ごはん 0.2杯分
- エネルギー量点数 0.7点

廃棄率35%(廃棄部分は果皮および種子)。ビタミンC70mg、食物繊維3.1g

ぶどう・巨峰　10粒(100g、正味80g)

- 47 kcal
- たんぱく質 0.3g
- 脂質 0.1g
- 炭水化物 12.6g
- 塩分 0g
- ごはん 0.2杯分
- エネルギー量点数 0.6点

廃棄率20%(廃棄部分は果皮および種子)。ビタミンC2mg、食物繊維0.4g

ぶどう・デラウエア　1房(115g、正味98g)

- 58 kcal
- たんぱく質 0.4g
- 脂質 0.1g
- 炭水化物 15.4g
- 塩分 0g
- ごはん 0.2杯分
- エネルギー量点数 0.7点

廃棄率15%(廃棄部分は果皮および種子)。ビタミンC2mg、食物繊維0.5g

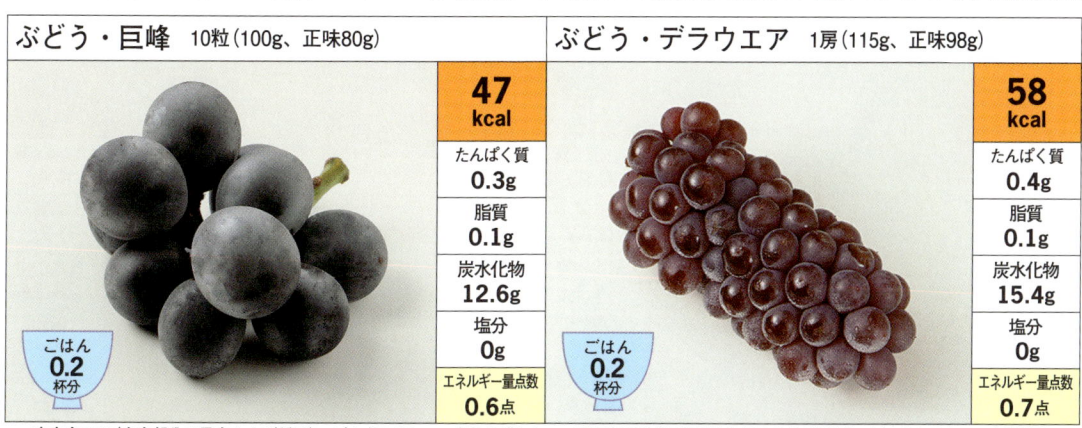

果物②

果物は80kcalに相当する量が1日の摂取目安です。

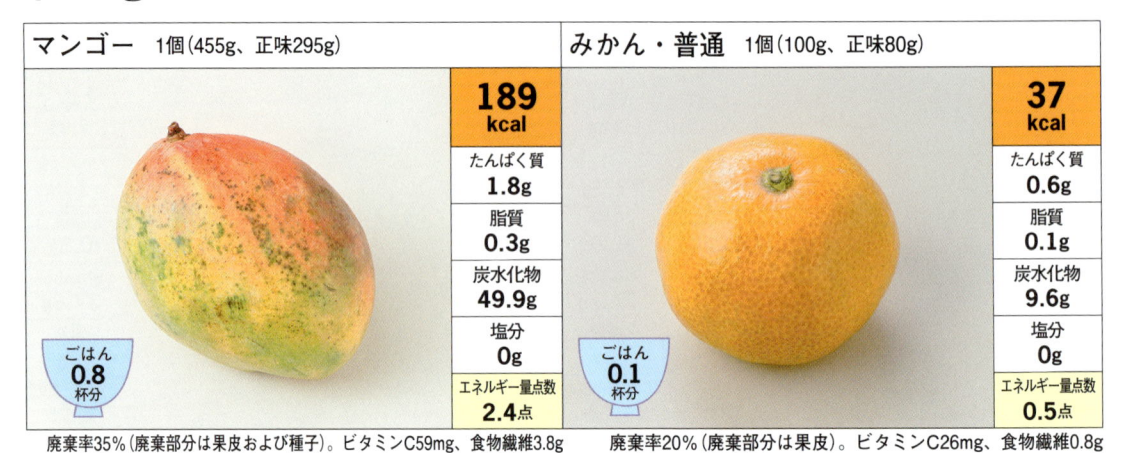

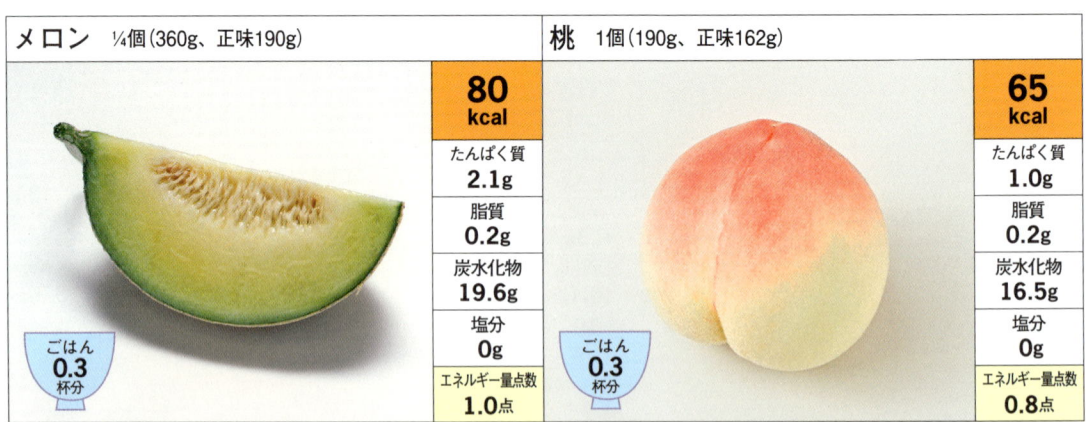

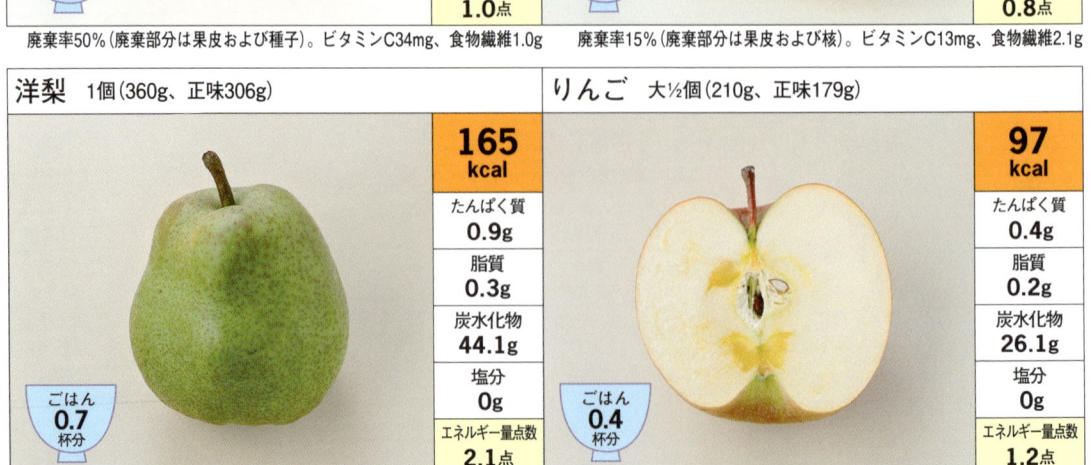

マンゴー　1個（455g、正味295g）

- 189 kcal
- たんぱく質 1.8g
- 脂質 0.3g
- 炭水化物 49.9g
- 塩分 0g
- ごはん 0.8杯分
- エネルギー量点数 2.4点

廃棄率35%（廃棄部分は果皮および種子）。ビタミンC59mg、食物繊維3.8g

みかん・普通　1個（100g、正味80g）

- 37 kcal
- たんぱく質 0.6g
- 脂質 0.1g
- 炭水化物 9.6g
- 塩分 0g
- ごはん 0.1杯分
- エネルギー量点数 0.5点

廃棄率20%（廃棄部分は果皮）。ビタミンC26mg、食物繊維0.8g

メロン　¼個（360g、正味190g）

- 80 kcal
- たんぱく質 2.1g
- 脂質 0.2g
- 炭水化物 19.6g
- 塩分 0g
- ごはん 0.3杯分
- エネルギー量点数 1.0点

廃棄率50%（廃棄部分は果皮および種子）。ビタミンC34mg、食物繊維1.0g

桃　1個（190g、正味162g）

- 65 kcal
- たんぱく質 1.0g
- 脂質 0.2g
- 炭水化物 16.5g
- 塩分 0g
- ごはん 0.3杯分
- エネルギー量点数 0.8点

廃棄率15%（廃棄部分は果皮および核）。ビタミンC13mg、食物繊維2.1g

洋梨　1個（360g、正味306g）

- 165 kcal
- たんぱく質 0.9g
- 脂質 0.3g
- 炭水化物 44.1g
- 塩分 0g
- ごはん 0.7杯分
- エネルギー量点数 2.1点

廃棄率15%（廃棄部分は果皮および果しん部）。ビタミンC9mg、食物繊維5.8g

りんご　大½個（210g、正味179g）

- 97 kcal
- たんぱく質 0.4g
- 脂質 0.2g
- 炭水化物 26.1g
- 塩分 0g
- ごはん 0.4杯分
- エネルギー量点数 1.2点

廃棄率15%（廃棄部分は果皮および果しん部）。ビタミンC7mg、食物繊維2.7g

外食の
エネルギー
早わかり

外食やコンビニで人気の料理（献立）について、栄養データを紹介します。
材料別のエネルギーのデータがあるので、食べた分の把握に役立ちます。
また、エネルギーを減らすくふうをアドバイス。
外食を賢く楽しむコツがわかります。
186〜189ページの栄養価一覧も合わせて活用してください。

そば・うどん

めんは普通と大盛りで100〜150kcal（ごはん茶わん約½杯分）違います。天ぷら、天かすは脂質が多く、全体のエネルギーを高くします。

天ぷらそば

エネルギー **437kcal**	たんぱく質 **24.3g**	脂質 **8.8g**
炭水化物 **64.6g**	塩分 **5.2g**	エネルギー量点数 **5.5点**

エネルギーの約50％（224kcal）をめんが占めます。エビの天ぷらはエネルギーの約31％（136kcal）になりますが、衣と油がほとんど。エネルギー調整はめんとエビの天ぷらで行ないましょう。塩分が気になる人はつゆの量を減らして調整します。

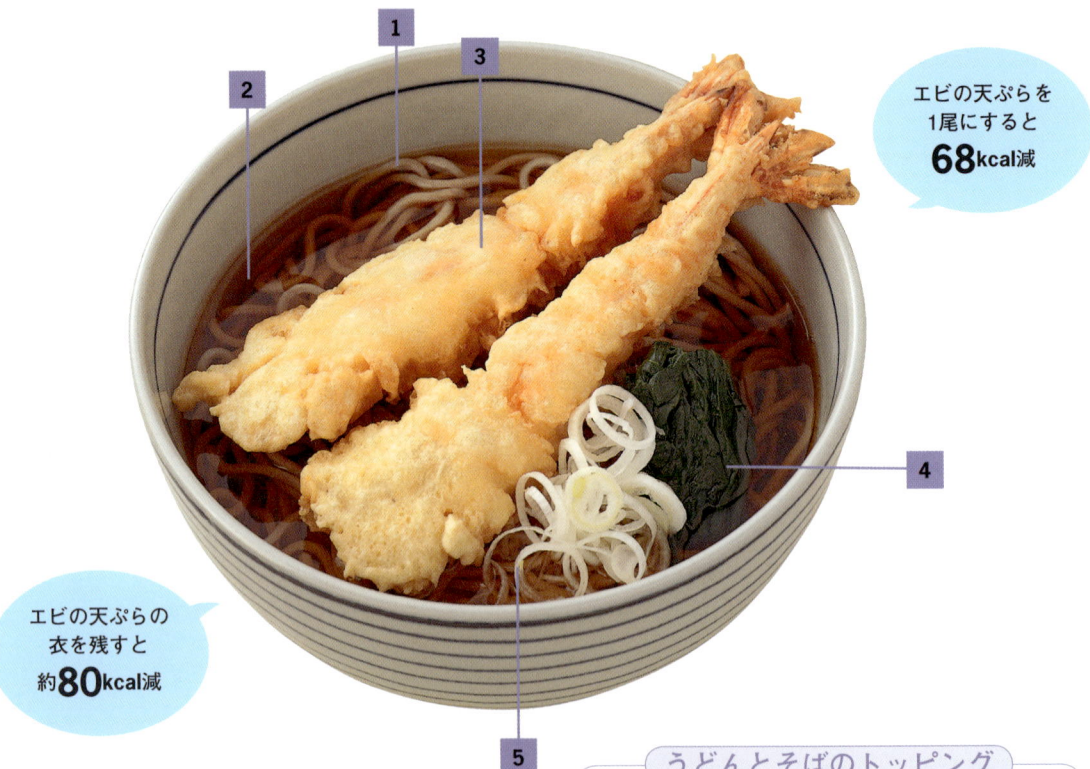

エビの天ぷらを1尾にすると **68kcal減**

エビの天ぷらの衣を残すと **約80kcal減**

No.	材料名・重量（概量）	エネルギー	塩分	エネルギー量点数
1	そば・ゆで 170g	224kcal	0g	2.8点
2	めんつゆ 300㎖	66kcal	5.0g	0.8点
3	エビ天ぷら 2尾64g	136kcal	0.2g	1.7点
4	ゆでほうれん草 30g	8kcal	0g	0.1点
5	ねぎ 10g	3kcal	0g	0点

うどんとそばのトッピング

天ぷらや天かす、かき揚げの揚げ物、きつね（油揚げ）は脂質が多く高エネルギーです。

トッピング	概量と重量	エネルギー	塩分
かき揚げ（小エビ、三つ葉）	80g	171kcal	0.1g
かき揚げ（野菜）	1枚50g	108kcal	0g
天かす	大さじ1（50g）	26kcal	0g
きつね	2枚50g	137kcal	1.0g
かまぼこ	2枚10g	10kcal	0.9g

そば・うどん

そばを2/3量にすると **79kcal減**

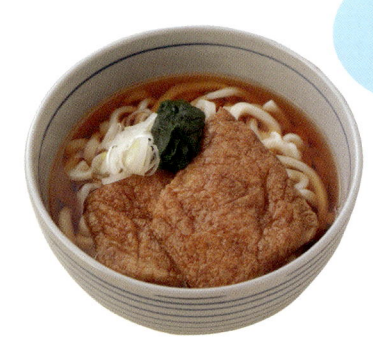

うどんを2/3量、油揚げを1枚にすると **145kcal減**

もりそば

エネルギー **284kcal**	たんぱく質 10.7g	脂質 2.1g
炭水化物 55.8g	塩分 2.8g	エネルギー量点数 **3.5点**

そば・ゆで　180g…238kcal
つゆ　80mℓ…35kcal

きつねうどん

エネルギー **443kcal**	たんぱく質 17.1g	脂質 11.0g
炭水化物 73.5g	塩分 8.4g	エネルギー量点数 **5.5点**

うどん・ゆで　220g…231kcal
つゆ　300mℓ…66kcal
味つけ油揚げ　2枚50g…135kcal

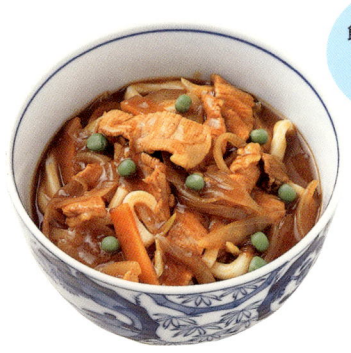

カレーつゆを飲まないようにして1/3量残すと **45kcal減**

エビ天ぷら1尾、かまぼこ1枚にすると **55kcal減**

カレーうどん

エネルギー **677kcal**	たんぱく質 29.5g	脂質 29.4g
炭水化物 68.6g	塩分 4.1g	エネルギー量点数 **8.5点**

うどん・ゆで　220g…231kcal
カレーつゆ（具含む）　約500g…446kcal

なべ焼きうどん

エネルギー **464kcal**	たんぱく質 24.1g	脂質 8.9g
炭水化物 68.2g	塩分 6.3g	エネルギー量点数 **5.8点**

うどん・ゆで　220g…231kcal
エビ天ぷら　2尾40g…99kcal
ゆで卵　1/2個25g…38kcal
かまぼこ　2枚10g…10kcal
つゆ　300mℓ…66kcal

ラーメン

スープのエネルギーは一般的に塩くしょうゆくみそくとんこつの順に、塩分はとんこつくしょうゆくみそく塩の順に多いようです。

具は店によって追加注文したり、自由に加えることができる場合がありますが、高エネルギーのチャーシューは控えましょう。また、とんこつスープは脂が多くて高エネルギー。仕上げに「背あぶら」をさらに加えるところもありますが高エネルギーなので、極力控えましょう。

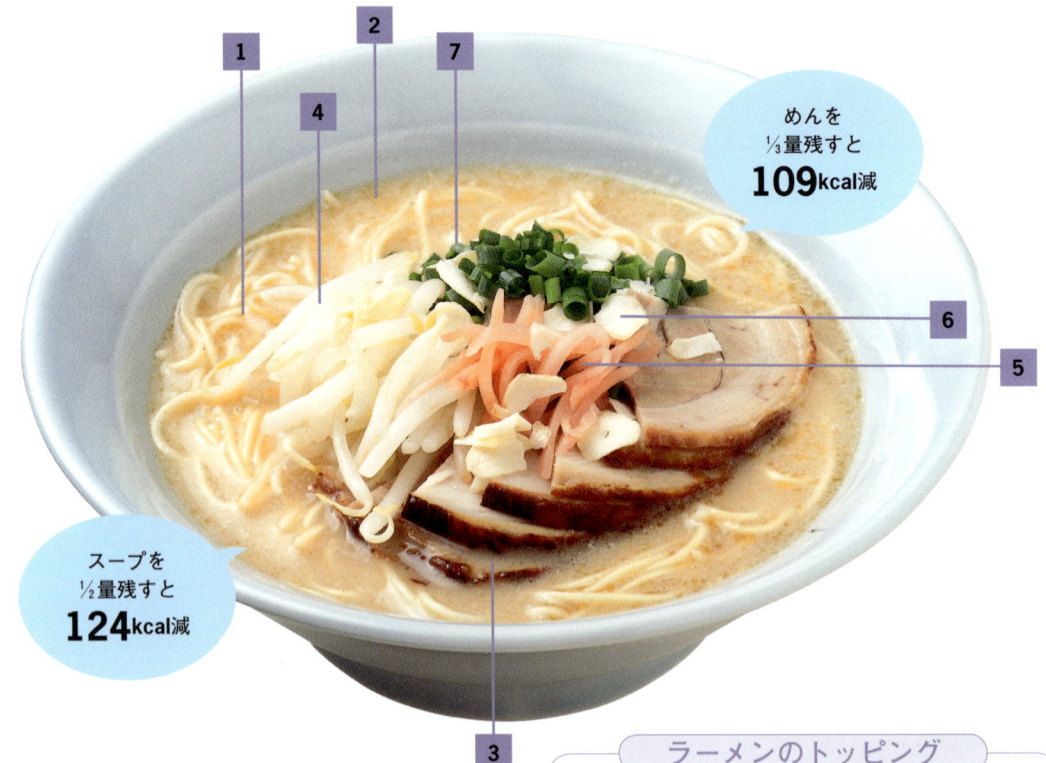

とんこつラーメン

エネルギー **699kcal**	たんぱく質 **27.3g**	脂質 **27.1g**
炭水化物 **83.5g**	塩分 **7.7g**	エネルギー量点数 **8.8点**

めんを1/3量残すと **109kcal減**

スープを1/2量残すと **124kcal減**

No.	材料名・重量(概量)	エネルギー	塩分	エネルギー量点数
1	ゆで中華めん 1玉220g	328kcal	0.4g	4.1点
2	スープ(とんこつ味) 約380㎖	248kcal	5.5g	3.1点
3	チャーシュー 60g	103kcal	1.4g	1.3点
4	もやし 30g	4kcal	0g	0.1点
5	紅しょうが 5g	1kcal	0.4g	0点
6	にんにくチップ 2g	14kcal	0g	0.2点
7	小ねぎ 5g	1kcal	0g	0点

ラーメンのトッピング

チャーシュー、煮卵は店によって差はありますが、エネルギー高めです。塩分も多いので追加しないほうが無難です。

トッピング	重量	エネルギー	塩分
豚角煮	1個25g	58kcal	0.5g
煮卵	1個50g	83kcal	0.5g
ゆで卵	1個50g	76kcal	0.2g
バター	10g	75kcal	0.2g
コーン	30g	25kcal	0.2g

ラーメン

チャーシューを1枚、めんを⅓量残すと **122**kcal減

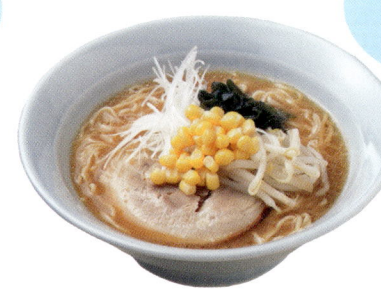

スープを½量、めんを⅓量残すと **187**kcal減

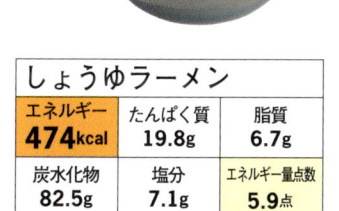

しょうゆラーメン

エネルギー **474**kcal	たんぱく質 19.8g	脂質 6.7g
炭水化物 82.5g	塩分 7.1g	エネルギー量点数 5.9点

ゆで中華めん　1玉220g…328kcal
スープ（しょうゆ味）　約380ml…109kcal

みそラーメン

エネルギー **559**kcal	たんぱく質 25.4g	脂質 10.0g
炭水化物 91.0g	塩分 7.2g	エネルギー量点数 7.0点

ゆで中華めん　1玉220g…328kcal
スープ（みそ味）　約380ml…155kcal

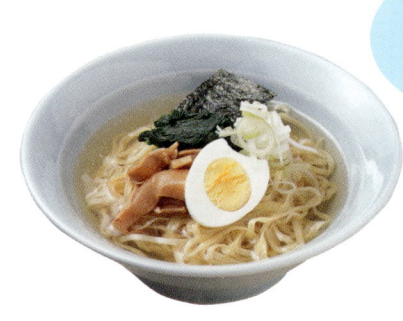

スープを½量、めんを⅓量残すと **153**kcal減

たれをごまだれにすると **20～30**kcalプラス

塩ラーメン

エネルギー **470**kcal	たんぱく質 18.3g	脂質 8.2g
炭水化物 79.6g	塩分 7.3g	エネルギー量点数 5.9点

ゆで中華めん　1玉220g…328kcal
スープ（塩味）　約380ml…87kcal

冷やし中華

エネルギー **592**kcal	たんぱく質 23.2g	脂質 16.8g
炭水化物 87.1g	塩分 5.6g	エネルギー量点数 7.4点

ゆで中華めん　1玉220g…328kcal
焼き豚　25g…43kcal
錦糸卵　25g…47kcal

和食

カツ丼セット

エネルギー	たんぱく質	脂質
1146kcal	**42.2g**	**42.0g**
炭水化物	塩分	エネルギー量点数
142.8g	**6.3g**	**14.3点**

定食は、主食＋一汁二菜がそろう理想形。すしや丼物はごはんの割合が多いので、具が多いものを選んだり、野菜料理をプラスしましょう。

丼物のごはんは250〜300g（420〜504kcal）あります。豚カツは総エネルギーの約40％（474kcal）を占め、そのうち衣が約45％です。エネルギーの調整にはごはんを減らすだけでなく、豚カツを1〜2切れ、または豚カツの脂身を残すなども有効です。

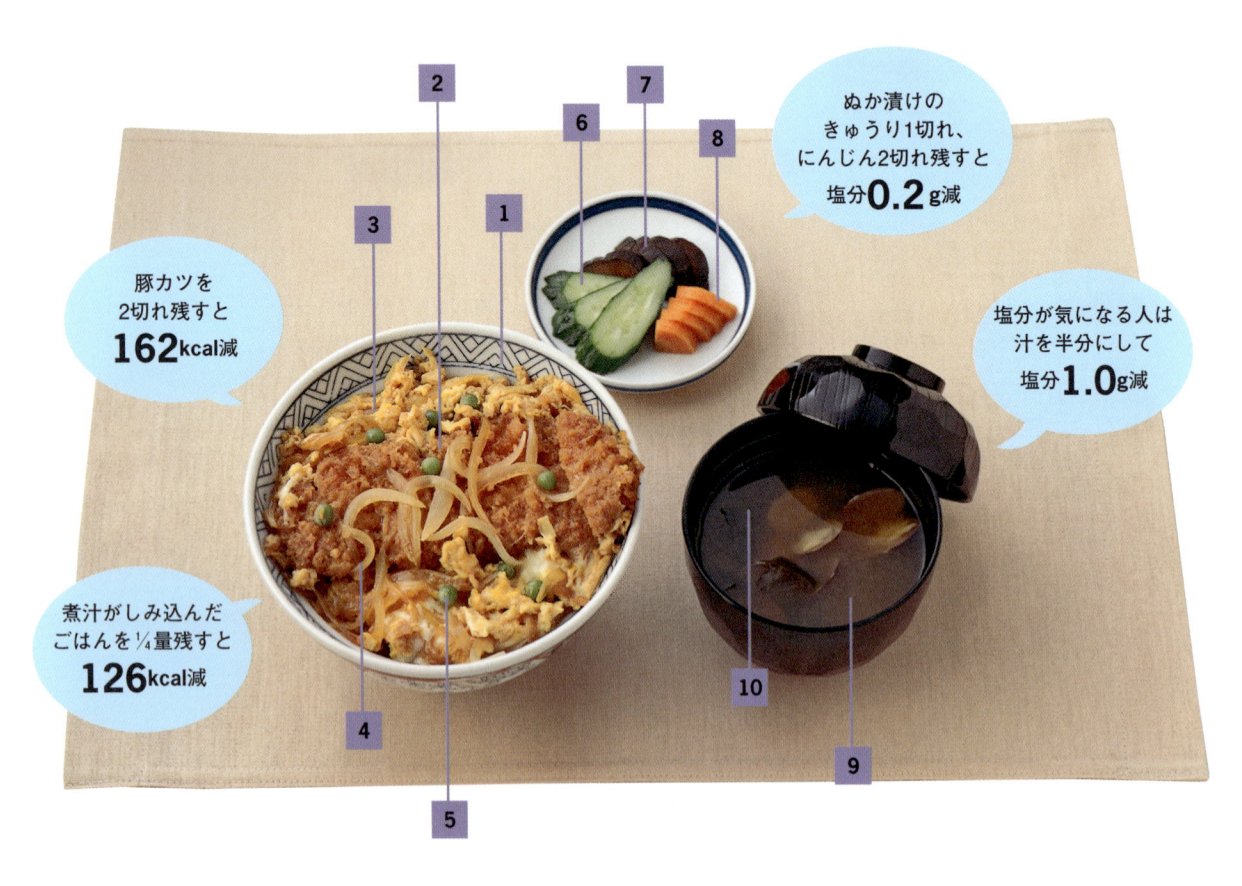

豚カツを2切れ残すと **162kcal減**

煮汁がしみ込んだごはんを¼量残すと **126kcal減**

ぬか漬けのきゅうり1切れ、にんじん2切れ残すと **塩分0.2g減**

塩分が気になる人は汁を半分にして **塩分1.0g減**

No.	材料名・重量（概量）	エネルギー	塩分	エネルギー量点数	No.	材料名・重量（概量）	エネルギー	塩分	エネルギー量点数
1	カツ丼・ごはん　300g	504kcal	0g	6.3点	6	ぬか漬け・きゅうり　10g	3kcal	0.5g	0点
2	カツ丼・豚カツ（豚ロース肉100g）120g	474kcal	0.3g	5.9点	7	ぬか漬け・なす　5g	1kcal	0.1g	0点
3	カツ丼・卵とじ　卵液　50g（1個分）	111kcal	2.8g	1.4点	8	ぬか漬け・にんじん　5g	2kcal	0.1g	0点
4	カツ丼・卵とじ　玉ねぎ　20g	7kcal	0g	0.1点	9	みそ汁・汁　180g	32kcal	2.0g	0.4点
5	カツ丼・卵とじ　グリーンピース　5g	5kcal	0g	0.1点	10	みそ汁・具（アサリ正味10g、わかめ10g）	7kcal	0.5g	0.1点

和食

照り焼きを2切れ、
ごはんを1/3量残すと
215kcal減

アジの塩焼き
(131kcal)
に代えると
48kcal減

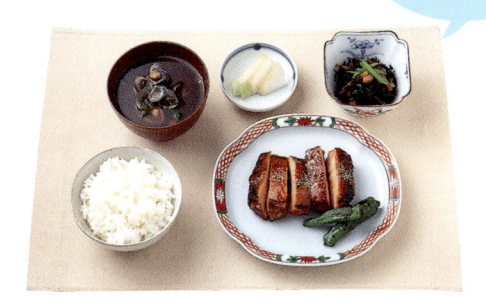

鶏肉の照り焼き定食

エネルギー	たんぱく質	脂質
689kcal	26.9g	25.8g
炭水化物	塩分	エネルギー量点数
85.5g	4.6g	8.6点

鶏肉の照り焼き　80g…288kcal
ひじきの五目煮　70g…69kcal
シジミのみそ汁…24kcal
ごはん　180g…302kcal

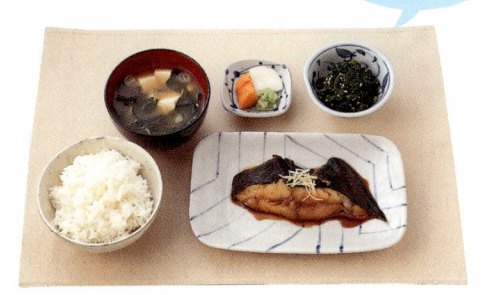

カレイの煮付け定食

エネルギー	たんぱく質	脂質
558kcal	39.0g	4.9g
炭水化物	塩分	エネルギー量点数
87.1g	5.6g	7.0点

カレイの煮付け　140g…179kcal
ほうれん草のごまあえ　40g…12kcal
豆腐とわかめのみそ汁…58kcal
ごはん　180g…302kcal

牛丼を
ごはんごと
1/4量残すと
196kcal減

ウナ丼
(ウナギが2/3量)
になると
106kcal減

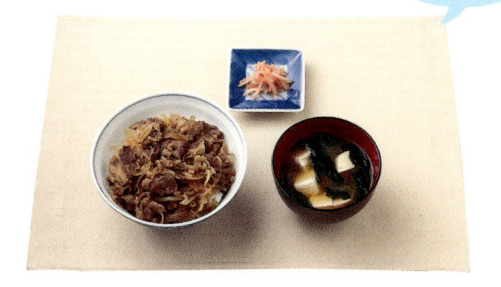

牛丼セット

エネルギー	たんぱく質	脂質
832kcal	25.7g	22.4g
炭水化物	塩分	エネルギー量点数
132.1g	7.1g	10.4点

牛丼(ごはん250g)…782kcal
豆腐とわかめのみそ汁…45kcal
紅しょうが…5kcal

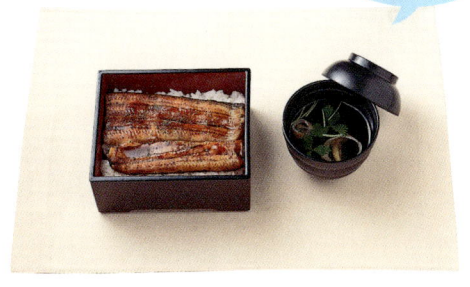

ウナ重セット

エネルギー	たんぱく質	脂質
758kcal	32.5g	22.3g
炭水化物	塩分	エネルギー量点数
104.3g	4.1g	9.5点

ウナ重(ごはん250g)…737kcal
肝吸い…21kcal

洋食

洋食はバターや油を和食に比べて多く使っているため、高エネルギー。主食はパンよりもごはんにしたほうがエネルギーを抑えられます。

ハンバーグセット

エネルギー	たんぱく質	脂質
731kcal	24.9g	26.8g
炭水化物	塩分	エネルギー量点数
95.4g	4.4g	9.1点

ハンバーグは店によって違いますが、大きいものでは約250g（約600kcal）あります。またソースやトッピングによってエネルギーが変わります。ポン酢しょうゆやおろし大根の和風味＜ドミグラスソース＜チーズのせやグラタン風（ホワイトソース）の順に高エネルギーになります。つけ合わせもベイクドポテトやフライドポテトになると高エネルギーになります。

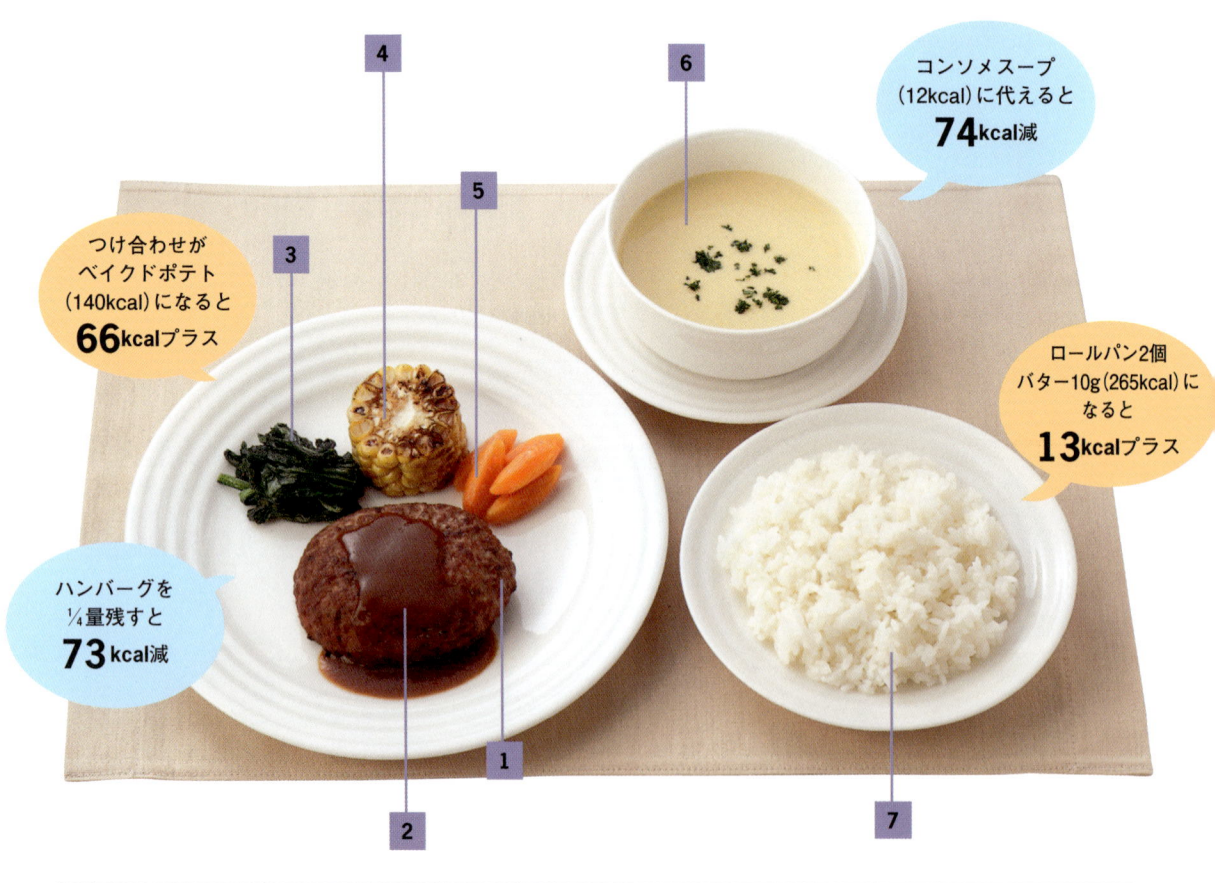

- つけ合わせがベイクドポテト（140kcal）になると **66kcalプラス**
- ハンバーグを¼量残すと **73kcal減**
- コンソメスープ（12kcal）に代えると **74kcal減**
- ロールパン2個 バター10g（265kcal）になると **13kcalプラス**

No.	材料名・重量（概量）	エネルギー	塩分	エネルギー量点数	No.	材料名・重量（概量）	エネルギー	塩分	エネルギー量点数
1	ハンバーグ　130g	290kcal	1.6g	3.6点	5	にんじんのグラッセ　20g	29kcal	0g	0.4点
2	ハンバーグソース　25g	29kcal	1.6g	0.4点	6	コーンスープ　100g	86kcal	0.7g	1.0点
3	ほうれん草のソテー　30g	25kcal	0.5g	0.3点	7	ごはん　150g	252kcal	0g	3.2点
4	焼きとうもろこし　45g（正味20g）	20kcal	0g	0.2点					

洋食

タルタルソースを
レモン汁10g(3kcal)に
代えると
74kcal減

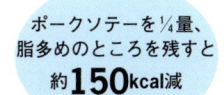

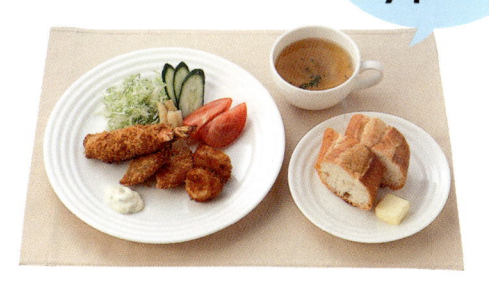

ポークソテーを¼量、
脂多めのところを残すと
約**150kcal減**

ミックスフライセット

エネルギー	たんぱく質	脂質
728kcal	34.2g	38.8g
炭水化物	塩分	エネルギー量点数
58.8g	3.4g	9.1点

ミックスフライ（エビ、白身魚、ホタテ）…369kcal
タルタルソース　20g…77kcal
つけ合わせ野菜　135g…27kcal
コンソメスープ…13kcal
フランスパン（バター10gつき）…242kcal

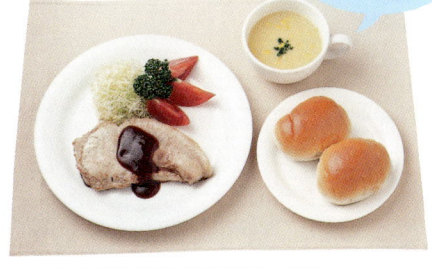

ポークソテーセット

エネルギー	たんぱく質	脂質
883kcal	43.3g	51.3g
炭水化物	塩分	エネルギー量点数
56.6g	5.1g	11.0点

ポークソテー（豚肉170g）…503kcal
つけ合わせ野菜　86g…19kcal
コーンスープ…129kcal
ロールパン2個…190kcal

パンのバターを
つけないと
75kcal減

グラタンを
⅕量残すと
105kcal減

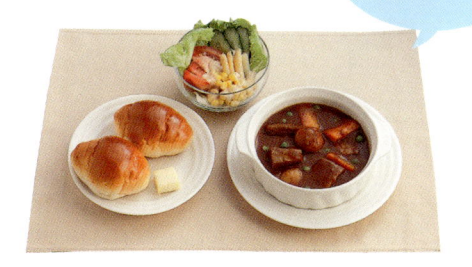

ビーフシチューセット

エネルギー	たんぱく質	脂質
655kcal	21.6g	45.6g
炭水化物	塩分	エネルギー量点数
31.6g	2.8g	8.2点

ビーフシチュー（牛肩ロース肉100g）…480kcal
サラダ（サウザンドレッシング）…100kcal
ロールパン2個（バター10gつき）…265kcal

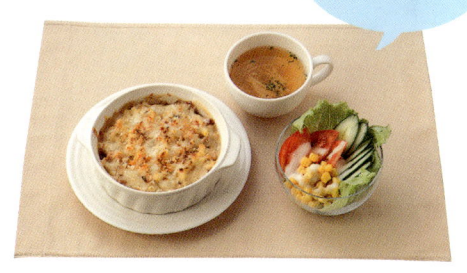

グラタンセット

エネルギー	たんぱく質	脂質
628kcal	32.9g	32.7g
炭水化物	塩分	エネルギー量点数
48.2g	3.3g	7.9点

グラタン（ゆでマカロニ75g）…526kcal
サラダ（フレンチドレッシング）…89kcal
コンソメスープ…13kcal

中国料理

中国料理は油通しやいためる調理が多いため、エネルギーが高くなります。野菜が多い料理を選んで、肉や魚、主食の量を調節しましょう。

麻婆豆腐定食

エネルギー	たんぱく質	脂質
596kcal	25.6g	15.6g
炭水化物	塩分	エネルギー量点数
84.1g	5.3g	7.5点

麻婆豆腐は豆腐が主材料であるためカルシウムが多く、一日の必要量の約1/3量（190mg）が期待できます。ただし、麻婆豆腐はほかの中国料理と同様、ひき肉あんを作るさいにいため油が使われているので高エネルギーです。ひき肉あんを残して、エネルギーを抑えましょう。また、スープやザーサイからの塩分も多いので、食べる量に気を配りましょう。

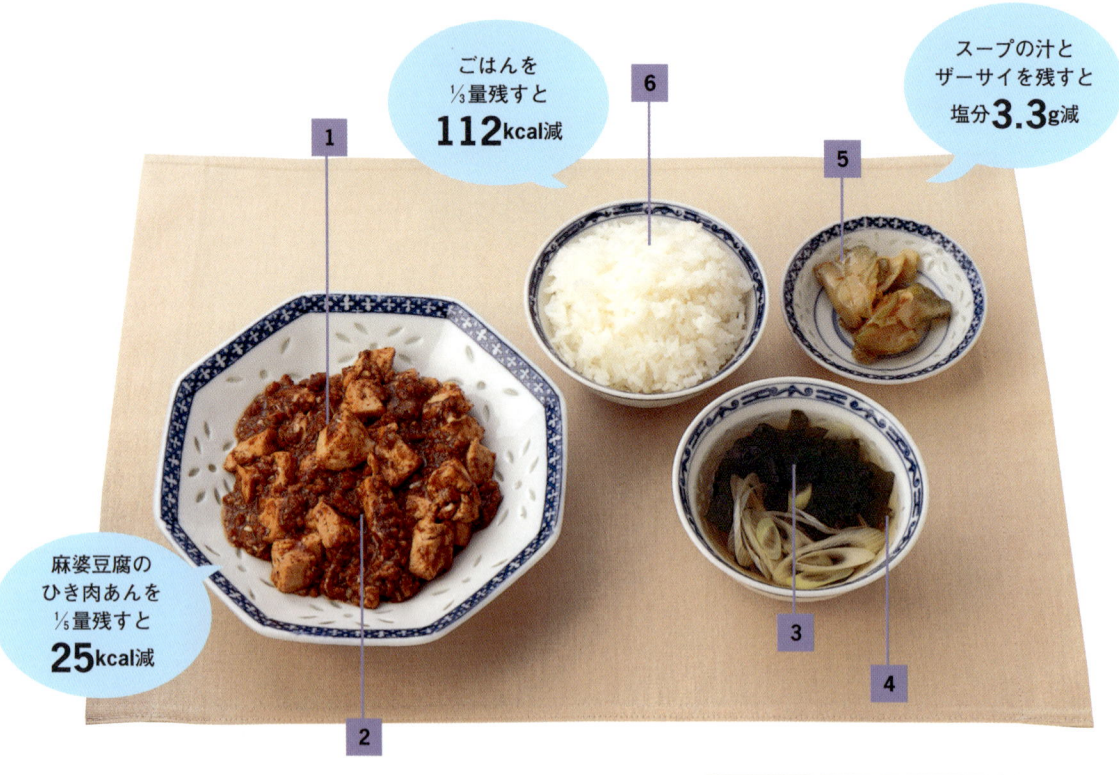

- ごはんを1/3量残すと **112kcal減**
- スープの汁とザーサイを残すと塩分 **3.3g減**
- 麻婆豆腐のひき肉あんを1/5量残すと **25kcal減**

No.	材料名・重量（概量）	エネルギー	塩分	エネルギー量点数
1	麻婆豆腐・豆腐　150g	108kcal	0g	1.4点
2	麻婆豆腐・ひき肉あん　80g	124kcal	1.8g	1.5点
3	スープ・わかめ 15g　ねぎ 10g	10kcal	0.2g	0.1点
4	スープ・汁　180g	13kcal	0.6g	0.2点
5	ザーサイ　20g	5kcal	2.7g	0.1点
6	ごはん　200g	336kcal	0g	4.2点

中国料理のデータ

1人分あたり。いずれも高エネルギー高塩分です。

料理	エネルギー	塩分
エビのチリソース煮	331kcal	1.9g
八宝菜	316kcal	2.2g
青椒肉絲	410kcal	1.6g
酢豚	602kcal	3.0g
回鍋肉	480kcal	2.1g

中国料理

ごはんを⅓量残すと **112kcal減**

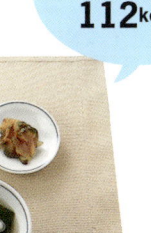

レバにら定食

エネルギー	たんぱく質	脂質
579kcal	25.9g	12.2g
炭水化物	塩分	エネルギー量点数
88.3g	6.5g	**7.2点**

レバにらいため…215kcal
スープ…23kcal
ザーサイ　20g…5kcal
ごはん　200g…336kcal

ごはん⅓量残すと **140kcal減**

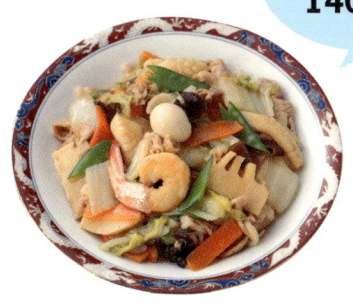

中華丼

エネルギー	たんぱく質	脂質
592kcal	24.8g	8.4g
炭水化物	塩分	エネルギー量点数
101.0g	3.0g	**7.4点**

中華丼（ごはん以外の具とあん）…172kcal
ごはん　250g…420kcal

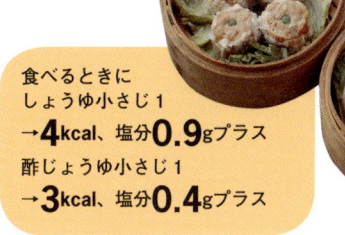

ごはん250gにのせた天津飯になると **1020kcal**

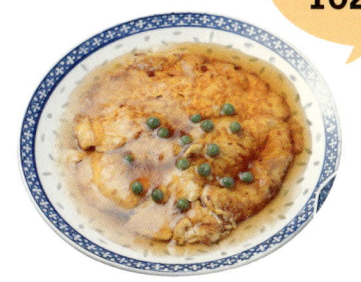

カニ玉

エネルギー	たんぱく質	脂質
600kcal	28.0g	45.6g
炭水化物	塩分	エネルギー量点数
14.3g	3.5g	**7.5点**

カニ玉（卵3個分）…542kcal
あん　約100g…58kcal

食べるときに
しょうゆ小さじ1
→**4**kcal、塩分**0.9**gプラス
酢じょうゆ小さじ1
→**3**kcal、塩分**0.4**gプラス

点心セット

エネルギー	たんぱく質	脂質
786kcal	44.3g	38.2g
炭水化物	塩分	エネルギー量点数
63.7g	4.7g	**9.8点**

春巻き　2本98g…285kcal
シューマイ　4個128g…277kcal
エビ蒸しギョーザ　4個148g…224kcal

居酒屋

酒の肴も食事のうち。肉や魚に偏らず野菜料理も選び、また揚げ物だけでなく煮物、酢の物など、油を使わない料理も選びましょう。

串焼き盛り合わせ

エネルギー	たんぱく質	脂質
571kcal	**50.9**g	**34.0**g
炭水化物	塩分	エネルギー量点数
13.1g	**3.7**g	**7.1**点

1本の鶏肉の量は20～40gくらい。皮なしよりも皮つき、野菜入りより野菜なし(肉のみ)のほうが高エネルギー、味つけは塩味でもたれ味でもエネルギーは大差ありません。串焼きが主菜の場合、1人分の適量は4～5本(200～300kcal)。これにアスパラ焼きやピーマン焼き、しいたけ焼きなど野菜のみの串焼き(いずれも約10kcal)を2～3本加えれば栄養バランスが整います。

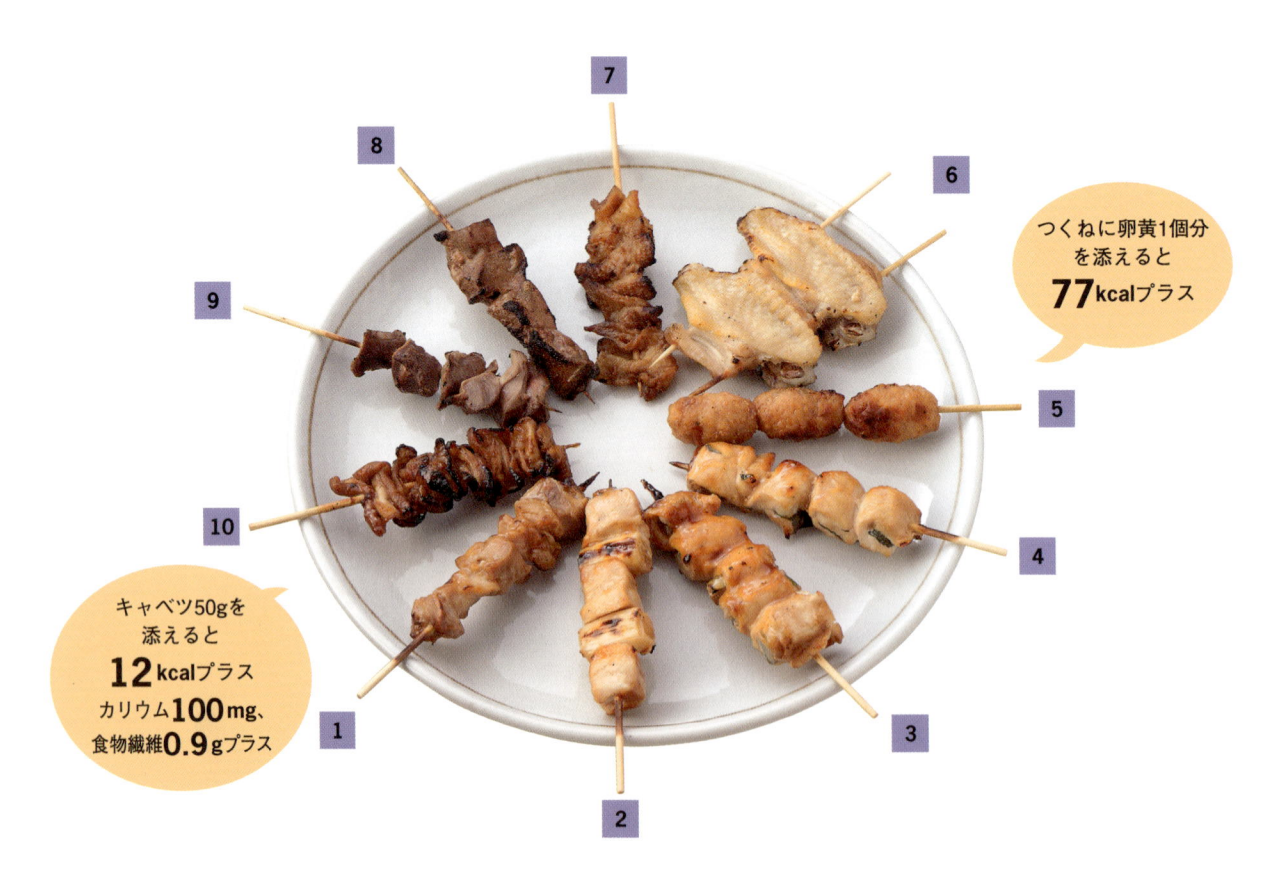

つくねに卵黄1個分を添えると **77**kcalプラス

キャベツ50gを添えると **12**kcalプラス カリウム**100**mg、食物繊維**0.9**gプラス

No.	材料名・重量(概量)	エネルギー	塩分	エネルギー量点数	No.	材料名・重量(概量)	エネルギー	塩分	エネルギー量点数
1	正肉・たれ 30g	64kcal	0.3g	0.8点	6	手羽・塩 60g(正味40g)	84kcal	0.4g	1.1点
2	ねぎま・たれ 45g	53kcal	0.5g	0.7点	7	皮・塩 20g	101kcal	0.2g	1.3点
3	アスパラ巻き・たれ 45g	70kcal	0.5g	0.9点	8	レバー・たれ 35g	44kcal	0.4g	0.5点
4	しそ巻き・たれ 35g	40kcal	0.4g	0.5点	9	砂肝・塩 25g	24kcal	0.2g	0.3点
5	つくね・たれ 40g	64kcal	0.4g	0.8点	10	白もつ・たれ 20g	28kcal	0.3g	0.4点

串焼きのおすすめの選び方

◎低エネルギーでもボリュームがほしい
野菜入りの串や、ホルモン系を選ぶと量のわりにエネルギーが抑えられます。

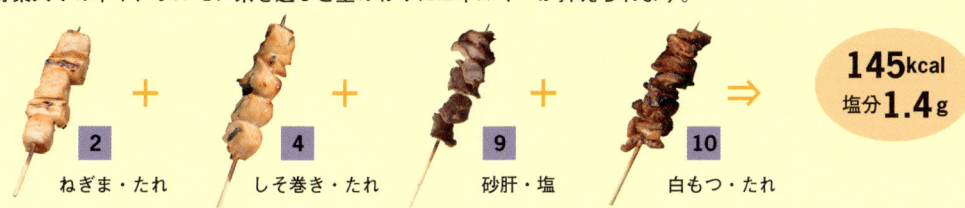

2 ねぎま・たれ ＋ **4** しそ巻き・たれ ＋ **9** 砂肝・塩 ＋ **10** 白もつ・たれ ⇒ **145kcal** 塩分**1.4g**

◎鉄分をとりたい
鉄分をとるならレバーは必須です。野菜と合わせて鉄の吸収率をアップ。

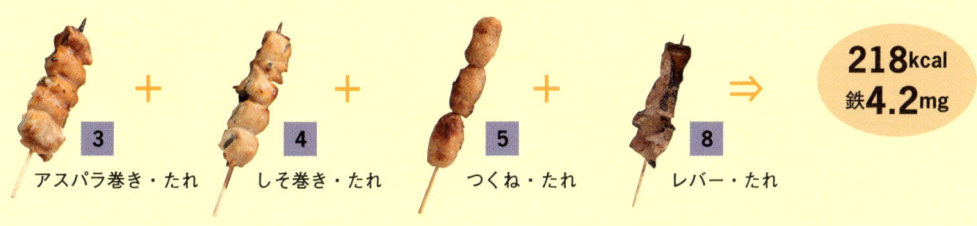

3 アスパラ巻き・たれ ＋ **4** しそ巻き・たれ ＋ **5** つくね・たれ ＋ **8** レバー・たれ ⇒ **218kcal** 鉄**4.2mg**

◎コレステロールを抑えたい
レバーなど内臓類、卵黄はコレステロールが多いので避けましょう。

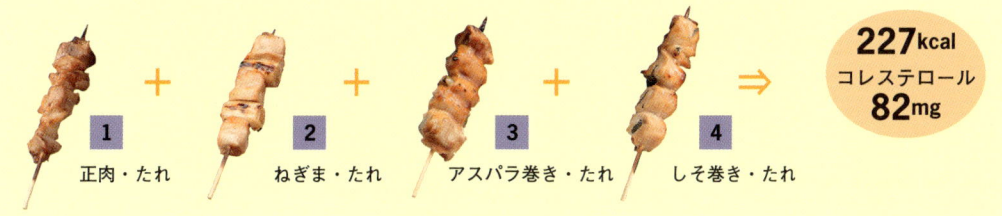

1 正肉・たれ ＋ **2** ねぎま・たれ ＋ **3** アスパラ巻き・たれ ＋ **4** しそ巻き・たれ ⇒ **227kcal** コレステロール**82mg**

野菜の串焼きのデータ

158ページのものは肉中心の串焼きですが、野菜だけの串焼きも組み合わせていっしょに食べると栄養のバランスが整います。オクラやししとうがらしなどの緑黄色野菜の串焼き、エリンギやしいたけなどきのこ類の串焼きのデータを紹介します。いずれも塩少量をふって焼いたものです。

種類	重量	エネルギー	塩分
エリンギ	1本30g	7kcal	0.2g
オクラ	1本30g	9kcal	0.2g
ぎんなん	1本10g	17kcal	0.2g
しいたけ	1本30g	5kcal	0.2g
ししとうがらし	1本30g	8kcal	0.2g
ねぎ	1本30g	8kcal	0.2g
ピーマン	1本30g	7kcal	0.2g

居酒屋

居酒屋

酒の肴はお酒がすすむように濃い味つけのものが多いようです。エネルギーを控えながら、塩分にも気を配りましょう。

おでん盛り合わせ

エネルギー	たんぱく質	脂質
737kcal	47.8g	31.5g
炭水化物	塩分	エネルギー量点数
66.4g	4.5g	9.2点

さつま揚げ、ちくわ、つみれ、はんぺんなどの練り製品はいずれも魚肉加工品なのでたんぱく質源となります。ただし、練り製品はそれ自体に塩分を含み（2～3％）、さらに煮汁を吸うので1食（5個）で約4gの塩分をとることになります。エネルギー量はもちろんですが、塩分量にも気をつけたい料理です。選び方をくふうして、適量食べましょう。

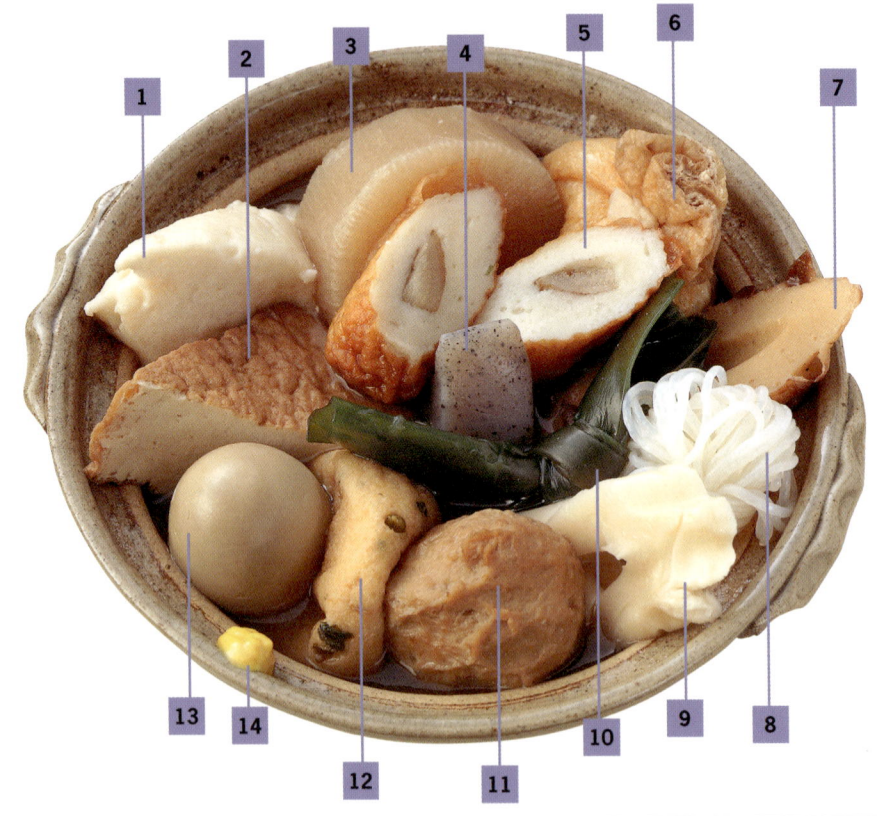

No.	材料名・重量（概量）	エネルギー	塩分	エネルギー量点数	No.	材料名・重量（概量）	エネルギー	塩分	エネルギー量点数
1	はんぺん 35g	36kcal	0.6g	0.5点	8	しらたき 45g	4kcal	0.1g	微量
2	厚揚げ 65g	100kcal	0.2g	1.3点	9	ちくわ麩 25g	44kcal	0.1g	0.6点
3	大根 95g	21kcal	0.3g	0.3点	10	こんぶ 15g	9kcal	0.1g	0.1点
4	こんにゃく 30g	3kcal	0.1g	微量	11	つみれ 50g	57kcal	0.7g	0.7点
5	ごぼう天 45g	55kcal	0.6g	0.7点	12	がんもどき 40g	92kcal	0.2g	1.1点
6	もち入り袋 65g	187kcal	0.2g	2.3点	13	ゆで卵 45g	69kcal	0.3g	0.9点
7	焼きちくわ 45g	54kcal	0.9g	0.7点	14	練りがらし 2g	6kcal	0.1g	0.1点

おでんのおすすめの選び方

◎100kcalくらいまでにするには
副菜の一品として食べたいときには100kcalまでを目安に。

3 大根 + 5 ごぼう天 + 8 しらたき + 10 こんぶ ⇒ **89kcal** 塩分**1.1g**

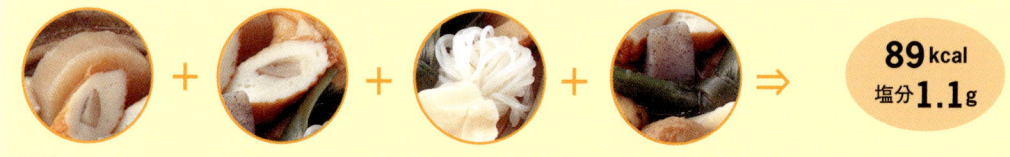

◎350kcal前後にするには
メインとして食べたいときに。主菜と副菜を兼ねられるように、バランスよく組み合わせます。

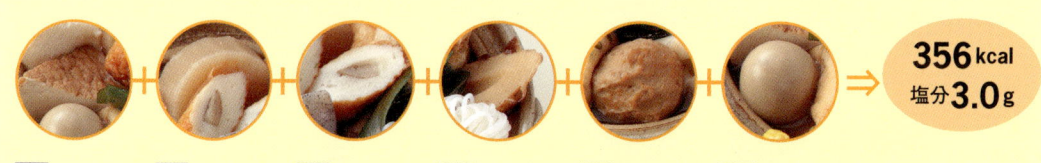

2 厚揚げ + 3 大根 + 5 ごぼう天 + 7 焼きちくわ + 11 つみれ + 13 ゆで卵 ⇒ **356kcal** 塩分**3.0g**

◎低エネルギーでもボリュームがほしい
さつま揚げやごぼう巻きは油揚げしてあるのでエネルギー高め。油揚げしていない具や野菜、こんにゃくを中心に。

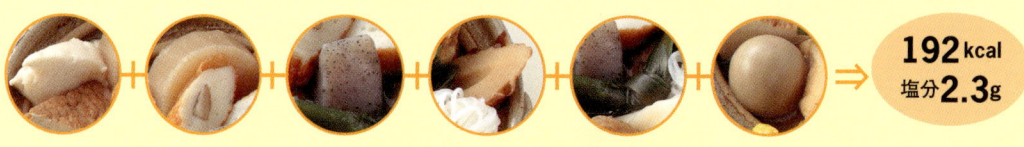

1 はんぺん + 3 大根 + 4 こんにゃく + 7 焼きちくわ + 10 こんぶ + 13 ゆで卵 ⇒ **192kcal** 塩分**2.3g**

居酒屋

コンビニおでんのデータ

おでんはコンビニで人気の定番メニューです。お弁当にプラスして買ったり、軽食として食べたり、手軽に利用できます。具の種類もさまざまです。160ページのおでんの具以外のデータを集めました。地方によって、お店によって具の内容も味つけも異なりますが、参考にしてください。

種類	重量	エネルギー	塩分
ウインナ巻き	1個44g	105kcal	1.0g
ロールキャベツ	1個65g	39kcal	0.3g
牛すじ	1本26g	21kcal	0.5g
さつま揚げ	1個61g	92kcal	1.0g
じゃが芋	1個72g	43kcal	0.3g

コンビニ弁当

バランスの決め手は野菜の量。肉や魚だけでなく、野菜料理もチェックしましょう。ごはんが250g（420kcal）と多いので量を調整します。

のり弁当

エネルギー	たんぱく質	脂質
733kcal	24.5g	21.3g
炭水化物	塩分	エネルギー量点数
105.8g	3.7g	**9.2点**

弁当のごはんは200〜250g（336〜420kcal）と多く、ごはん茶わん軽く1.3〜1.7杯分になります。たんぱく質源はサケ、がんもどき、ウインナなど食品群に偏りがなく少量ずつなので、1食分としては適当です。エネルギーや脂質を控えたい人はコロッケ、塩分は大根の桜漬けや塩ザケで調節しましょう。

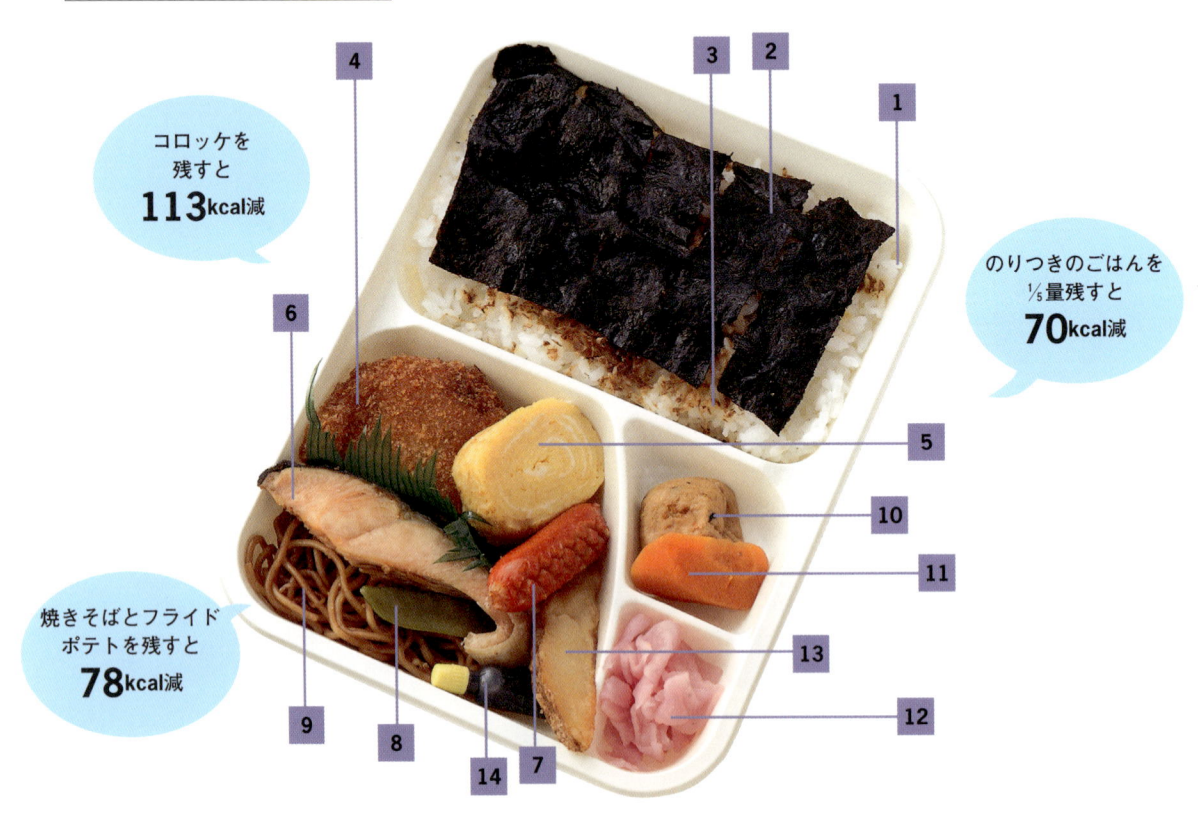

> コロッケを残すと **113kcal減**

> のりつきのごはんを1/5量残すと **70kcal減**

> 焼きそばとフライドポテトを残すと **78kcal減**

No.	材料名・重量（概量）	エネルギー	塩分	エネルギー量点数	No.	材料名・重量（概量）	エネルギー	塩分	エネルギー量点数
1	ごはん 200g	336kcal	0g	4.2点	8	ゆでさやえんどう 2g	1kcal	0g	0点
2	のり 1g	2kcal	0g	0点	9	焼きそば 30g	59kcal	0.8g	0.7点
3	味つきカツオ節 5g	14kcal	0.5g	0.2点	10	がんもどきの煮物 7g	14kcal	0.1g	0.2点
4	コロッケ 44g	113kcal	0.3g	1.4点	11	にんじんの煮物 10g	4kcal	0.1g	微量
5	卵焼き 35g	53kcal	0.4g	0.7点	12	大根の桜漬け 12g	8kcal	0.5g	0.1点
6	塩ザケ 35g	70kcal	0.6g	0.9点	13	フライドポテト 8g	19kcal	0g	0.2点
7	ウインナソーセージ 11g	35kcal	0.2g	0.4点	14	豚カツソース 4g	5kcal	0.2g	0.1点

コンビニ弁当

ごはんを⅓量と焼きそばを残すと **170kcal減**

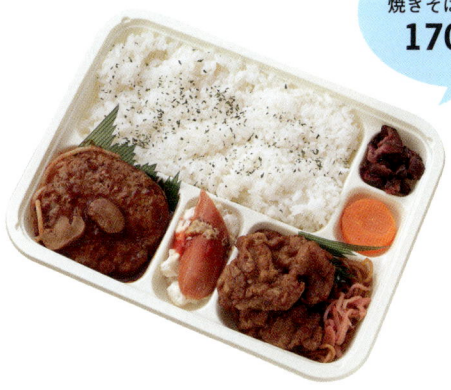

鶏肉のマヨネーズ焼きとスパゲッティを残すと **120kcal減**

ハンバーグ弁当

エネルギー	たんぱく質	脂質
988kcal	32.0g	30.4g
炭水化物	塩分	エネルギー量点数
140.1g	4.4g	12.4点

ごはん　280g…471kcal
ハンバーグ（80g、ソース含め）…190kcal
鶏から揚げ　64g…183kcal
焼きそば　15g…39kcal

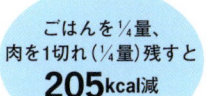

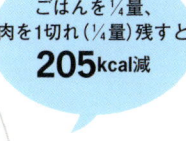

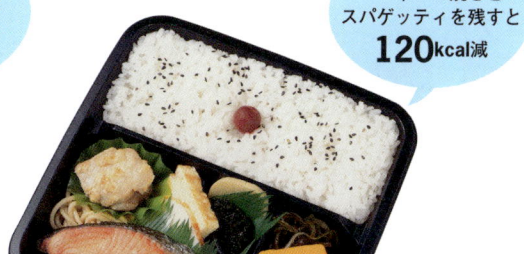

塩ザケ弁当

エネルギー	たんぱく質	脂質
700kcal	29.9g	17.6g
炭水化物	塩分	エネルギー量点数
103.3g	3.6g	8.8点

ごはん　225g…384kcal
紅ザケ　60g…119kcal
鶏肉のマヨネーズ焼き　30g…81kcal
スパゲッティ　20g…39kcal

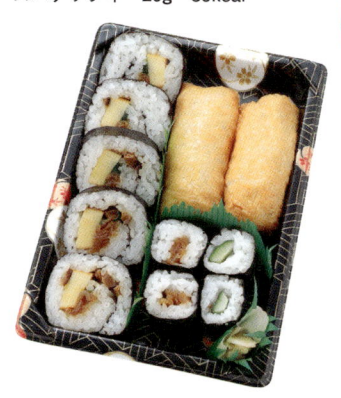

ごはんを¼量、肉を1切れ（¼量）残すと **205kcal減**

太巻き1切れ、いなりずし1個を残すと **167kcal減**

牛カルビ丼

エネルギー	たんぱく質	脂質
822kcal	15.7g	27.0g
炭水化物	塩分	エネルギー量点数
124.1g	3.4g	10.3点

ごはん　300g…504kcal
牛カルビ焼き　65g…317kcal
紅しょうが　5g…1kcal

助六弁当

エネルギー	たんぱく質	脂質
636kcal	15.1g	9.0g
炭水化物	塩分	エネルギー量点数
121.7g	4.5g	8.0点

太巻き　1個57g…73kcal
細巻き・かんぴょう　1個24g…22kcal
細巻き・きゅうり　1個14g…20kcal
いなりずし　1個71g…94kcal

ファストフード

バーガー＋ポテト＋ジュースのセットはたんぱく質や野菜が不足します。ポテトをサラダに、飲み物は牛乳や野菜、果汁100％のものに。

ハンバーガーとチーズバーガーを比べた場合、後者はチーズ（20g）がプラスされている分エネルギーは高くなりますが、カルシウムは期待できる（126mg）のでおすすめです。フライドポテトは店によって多少違いますが、Lサイズ（150g）582kcal、Sサイズ（90g）349kcalです。

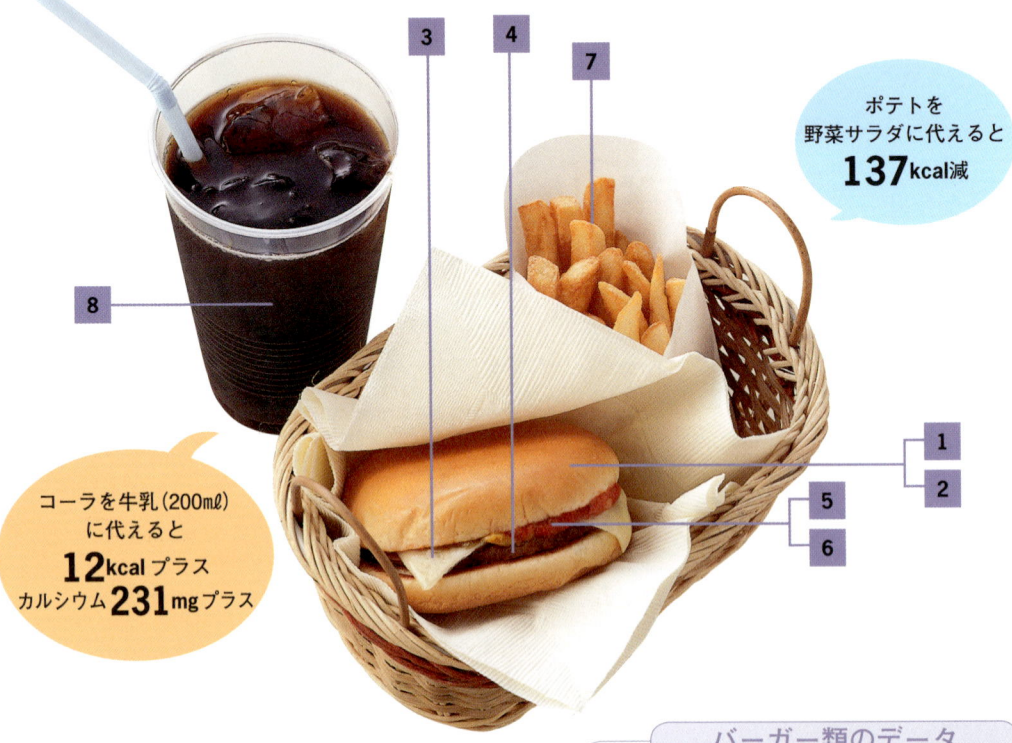

チーズバーガーセット

エネルギー	たんぱく質	脂質
705kcal	17.3g	25.8g
炭水化物	塩分	エネルギー量点数
99.9g	2.5g	8.8点

ポテトを野菜サラダに代えると **137kcal減**

コーラを牛乳（200mℓ）に代えると **12kcal プラス カルシウム231mg プラス**

No.	材料名・重量（概量）	エネルギー	塩分	エネルギー量点数
1	バンズパン　55g	146kcal	0.7g	1.8点
2	バター　4g	30kcal	0.1g	0.4点
3	チーズ　20g	68kcal	0.6g	0.8点
4	ミートパテ　35g	78kcal	0.4g	1.0点
5	ピクルス　7g	5kcal	0.1g	0.1点
6	トマトケチャップ　10g	12kcal	0.3g	0.1点
7	フレンチフライドポテト　75g	237kcal	0.3g	3.0点
8	コーラ（Mサイズ）　280g	129kcal	0g	1.6点

バーガー類のデータ

店によって内容が違うので、データは目安と考えて（※は計算値、それ以外はファストフード店のデータ）。

種類	エネルギー	塩分
ハンバーガー	275kcal	1.5g
チーズバーガー※	309kcal	2.1g
照り焼きバーガー※	412kcal	2.9g
フィッシュバーガー	475kcal	2.0g
照り焼きチキンバーガー	342kcal	2.4g
ダブルチーズバーガー	484kcal	3.2g
ベーコンレタスバーガー	420kcal	2.2g
チキンフィレサンド	467kcal	3.1g

ファストフード

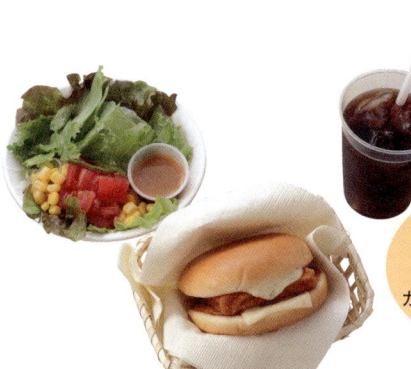

**アイスコーヒーを
アイスオレに代えると
35kcal プラス
カルシウム 57mg プラス**

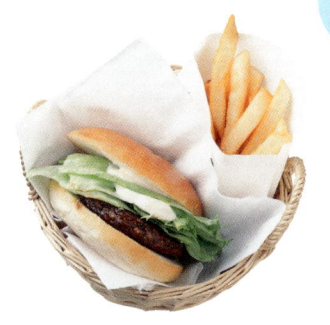

**バーガーの
マヨネーズを半量に
控えると
34kcal 減**

フィッシュバーガーセット

エネルギー	たんぱく質	脂質
613kcal	21.2g	37.2g
炭水化物	塩分	エネルギー量点数
46.6g	2.7g	7.7点

フィッシュバーガー(バンズ55g、フライ85g)…505kcal
サラダ(フレンチドレッシング)　113g…100kcal
アイスコーヒー(Sサイズ)　190g…8kcal

照り焼きバーガーセット

エネルギー	たんぱく質	脂質
631kcal	14.3g	32.5g
炭水化物	塩分	エネルギー量点数
70.7g	3.9g	7.9点

照り焼きバーガー(バンズ55g、照り焼きバーグ50g)…394kcal
フレンチフライドポテト　100g…237kcal

**コーンスープに
代えると
7kcal プラス**

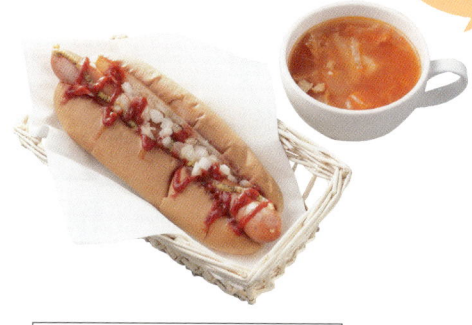

ジャーマンドッグセット

エネルギー	たんぱく質	脂質
458kcal	15.4g	27.0g
炭水化物	塩分	エネルギー量点数
38.6g	0.7g	5.7点

ジャーマンドッグ　約130g…379kcal
ミネストローネ　…79kcal

ドリンクメニューのデータ

安易にカロリーオフの炭酸飲料を選ぶのではなく、栄養のバランスを考えて、牛乳や野菜、果汁ジュースを選びましょう。

種類	エネルギー	塩分
コーヒー　150mℓ (150g)	6kcal	0g
カフェオレ　150mℓ (153g)	40kcal	0.1g
カフェモカ　150mℓ (158g)	54kcal	0.1g
キャラメルモカ　150mℓ (158g)	52kcal	0.1g
バニラシェイク　175g	194kcal	0.2g
野菜ジュース　180g	62kcal	0.1g
牛乳　200mℓ	141kcal	0.2g
オレンジジュース(果汁100%) 200mℓ	84kcal	0g

デザート

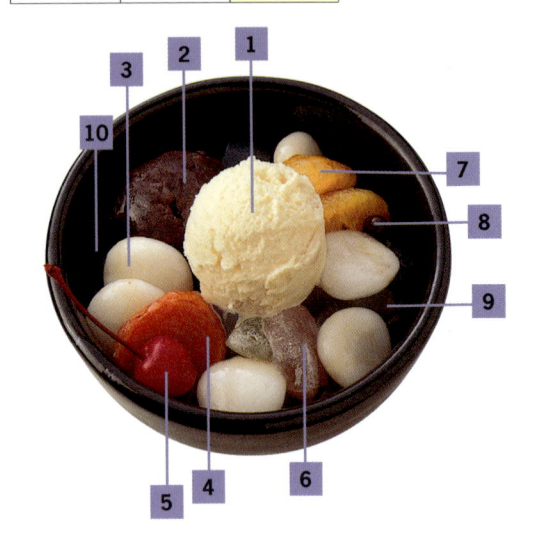

「おやつ」は心の栄養。ただし、エネルギー以外の栄養素は期待できません。おやつを食べたらその分体を動かすように心がけましょう。

かんてんは写真の量（190g）でわずか6kcal。低エネルギーで食物繊維が豊富なのでダイエット中にはうれしい食品です。あんみつはかんてん以外のトッピングの種類や量が増えるにつれてエネルギーは高くなります。

白玉クリームあんみつ

エネルギー	たんぱく質	脂質
289kcal	6.9g	2.9g
炭水化物	塩分	エネルギー量点数
60.1g	0.8g	3.6点

No.	材料名・重量（概量）	エネルギー	塩分	エネルギー量点数
1	アイスクリーム　30g	54kcal	0.1g	0.7点
2	こしあん　30g	47kcal	0g	0.6点
3	白玉　35g	65kcal	0g	0.8点
4	干しあんず　5g	14kcal	0.2g	0.2点
5	さくらんぼ缶詰め　4g	3kcal	0g	0点
6	ぎゅうひ　10g	26kcal	0g	0.3点
7	みかん缶詰め　14g	9kcal	0g	0.1点
8	赤えんどう豆　8g	12kcal	0.1g	0.1点
9	かんてん　190g	6kcal	0g	0.1点
10	黒みつ　大さじ2/3（15g）	53kcal	0.4g	0.7点

生クリームとアイスクリームでごはん茶わん軽く1杯分（1杯130g・211kcal）に相当。エネルギーの約60%（211kcal）を占めるので調整はこれらで行ないましょう。アイスリームは風味の種類によるエネルギーの差はほとんどありませんが、シャーベットならエネルギーは少し低くなります。

No.	材料名・重量（概量）	エネルギー	塩分	エネルギー量点数
1	バナナ　25g	22kcal	0.2g	0.3点
2	チョコレートシロップ　5g	25kcal	0g	0.3点
3	生クリーム（高脂肪タイプ）　20g	84kcal	0g	1.1点
4	コーンフレーク　10g	38kcal	0g	0.5点
5	オレンジシャーベット　30g	38kcal	0.1g	0.5点
6	オレンジ　10g	4kcal	0g	0点
7	アイスクリーム（高脂肪タイプ）　60g	127kcal	0.2g	0.1点
8	グレープフルーツ　20g	8kcal	0.1g	1.6点
9	メロン　15g	6kcal	0.1g	0.1点
10	さくらんぼ　5g	4kcal	0g	0点

フルーツパフェ

エネルギー	たんぱく質	脂質
356kcal	4.6g	16.8g
炭水化物	塩分	エネルギー量点数
47.9g	0.7g	4.5点

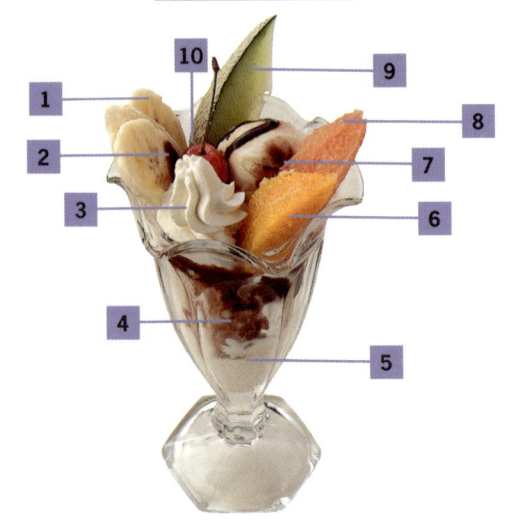

調理で変わる
エネルギー
早わかり

調理のさいに油を使えばその分エネルギーもプラスされます。
「揚げる」「いためる」「(ドレッシングで)あえる」について、
調理前後で変わるエネルギー、使う油の適量を紹介します。
また、エネルギーダウンに効果的な
油抜き(ゆでる)の効果についても調べました。

揚げる

1 揚げ物の吸油率

「揚げる」はエネルギーの変化がもっとも大きい調理法です。油揚げすると素材の水分が外に出て、その分油を吸収するため、エネルギーが高くなります。調理で実際にどのくらい油を吸っているか、目安を知っておくとエネルギー調整に便利です。

傾向として、吸油量(率)の多いものは以下の①～④の場合です。

① 素材の表面積が大きいもの
⇒平たい、小さい、細かい、凹凸があるなど表面積が大きくなると油に触れる部分が多くなるため、吸油しやすくなる（171ページ参照）。また、衣がつくものは素材の表面積が大きくなるとその分つく衣の量も増え、吸油も多くなる。

② 水分が多いもの
⇒油揚げするさい、含まれる水分が油と交換されるため、水分が多いほど吸油が多くなる。

③ 衣がついたもの、衣が厚いもの
⇒素材のまわりに衣がついた分表面積が大きくなるため、吸油が多くなる。一般に、から揚げ＜天ぷら＜フライの順に吸油量が大きくなる。

④ 古い油で揚げたもの
⇒古い油は粘度が高いため、揚げたときに油ぎれが悪く、吸油が多くなる。

ただし、素揚げやから揚げでは脂質の多い材料を揚げた場合、揚げ調理中にその脂質が揚げ油に溶出するため、実際の吸油量(率)は少なかったり、マイナス吸油（脂質の溶出＞吸油量）になることもあります（169ページから揚げ参照）。天ぷらやフライでは衣が厚いため、脂質の溶出は少ないと考えられます。

★吸油量、吸油分のエネルギーの求め方

吸油量(g)
＝素材の重量(g)[1]×吸油率(%)[2]

吸油分のエネルギー(kcal)
＝吸油量(g)×9.21(kcal)[3]

[1] から揚げや天ぷら、フライの場合は衣をつける前の重量
[2] 素材によって異なる。169～171ページの吸油率を参照。
[3] 植物油1gあたりのエネルギー

★揚げ物のエネルギーの求め方

揚げ物のエネルギー(kcal)
＝素材のエネルギー
＋衣のエネルギー[4]
＋吸油分のエネルギー

[4] 衣は素材の重量に対して。衣の量(%)は、169～170ページを参照。

おことわり

169～171ページの吸油量(率)は、実験値です。素材の種類や状態、家庭での調理条件によって吸油量(率)は異なります。素材ごとの吸油率は『調理のためのベーシックデータ　第4版』（女子栄養大学出版部）を参照してください。

揚げる

なすの素揚げ
なすはがくを除き、160度の揚げ油で2分揚げる。

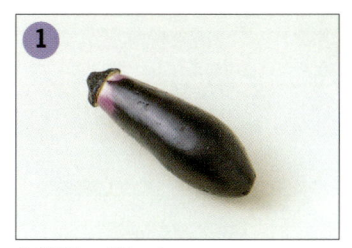

1 なす 75g・17kcal

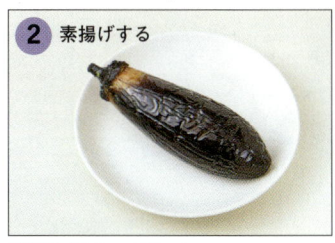

↓

2 素揚げする
吸油量 10.3g・95kcal

吸油率 **14**%

なすの素揚げ
（なす＋吸油分）112kcal

鶏から揚げ（鶏もも肉・皮つき）
鶏肉は5等分して下味（しょうゆ1：酒1）に15分つけ、余分な水けをふきとってかたくり粉をまぶす。170度の揚げ油で5分揚げる。

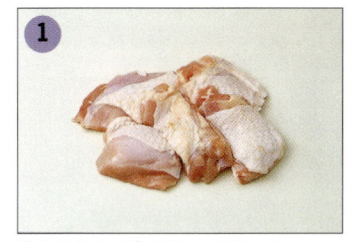

1 鶏もも皮つき肉 200g・400kcal

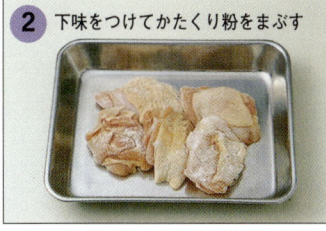

↓

2 下味をつけてかたくり粉をまぶす
衣（かたくり粉）9.8g・32kcal

素材（鶏もも肉200g）に対して 衣 **5**%

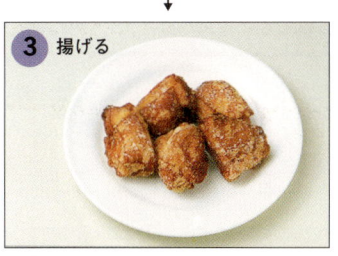

↓

3 揚げる
吸油量 −8.4g・−77kcal

吸油率 **-4**%

鶏もも肉の唐揚げ
（鶏もも肉＋衣＋吸油分）355kcal

エビの天ぷら
衣は小麦粉100g、卵60g、水140gの割合で調整したものを使用。180度の揚げ油で1分30秒〜2分揚げる。

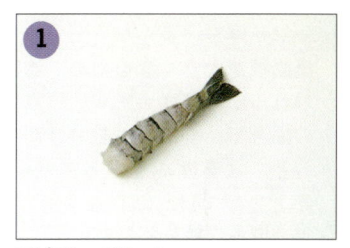

1 エビ 25g・24kcal

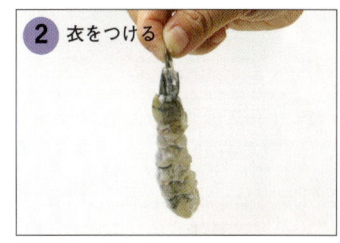

↓

2 衣をつける
衣 10.5g・16kcal

素材（エビ25g）に対して 衣 **42**%

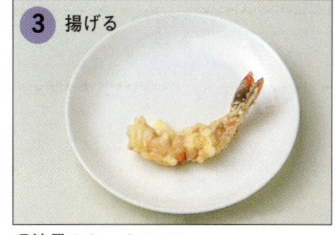

↓

3 揚げる
吸油量 2.6g・24kcal

吸油率 **10**%

エビの天ぷら
（エビ＋衣＋吸油分）64kcal

揚げる

2 衣が厚くなると吸油率は高くなる

衣が厚く、多くなるとその分表面積が大きくなるため、油に触れる部分も増えます。豚カツの場合で、普通に衣をつけたものと、衣を厚くしたもの（粉と卵を2度づけ、パン粉多め）で吸油率を比較してみました。

豚カツ（豚ロース肉）

豚ロース肉100gは筋切りをし、塩0.5g（0.5％）、こしょうをふる。パン粉は生タイプを使用。170度の揚げ油で4分揚げる。
衣の厚さが「厚め」の場合は、小麦粉と卵を2度づけし、パン粉も多めにつける。

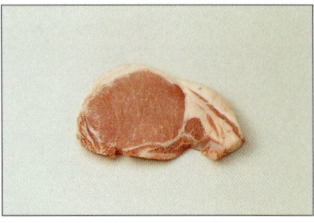

豚ロース肉 100g・263kcal

衣の厚さ…普通

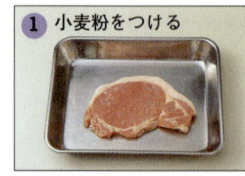

① 小麦粉をつける
小麦粉 2.9g・11kcal
素材（豚ロース肉100g）に対して 小麦粉 **3**％

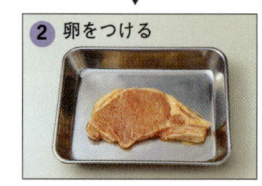

② 卵をつける
卵 7.9g・12kcal
素材（豚ロース肉100g）に対して 卵 **8**％

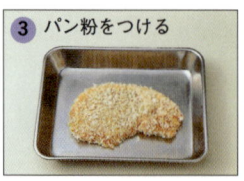

③ パン粉をつける
パン粉 15.0g・42kcal
素材（豚ロース肉100g）に対して パン粉 **15**％

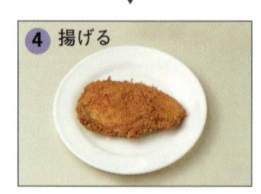

④ 揚げる
吸油量 12.6g・116kcal
吸油率 **13**％

豚カツ
（豚ロース肉＋衣＋吸油分）444kcal

衣の厚さ…厚め（2度づけ）

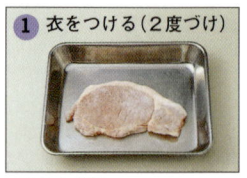

① 衣をつける（2度づけ）
衣をつける小麦粉 7.4g・27kcal
素材（豚ロース肉100g）に対して 小麦粉 **7**％

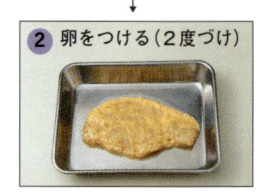

② 卵をつける（2度づけ）
卵 15.5g・23kcal
素材（豚ロース肉100g）に対して 卵 **16**％

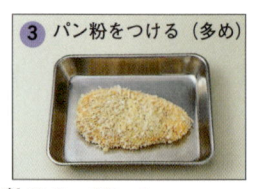

③ パン粉をつける（多め）
パン粉 23.7g・66kcal
素材（豚ロース肉100g）に対して パン粉 **24**％

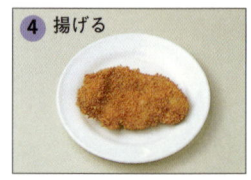

④ 揚げる
吸油量 20.5g・189kcal
吸油率 **21**％

豚カツ
（豚ロース肉＋衣＋吸油分）568kcal

3 素材の切り方でも吸油率が変わる

　1つのものを細かく小さく切れば表面積が大きくなります。油に触れる部分が増えるため、吸油率が大きくなるのです。じゃが芋の素揚げの場合、切り方によって吸油率がどう変化するか調べてみました。

皮つき4つ割り
皮つきのまま4等分する。

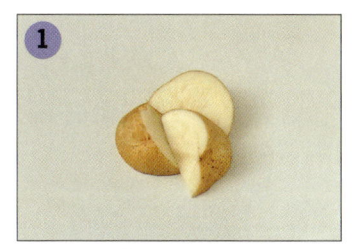

① 皮つき4つ割り 50g・38kcal

↓

② 揚げる
吸油量 1.0g・9kcal

吸油率 2%

皮つきじゃが芋の素揚げ
47kcal

せん切り
皮を除き、5㎜角5㎝長さに切る。

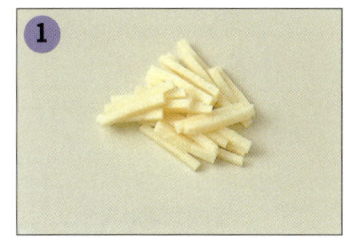

① せん切り 50g・38kcal

↓

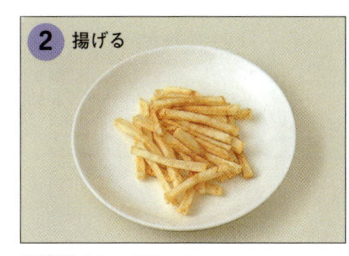

② 揚げる
吸油量 3.0g・28kcal

吸油率 6%

せん切りじゃが芋の素揚げ
66kcal

細いせん切り
皮を除き、1.5㎜角5㎝長さに切る。

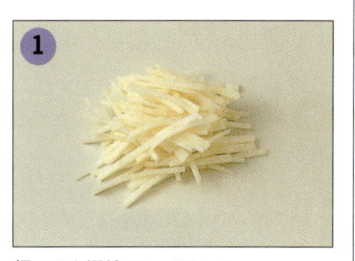

① 細いせん切り 50g・38kcal

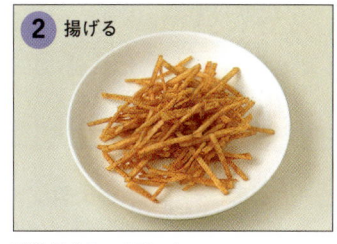

↓

② 揚げる
吸油量 9.5g・87kcal

吸油率 19%

細いせん切りじゃが芋の素揚げ
125kcal

揚げる

いためる

1 野菜いために使う油の量、口に入る量

ほどよく油のまわったおいしいいため物を作るには油の使用量が重要な条件で、油の適量は野菜の種類や切り方によって異なります。ほうれん草のような油が付着しやすいしなやかな野菜ほど使用量は少なく、ピーマンのような肉厚で油が付着しにくい野菜ほど使用量は多くなります。材料の切り方は、せん切りのように切り方が細かくなるほど表面積が大きくなり油に接する面が多いため、熱がまわりやすく、油は少ない使用量で仕上がります。

いため物は使った油がすべて口に入るわけではないので、使用する油の適量とともに、実際に口に入る油の量を調べてみました。作るさい、食べるさいの参考にしてください。

※調理には直径32cmの鉄製中華なべを使用。火力は全開で1分30秒加熱する。

しなやかで吸油しやすい野菜（ほうれん草）

ほうれん草200gは4～5cm長さに切る。

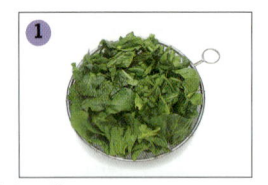

① ほうれん草 200g・40kcal

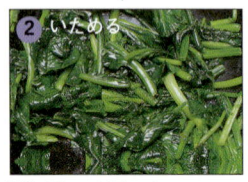

② いためる
いため油 16g・147kcal

油使用量（素材に対して） **8%**

↓

③ でき上がり
口に入る油の量　13.6g・125kcal

油摂取量（使った油に対して） **85%**

ほうれん草のいため物
（ほうれん草＋口に入る油）165kcal

かたく、肉厚で吸油されにくい野菜（ピーマン乱切り）

ピーマン200gは1つを4等分くらいの乱切りにする。

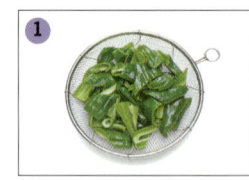

① ピーマン 200g・44kcal

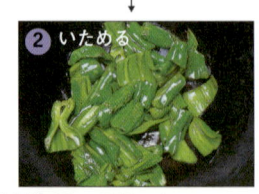

② いためる
いため油 30g・276kcal

油使用量（素材に対して） **15%**

↓

③ でき上がり
口に入る油の量　15.8g・146kcal

油摂取量（使った油に対して） **53%**

ピーマンのいため物
（ピーマン＋口に入る油）190kcal

細かく刻んだ表面積が大きい野菜（ピーマンせん切り）

ピーマン200gは縦半分に切り、縦のせん切りにする。

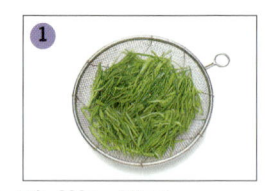

① ピーマン 200g・44kcal

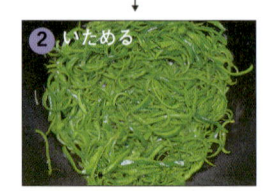

② いためる
いため油 16g・147kcal

油使用量（素材に対して） **8%**

↓

③ でき上がり
口に入る油の量　10.2g・94kcal

油摂取量（使った油に対して） **64%**

ピーマンのいため物
（ピーマン＋口に入る油）138kcal

2 なべの材質で変わる油の使用量

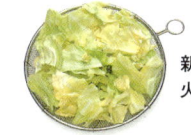

フッ素樹脂加工されているなべは、鉄製なべに比べて油の使用量が少なくてよいのが特徴です。鉄製なべで作るのと同じ仕上がりにしたい場合、フッ素樹脂加工なべの油の使用量は前者の半分が目安。油を引かなかったり、少なすぎると熱がまわらず、逆に多すぎると油っぽくなるのは鉄製なべと同じです。使うなべの材質によって油の使用量を変えることが料理をおいしくするポイントです。

新キャベツ200g（5cm角切り）。
火力は全開で1分30秒加熱。

直径30cmの鉄製北京なべ
いため油　16g・147kcal
油使用量（素材に対して）　**8%**

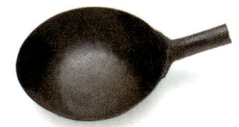

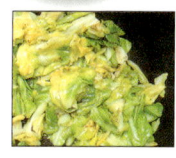

直径28cmのフッ素樹脂加工のいためなべ
いため油　8g・74kcal
油使用量（素材に対して）　**4%**

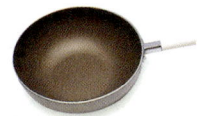

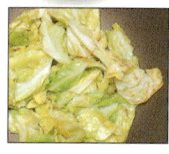

3 なべの形で変わる油の使用量

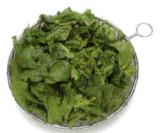

中華なべには独特のカーブがあって材料がなべ肌に触れやすく、熱がまわるのにも、材料を混ぜるのにもつごうがよいものです。そのためいため油もむだなく使え、使用量も最低量ですみます。一方、フライパンは深さがないために材料があふれそうでいためにくいうえ、なべ肌に触れる面積が小さいため、少量の油では均一に仕上がりません。同じ仕上がりにするには、中華なべよりも多くの油が必要になります。

ほうれん草200g（4〜5cm長さに切る）。
火力は全開で1分30秒加熱。

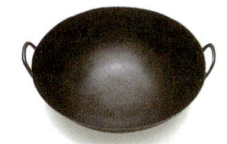

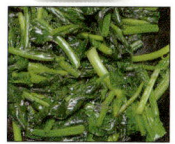

直径32cmの中華なべ
いため油　16g・147kcal
油使用量（素材に対して）　**8%**

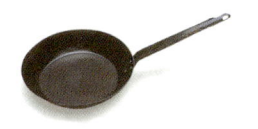

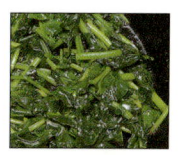

直径26cmのフライパン
いため油　20g・184kcal
油使用量（素材に対して）　**10%**

いためる

あえる

サラダのドレッシングの油はどのくらい口に入るか

サラダを食べたとき、食べ終わった器にドレッシングが残ることがあります。野菜から出る水分もありますが、使ったドレッシングがすべて野菜にからみつくわけではないのです。これは、ドレッシングの油脂と酢が分離しやすいため、食べるときに分離した酢とともに油も器に残るためです。

実際に口に入るドレッシングの量はどのくらいか知るために、野菜につく油の付着量(摂取率)を調べてみました。使用するドレッシングの量は一般においしいとされる野菜の重量の15%としました。

凹凸があってかさのある野菜（レタス）

レタス100gは3cm角にちぎり、氷水に5分放してから水けをきり、ふきんで水けをふきとる。

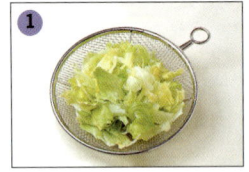

① レタス100g・12kcal
↓
② ドレッシングであえる
ドレッシング15g・89kcal
（うち油脂量9.5g・87kcal）
↓
③ 実際に口に入る油脂量
8.4g・77kcal

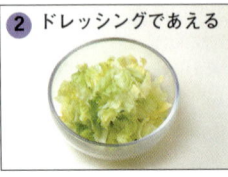

油摂取量（使った油に対して） 88%

材料の表面積が大きいほどドレッシングの油はつきますが、レタスのように表面に不定形の凹凸が多くかさがあると、表面積のわりに付着量が少なくなります。

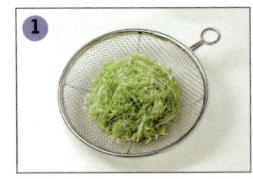

細かく刻んだ切り口の多い野菜（キャベツせん切り）

キャベツ100gはせん切りにし、氷水に5分放してから水けをきり、ふきんで水けをふきとる。

① キャベツ100g・23kcal
↓
② ドレッシングであえる
ドレッシング15g・89kcal
（うち油脂量9.5g・87kcal）
↓
③ 実際に口に入る油脂量
9.5g・87kcal

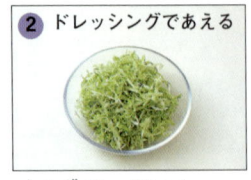

油摂取量（使った油に対して） 100%

せん切りのように細かく刻んで切り口が多くなると表面積が相当大きくなるため、ドレッシングの油は付着しやすくなり、使用した量のほぼ全量が付着します。

切り口が平らで表面積が小さい野菜（トマト輪切り）

トマト100gは3～4mm厚さの輪切りにする。

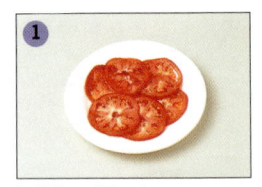

① トマト100g・19kcal
↓
② ドレッシングであえる
ドレッシング15g・89kcal
（うち油脂量9.5g・87kcal）
↓
③ 実際に口に入る油脂量
3.6g・33kcal

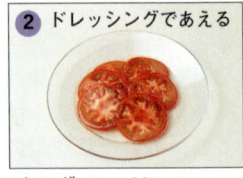

油摂取量（使った油に対して） 38%

切り口が平らで表面積が小さいので、付着量は少なくなります。そのうえトマトは水分が多く切り口がぬれているため、ドレッシングが流れやすくなります。

あえる

使用したドレッシング

サラダ油と米酢を容量比1:2で調整。100gあたりでサラダ油63.1g、米酢35.1g、塩1.7gを撹拌する。これを材料重量の15%（15g・89kcal）用いた。

ゆでてしんなりした野菜
（ゆでキャベツ）

キャベツは1cm幅5cm長さのリボン状に切り、重量の10倍のゆで湯（塩1%）で1分ゆで、ざるにあげてさます。これを100g計量する。

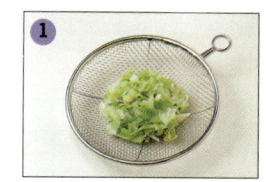

① ゆでキャベツ 100g・20kcal

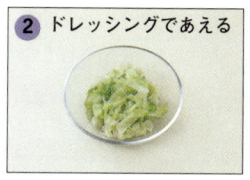

↓

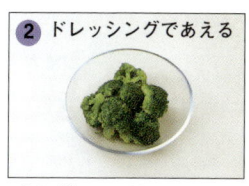

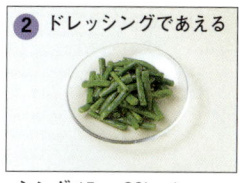

② ドレッシングであえる

ドレッシング 15g・89kcal
（うち油脂量 9.5g・87kcal）

↓

③ 実際に口に入る油脂量
8.3g・76kcal

油摂取量（使った油に対して） **87%**

生野菜よりもゆで野菜のほうがドレッシングは付着しやすくなります。ゆでキャベツの場合は切り方が変わっても（表面積が変わっても）付着量に大きな差はありません。

ごつごつした花野菜
（ゆでブロッコリー）

ブロッコリーは小房（約10g）に分け、重量の10倍のゆで湯（塩1%）で4分ゆで、ざるにあげ、水をかけてさます。これを100g計量する。

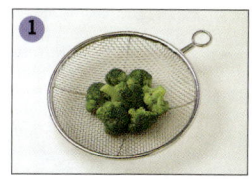

① ゆでブロッコリー 100g・27kcal

↓

② ドレッシングであえる

ドレッシング 15g・89kcal
（うち油脂量 9.5g・87kcal）

↓

③ 実際に口に入る油脂量
7.0g・65kcal

油摂取量（使った油に対して） **74%**

ブロッコリーのように形がごつごつした野菜はドレッシングが流れて付着しにくいようですが、ゆでてあり、花らいの部分が表面積を大きくするのである程度の量は付着します。

凹凸の少ない野菜
（ゆでさやいんげん）

さやいんげんは長さを半分に切り、重量の10倍のゆで湯（塩1%）で5分ゆで、ざるにあげ、水をかけてさます。これを100g計量する。

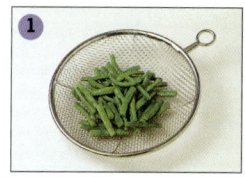

① ゆでさやいんげん 100g・26kcal

↓

② ドレッシングであえる

ドレッシング 15g・89kcal
（うち油脂量 9.5g・87kcal）

↓

③ 実際に口に入る油脂量
3.8g・35kcal

油摂取量（使った油に対して） **40%**

さやいんげんは表面に凹凸が少なくなめらかなので、ドレッシングが流れやすく付着しにくくなります。ゆでグリーンアスパラガスの場合もほぼ同じ傾向です。

175

ゆでる

油で揚げた食品の「油抜き」の効果

　油揚げや生揚げ、がんもどきなど、油で揚げた食品はそのまま調理するよりも熱湯をかけたり、ゆでたりして下処理（油抜き）をすると表面や内部に浸透した油が溶け出し、でき上がりのエネルギーをいくらか減らすことができます。中でも油揚げのように薄く、脂質の含有量の多い食品では、油抜きの効果が大きくなります。

　生揚げやがんもどきのように厚みがあって、脂質量がそれほど多くないものでも、油抜きすることで脂質はいくらか減少します。

	油揚げ 1枚約20g・78kcal	生揚げ 1枚約190g・287kcal	がんもどき 1枚約110g・256kcal
①油抜きしない	脂質 6.6g（33.1％） **78** kcal	脂質 21.5g（11.3％） **287** kcal	脂質 19.6g（17.8％） **256** kcal
②熱湯をかける 材料を盆ざるにのせ、湯1ℓを表裏にまわしかける。	脂質 5.7g（28.2％） **69** kcal	脂質 20.0g（10.5％） **272** kcal	脂質 18.7g（17.0％） **248** kcal
③ゆでる 湯1ℓ中で2分ゆで、盆ざるにとって水けをきる。	脂質 4.5g（22.3％） **58** kcal	脂質 19.8g（10.4％） **270** kcal	脂質 18.5g（16.8％） **246** kcal

食品のエネルギー早わかり索引

10〜146ページで掲載した食品の総索引です。
まずは、下記の項目索引から食品の種類のページを検索し、探したい食品をひいてください。

- 飲料（アルコール飲料）────── 177ページ
- 飲料（コーヒー・紅茶）────── 178ページ
- 飲料（ソフトドリンク）────── 178ページ
- 飲料（乳製品）────── 178ページ
- 飲料（ノンアルコール飲料）── 178ページ
- 海藻 ────── 178ページ
- 菓子 ────── 178ページ
- 果物 ────── 179ページ
- ごはん・もち ────── 180ページ
- 魚・魚加工品 ────── 180ページ
- 砂糖・甘味料 ────── 181ページ
- シリアル ────── 181ページ
- 種実（ナッツ） ────── 181ページ
- 卵 ────── 181ページ
- 珍味 ────── 181ページ
- 肉・肉加工品 ────── 181ページ
- 乳製品 ────── 182ページ
- パン ────── 182ページ
- 豆・豆製品 ────── 183ページ
- マヨネーズ・ドレッシング・ソース ── 183ページ
- めん・カップめん・袋めん ── 183ページ
- 野菜・芋・きのこ ────── 184ページ
- 油脂 ────── 184ページ
- 冷凍食品 ────── 184ページ
- レトルト食品 ────── 185ページ

	飲料（アルコール飲料）	ページ
あ	赤ワイン・グラス	86
	赤ワイン・びん	86
	アサヒオフ　（アサヒビール）	82
	アサヒ Slat グレープフルーツサワー　（アサヒビール）	84
	アサヒスタイルフリー（アサヒビール）	82
う	ウイスキー・シングル	87
	ウイスキー・ダブル	87
	ウォッカ	87
	梅酒ロック	92
か	カルーアミルク	90
き	キール	90
	キリン 濃い味〈糖質0〉（キリンビール）	82
	キリン 氷結グレープフルーツ（キリンビール）	84
	キリン本搾りチューハイレモン　（キリンビール）	84
	金麦　（サントリー）	82
く	グラスホッパー	90
さ	サイドカー	90
	サッポロ 極ZERO（サッポロビール）	83
	サッポロ 北海道生搾り（サッポロビール）	82
	サッポロ 麦とホップ The gold　（サッポロビール）	83
	サントリー 烏龍チューハイ（サントリー）	84
し	ジャックローズ	90
	紹興酒	87
	焼酎	92
	焼酎・お湯割り梅干し入り	92
	焼酎・ソーダ割り	92
	白ワイン・グラス	86
	白ワイン・びん	86
	ジン	87
	シンガポールスリング	90
	ジンフィズ	91
す	スクリュードライバー	91
	スプモニ	91
た	ダイキリ	91

	淡麗グリーンラベル （キリンビール）	82
と	トリス　ハイボール缶 （サントリー）	85
に	日本酒・一合	88
	日本酒・一升びん	88
	日本酒・お猪口	88
	日本酒・吟醸酒	89
	日本酒・グラス小	88
	日本酒・コップ	88
	日本酒・純米吟醸酒	89
	日本酒・純米酒	89
	日本酒・上撰酒	89
	日本酒・とっくり	88
	日本酒・本醸造酒	89
	日本酒・四合びん	88
は	バカルディ モヒート （サッポロビール）	85
	発泡酒	81
ひ	ビール・大びん	80
	ビール・黒	81
	ビール・小びん	80
	ビール・ジョッキ小	80
	ビール・ジョッキ大	80
	ビール・ジョッキ中	80
	ビール・淡色	81
	ビール・中びん	80
	ビール・ハーフ＆ハーフ	81
ふ	ブランデー	87
ま	-196℃ストロングゼロ〈ダブルシークヮーサー〉（サントリー）	84
	-196℃ 無糖クリア 〈レモン＆ライム〉（サントリー）	84
み	ミモザ	91
も	モスコミュール	91
ろ	ロゼワイン・グラス	86
	ロゼワイン・びん	86

飲料（コーヒー・紅茶）		ページ
か	カフェオレ	78
こ	紅茶・砂糖入り	79
	紅茶・砂糖・ミルク入り	79
	紅茶・砂糖・レモン入り	79
	紅茶・ストレート（無糖）	79
	紅茶・ミルク入り	79

	コーヒー・クリーム入り	78
	コーヒー・砂糖入り	78
	コーヒー・砂糖・クリーム入り	78
	コーヒー・ブラック	78
	ココア	78
に	乳飲料・コーヒー	94
ろ	ロイヤルミルクティー	79

飲料（ソフトドリンク）		ページ
お	オレンジ 30％果汁入り清涼飲料	76
	オロナミンCドリンク（大塚製薬）	75
か	カゴメ野菜ジュース食塩無添加（カゴメ）	77
き	キリン ウコンとしじみ 900個分のオルニチン （キリンビバレッジ）	75
く	グレープフルーツストレートジュース	76
こ	小岩井　無添加野菜31種の野菜100％（キリンビバレッジ）	77
	小岩井　無添加野菜32種の野菜と果実（キリンビバレッジ）	77
	コーラ	74
	コーラ・ゼロ	74
さ	サイダー	74
し	植物性乳酸菌ラブレα（カゴメ）	75
	ジンジャーエール	74
た	炭酸飲料・果実色（無果汁）	74
と	トニックウォーター	74
	トマトジュース（食塩無添加）	77
ふ	ファイブミニ（大塚製薬）	75
ほ	ポカリスエット（大塚製薬）	75
	ポカリスエットイオンウォーター （大塚製薬）	75
み	みかん20％果汁入り清涼飲料	76
	みかん50％果汁飲料	76
	みかんストレートジュース	76
や	野菜一日これ一本（カゴメ）	77
	野菜生活100 オリジナル（カゴメ）	77
り	りんごストレートジュース	76

飲料（乳製品）		ページ
て	低脂肪乳	94
に	乳飲料・コーヒー	94
	乳酸菌飲料・殺菌乳製品・希釈タイプ	94
の	濃厚乳	94
	飲むヨーグルト	95
	飲むヨーグルト・低糖タイプ	95
ふ	普通牛乳	94
む	無脂肪乳	94

飲料（ノンアルコール飲料）		ページ
あ	アサヒゼロカク ファジーネーブルテイスト （アサヒビール）	85
	アサヒドライゼロ（アサヒビール）	83
き	キリン ゼロハイシチリア産レモン （キリンビール）	85
	キリンフリー （キリンビール）	83
さ	サッポロ プレミアム アルコールフリー （サッポロビール）	83
	サントリーオールフリー（サントリー）	83
す	すっきり果実のZERO グレープフルーツ（サッポロビール）	85
の	のんある気分〈ジンライムテイスト〉（サントリー）	85

海藻		ページ
あ	味つけのり	141
か	カットわかめ	141
と	とろろこんぶ	141
な	長ひじき	141
や	焼きのり	141
ゆ	湯通し塩蔵わかめ・塩抜き	141

菓子		ページ
あ	アーモンドチョコレート	66
	アイスクリーム・普通脂肪	59
	アイスミルク	59
	揚げせんべい	68
	アップルパイ	54
	あんドーナツ	18
	あんパン	18

	あんまん	18
い	芋かりんとう	68
う	ウエハース	60
お	おこし	68
	おはぎ	56
か	カール　チーズあじ　(明治)	64
	柿の種ピーナッツ入り	68
	柏もち	56
	カスタードプディング	58
	カステラ	56
	かた焼きせんべい・ごま	68
	かた焼きせんべい・ざらめ	68
	かた焼きせんべい・しょうゆ	69
	かっぱえびせん　(カルビー)	64
	ガトーレーズンサンド	60
	歌舞伎揚げ	69
	カラムーチョチップス ホットチリ味　(湖池屋)	62
	かりんとう・黒	69
	カロリーコントロールアイス〈バニラ〉(江崎グリコ)	59
き	キシリトールキャンディ(袋)〈ライムミント〉(ロッテ)	67
	キャラメル	67
く	串団子・あん	56
	串団子・しょうゆ	56
	くずもち	56
	クラッカー・オイルスプレー	64
	クラッカー・ソーダ	64
	クリームサンドクラッカー	60
	クリームサンドココアクッキー	60
	クリームパン	18
	クレームブリュレ	54
こ	コーヒーゼリー	58
さ	サブレ	60
	サラダせんべい（うす焼きせんべい）	69
し	シフォンケーキ	54
	シャーベット	59
	Jagabee　うす塩味 (カルビー)	63
	じゃがりこ　サラダ (カルビー)	63
	ジャムパン	18

	シュークリーム	54
	ショートケーキ	54
す	スコーン　和風バーベキュー味　(湖池屋)	64
そ	そのまんまポテト　しお味 (ヤマザキナビスコ)	63
	ソフトビスケット	60
ち	チーザ　カマンベールチーズ (江崎グリコ)	64
	チップスターS　うすしお味 (ヤマザキナビスコ)	62
	チョココロネ	18
	チョコフレーク	66
	チョコレートケーキ	54
	チョコレートケーキ	61
	チョコレート効果72% (明治)	67
	チョコレートコーティングクッキー	61
	チョコレートチップス入りクッキー	61
	チョコレートプレッツェル	66
て	デニッシュペストリー	19
と	ドーナツ・ケーキタイプ	19
	どら焼き	57
	トリュフ（ミルクチョコレート）	66
	ドンタコス　チリタコス味 (湖池屋)	65
な	南部せんべい・ごま入り	69
ね	練り切り	57
は	ハードビスケット	61
	バームクーヘン	55
	パイ	61
ひ	ピザポテト　(カルビー)	62
	ビターチョコレート	66
ふ	ぶどうパン	19
	プリッツ　サラダ (江崎グリコ)	65
	プリン・小	58
	フルーツゼリー	58
	フローズンヨーグルト	59
へ	ベジップス　さつまいもとかぼちゃ　(カルビー)	65

	ベジップス　玉ねぎ　かぼちゃ　じゃがいも　(カルビー)	65
ほ	ホットケーキ	55
	ポップナウ　しおバター味 (湖池屋)	65
	ポテトチップス　うすしお味　(カルビー)	62
	ポテトチップス　コンソメパンチ　(カルビー)	62
	ポテトチップス　のり塩 (湖池屋)	62
	ポテのん　リッチコンソメ (湖池屋)	63
ま	マシュマロ	67
	豆入りかきもち	69
	豆大福	57
み	水ようかん	57
	ミルクゼリー	58
	ミルクチョコレート	66
	ミルフィーユ	55
む	蒸しパン	19
	蒸しまんじゅう	57
め	メロンパン	19
も	もなか	57
	モンブラン	55
や	焼きチーズケーキ	55
ら	ラカント　カロリーゼロ飴 いちごミルク味　(サラヤ)	67
	ラカント　カロリーゼロ飴 ヨーグルト味　(サラヤ)	67
	ラクトアイス・普通脂肪	59
	ラングドシャ	61
わ	ワッフル・カスタードクリーム入り	55

果物		ページ
あ	アボカド	144
い	いちご	144
お	オレンジ	144
き	キウイフルーツ	144
く	グレープフルーツ	144
さ	さくらんぼ・缶詰め	143
し	渋抜き柿	144
す	すいか	145
な	梨	145

は	パイナップル・缶詰め	143
	バナナ	145
	パパイヤ	145
ひ	びわ・缶詰め	143
ふ	ぶどう・巨峰	145
	ぶどう・デラウエア	145
ほ	干しあんず	142
	干しいちじく	142
	干し柿	142
	干しバナナ	142
	干しぶどう	142
	干しプルーン	142
ま	マンゴー	146
み	みかん・缶詰め	143
	みかん・普通	146
め	メロン	146
も	桃	146
	桃・缶詰め	143
よ	洋梨	146
	洋梨・缶詰め	143
り	りんご	146

ごはん・もち　　ページ

あ	アヲハタ白がゆ（キユーピー）	33
	アヲハタ玉子がゆ（キユーピー）	33
う	梅がゆ（味の素）	33
お	おかゆ	10
	おにぎり	11
	おにぎり・大	11
か	かきもち・ごま入り	13
き	切りもち	13
	切りもち・小	13
く	草もち	13
	栗おこわ	12
こ	ごはん・大盛り	10
	ごはん・カレーライス用	10
	ごはん・小盛り	10
	ごはん・どんぶり飯	10
	ごはん・普通盛り	10
	五目ごはん	12
	五目チャーハン	36
	五目ちらしずし	12
す	すし飯・いなりずし	11

	すし飯・軍艦巻き	11
	すし飯・ちらしずし	11
	すし飯・にぎりずし	11
せ	赤飯	12
ち	チキンライス	36
	中華ちまき	36
と	ドリア	37
は	バターライス	12
ひ	ピラフ	37
ま	丸もち	13
	丸もち・小	13
や	焼きおにぎり	37

魚・魚加工品　　ページ

あ	アカガイ	122
	アサリ	120
	アジ	116
	アジ	122
	アマエビ	121
	アマエビ	122
	アユ（養殖）	116
い	イカ	122
	イカ・薫製	72
	イカ（スルメイカ）	121
	イカ天	72
	イカフライ	38
	イクラ	129
	イサキ	116
	イワシ・オイルサーディン	127
	イワシ・つみれ	128
	イワシ・ぬか漬け	125
	イワシ・水煮	127
う	ウナギ・かば焼き	127
え	エビフライ	38
お	お弁当にGood！　えびチリくん。（ニチレイフーズ）	40
か	カキ	120
	カキフライ	38
	カジキ	118
	カツオ（秋どり）	122
	カップに入ったエビのグラタン（味の素冷凍食品）	40
	カマス	116
	カレイ	117
	カンパチ	122

き	キス	117
	キチジ	117
	キャビア	129
	ギンダラ	118
	ギンダラ・粕漬け	125
	キンメダイ	118
	キンメダイ・粕漬け	125
こ	小アジ	116
	子持ちカレイ	118
さ	さきイカ	72
	サケ	118
	さつま揚げ・小判	128
	さつま揚げ・ごぼう巻き	128
	さつま揚げ・野菜入り	128
	サバ	118
	サバ・塩サバ	124
	サバ・水煮	127
	サバ・みそ煮	127
	サワラ	119
	サワラ・みそ漬け	125
	サンマ	117
	サンマ・かば焼き	127
	サンマ・開き干し	124
し	塩ザケ・辛口	124
	シジミ	120
	シシャモ・生干し（輸入品）	124
	白身魚フライ	38
す	スズキ	119
	ズワイガニ・足	121
た	タイ（養殖）	123
	タコ・ゆで	121
	タチウオ	119
	伊達巻	128
	タラ	119
	タラコ	129
	タラバガニ・足	121
ち	チーズ入りタラ	72
つ	ツナ・油漬け	126
	ツナ・油控えめ	126
	ツナ・水煮	126
	粒ウニ	129
に	ニジマス	117
ね	練りウニ	129
は	バカガイ貝柱	120
	ハマグリ	120

	ハマチ	123
ひ	ヒラメ（養殖）	123
ふ	ブラックタイガー	121
	ブリ（天然）	119
ほ	ホタテ貝	120
	ホタテ貝柱	123
	ホタテ貝柱・味つき	72
ま	マアジ・開き干し	124
	マイワシ	116
	マイワシ・丸干し	124
	マグロ・赤身	123
	マグロ・トロ	123
	マグロ・フレーク味つけ	126
	マダイ（養殖）	117
	マナガツオ	119
	マナガツオ・みそ漬け	125
む	ムツ・粕漬け	125
め	明太子	129
や	焼きちくわ・中	128
ら	ライトツナ　食塩無添加オイル無添加　（いなば食品）	126

砂糖・甘味料		ページ
あ	アヲハタ　カロリーハーフイチゴジャム　（キユーピー）	49
	あんずジャム・高糖度	48
い	いちごジャム・高糖度	48
お	オレンジマーマレード・高糖度	48
か	角砂糖	50
	ガムシロップ 11 g　（日新製糖）	51
	ガムシロップ　カロリーゼロ　（日新製糖）	51
く	グラニュー糖	50
	黒砂糖	50
こ	コーヒーシュガー	50
	氷砂糖	50
さ	三温糖	50
し	シュガーカット®ゼロ（液体タイプ）（浅田飴）	52
	上白糖	51
た	ダイエットプランカロリーゼロスタンドパック　（日新製糖）	52
ち	チョコレートクリーム	49

は	はちみつ	51
	「パルスイート®」120 g 袋　（味の素）	52
	「パルスイート®　カロリーゼロ」（液体タイプ）350 g ボトル　（味の素）	52
	「パルスイート®　低カロリージャム」　ストロベリー　（味の素）	49
ひ	ピーナッツクリーム	49
	ピーナッツバター	49
ふ	ブルーベリージャム・高糖度	48
	粉糖	51
め	メープルシロップ	51
ら	ラカントS　液状　（サラヤ）	52
	ラカントS　顆粒　（サラヤ）	52
	ラカント　オレンジマーマレード　（サラヤ）	49
り	りんごジャム・高糖度	48

シリアル		ページ
お	オールブラン	21
け	玄米フレーク	21
こ	コーンフレーク	20
	コーンフレーク・多め	20
	コーンフレーク・牛乳入り	20
	コーンフレーク・牛乳入り多め	20
	コーンフレーク・低脂肪牛乳入り	20
	コーンフレーク・ブラウンシュガー	21
	コーンフレーク・ヨーグルトかけ	20
	コーンフロスト	21
ち	チョコフレーク	21
れ	レーズンブラン	21

種実（ナッツ）		ページ
あ	アーモンド・フライ・味つけ	70
か	カシューナッツ・フライ・味つけ	70
こ	小魚アーモンド	70
ち	中国栗・甘栗	70
に	日本栗・甘露煮	70
は	バターピーナッツ	70
ひ	ピスタチオ・いり・味つけ	71

ま	マカダミアナッツ・いり・味つけ	71
	まつ・いり	71
み	ミックスナッツ	71
ら	落花生・いり（殻つき）	71
	落花生・いり（殻なし）	71

卵		ページ
う	うずらの卵	102
	うずらの卵水煮・缶詰め	103
し	塩卵	103
お	温泉卵	103
け	鶏卵・L玉	102
	鶏卵・M玉	102
	鶏卵・M玉・卵黄	102
	鶏卵・M玉・卵白	102
	鶏卵・MS玉	102
た	卵豆腐	103
ひ	ピータン	103

珍味		ページ
い	イカ・薫製	72
	イカ天	72
さ	さきイカ	72
ち	チーズ入りタラ	72
ひ	ビーフジャーキー	72
ほ	ホタテ貝柱・味つき	72

肉・肉加工品		ページ
あ	合びき肉・豚30％牛70％	111
	合びき肉・豚50％牛50％	111
	合びき肉・豚70％牛30％	111
	あらびきソーセージ	114
う	ウインナソーセージ	114
お	お弁当あらびきジューシーハンバーグ　（味の素冷凍食品）	40
	お弁当にGood！　やわらか酢豚　（ニチレイフーズ）	40
か	鴨肉	111
き	牛肩ロース・脂身つき・薄切り	104
	牛肩ロース・脂身つき・ブロック	104
	牛サーロイン・脂身つき・薄切り	104

	牛サーロイン・脂身つき・ステーキ用	104
	牛すね	105
	牛タン・薄切り	105
	牛肉大和煮・缶詰め	115
	牛バラ・脂身つき・薄切り	104
	牛バラ・脂身つき・ブロック	104
	牛ひき肉・赤身	110
	牛ひき肉・普通	110
	牛ヒレ・ステーキ用	105
	牛もも・脂身つき・薄切り	105
	牛もも・脂身なし・ステーキ用	105
	牛レバー・薄切り	105
	ギョウザ	39
く	串カツ	38
こ	コンビーフ	115
さ	サラミソーセージ	114
し	シューマイ	39
	ショルダーハム	112
	ショルダーベーコン・薄切り・小	113
ち	チキンナゲット	39
と	鶏ささ身	108
	鶏砂肝	109
	鶏手羽先	109
	鶏手羽・チューリップ	109
	鶏手羽元	109
	鶏ひき肉	110
	鶏ひき肉・ささ身	110
	鶏胸・皮つき	108
	鶏胸・皮なし	108
	鶏もも・皮つき	108
	鶏もも・皮なし	108
	鶏もも・骨つき	108
	鶏レバー	109
な	生ソーセージ	114
	生ハム・促成	112
に	ニューコンミート	115
ひ	ビーフジャーキー	72
ぶ	豚肩ロース・脂身つき・薄切り	106
	豚肩ロース・脂身つき・ブロック	106
	豚スペアリブ	107

	豚バラ・脂身つき・薄切り	106
	豚バラ・脂身つき・ブロック	106
	豚ひき肉・赤身	110
	豚ひき肉・普通	110
	豚ヒレ・ブロック	107
	豚マメ（腎臓）	107
	豚もも・脂身つき・薄切り	106
	豚もも・脂身つき・ブロック	106
	豚レバー・薄切り	107
	豚ロース・脂身つき・厚切り	107
	豚ロース・脂身つき・薄切り	107
	フランクフルトソーセージ	114
へ	ベーコン・薄切り	113
	ベーコン・ブロック	113
ほ	ホットドッグ用ソーセージ	114
	ボロニアソーセージ	115
	ボンレスハム・薄切り	112
め	メンチカツ	39
や	焼き豚・厚切り	113
	焼き豚・薄切り	113
	やわらか若鶏から揚げ(ボリュームパック)　(味の素冷凍食品)	40
ら	ラム・スライス	111
	ラム・チョップ	111
れ	レバーソーセージ	115
	レバーペースト	115
ろ	ローストビーフ	113
	ロースハム	112
	ロースハム・厚切り	112
	ロースハム・薄切り	112

乳製品		ページ
え	エダムチーズ	98
	エバミルク（無糖練乳）	97
か	カテージチーズ	98
	カマンベールチーズ	98
き	キユーピーソース倶楽部 ホワイトソース（キユーピー）	97
く	クリームチーズ	98
	クリーム・乳脂肪	96
	クリーム・乳脂肪・植物性脂肪	96
こ	ゴーダチーズ	98
	コーヒーホワイトナー・液状・低脂肪	96

	コーヒーホワイトナー・液状・乳脂肪	96
	コーヒーホワイトナー・粉末状・植物性脂肪	97
	コンデンスミルク（加糖練乳）	97
さ	サワークリーム	97
す	スキムミルク	97
	スティックチーズ	100
	スモークチーズ	100
	スライスチーズ	100
	スライスチーズ・低脂肪	100
ち	チーズスプレッド	100
	チェダーチーズ	98
て	低脂肪乳	94
な	ナチュラルチーズ・クッキング用	99
に	乳飲料・コーヒー	94
	乳酸菌飲料・殺菌乳製品・希釈タイプ	94
の	濃厚乳	94
	飲むヨーグルト	95
	飲むヨーグルト・低糖タイプ	95
は	パルメザンチーズ	99
	パルメザンチーズ・粉	99
ふ	普通牛乳	94
	ブルーチーズ	99
	プロセスチーズ	100
ほ	ホイップクリーム・植物性脂肪	96
	ホイップクリーム・乳脂肪	96
む	無脂肪乳	94
も	モッツァレラチーズ	99
	モッツァレラチーズ・水牛	99
よ	ヨーグルト・加糖	95
	ヨーグルト・低糖低脂肪	95
	ヨーグルト・無脂肪	95
	ヨーグルト・無糖	95

パン		ページ
あ	あんドーナツ	18
	あんパン	18
	あんまん	18
い	イングリッシュマフィン	15
か	カレーパン	16
く	クリームパン	18

	くるみカマンベール	16
	クロワッサン	15
こ	コーンマヨネーズパン	16
さ	サンドイッチ・卵	17
	サンドイッチ・チキンカツ	17
	サンドイッチ・ツナ	17
	サンドイッチ・野菜	17
し	ジャムパン	18
	食パン 4 枚切り	14
	食パン 6 枚切り	14
	食パン 8 枚切り	14
	食パン 12 枚切り	14
ち	チーズフランス	16
	チョココロネ	18
つ	ツナロール	16
て	デニッシュペストリー	19
と	ドーナツ・ケーキタイプ	19
に	肉まん	19
は	バンズパン（ハンバーガー用）	15
	ハンバーガー	16
ふ	ぶどう食パン	14
	ぶどうパン	19
	フランスパン	15
へ	ベーグル	15
	ベーコンエピ	17
む	蒸しパン	19
め	メロンパン	19
や	焼きそばロール	17
ら	ライ麦パン	14
ろ	ロールパン	15

豆・豆製品		ページ
あ	油揚げ	131
う	うぐいす豆	132
お	おから	131
	おぼろ豆腐	130
か	がんもどき	131
き	絹ごし豆腐	130
	きんとき豆	132
く	黒豆	132
こ	凍り豆腐	130
	こんぶ豆	132
し	充てん豆腐	130
	白きんとき豆	132
な	納豆	131

	生揚げ	131
も	もめん豆腐	130
や	焼き豆腐	130
ゆ	ゆであずき・缶詰め	132
	湯葉（干し）	131

マヨネーズ・ドレッシング・ソース		ページ
き	キユーピー味わいすっきり 塩ごまドレッシング （キユーピー）	46
	キユーピーシーザーサラダドレッシング （キユーピー）	46
	キユーピーソース倶楽部 ホワイトソース （キユーピー）	97
	キユーピーハーフ （キユーピー）	45
	キユーピー深煎りごまドレッシング （キユーピー）	46
	キユーピー和風醤油ごま入ドレッシング （キユーピー）	46
さ	サウザンドアイランドドレッシング	46
た	タルタルソース	45
ち	中華風ドレッシング	46
に	日清ドレッシングダイエットうまくち和風 （日清オイリオ）	47
	日清ドレッシングダイエットまろやかごま風味 （日清オイリオ）	47
ひ	ピュアセレクト®コクうま®65パーセントカロリーカット （味の素）	45
ふ	フレンチドレッシング・乳化型	47
	フレンチドレッシング・分離型	47
ま	マヨネーズ・全卵型	45
	マヨネーズ・卵黄型	45
り	リケンのノンオイル 青じそ （理研ビタミン）	47
	リケンのノンオイル 中華ごま （理研ビタミン）	47

めん・カップめん・袋めん		ページ
う	うどん・ゆで	22
	うどん・ゆで大盛り	22
か	カップヌードル （日清食品）	24

	カップヌードル ビッグ （日清食品）	24
	カップヌードル ミニ （日清食品）	24
す	スパゲティ・ゆで	23
そ	そうめん・ゆで	22
	そば・ゆで	22
	そば・ゆで大盛り	22
た	だしの旨みで減塩 鶏炊きうどん （エースコック）	26
ち	チキンラーメン （日清食品）	25
	中華めん・ゆで	23
	中華めん・ゆで大盛り	23
に	日清 Spa 王 ナポリタン （日清食品）	28
	日清 Spa 王 ミートソース （日清食品）	28
	日清のどん兵衛 きつねうどん （日清食品）	26
	日清のどん兵衛 きつねうどんミニ （日清食品）	26
	日清のどん兵衛 天ぷらそば （日清食品）	26
	日清のどん兵衛 特盛きつねうどん （日清食品）	26
	日清のどん兵衛 特盛天ぷらそば （日清食品）	26
	日清のどん兵衛 生うどん食感昆布の旨みつゆ付 （日清食品）	27
	日清のどん兵衛 生そば食感鰹の旨みつゆ付 （日清食品）	27
	日清焼そば プチU.F.O. （日清食品）	28
	日清焼そば U.F.O （日清食品）	28
の	飲み干す一杯 担担麺 （エースコック）	24
	ノンフライわかめラーメンしょうゆ （エースコック）	25
ひ	冷や麦・ゆで	22
ふ	フェトチーネ・ゆで	23
	（袋）ワンタンメン （エースコック）	25
ま	マカロニ・ゆで	23

マ	マルちゃん正麺　うどん（東洋水産）	27
	マルちゃん正麺　カレーうどん　（東洋水産）	27
	マルちゃん正麺　塩味（東洋水産）	25
	マルちゃん正麺　醤油味（東洋水産）	25
	マルちゃん正麺　味噌味（東洋水産）	25
み	明星一平ちゃん　しょうゆ味　（明星食品）	24
	明星一平ちゃん　夜店の焼そば　（明星食品）	28
	明星一平ちゃん　夜店の焼そば　塩だれ味（明星食品）	28
	明星　沖縄そば　（明星食品）	27
	明星　究麺　ちゃんぽん（明星食品）	27
	明星 Quick 1 チキンコンソメ　（明星食品）	24
ら	ラザニア・ゆで	23

野菜・芋・きのこ		ページ
い	板こんにゃく・製粉	139
	板こんにゃく・生芋	139
え	枝豆	136
	えのきたけ	140
お	オクラ	134
か	かぶ	136
	かぼちゃ	134
	乾燥マッシュポテト	138
き	キャベツ	136
	きゅうり	136
こ	ごぼう	136
	小松菜	134
さ	さつま芋	138
	さつま芋・蒸し切り干し	138
	里芋	138
	さやえんどう	134
し	ししとうがらし	134
	じゃが芋・男爵	138
	じゃが芋・メークイン	138
	春菊	134
	しらたき	139

す	スイートコーン	136
た	大根	137
	大豆もやし	137
	玉ねぎ	137
と	トマト	135
な	長芋	139
	なす	137
	生しいたけ	140
	なめこ	140
に	にら	135
	にんじん	135
ひ	ピーマン	135
ふ	ぶなしめじ	140
	フレンチフライドポテト	39
	ブロッコリー	135
ほ	ほうれん草	135
	干ししいたけ	140
ま	まいたけ	140
や	大和芋	139
れ	レタス	137
	れんこん	137

油脂		ページ
お	オリーブ油	44
き	牛脂（ヘット）	45
	キユーピー味わいすっきり　塩ごまドレッシング　（キユーピー）	46
	キユーピーシーザーサラダドレッシング　（キユーピー）	46
	キユーピーハーフ（キユーピー）	45
	キユーピー深煎りごまドレッシング　（キユーピー）	46
	キユーピー和風醤油ごま入ドレッシング　（キユーピー）	46
こ	ごま油	44
さ	サウザンドアイランドドレッシング	46
し	ショートニング	43
た	タルタルソース	45
ち	中華風ドレッシング	46
	調合油	44
と	豚脂（ラード）	44
に	日清炒め油　（日清オイリオ）	44

	日清ドレッシングダイエットうまくち和風　（日清オイリオ）	47
	日清ドレッシングダイエットまろやかごま風味（日清オイリオ）	47
ね	ネオソフト　ハーフ（雪印メグミルク）	43
は	バター	42
	バター・個包装タイプ	42
	バター・食塩不使用	42
	発酵バター	42
ひ	ピュアセレクト®コクうま® 65 パーセントカロリーカット　（味の素）	45
ふ	ファットスプレッド	43
	フレンチドレッシング・乳化型	47
	フレンチドレッシング・分離型	47
へ	ヘルシーリセッタ（日清オイリオ）	44
ま	マーガリン	43
	マーガリン・食塩不使用	43
	マヨネーズ・全卵型	45
	マヨネーズ・卵黄型	45
め	明治チューブでバター 1/3（明治）	42
ゆ	雪印リセッタソフト（雪印メグミルク）	43
れ	レーズンバター	42

冷凍食品		ページ
い	イカフライ	38
え	エビグラタン	36
	エビフライ	38
お	お好み焼き（添付調味料含む）	36
	お弁当あらびきジューシーハンバーグ　（味の素冷凍食品）	40
	お弁当に Good !　えびチリくん。（ニチレイフーズ）	40
	お弁当に Good !　パリパリの春巻　（ニチレイフーズ）	40
	お弁当に Good !　やわらか酢豚　（ニチレイフーズ）	40
か	カキフライ	38

	項目	ページ
	カップに入ったエビのグラタン　（味の素冷凍食品）	40
き	ギョウザ	39
く	串カツ	38
	クリームコロッケ	38
こ	五目チャーハン	36
し	シューマイ	39
	白身魚フライ	38
た	たこ焼き（ソース含む）	36
ち	チキンナゲット	39
	チキンライス	36
	中華ちまき	36
と	ドリア	37
な	ナン	37
ひ	ピザ	37
	ピラフ	37
ふ	フレンチフライドポテト	39
ほ	ポテトコロッケ	39
め	メンチカツ	39
や	焼きおにぎり	37
	やわらか若鶏から揚（ボリュームパック）　（味の素冷凍食品）	40
ら	ラザニア	37

	レトルト食品	ページ
あ	アヲハタ白がゆ（キユーピー）	33
	アヲハタ玉子がゆ（キユーピー）	33
う	梅がゆ（味の素）	33
お	大人むけのパスタ　イベリコ豚の完熟トマトソース（ハインツ）	34
	大人むけのパスタ　熟成ベーコンのナポリタン　（ハインツ）	34
か	咖喱屋カレー〈中辛〉（ハウス食品）	30
	カレー職人　なすとトマトのカレー（中辛）（江崎グリコ）	30
	カレー曜日　中辛（エスビー食品）	30
	完熟トマトのハヤシライスソース　（ハウス食品）	31
き	キユーピーあえるパスタソース　たらこ　（キユーピー）	34
	キユーピーあえるパスタソース　バジル　（キユーピー）	34
	キユーピー　カルボナーラソース　（キユーピー）	34
	キユーピーソース倶楽部　ホワイトソース　（キユーピー）	97
	銀座キーマカリー　（明治）	30
さ	菜彩亭　そぼろ丼（江崎グリコ）	32
し	シチュー屋シチュー〈ビーフ〉（ハウス食品）	31
て	ディナーカレーレトルト中辛　（エスビー食品）	30
と	トマトクリーム　きのことモッツァレラ　（明治）	35
	DONBURI亭　親子丼（江崎グリコ）	32
	DONBURI亭　牛丼（江崎グリコ）	32
	DONBURI亭　中華丼（江崎グリコ）	32
	どんぶり党　牛丼（エスビー食品）	32
は	パスタ倶楽部　ミートソース　（キユーピー）	34
	ぱすた屋〈ミートソース〉（ハウス食品）	35
ひ	100kcal9種の彩り野菜カレー中辛　（エスビー食品）	30
	ビーフカレー LEE　辛さ×10倍（江崎グリコ）	31
へ	紅鮭がゆ（味の素）	33
ほ	ボロネーゼ　なすとモッツァレラ　（明治）	35
	本日の贅沢　黒ハヤシ（エスビー食品）	31
ま	マイサイズ　欧風カレー（大塚食品）	31
	マイサイズ　親子丼（大塚食品）	32
	マイサイズ　チーズリゾットの素　（大塚食品）	33
	マイサイズ　麻婆丼（大塚食品）	33
	まぜるだけのスパゲッティソース　生風味からし明太子　（エスビー食品）	35
	まるごと野菜　なすと完熟トマトのカレー　（明治）	31
よ	予約でいっぱいの店のポモドーロ　（エスビー食品）	35
	予約でいっぱいの店のボンゴレ　（エスビー食品）	35

外食のエネルギー早わかり 料理＆栄養価一覧

148～166ページで紹介した料理についてのくわしい栄養成分値です。いずれも1食分の数値になります。148～166ページの材料別詳細データもこの数値からとっていますが、表示桁に満たないものは四捨五入をしたために、合計の数値と誤差を生じている場合があります。

ページ	料理名／材料名	エネルギー kcal	たんぱく質 g	脂質 g	炭水化物 g	カルシウム mg	リン mg	鉄 mg	ナトリウム mg	カリウム mg	ビタミンA（レチノール当量）μg	ビタミンB1 mg	ビタミンB2 mg	ビタミンE（α-トコフェロール）mg	ビタミンC mg	コレステロール mg	食物繊維 g	塩分（食塩相当量）g	エネルギー量点数 点
	そば・うどん																		
148	天ぷらそば	437	24.3	8.8	64.6	75	392	2.7	2047	602	143	0.20	0.17	2.7	7	103	4.9	5.2	5.5
149	もりそば	284	10.7	2.1	55.8	28	189	1.8	1117	172	5	0.10	0.07	0.1	0	0	3.9	2.8	3.5
149	きつねうどん	443	17.1	11.0	73.5	147	235	2.9	3264	455	135	0.11	0.15	1.5	7	0	3.4	8.4	5.5
149	カレーうどん	677	29.5	29.4	68.6	83	339	2.8	1600	847	216	0.86	0.27	1.6	8	66	6.0	4.1	8.5
149	なべ焼きうどん	464	24.1	8.9	68.2	77	313	1.9	2437	541	199	0.12	0.25	2.5	6	180	3.5	6.3	5.7
	ラーメン																		
150	とんこつラーメン	699	27.3	27.1	83.5	75	395	1.5	2999	795	10	1.01	0.28	0.7	17	48	3.8	7.7	8.8
151	しょうゆラーメン	474	19.8	6.7	82.5	73	296	1.4	2775	676	5	0.62	0.19	0.2	4	12	4.2	7.1	5.9
151	みそラーメン	559	25.4	10.0	91.0	102	357	2.6	2867	783	3	0.75	0.24	0.5	9	18	6.2	7.2	6.9
151	塩ラーメン	470	18.3	8.2	79.6	98	263	1.6	2871	707	175	0.51	0.24	1.3	7	109	5.1	7.3	5.9
151	冷やし中華	592	23.2	16.8	87.1	86	270	2.2	2177	642	68	0.33	0.35	1.4	15	117	7.2	5.6	7.4
	和食																		
152	カツ丼セット	1146	42.2	42.0	142.8	100	532	3.5	2533	932	132	0.91	0.54	2.9	6	306	3.7	6.3	14.3
	カツ丼	1101	38.2	41.0	137.2	60	455	2.2	1228	648	93	0.85	0.47	2.7	4	299	2.3	3.1	13.8
	ぬか漬け	6	0.3	0	1.4	4	12	0	303	97	36	0.04	0.01	0	2	0	0.4	0.7	0
	みそ汁	39	3.7	1.0	4.2	36	65	1.3	1002	187	3	0.02	0.06	0.2	0	7	1.0	2.5	0.5
153	鶏肉の照り焼き定食	689	26.9	25.8	85.5	157	337	4.9	1793	953	140	0.24	0.35	1.8	16	103	4.7	4.6	8.6
	鶏肉の照り焼き	288	17.5	20.5	7.5	20	189	0.8	861	360	44	0.09	0.21	1.1	8	98	0.5	2.2	3.6
	ひじきの五目煮	69	2.6	4.2	7.1	92	34	3.1	244	287	86	0.04	0.07	0.5	0	0	2.9	0.6	0.9
	シジミのみそ汁	24	2.0	0.6	2.9	29	45	0.9	514	154	11	0.04	0.05	0.1	2	5	0.5	1.3	0.2
	かぶのぬか漬け	6	0.3	0	1.2	11	9	0.1	172	100	0	0.05	0.01	0	6	0	0.4	0.4	0.1
	ごはん 180g	302	4.5	0.5	66.8	5	61	0.2	2	52	0	0.04	0.02	0	0	0	0.5	0	3.8
153	カレイの煮付け定食	558	39.0	4.9	87.1	170	491	2.5	2250	1193	203	0.22	0.66	3.2	17	99	3.3	5.6	7.0
	カレイの煮付け	179	28.5	1.8	12.0	67	311	0.4	945	567	7	0.06	0.51	2.1	1	99	0.1	2.4	2.2
	ほうれん草のごまあえ	12	1.0	0.4	1.4	24	23	0.8	121	255	123	0.04	0.08	0.7	12	0	1.0	0.3	0.1
	ぬか漬け	7	0.3	0	1.6	11	10	0.1	333	97	71	0.04	0.01	0	0	0	0.5	0.8	0

ページ	料理名／材料名	エネルギー kcal	たんぱく質 g	脂質 g	炭水化物 g	カルシウム mg	リン mg	鉄 mg	ナトリウム mg	カリウム mg	ビタミンA（レチノール当量）μg	ビタミンB₁ mg	ビタミンB₂ mg	ビタミンE（α-トコフェロール）mg	ビタミンC mg	コレステロール mg	食物繊維 g	塩分（食塩相当量）g	エネルギー量点数点
	豆腐とわかめのみそ汁	58	4.7	2.2	5.3	63	86	1.0	849	222	2	0.04	0.04	0.2	1	0	1.3	2.1	0.7
	ごはん　180g	302	4.5	0.5	66.8	5	61	0.2	2	52	0	0.04	0.02	0	0	0	0.5	0	3.8
153	牛丼セット	832	25.7	22.4	132.1	72	339	2.6	2813	677	7	0.19	0.27	0.5	4	54	2.6	7.1	10.4
	牛丼	782	21.8	20.6	127.1	32	267	1.7	2095	480	5	0.13	0.22	0.4	4	54	1.5	5.3	9.8
	豆腐とわかめのみそ汁	45	3.9	1.8	3.7	36	72	0.8	598	194	2	0.06	0.05	0.1	0	0	0.9	1.5	0.6
	紅しょうが	5	0	0	1.3	4	0	0.1	120	3	0	0	0	0	0	0	0.2	0.3	0.1
153	ウナ重セット	758	32.5	22.3	104.3	172	447	1.8	1646	567	1948	0.86	0.89	5.3	0	273	0.9	4.1	9.5
	ウナ重	737	30.3	21.8	102.5	164	406	1.3	1197	426	1500	0.81	0.79	4.9	0	230	0.8	3.0	9.3
	肝吸い	21	2.2	0.5	1.8	8	41	0.5	449	141	448	0.05	0.10	0.4	0	43	0.1	1.1	0.2

洋食

ページ	料理名／材料名	エネルギー kcal	たんぱく質 g	脂質 g	炭水化物 g	カルシウム mg	リン mg	鉄 mg	ナトリウム mg	カリウム mg	ビタミンA（レチノール当量）μg	ビタミンB₁ mg	ビタミンB₂ mg	ビタミンE（α-トコフェロール）mg	ビタミンC mg	コレステロール mg	食物繊維 g	塩分（食塩相当量）g	エネルギー量点数点
154	ハンバーグセット	731	24.9	26.8	95.4	120	292	3.5	1778	783	287	0.32	0.45	1.2	11	9	2.8	4.4	9.1
	ハンバーグ・つけ合わせ	393	19.1	21.5	31.1	85	198	3.1	1496	619	285	0.26	0.36	1.2	9	9	2.3	3.7	4.9
	コーンスープ	86	2.0	4.8	8.6	30	43	0.2	280	120	2	0.03	0.07	0	2	0	0	0.7	1.0
	ごはん　150g	252	3.8	0.5	55.7	5	51	0.2	2	44	0	0.03	0.02	0	0	0	0.5	0	3.2
155	ミックスフライセット	728	34.2	38.8	58.8	93	434	2.1	1239	849	119	0.23	0.36	6.3	26	204	4.5	3.4	9.1
	ミックスフライ・つけ合わせ	473	28.1	29.8	21.6	76	381	1.5	413	745	67	0.17	0.33	6.0	24	183	2.6	1.3	5.8
	コンソメスープ	13	0.4	0.1	2.7	5	8	0.1	379	35	1	0.01	0	0	2	0	0.3	1.0	0.2
	フランスパン・バター	242	5.7	8.9	34.5	12	45	0.5	447	69	51	0.05	0.03	0.3	0	21	1.6	1.1	3.0
155	ポークソテーセット	883	43.3	51.3	56.6	119	461	2.0	2015	1079	50	1.34	0.45	2.4	34	104	3.0	5.1	11.0
	ポークソテー	564	34.2	38.7	14.5	48	338	1.3	1301	832	45	1.23	0.30	2.1	31	104	1.8	3.3	7.0
	コーンスープ	129	3.0	7.2	12.9	45	65	0.3	420	181	4	0.05	0.11	0	3	0	0	1.1	1.6
	ロールパン	190	6.1	5.4	29.2	26	58	0.4	294	66	1	0.06	0.04	0.3	0	0	1.2	0.7	2.4
155	ビーフシチューセット	655	21.6	45.6	31.6	66	269	2.5	1069	1114	505	0.27	0.35	3.7	39	113	5.5	2.8	8.2
	ビーフシチュー	480	19.0	31.5	21.2	39	212	1.7	596	813	416	0.18	0.26	1.8	21	84	3.0	1.6	6.0
	サラダ	100	2.5	6.0	10.4	25	55	0.8	398	298	38	0.08	0.09	1.7	18	8	25.0	1.0	1.1
	ロールパン・バター	265	6.2	13.5	29.2	28	60	0.4	369	69	52	0.06	0.04	0.5	0	21	1.2	0.9	3.3
155	グラタンセット	628	32.9	32.7	48.2	231	424	1.4	1311	832	170	0.26	0.36	2.1	23	118	4.6	3.3	7.9
	グラタン	526	31.2	26.5	37.5	212	383	1.0	703	585	135	0.19	0.33	0.7	8	118	2.6	1.8	6.6
	サラダ	89	1.3	6.1	8.0	14	33	0.3	212	212	34	0.06	0.03	1.4	13	0	1.7	0.5	1.0
	コンソメスープ	13	0.4	0.1	2.7	5	8	0.1	396	35	1	0.01	0	0	2	0	0.3	1.0	0.2

中国料理

ページ	料理名／材料名	エネルギー kcal	たんぱく質 g	脂質 g	炭水化物 g	カルシウム mg	リン mg	鉄 mg	ナトリウム mg	カリウム mg	ビタミンA（レチノール当量）μg	ビタミンB₁ mg	ビタミンB₂ mg	ビタミンE（α-トコフェロール）mg	ビタミンC mg	コレステロール mg	食物繊維 g	塩分（食塩相当量）g	エネルギー量点数点
156	麻婆豆腐定食	596	25.6	15.6	84.1	247	366	4.0	2149	667	11	0.42	0.33	0.4	3	23	2.9	5.3	7.5

ページ	料理名／材料名	エネルギー kcal	たんぱく質 g	脂質 g	炭水化物 g	カルシウム mg	リン mg	鉄 mg	ナトリウム mg	カリウム mg	ビタミンA（レチノール当量）μg	ビタミンB1 mg	ビタミンB2 mg	ビタミンE（α-トコフェロール）mg	ビタミンC mg	コレステロール mg	食物繊維 g	塩分（食塩相当量）g	エネルギー量点数 点
	麻婆豆腐	232	17.6	14.0	7.6	188	234	2.1	737	331	8	0.32	0.13	0.4	2	23	0.6	1.8	2.9
	スープ	23	2.5	1.0	1.4	25	51	1.1	330	142	3	0.05	0.17	0	1	0	0.8	0.8	0.3
	ザーサイ 20g	5	0.5	0	0.9	28	13	0.6	1080	136	0	0.01	0.01	0	0	0	0.9	2.7	0.1
	ごはん 200g	336	5.0	0.6	74.2	6	68	0	2	58	0	0.04	0.02	0	0	0	0.6	0	4.2
157	レバにら定食	579	25.9	12.2	88.3	90	431	12.0	2605	813	9190	0.39	2.82	2.1	26	176	4.1	6.5	7.2
	レバにらいため	215	17.9	10.6	11.8	31	299	10.0	1193	477	9187	0.29	2.62	2.1	25	176	1.8	3.0	2.7
	スープ	23	2.5	1.0	1.4	25	51	1.0	330	142	3	0.05	0.17	0	1	0	0.8	0.8	0.3
	ザーサイ	5	0.5	0	0.9	28	13	1.0	1080	136	0	0.01	0.01	0	0	0	0.9	2.7	0.1
	ごはん 200g	336	5.0	0.6	74.2	6	68	0	2	58	0	0.04	0.02	0	0	0	0.6	0	4.2
157	中華丼	592	24.8	8.4	101.0	52	332	1.2	1253	564	159	0.31	0.17	1.5	6	175	2.6	3.0	7.4
157	カニ玉	600	28.0	45.6	14.3	106	379	3.1	1388	319	229	0.13	0.71	6.5	3	655	1.1	3.5	7.5
157	点心セット	786	44.3	38.2	63.7	113	548	2.8	1833	1055	78	0.42	0.36	5.0	14	219	3.4	4.7	9.8
	春巻き	285	7.8	19.1	19.8	23	90	0.7	623	340	59	0.20	0.12	2.7	7	12	2.3	1.6	3.6
	シューマイ	277	12.0	14.4	25.2	45	127	1.6	667	276	11	0.16	0.17	0.4	4	47	0.2	1.7	3.5
	エビ蒸しギョーザ	224	24.5	4.7	18.7	45	331	0.5	543	439	8	0.06	0.07	1.9	3	160	0.9	1.4	2.8
居酒屋																			
158	串焼き盛り合わせ	571	50.9	34.0	13.1	43	479	5.7	1438	913	5013	0.43	1.11	1.3	21	409	1.3	3.7	7.1
	正肉・たれ	64	5.0	4.2	1.1	2	51	0.2	132	89	12	0.02	0.06	0.1	1	29	0	0.3	0.8
	ねぎま・たれ	53	3.6	2.8	3.4	10	44	0.2	183	111	8	0.03	0.05	0.1	3	20	0.6	0.5	0.7
	アスパラ巻き・たれ	70	3.2	5.3	2.8	7	44	0.4	179	130	11	0.12	0.07	0.5	5	11	0.5	0.5	0.9
	しそ巻き・たれ	40	7.9	0.3	1.5	6	78	0.1	153	159	19	0.03	0.05	0.1	1	22	0.1	0.4	0.5
	つくね・たれ	64	7.5	2.9	1.7	6	37	0.5	164	113	14	0.04	0.08	0.1	1	26	0.1	0.4	0.8
	手羽・塩	84	7.0	5.8	0	4	40	0.2	147	72	24	0.02	0.04	0.1	1	48	0	0.4	1.1
	皮・塩	101	1.6	10.0	0	1	10	0.1	83	18	24	0	0.01	0.1	0	23	0	0.2	1.3
	レバー・たれ	44	6.8	1.1	1.5	3	109	3.2	172	125	4900	0.13	0.63	0.1	7	130	0.1	0.4	0.5
	砂肝・塩	24	4.6	0.5	0	2	35	0.6	92	58	1	0.02	0.07	0.1	1	50	0	0.2	0.3
	白もつ・たれ	28	3.6	1.0	1.1	2	31	0.3	134	38	1	0.02	0.05	0.1	1	50	0	0.3	0.4
160	おでん盛り合わせ	737	47.8	31.5	66.4	541	582	7.3	1825	843	69	0.23	0.46	2.7	11	233	8.5	4.5	9.2
	はんぺん	36	3.7	0.4	4.4	6	42	0.2	248	62	0	0	0.1	0	0	6	0	0.6	0.5
	厚揚げ	100	7.1	7.3	1.1	156	100	1.7	79	84	0	0.05	0.02	0.5	0	0	0.5	0.2	1.3
	大根	21	0.7	0.1	4.6	24	18	0.2	132	209	0	0.02	0.01	0	9	0	1.6	0.3	0.3
	こんにゃく	3	0.1	0	0.9	13	3	0.1	33	12	0	0	0	0	0	0	0.7	0.1	微量
	ごぼう天	55	4.4	1.3	6.6	27	30	0.4	243	51	0	0.02	0.04	0.2	0	7	0.9	0.6	0.7
	もち入り袋	187	5.8	7.0	24.0	65	85	1.0	78	52	0	0.04	0.02	0.4	0	0	0.8	0.2	2.3

ページ	料理名／材料名	エネルギー kcal	たんぱく質 g	脂質 g	炭水化物 g	カルシウム mg	リン mg	鉄 mg	ナトリウム mg	カリウム mg	ビタミンA (レチノール当量) μg	ビタミンB$_1$ mg	ビタミンB$_2$ mg	ビタミンE (α-トコフェロール) mg	ビタミンC mg	コレステロール mg	食物繊維 g	塩分 (食塩相当量) g	エネルギー量点数 点
	焼きちくわ	54	5.5	0.9	6.1	7	50	0.5	374	43	0	0.02	0.04	0.2	0	11	0	0.9	0.7
	しらたき	4	0.1	0	1.6	34	6	0.2	34	8	0	0	0	0	0	0	1.3	0.1	微量
	ちくわ麩	44	1.8	0.3	8.0	2	9	0.1	30	3	0	0	0.01	0	0	0	0.4	0.1	0.6
	こんぶ	9	0.5	0.1	3.9	45	13	0.5	35	130	6	0.03	0.02	0	0	0	1.7	0.1	0.1
	つみれ	57	6.0	2.2	3.3	30	60	0.5	285	90	0	0.01	0.10	0.1	0	20	0	0.7	0.7
	がんもどき	92	6.1	7.1	0.7	108	81	1.4	92	33	0	0.01	0.02	0.6	0	0	0.6	0.2	1.1
	ゆで卵	69	5.9	4.5	0.4	23	83	0.8	104	62	63	0.03	0.18	0.5	0	189	0	0.3	0.9
	練りがらし	6	0.1	0.3	0.8	1	2	0	58	4	0	0	0	0	0	0	0	0.1	0.1

コンビニ弁当

ページ	料理名／材料名	エネルギー kcal	たんぱく質 g	脂質 g	炭水化物 g	カルシウム mg	リン mg	鉄 mg	ナトリウム mg	カリウム mg	ビタミンA μg	ビタミンB$_1$ mg	ビタミンB$_2$ mg	ビタミンE mg	ビタミンC mg	コレステロール mg	食物繊維 g	塩分 g	エネルギー量点数 点
162	のり弁当	733	24.5	21.3	105.8	84	340	2.3	1477	500	231	0.23	0.27	0.8	14	154	2.4	3.7	9.2
163	ハンバーグ弁当	988	32.0	30.4	140.1	71	359	3.3	1753	613	113	0.28	0.38	1.4	6	77	2.9	4.4	12.4
163	塩ザケ弁当	700	29.9	17.6	103.3	95	372	1.5	1395	837	186	0.23	0.27	2.2	16	133	4.2	3.6	8.8
163	牛カルビ丼	822	15.7	27.0	124.1	38	195	1.5	1310	281	7	0.11	0.13	0.3	1	40	1.3	3.4	10.3
163	助六弁当	636	15.1	9.0	121.7	100	229	1.9	1780	387	82	0.12	0.19	0.5	0	56	3.0	4.5	8.0

ファストフード

ページ	料理名／材料名	エネルギー kcal	たんぱく質 g	脂質 g	炭水化物 g	カルシウム mg	リン mg	鉄 mg	ナトリウム mg	カリウム mg	ビタミンA μg	ビタミンB$_1$ mg	ビタミンB$_2$ mg	ビタミンE mg	ビタミンC mg	コレステロール mg	食物繊維 g	塩分 g	エネルギー量点数 点
164	チーズバーガーセット	705	17.3	25.8	99.9	174	314	2.2	994	857	83	0.24	0.26	2.2	41	24	4.5	2.5	8.8
	チーズバーガー	339	14.1	15.2	35.6	164	235	1.4	869	197	83	0.12	0.20	0.7	1	24	1.4	2.2	4.2
	フレンチフライドポテト	237	2.9	10.6	32.4	4	48	0.8	119	660	0	0.12	0.06	1.5	40	0	3.1	0.3	3.0
	コーラ（Mサイズ）	129	0.3	0	31.9	6	31	0	6	0	0	0	0	0	0	0	0	0	1.6
65	フィッシュバーガーセット	613	21.2	37.2	46.6	158	340	1.4	1100	572	98	0.16	0.25	4.9	7	88	3.2	2.7	7.7
	フィッシュバーガー	505	19.9	29.5	37.8	142	302	1.1	838	271	78	0.11	0.20	3.4	0	88	1.6	2.1	6.3
	サラダ	100	0.9	7.7	7.5	12	25	0.3	260	177	20	0.05	0.03	1.5	7	0	1.6	0.6	1.2
	アイスコーヒー(Sサイズ)	8	0.4	0	1.3	4	13	0	2	124	0	0	0.02	0	0	0	0	0	0.1
65	照り焼きバーガーセット	631	14.3	32.5	70.7	48	174	2.4	1561	892	33	0.23	0.23	3.3	40	23	4.3	3.9	7.9
	照り焼きバーガー	394	11.4	21.9	38.3	44	126	1.6	1169	231	33	0.11	0.17	1.8	0	23	1.2	2.9	4.9
	フレンチフライドポテト	237	2.9	10.6	32.4	4	48	0.8	392	661	0	0.12	0.06	1.5	40	0	3.1	1.0	3.0
65	ジャーマンドッグセット	458	15.4	27.0	38.6	53	231	1.8	1563	608	176	0.34	0.18	2.2	23	47	3.3	0.7	5.7
	ジャーマンドッグ	379	12.7	22.8	30.1	30	166	1.2	930	217	26	0.22	0.12	0.8	7	42	1.2	0.5	4.7
	ミネストローネ	79	2.7	4.2	8.5	23	65	0.6	633	391	150	0.12	0.06	1.4	16	5	2.1	0.2	1.0

デザート

ページ	料理名／材料名	エネルギー kcal	たんぱく質 g	脂質 g	炭水化物 g	カルシウム mg	リン mg	鉄 mg	ナトリウム mg	カリウム mg	ビタミンA μg	ビタミンB$_1$ mg	ビタミンB$_2$ mg	ビタミンE mg	ビタミンC mg	コレステロール mg	食物繊維 g	塩分 g	エネルギー量点数 点
66	白玉クリームあんみつ	289	6.9	2.9	60.1	113	90	2.5	44	344	43	0.26	0.09	0.3	2	16	6.2	0.8	3.6
66	フルーツパフェ	356	4.6	16.8	47.9	113	112	0.4	148	354	131	0.10	0.18	0.4	40	40	1.1	0.7	4.5

正しく計量しましょう
～計量カップ・スプーンの使い方～

●粉末のものを計る

塩や砂糖、小麦粉など粉状のものは、ふんわりともって、すり切り用へらを使って計ります。

①スプーン1杯、カップ1杯を計る（写真a）

ふんわりと山盛りにすくい、すり切り用へらの柄の部分を垂直に立てて端から平らにすり切る。

②スプーン½杯を計る（写真b）

まず①の方法でスプーン1杯を計り、すり切り用へらの曲線部分（各スプーンの大きさに合った曲線部分）を真ん中に垂直に立てて半分を払い除く。スプーン¼杯を計るときは、さらにへらで半量を払い除く。

③スプーン⅓杯、⅔杯を計る（写真c）

まず①の方法でスプーン1杯を計り、すり切り用へらで表面に目安の線をつけて不要な部分を払い除く。

●液体を計る

しょうゆや油などの液体のものは、表面張力で液体が盛り上がるくらいに、内径を満たすように計ります。

①スプーン1杯を計る（写真d）

スプーンを水平に持ち、表面張力で表面が盛り上がるくらいまで液体を注ぎ入れる。

②スプーン½杯を計る（写真e）

スプーンを水平に持ち、深さの⅔まで注ぎ入れるとほぼ½の量になる（スプーンの底の部分がつぼんでいるので、深さの半分よりも心持ち多めに入れる）。

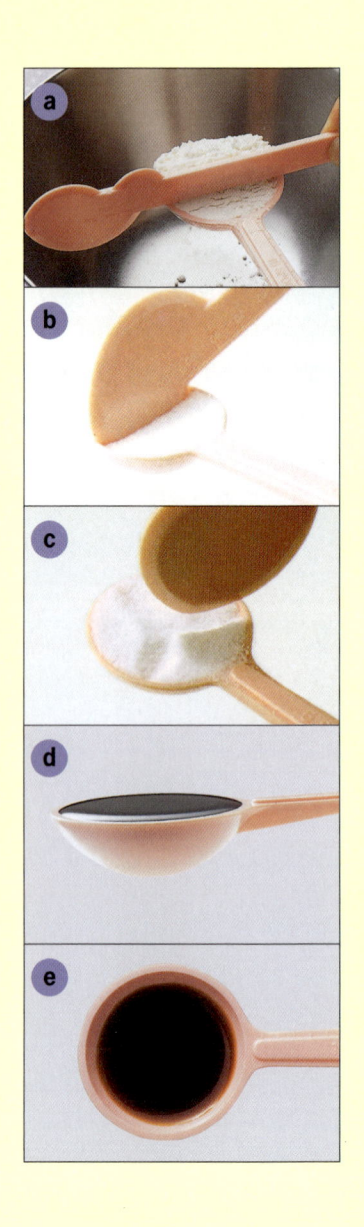

計量カップ・スプーンによる食品の重量とエネルギー

食品	小さじ（5㎖）		大さじ（15㎖）		カップ（200㎖）	
	重量	エネルギー	重量	エネルギー	重量	エネルギー
酢	5g	1 kcal	15g	4 kcal	200g	50 kcal
酒	5	5	15	16	200	218
しょうゆ	6	4	18	13	230	163
みりん	6	14	18	43	230	554
みそ	6	12	18	35	230	442
食塩・精製塩	6	0	18	0	240	0
あら塩（並塩）	5	0	15	0	180	0
上白糖	3	12	9	35	130	499
グラニュー糖	4	15	12	46	180	697
ざらめ	5	19	15	58	200	774
はちみつ	7	21	21	62	280	823
ジャム	7	18	21	54	250	640
小麦粉（薄力粉）	3	11	9	33	110	405
かたくり粉	3	10	9	30	130	429
パン粉	1	4	3	11	40	149
カレー粉	2	8	6	25	80	332
普通牛乳	5	3	15	10	210	141
トマトケチャップ	5	6	15	18	230	274
ウスターソース	6	7	18	21	240	281
マヨネーズ	4	27	12	80	190	1273
粉チーズ	2	10	6	29	90	428
生クリーム（高脂肪）	5	22	15	65	200	866
ごま	3	17	9	52	120	694
油	4	37	12	111	180	1658
バター	4	30	12	89	180	1341
マーガリン	4	30	12	91	180	1364
ラード	4	38	12	113	170	1600
ココア（ピュア）	2	5	6	16	90	244

『調理のためのベーシックデータ　第4版』（女子栄養大学出版部）より

FOOD&COOKING DATA
エネルギー早わかり 第3版

監修・データ作成●牧野直子
撮影●川上隆二　堀口隆志
　　　木村 拓（表紙）　原 務（表紙）
　　　竹内章雄（監修者写真）ほか
ブックデザイン・イラスト●柳本あかね
校正●くすのき舎

実験協力・指導●女子栄養大学調理学研究室
カクテル制作●レストラン松柏軒

1997年12月20日　初版第1刷発行
2001年 7月10日　初版第7刷発行
2001年 9月10日　改訂版第1刷発行
2013年 4月20日　改訂版第24刷発行
2014年 3月10日　第3版第1刷発行

女子栄養大学出版部編

発行者●香川芳子
発行所●女子栄養大学出版部
〒170-8481　東京都豊島区駒込3-24-3
電話●03-3918-5411（営業）
　　　03-3918-5301（編集）
ホームページ●http://www.eiyo21.com
振替●00160-3-84647
印刷・製本所●大日本印刷株式会社
乱丁本・落丁本はお取り替えいたします。

ISBN978-4-7895-0216-0
Ⓒ Kagawa Education Institute of Nutrition 2014,Printed in Japan

　本書の内容の無断転載、複写を禁じます。
　また、本書を代行業者等の第三者に依頼して電子複製を行なうことは一切認められておりません。
　栄養データなどの転載（ソフトウエア等への利用を含む）は、事前に当出版部の許諾が必要です。

●許諾についての連絡先
　女子栄養大学出版部　電話03-3918-5411（代）

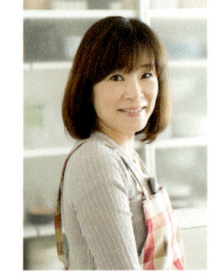

監修者プロフィール
牧野直子　まきのなおこ
管理栄養士／料理家

有限会社スタジオ食代表。女子栄養大学卒業。女子栄養大学生涯学習講師。日本肥満学会会員、日本食育学会会員・評議員。

大学在学中より栄養指導・教育に携わる。独立後は「生活習慣病や肥満の予防・改善のための食生活や栄養の情報提供」、「家族みんなが楽しめるヘルシーかつ簡単でおいしいレシピの提案」をわかりやすく実践しやすい指導をモットーに活動している。活動範囲は雑誌や書籍、テレビ・ラジオ、ウェブサイトなどのマスメディア、料理教室、講演会、保健センターや病院の栄養相談など幅広い。

おもな著書・監修書
『塩分早わかり』、『腎臓病の食品早わかり』、『コレステロール・食物繊維早わかり』、『メタボのためのカロリーガイド』、『ダイエットのためのカロリーガイド』、『元気塾弁』（以上、女子栄養大学出版部）、『病気にならない新・野菜を食べる健康法』（マガジンハウス）、『からだに効く100のスムージー』（新星出版社）、『適塩・低カロリー ひと目でわかる料理手習い帖』（池田書店）など多数。